प्राकृतिक स्वास्थ्य
एवं योग

इसी लेखक की अन्य पुस्तकें

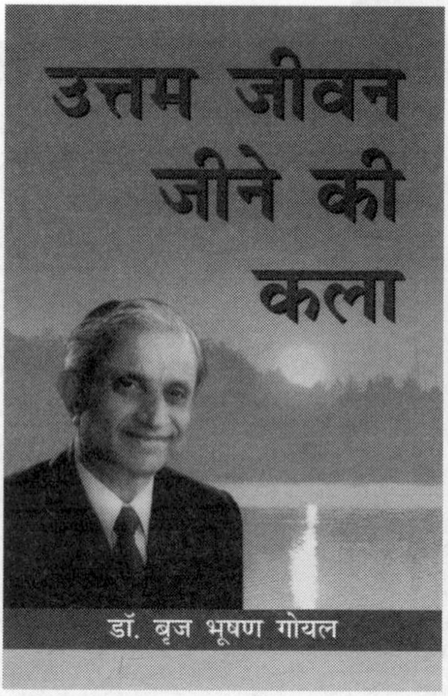

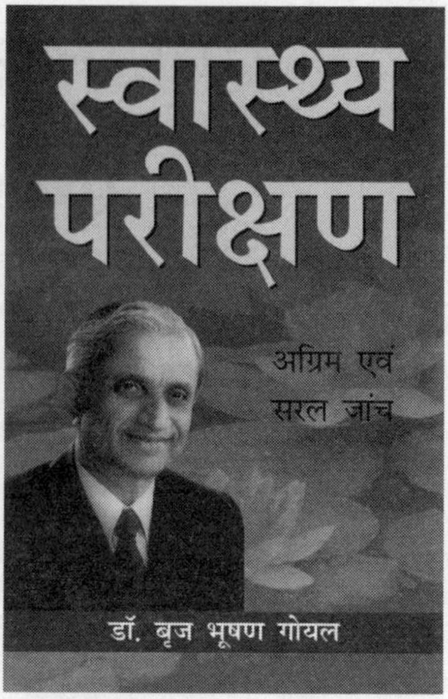

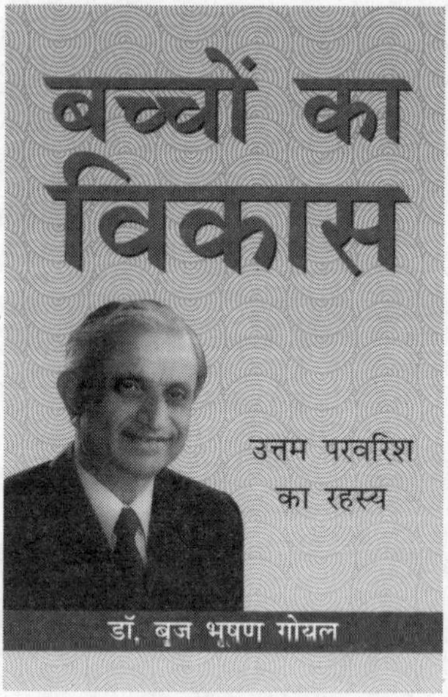

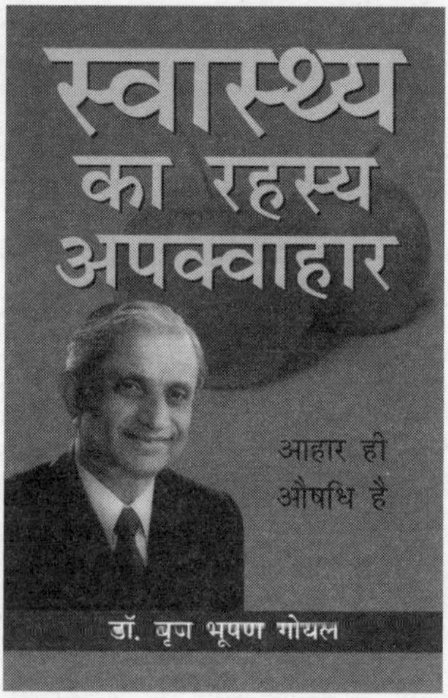

प्राकृतिक स्वास्थ्य एवं योग

डॉ० बृज भूषण गोयल

D.Ph., NDDY, PGDHHC, Ph.D.

ALL INDIA NATURE CURE FEDERATION

BM - 7 West, Shalimar Bagh, Delhi - 110 088

Phone (Office) : 27482211 - 27481710

Mobile : 8826574242 - 9810019273

E-mail : bbgoel@lifehappy.org

Website : www.lifehappy.org

STERLING

स्टर्लिंग पेपरबैक
स्टर्लिंग पब्लिशर्स प्रा. लि.
रजिस्टर्ड कार्यालय : A1/256, सफदरजंग एन्कलेव
नई दिल्ली-110029
CIN: U22110DL1964PTC211907
दूरभाष: 9266308835
e-mail: mail@sterlingpublishers.in
www.sterlingpublishers.in

प्राकृतिक स्वास्थ्य एवं योग

ISBN 978 81 207 7526 8
पहला संस्करण 2003
पंद्रहवीं पुनर्मुद्रण 2018, 2019, 2023, 2026

मुद्रक : स्टर्लिंग पब्लिशर्स प्रा. लि.,
प्लॉट नं 13, इकोटेक-III, ग्रेटर नोएडा – 201306, उत्तर प्रदेश, भारत

विषय-सूची

भाग - 2

भाग - 3

भाग - 4

प्राक्कथन

डॉ० बृज भूषण गोयल से मेरा करीब दो दशक पुराना संबंध है। मेडिकल लाइन के होते हुए भी उन्होंने प्राकृतिक चिकित्सा और योग के महत्व को समझते हुए जिस निष्ठा और श्रद्धा से उस का विधिवत् नियमित रूप से गम्भीर अध्ययन और चिंतन किया, वह अपने आप में एक सराहनीय कदम है। इसके पश्चात् आपने प्राकृतिक चिकित्सा को एक व्यवसाय न बनाकर स्वास्थ्य जन-जागरण के रूप में चलाना आरंभ किया।

आप हिन्दी तथा अंग्रेजी भाषा में एक पत्रिका सुखी जीवन (Happy Life) का प्रकाशन करते आ रहे हैं, जो लोगों में नि:शुल्क वितरित की जा रही है। 1988 से समय-समय पर अनेक राष्ट्रीय और अंतर्राष्ट्रीय शिविरों, सम्मेलनों एवं सेमीनारों का आयोजन कर व्यापक प्रचार-प्रसार किया। लाखों लोगों ने न केवल इन शिविरों एवं सेमीनारों से लाभ प्राप्त किया बल्कि आवश्यकता पड़ने पर अपने परिवार वालों की स्वयं चिकित्सा भी की। आपका यह जन-कल्याण अभियान आज भी जारी है तथा भविष्य में उसे जोर-शोर से जारी रखने का आप का निश्चय है। इसी उदेश्य से आपने अपने निवास स्थान के सामने विद्यार्थियों को क्रियात्मक ज्ञान देने के लिए प्राकृतिक स्वास्थ्य एवं योग केन्द्र भी स्थापित किया है।

लोगों के विविध प्रकार के प्रश्नों का समाधान उन्हें एक ही पुस्तक में मिलें, इस के लिये उन की मांग बढ़ती गई। जिस के फलस्वरूप प्राकृतिक स्वास्थ्य और योग सम्बन्धी समस्त आवश्यकताओं को एक ही स्थान पर संकलित कर एक बृहद् पुस्तक प्रकाशित करने का आप को निर्णय लेना पड़ा। उसी निर्णय के आधार पर यह बृहद् ग्रंथ अब पाठकों के सामने प्रस्तुत है।

माननीय लेखक ने सात्विक आहार और युक्ताहार-विहार को विशेष महत्व दिया है। आज का विज्ञान चाहे जितनी नई-नई दवाएँ खोज ले, मगर जब तक युक्ताहार-विहार औंर सात्विक आहार को मानव जीवन में प्राथमिकता नहीं दी जायेगी, नये-नये रोग पैदा होते रहेंगे। अभी कैंसर, एड्स इत्यादि रोगों से मानव समाज बुरी तरह त्रस्त है। उसने यदि अपने आहार-विहार में समय रहते उचित परिवर्तन नहीं किया तो उसे उसके दुष्परिणाम भुगतने के लिये भी तैयार रहना चाहिये।

मुझे खुशी है कि लेखक महोदय डॉ० बृज भूषण गोयल व उनकी धर्मपत्नी श्रीमती ऊषा भूषण गोयल ने अपने जीवन में वर्षों से योग युक्त जीवन और सात्विक आहार को पूर्ण रूप से अपनाया है और उन दोनों के काम करने की क्षमता अद्‌भुत है तथा तन-मन-धन से, सब प्रकार से वे स्वस्थ, समृद्ध, और संतुष्ट हैं। यही कारण है कि उनकी वाणी और लेखनी का श्रोताओं और पाठकों पर विशेष प्रभाव पड़ता है।

पर उपदेश कुशल बहुतेरे।
जे आचरही ते नर न घनेरे।। (रामचरित मानस)

अन्त में, मैं इतना ही निवेदन करता हूँ कि सुखी व स्वस्थ जीवन स्थायी रूप से प्राप्त करने के लिये इस ग्रंथ को स्वयं पढ़ें और शुभ अवसरों पर अपने बन्धु-बान्धवों और इष्ट मित्रों को भी इसे उपहार स्वरूप भेट करें।

दिनांक : 1 अगस्त, 2003

(डॉ० जगदीश चन्द्र जौहर)
प्राकृतिक चिकित्सा, योग, आयुर्वेद एवं वनस्पति विज्ञान विशेषज्ञ
भूतपूर्व संपादक, स्वस्थ जीवन मासिक
भूतपूर्व मंत्री-गांधी स्मारक प्राकृतिक चिकित्सा समिति
भूतपूर्व परीक्षा मंत्री-गांधी राष्ट्रीय प्राकृतिक चिकित्सा विद्वत परिषद, नई दिल्ली
अध्यक्ष, आल इन्डिया नेचर क्योर प्रेक्टिश्नर एसोसिएशन

दो शब्द

मैं मेडिकल साईस का विद्यार्थी रहा हूँ। अतः मुझे यह भली प्रकार विदित था कि औषधियों से रोगों से मुक्ति प्राप्त करना सम्भव नहीं। ये तो मात्र रोगों के लक्षणों को दबा कर तात्कालिक राहत पहुँचाने का काम ही कर सकती हैं। परन्तु एक रोग को दबा देने से शरीर में विजातीय द्रव्य संचित रहने से दूसरे रोग की उत्पत्ति होती है और दवा और उसकी प्रतिक्रिया स्वरूप नये-नये रोगों की उत्पत्ति होते रहने का यह न खत्म होने वाला सिलसिला आजीवन जारी रहता है।

राष्ट्र का स्वास्थ्य स्तर इस कारण दिनों-दिन गिरता जा रहा है। अस्पतालों और डाक्टरों के पास मरीजों की भीड़ बढ़ती जा रही है। यह सब देखकर राष्ट्र को इस संकट से बचाने के लिये मेरे दिल में बड़ी तड़प थी।

मुझे बिना दवा प्राकृतिक साधनों से तीव्र तथा जीर्ण, सभी रोगों के सफल इलाज के लिये प्राकृतिक चिकित्सा एवं योग के प्रशिक्षण संबंधी जानकारी प्राप्त हुई। मन में उत्कण्ठा और विश्वास हुआ कि यही राष्ट्र के गिरते स्तर को सुधारने और स्वस्थ जीवन जीने की कला का एक मात्र साधन है।

इसी विचार को मन में लेकर मैंने 1986 में डॉ० हीरालाल जी से विधिवत् प्रशिक्षण लेना प्रारम्भ किया और इन्टरनेशनल फाउन्डेशन आफ नेचुरल हेल्थ एण्ड योग से डिप्लोमा प्राप्त किया।

मैंने अपक्वाहार पर रहने का दृढ़ संकल्प भी लिया। मेरी धर्मपत्नी श्रीमती ऊषा भूषण गोयल ने इस शुभ कार्य में कंधे से कंधा मिलाकर मेरा साथ देना शुरू कर दिया। इससे मेरा संकल्प दोगुना हो गया।

बड़े आत्म-विश्वास के साथ देश-विदेश में समय-समय पर प्राकृतिक चिकित्सा एवं रोग के शिविर, सम्मेलन, सेमीनार आयोजित करने आरम्भ कर दिये तथा समाज सेवा के अन्य कार्यों के साथ-साथ इन्हें प्राथमिकता देकर जारी रखने का मन में संकल्प लिया। लोगों ने शिविरों, सम्मेलनों, सेमीनारों में जिज्ञासु बन विभिन्न विषयों पर तरह-तरह के प्रशन पूछे। उनकी प्रश्नों के प्रति उत्तरोत्तर बढ़ती जिज्ञासा को देखकर एक बड़ी पुस्तक जिसमें सभी विषयों का एक ही स्थान पर संकलन हो, प्रकाशित करने की नितांत आवश्यकता अनुभव हुई।

अतः यह बृहद पुस्तक "प्राकृतिक स्वास्थ्य एवं योग" प्रकाशित कर मुझे जनता-जनार्दन के हितार्थ प्रस्तुत करते हुए अपार हर्ष का अनुभव हो रहा है। यह पुस्तक सभी परिवारों एवं खासकर विद्यार्थियों, युवाओं, प्राकृतिक चिकित्सकों तथा तमाम शोधार्थियों के लिए अति उपयोगी सिद्ध होगी।

शिविर, सम्मेलनों, सेमीनारों में शामिल होने वाले लाखों भाई-बहनों और युवा विद्यार्थियों ने प्राकृतिक स्वस्थ्य एवं जीवन जीने की कला सीख कर और उसे जीवन के आचरण में उतार कर जो लाभ उठाया है, उसे प्रत्यक्ष देखकर मुझे पूर्ण विश्वास है कि वह दिन दूर नहीं, जब चिकित्सालयों के स्थान पर आरोग्य शालाओं की अधिक आवश्यकता होगी।

मेरे जीवन का मुख्य उद्देश्य लोगों को ज्ञान देना है ताकि वो अपने चिकित्सक स्वयं बनें एवं शान्तिपूर्ण स्वस्थ जीवन जीयें।

इस पुस्तक के लिये मैं प्रोफेसर आर. के. बंसल, योगाचार्य श्री अनिल शर्मा, श्री प्रमोद बत्रा / विजय बत्रा (Think Inc.) और मेरे अन्य सभी साथियों की प्रेरणा, प्रोत्साहन, मार्ग-दर्शन एवं सहयोग के लिये हार्दिक आभारी हूँ।

जो भी पाठक इस पुस्तक को पढ़कर अपने लिखित सुझाव देगा, मैं उसका अत्यंत आभारी रहूँगा।

डॉ० बृज भूषण गोयल

भाग - 1

प्राकृतिक स्वास्थ्य

सम्पूर्ण स्वास्थ्य

शारीरिक, मानसिक एवं आध्यात्मिक रूप से स्वस्थ होना ही सम्पूर्ण स्वास्थ्य है।

सम्पूर्ण स्वास्थ्य की पहचान :-

1. गहरी नींद आती हो।
2. प्रातः उठने पर तन-मन में स्फूर्ति एवं उत्साह हो।
3. शौच साफ बन्धा हुआ और नियमित होता हो।
4. प्राकृतिक भूख लगती हो।
5. सारा दिन काम में उत्साह रहता हो।
6. पेट छाती से कम हो।
7. मादक और उत्तेजक पदार्थों की चाह न हो।
8. मन प्रसन्न एवं हृदय सदैव स्वर्गीय आनन्द से परिपूर्ण रहता हो।
9. बिना थके कई घन्टे काम करने की क्षमता हो।
10. रचनात्मक कार्यों में लगे रहने की प्रवृत्ति हो।
11. वाणी मधुर हो।
12. चेहरे से कान्ति झलकती हो।
13. आँखों में चमक एवं निर्भीकता हो।
14. हर अवस्था में चेहरे पर मुस्कान हो।
15. सदा यौवन एवं नवशक्ति की अनुभूति रहे।
16. सकारात्मक विचार हों।
17. सभी शारीरिक क्रियाएँ सामान्य हों।

अस्वस्थ शरीर की पहचान

1. किसी भी शारीरिक क्रिया का असामान्य होना।
2. गहरी नींद न आना।
3. मल पतला या गाँठ के रूप में होना।
4. भूख न लगना।
5. मिर्च-मसाले खाने की इच्छा होना।
6. त्वचा से दुर्गन्ध आना।
7. पेट छाती से बड़ा होना।
8. खाने के बाद भारीपन और भाँति-भाँति की तकलीफें होना।
9. गंजापन रुग्ण शरीर का परिचायक है।
10. नकारात्मक विचारों का होना।
11. विध्वंसात्मक कार्यों में प्रवृत्ति होना।
12. शीघ्र क्रोध आना।
13. चिड़चिड़ापन।
14. आलस्य रहता हो।
15. किसी भी कार्य में मन न लगना।
16. जल्दी थकान हो जाना।
17. किसी भी नशीले पदार्थ का सेवन करना।
18. भौहों के ऊपर, आँखों की पलकों, भौहों और ऊपरी पलकों के बीच, आँखों के नीचे इत्यादि पर सूजन।
19. चेहरे पर चकत्ते इत्यादि।
20. सिर दर्द।

रोगों का कारण

सभी रोगों का एक ही कारण है, वह है शरीर में विजातीय द्रव्यों (Toxicity) का इकट्ठा हो जाना।

वैसे तो प्रकृति शरीर से विजातीय द्रव्यों का निष्कासन करती रहती है लेकिन जब विजातीय द्रव्यों का बढ़ना अधिक हो एवं निकलना कम हो तो वह संचय होना शुरू हो जाता है।

इन विजातीय द्रव्यों के बढ़ जाने पर शरीर के अंगों के कार्य में रुकावट आ जाती है एवं कीटाणु पनपने लगते हैं। किन्तु प्रकृत्ति फिर भी उसे ज्वर, दस्त, उल्टी, जुकाम, खाँसी इत्यादि तीव्र रोगों (Acute Diseases) के माध्यम से बाहर निकालती है। लेकिन जब इस प्रक्रिया को दवाओं इत्यादि से दबाया जाता है तो बाद में असाध्य रोग (Chronic Diseases) हो जाते हैं।

विजातीय द्रव्यों के संचित होने का कारण :-

1. संतुलित भोजन का अभाव।
2. क्षारीय और अम्लीय भोजन का असंतुलन।
3. बेमेल और विपरीत आहार।
4. मिर्च-मसाले, गरिष्ठ एवं रेशेरहित भोजन का सेवन।
5. अति-आहार करना।
6. नशीले एवं रोगकारक पदार्थों का सेवन।
7. रात्रि को देर से भोजन करना।
8. शरीर के पंचतत्वों (आकाश, वायु, धूप, जल एवं मिट्टी) का असंतुलन।
9. सामर्थ्य से अधिक शारीरिक तथा मानसिक कार्य करना एवं आवश्यक विश्राम न लेना।
10. भय, चिन्ता, क्रोध एवं तनाव।
11. विजातीय द्रव्यों को शरीर से बाहर निकालने की प्रक्रिया को दवाओं द्वारा दबाना।
12. शरीर के वेगों (Urges) मल, मूत्र, पाद (Flatus), वमन (Vomiting), छींक, डकार, जंभाई, भूख, प्यास, आँसू, निद्रा, विश्राम इत्यादि को रोकना।
13. प्रदूषण।
14. निरंतर बैठे रहना।

सभी रोगों का उपचार

सभी रोगों का एक ही उपचार है, वह है, शरीर में संचित विजातीय द्रव्यों को प्राकृतिक साधनों द्वारा बाहर निकालना।

हमारे शरीर को स्वस्थ रखने के लिये एक अदृश्य शक्ति होती है जिसे जीवनी शक्ति कहा जाता है। आध्यात्मिक भाषा में इसे प्राण शक्ति कहा जाता है तथा एलोपैथी में इसे रोग प्रतिरोधक शक्ति (Resistance Power) कहते हैं। रोग को दूर करने एवं रोग से बचाने का मुख्य कार्य यही शक्ति करती है जिसके अन्दर जितनी ही जीवनी शक्ति होती है, वह उतनी ही जल्दी ठीक हो सकता है एवं निरोगी रह सकता है।

प्राकृतिक जीवन पद्धति ही इस जीवनी (प्राण) शक्ति को उन्नत करती है एवं विजातीय द्रव्यों के संचय को रोकती है।

जैसे ही अस्वस्थता का कोई चिह्न (Signal) सिर दर्द, खाने की इच्छा न होना इत्यादि हो, तुरन्त भोजन का त्याग करके एनीमा इत्यादि द्वारा शरीर की सफाई करें।

ऐसा करने से तीव्र रोग होने का अवसर ही नहीं आयेगा। यदि तीव्र रोग (ज्वर, दस्त, उल्टी, खाँसी, जुकाम इत्यादि) हो जाये तो इसे प्रकृति द्वारा शरीर की सफाई का अभियान समझकर दवाओं से न दबायें बल्कि उपवास रखते हुये आवश्यकतानुसार प्राकृतिक साधनों से शरीर की सफाई के इस अभियान में योगदान दें। ऐसा करने से असाध्य रोग (Chronic Disease) कभी नहीं होगा।

यदि असाध्य रोग हो जाये तो विभिन्न प्राकृतिक साधनों (प्राकृतिक चिकित्सा) द्वारा उसका उपचार करें।

उपचार के लिए प्राकृतिक साधन :-

1. प्राकृतिक भोजन एवं इससे सम्बंधित सावधानियाँ।
2. पंचमहाभूत (आकाश, वायु, अग्नि, जल एवम् मिट्टी) जिनसे मानव शरीर एवं संसार की अन्य सभी वस्तुएँ बनी हैं।
3. उचित रहन-सहन।
4. मानसिक विकारों का उन्मूलन।
5. विभिन्न यौगिक क्रियाएँ।

प्राकृतिक चिकित्सा

शरीर में संचित विजातीय द्रव्यों को प्राकृतिक साधनों द्वारा बाहर निकालना एवं जीवनी शक्ति को उन्नत करना ही प्राकृतिक चिकित्सा कहलाती है।

प्राकृतिक चिकित्सा एवं योग एक ही गाड़ी के दो पहिये हैं। प्राकृतिक जीवन एवं योग को छोड़कर और कोई भी चिकित्सा पद्धति पूर्ण स्वास्थ्य प्रदान नहीं कर सकती। इसका ज्ञान प्राप्त कर हर व्यक्ति अपने स्वास्थ्य के लिए आत्म-निर्भर हो जाता है।

प्राकृतिक चिकित्सा सिर्फ एक चिकित्सा ही नहीं बल्कि जीवन पद्धति है। जब सभी अन्य इलाज असफल हो जाते हैं, तब भी प्राकृतिक चिकित्सा सें इलाज सम्भव है।

प्राकृतिक चिकित्सा सहज, सरल और सर्वत्र है। एक बार जो इसका आश्रय लेता है, वह इसका सच्चा अनुरागी बन जाता है।

रोग जड़ से निकल जाते हैं, जल्दी आराम होता है। मन में शान्ति और शरीर में स्फूर्ति बढ़ती है।

प्राकृतिक चिकित्सा से सभी दबे रोग भी ठीक हो जाते हैं। दवाएँ नहीं खानी पड़ती एवं चीर-फाड़ की आवश्यकता नहीं होती।

रोगी इस चिकित्सा से आराम होने पर शीघ्र ही अपने सब कार्य करने लगता है। मन से रोग का भय चला जाता है।

प्राकृतिक चिकित्सा प्रणाली दोहरा कार्य करती है। प्रथम कार्य रोगी को शीघ्रातिशीघ्र रोग मुक्त करना, द्वितीय कार्य प्रशिक्षित करना ताकि वह प्राकृतिक जीवन अपनाकर भविष्य में अपने को रोग मुक्त रख सके।

उभाड़ (उपचार-उपद्रव)
(Healing Crisis)

प्राकृतिक चिकित्सा की विशेषता है कि यह किसी भी रोग को दबाती नहीं है बल्कि रोगों एवं उनके कारण को जड़ से निकाल कर शरीर से बाहर फेंक देती है।

उपचार के दौरान शरीर में संचित पुराने विजातीय द्रव्य, दस्त, जुकाम, कफ इत्यादि के रूप में शरीर से बाहर आते हैं, जिसे उभाड़ या उपचार-उपद्रव कहते हैं।

अज्ञानतावश इस उभाड़ से घबरा कर कुछ रोगी निराश हो जाते हैं और हताश होकर प्राकृतिक चिकित्सा को छोड़ देते हैं एवं पुनः दवाओं पर आ जाते हैं जो उनकी बहुत बड़ी भूल है।

इस उभाड़ को कोई अन्य उपद्रव न मानकर यह समझना चाहिए कि हमारा शरीर शुद्ध हो रहा है तथा रोग बाहर निकल रहे हैं।

यदि फिर भी मन में इनके प्रति घबराहट हो तो छोड़ने से पहले किसी प्राकृतिक चिकित्सक की सलाह अवश्य ले लें।

मिट्टी चिकित्सा (Mud Therapy)

दुनिया का सारा मल, कूड़ा या गन्दगी मिट्टी अपने में पचा लेती है और स्वयं सदा अपने-आप शुद्ध हो जाती है। जमीन के अन्दर मल या कूड़ा कुछ दिन दबा दिया जाता है, वह मिट्टी हो जाता है।

मिट्टी के उपचारीय गुण

(1) इसके अन्दर जहर खींच लेने की अपूर्व शक्ति है।
(2) यह शरीर के पुराने-से-पुराने मल को उखाड़ती एवं घुलाती है।
(3) अन्दर के विजातीय द्रव्य को बाहर खींच लेती है।
(4) सूजन, दर्द, फोड़े, फुंसी आदि त्वचा रोग में लाभ करती है।
(5) जलन, स्राव एवं तनाव आदि को दूर करती है।
(6) शरीर की अतिरिक्त गर्मी को खींचती है।
(7) शरीर में आवश्यक ठंडक पहुँचाती है।
(8) यह दुर्गन्धनाशक एवं दर्दनाशक है।
(9) शरीर में चुम्बकीय शक्ति प्रदान करती है जिससे स्फूर्ति एवम् शक्ति का संचार होता है।

प्रयोग में आने वाली मिट्टी

मिट्टी किसी भी किस्म की हो लेकिन साफ-सुथरी जगह की हो, जहाँ सूर्य का प्रकाश पहुँचता हो तथा जमीन से 2-2½ फुट नीचे से निकाली गई हो। प्रत्येक मिट्टी को धूप में सुखाकर एवं छानकर प्रयोग करना श्रेष्ठ है।

दीमक के टीले की मिट्टी अत्यंत लाभकारी होती है। नहाने और सिर धोने के लिये मुलतानी मिट्टी बड़ी उपयोगी है।

मिट्टी के विभिन्न प्रयोग

1. **मिट्टी में सोना (Sleep)** –यह अनिद्रा, स्नायु दौर्बल्य एवम् विषाक्त रक्त वालों के लिए राम-बाण है।
2. **मिट्टी की मालिश**–मिट्टी को मलने तथा लगाने से शरीर की हानिप्रद वायु एवम् विषाक्त तत्व निकल जाते हैं।
3. **मिट्टी स्नान**–साबुन की जगह मिट्टी लगाकर नहाने से समस्त रोगों में लाभ होता है।
4. **मिट्टी पर नंगे पैर टहलना**–इससे गुर्दा रोग में लाभ होता है, नेत्र-ज्योति उन्नत होती है। चुम्बकीय शक्ति प्राप्त होती है।

5. **मिट्टी की पट्टी**–इसका प्राकृतिक चिकित्सा में बड़ा महत्व है तथा कई रोगों में प्रयोग होता है। उदर के सभी रोगों में इसका विशेष महत्व है।

इसका प्रयोग पेड़ू, पेट, छाती, माथा, आँख, सिर, मेरूदण्ड, गला, पाँव, गुदा इत्यादि जहाँ आवश्यकता हो, कर सकते हैं।

मिट्टी पट्टी बनाने की विधि–मिट्टी को अच्छी तरह कूटकर, छानकर प्रयोग से 12 घन्टे पहले भिगो दें। प्रयोग के समय आवश्यकतानुसार एक महीन सूती कपड़ा बिछाकर ½ इंच मोटी सतह की मिट्टी की पट्टी फैला दें। जिस भाग पर पट्टी लगानी हो इसे उलटकर लगा दें। ऊपर से किसी गर्म कपड़े से ढक दें। इसका समय 20–30 मिनट होना चाहिए अन्यथा मिट्टी द्वारा खींचा गया जहर दोबारा शरीर में प्रवेश कर जाता है। एक बार प्रयोग की गई मिट्टी दोबारा प्रयोग न करें।

मिट्टी द्वारा विभिन्न रोगों की चिकित्सा

(1) **कब्ज**–हर तरह की कब्ज में पेट की मिट्टी पट्टी लाभ पहुँचाती है।

(2) **बवासीर**–कब्ज को दूर करें एवं गुदा पर जहाँ मस्से सूज जाते हैं मिट्टी की मोटी गद्दीदार पट्टी बनाकर गुदा से चिपका कर लगा लें। तीव्र वेदना में आराम मिलता है।

(3) **दस्त**–मिट्टी के विचित्र गुण हैं। कब्ज वालों की कब्ज तोड़ती है तथा दस्त वालों के दस्त ठीक करती है। दस्त लगने पर पेट (Abdomen) पर मिट्टी पट्टी लगायें।

(4) **हैजा**–छाती एवं पेट पर मिट्टी पट्टी लगायें।

(5) **पेट दर्द**–पेट पर मिट्टी पट्टी तथा गरम ठन्डा सेक करें।

(6) **फेफड़ों से खून की उल्टी**–छाती पर ठन्डी मिट्टी पट्टी लगायें।

(7) **ज्वर**–गर्म पानी का एनीमा, पेट और माथे पर मिट्टी पट्टी लगायें।

(8) **अकौता (एक्जिमा)**–मिट्टी का लेप एक्जिमा को साफ कर देता है।

(9) **मुहाँसा**–चेहरे पर मिट्टी की पट्टी लगायें।

(10) **नेत्र रोग**–आँखों पर मिट्टी की पट्टी बाँधें परन्तु मिट्टी आँखों में न जाये।

जल चिकित्सा (Hydro Therapy)

मानव शरीर का दो-तिहाई भाग पानी ही है जो शरीर के हर भाग में विद्यमान है। शरीर से जल का निष्कासन होता रहता है। जब शरीर में जल की मात्रा कम हो जाती है तो प्यास का अनुभव होता है। अत: प्यास होने पर उचित मात्रा में शुद्ध जल अवश्य पीना चाहिये।

जल के उपचारीय गुण–

1. यह स्फूर्तिदायक (Stimulant) है।
2. यह वेदनारोधक (Sedative) है।
3. यह बलोत्पादक (Tonic) है।
4. यह मूत्रवर्द्धक (Diuretic) है।
5. यह स्वेदक (Diaphoretic) है।
6. यह वमनकारक (Enatic) है।
7. यह विरेचक (Purgative) है।
8. यह ज्वरहर (Antipyretic) है।
9. यह स्थानीय अचैतन्यकारक (Local Anaesthetic) है।
10. यह निद्राकारक (Hypnotic) है।
11. यह सफाईकारक (Eliminative) है।
12. यह वेदनाहार (Anodyne) है।
13. यह तापहर (Refrigerant) है।
14. यह जर्महीन (Aseptic) है।
15. यह कफनिस्सारक (Expectorant) है।
16. यह उद्वेष्टरोधी (Antispasmodic) है।
17. यह रक्त-स्तंभक (Haemostat) है।

जल के विभिन्न प्रयोग–

1. कटि स्नान (Hip Bath)
2. मेहन स्नान (Sitz Bath)
3. रीढ़ स्नान (Spinal Bath)
4. पैरों का गरम स्नान (Hot Foot Bath)
5. साधारण पूर्ण स्नान (Simple Full Bath)
6. गर्म-ठंडा आनुक्रमिक स्नान (Hot-Cold Graduated Bath)
7. भाप स्नान (Steam Bath)

8. गीली चादर लपेट (Wet Sheet Pack)
9. गरम-ठंडा सेक (Hot & Cold Fomentaion)
10. पट्टी (Pack)
11. पेट की गीली पट्टी
12. एनीमा (Enema)
13. उषापान
14. भाप लेना
15. लपेट (Compress)
16. कुंजल
17. जलनेति
18. बर्फ चिकित्सा

(1) कटि स्नान (Hip Bath)

तकियादार टब में ठंडा पानी इतना भरना चाहिए कि उसमें बैठने पर पानी नाभि तक आ जाए। पैर टब के बाहर, एक छोटी चौकी पर रखें। पीठ टब के पिछले भाग से लगी रहे। टब में बैठने के बाद किसी खुरदरे तौलिए से पेट (Abdomen) को दांयी ओर से बांयी ओर धीरे-धीरे मलते रहिये। यह स्नान 5-15 मिनट तक किया जा सकता है। समय धीरे-धीरे बढ़ाना चाहिए। कटि स्नान के बाद जो स्थान पानी से भीग गया हो उसे सूखे कपड़े से पोंछ कर और फुर्ती से कपड़े पहन कर टहलने निकल जाना चाहिए या कोई हल्का व्यायाम करना

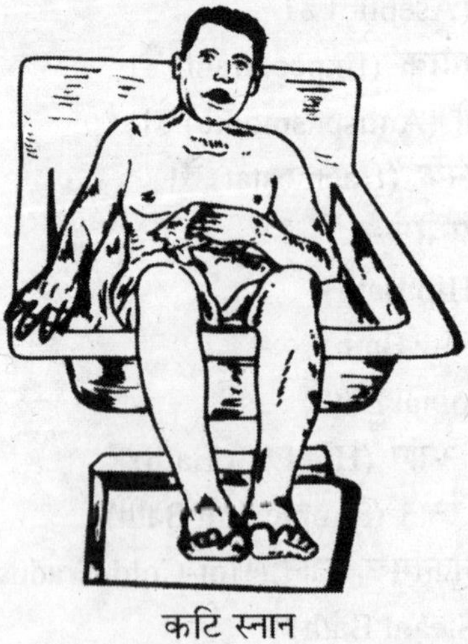

कटि स्नान

चाहिए। यदि रोगी कमजोर है तो कम्बल ओढ़कर लेट जाना चाहिए। इस स्नान का मुख्य स्नान से कम-से-कम 45 मिनट का अंतर रहना चाहिए।

नोट–तीन महीने की गर्भावस्था तक कटि स्नान किया जा सकता है।

लाभ–उदर के सभी विकारों को स्थायी रूप में लाभ पहुँचता है। बढ़े हुए पेट व नितम्बों (Hips) की चर्बी कम करने में बहुत उपयोगी है। ऐसा कोई रोग नहीं है जिसमें कटि स्नान से फायदा न पहुँचता हो।

(2) मेहन स्नान (Sitz Bath)

शिश्न (Penis) के ऊपर की चमड़ी को किंचित आगे खींचते हुए, शिश्न मुन्ड को पूरी तरह ढक कर बांये हाथ की दो (तर्जनी तथा मध्यमा) अंगुलियों से पकड़ें तथा दाहिने हाथ में छोटा मुलायम कपड़ा लेकर शीतल जल में भिगो-भिगोकर अंगुलियों से पकड़े हुए चमड़ी के अग्रभाग पर केवल स्पर्श करते जायें।

कटि स्नान के टब में शीतल जल भरकर उसमें छोटा स्टूल या लकड़ी का मोटा टुकड़ा रखकर उस पर बैठना चाहिए। पानी का स्पर्श निश्चित स्थान के अतिरिक्त कहीं न होने पाये।

नारियाँ उपर्युक्त विधि के अनुसार बैठकर योनि के दोनों ओठों पर मुलायम कपड़े से ठंडे पानी का स्पर्श करें। समय 3-5 मिनट तक पर्याप्त है।

लाभ–वीर्य स्खलन, प्रदर (Leucorrhoea), स्नायु दुर्बलता आदि से छुटकारा मिलता है। क्रोधी स्वभाव धीरे-धीरे शान्त हो जाता है। स्नायु शूल (Neuralgia) और साइटिका रोग में बहुत लाभ पहुँचता है, स्त्रियों के हिस्टीरिया एवं अन्य सभी रोगों में सर्वाधिक लाभ पहुँचाता है।

(3) रीढ़ स्नान (Spinal Bath)

रीढ़ स्नान के लिये एक विशेष प्रकार का टब होता है। उसमें पानी भरकर सिर्फ रीढ़ की हड्डी तथा उसके आस-पास पानी का स्पर्श होता है।

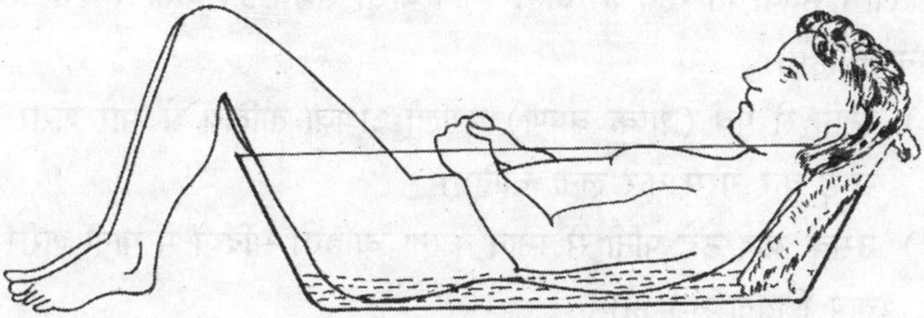

रीढ़ स्नान

आरम्भ में 10 मिनट तक रीढ़ स्नान के बाद रीढ़ को तौलिये से रगड़कर हल्के व्यायाम द्वारा शरीर गर्म कर लेना चाहिए।

लाभ–रक्तचाप (B.P.), अनिद्रा, बेहोशी, थकावट, दुर्बलता, स्नायुविक तनाव आदि रोगों में लाभ करता है तथा रक्त संचार सही करता है।

(4) पैरों का गरम स्नान (Hot Foot Bath)

पैरों के गरम स्नान के लिये एक बाल्टी में इतना गरम पानी लेना चाहिए जितना व्यक्ति सह सके। किसी स्टूल या कुर्सी पर बैठकर पैरों को गरम पानी से भरी बाल्टी में रखना चाहिए। बाल्टी में पानी इतना हो कि घुटनों के नीचे तक आ जाये। पानी ज्यों-ज्यों ठंडा होता जाए बाल्टी में से थोड़ा पानी निकाल कर उतना ही तेज गरम पानी मिला देना चाहिए। स्टूल पर बैठकर एक कम्बल इस तरह ओढ़ना चाहिए कि सिर को छोड़कर सारा शरीर ढका रहे और बाल्टी भी कम्बल के अन्दर आ जाये। इस स्नान के आरम्भ में थोड़ा गरम पानी पीना चाहिए और बीच-बीच में भी थोड़ा गरम पानी पीते रहना चाहिये। सिर पर ठंडे पानी का भीगा तौलिया रखना चाहिए। यह स्नान 10-20 मिनट लेना चाहिए। स्नान खत्म होने पर सारे शरीर के पसीने को गीले तौलिये से पोंछ लेना चाहिए। यदि आवश्यक हो तो ठंडे पानी से साधारण स्नान भी किया जा सकता है।

लाभ–सर्दी-जुकाम, अनिद्रा, रक्तचाप, बेहोशी एवं दमा के दौरे में यह बहुत लाभ पहुँचाता है। जिन स्त्रियों की बीच-बीच में मासिक बन्द हो जाती है, वे यदि कुछ अधिक समय तक यह स्नान लें तो बहुत लाभ होता है।

(5) साधारण पूर्ण स्नान (Simple Full Bath)

आज जो नहाने की विधि है, उससे केवल स्नान का नाम होता है और पूर्ण लाभ से वंचित रहते हैं। अतः स्नान करते समय इन बातों का भी ध्यान रखना चाहिए।

(1) स्नान से पूर्व (शुष्क घर्षण) हथेली अथवा तौलिये से सारे शरीर को रगड़ कर गरम कर लेना चाहिए।

(2) उसके बाद ठंडे पानी से स्नान करना चाहिए। सर्दियों में पानी शरीर के ताप जितना गर्म हो।

(3) स्नान के बाद भी हथेली से बदन सुखाकर कपड़े पहनना चाहिए।

(4) स्नान के बाद यदि ठंडक लगे तो हल्के व्यायाम से शरीर गरम कर लेना चाहिए।

(5) प्रातः स्नान करके टहलने निकल जाना चाहिए।

लाभ–इस प्रकार स्नान करने से केवल शरीर की ही सफाई नहीं होगी बल्कि शक्ति एवं रक्त का संचार, त्वचा सतेज एवं सक्रिय, मन प्रसन्न एवं स्फूर्ति का संचार होगा और स्नान के बाद आप में कार्य करने का उत्साह होगा।

(6) गरम ठंडा आनुक्रमिक स्नान (Hot-Cold Graduated Bath)

एक बाल्टी में गर्म पानी लें। उसमें ठन्डे पानी का नल धीरे से खोल दें। अब हथेली से पानी ले लेकर गर्दन से नीचे रगड़ कर नहाना शुरू कर दें। धीरे-धीरे जब पानी ठन्डा हो जाये सिर पर डाल कर पूर्ण स्नान कर लें।

लाभ–जाड़े के दिनों में यह स्नान बहुत ही उपयोगी है क्योंकि केवल गरम जल त्वचा को निष्क्रिय बनाता है। इससे साधारण स्नान के तो सब लाभ हैं ही साथ ही त्वचा की अधिक सफाई, रक्त संचार में अधिक तेजी एवं भूख की जाग्रति होती है।

(7) भाप स्नान (Steam Bath)

भाप स्नान के लिये एक विशेष प्रकार की पेटी (Cabin) होती है जिसमें सारा बदन अन्दर हो जाता है केवल सिर बाहर रहता है।

भाप स्नान से पहले एनीमा कर लेना चाहिए तथा पानी पीकर नंगे बदन पेटी (Cabin) में बैठना चाहिए। सिर पर ठन्डे पानी से भिगोया हुआ तौलिया रखकर भाप लेनी चाहिए। जब 10 मिनट तक पसीना आ जाये तो तौलिये से पोंछकर ठन्डे पानी से स्नान कर लेना चाहिए।

लाभ–त्वचा के रोम कूप खुल जाते हैं जिससे हमारे अन्दर की गन्दगी तेजी से निकलती है। रक्त संचार में तेजी आती है, लाल रक्त कण बढ़ते हैं, फेफड़ा और हृदय सशक्त होते हैं एवं गुर्दे अपना कार्य ठीक-ठाक करने लगते हैं। गठिया, वात, मोटापा, हर प्रकार के त्वचा रोग, दमा, श्वास नली प्रदाह, सूजाक, यक्ष्मा आदि प्रायः सभी रोगों में लाभ करता है।

(8) गीली चादर लपेट (Wet Sheet Pack)

3-4 मोटे कम्बलों पर पतली सूती चादर ठन्डे पानी से भिगोकर बिछानी चाहिए। फिर रोगी की दोनों बाहों को सिर से ऊपर रखवाकर लिटा दें। इसके बाद चादर को एक तरफ से धड़ से लपेटना चाहिये और दूसरी तरफ इसे बगल से कसकर सटा दें। फिर हाथ गिराकर लपेट से सटा लें और इसी प्रकार दूसरी तरफ से बाजुओं को ढँकते हुए चादर लपेट देना चाहिए।

उसके बाद शरीर को टांगों सहित अच्छी तरह आवश्यकतानुसार एक या अधिक कम्बलों में लपेट दें केवल सिर खुला रहेगा। आवश्यकतानुसार 30-60 मिनट के बाद लपेट से निकलकर ठन्डे पानी से स्नान करना चाहिए।

लाभ–ज्वर की अवस्था में, स्नायु तन्तुओं को बल देने के लिये, शरीर से मल निकालने और विजातीय द्रव्य निष्कासन के लिये इस लपेट का प्रयोग किया जाता है। इस लपेट के द्वारा शरीर से इतना विष निकलता है कि लपेट खोलते समय उससे एक प्रकार की गन्ध-सी निकलने लगती है। जिनके शरीर में अधिक दूषित पदार्थ रहता है, उनके शरीर से निकले विकार के कारण चादर भी गन्दे पीले रंग की हो जाती है। एक माह में चार बार इसका प्रयोग पर्याप्त है। इसके प्रयोग के पूर्व रोगी का शरीर गर्म होना चाहिए।

(9) गरम-ठंडा सेंक (Hot and Cold Fomentation)

3-4 तह किया हुआ कपड़ा गर्म पानी में भिगोकर इच्छित स्थान पर दो मिनट रखें। फिर ठन्डे पानी का तौलिया एक मिनट रखें। इस प्रकार चार बार यह प्रक्रिया दुहरायें। इसका आरम्भ गर्म तथा अन्त ठन्डे से होगा।

लाभ-किसी अंग की मरम्मत करने अथवा दर्द से आराम के लिये बारी-बारी से गरम और ठन्डे जल के प्रयोग से अधिक लाभदायक अन्य और कोई उपचार नहीं है। उदर पर गरम ठन्डा सेंक पुराना कब्ज, वायु-विकार एवं दुर्बलता दूर करने में सहायक होता है।

(10) पट्टी (Pack)

जल की गद्दी, पट्टी एवं बंधन का प्राचीन काल से रिवाज है और आज भी लोग आये-दिन अनेक रोगों में इस्तेमाल करते हैं। कभी वह गरम पट्टी और कभी ठन्डी पट्टी के रूप में प्रयोग होती है। यह प्रायः प्रदाहित

घाव, चोट, मोच, टूटने, वात के दर्द, गठिया के दर्द, बहते हुये फोड़े, व्रण एवं फील पाँव (Elephantiasis) आदि अनेक रोगों में विविध प्रकार से काम में लाई जाती है।

लाभ–पट्टी किसी–न–किसी रूप में कुछ फेर–बदल के साथ लगभग सभी रोगों में काम में लाई जा सकती है।

(11) पेट की गीली पट्टी (Wet Abdomen Pack)

कभी किसी को साधारण तौर पर कोई भी शारीरिक तकलीफ हो तो तत्काल आराम के लिए एक मोटे कपड़े की तह करके, उसे गीला कर, निचोड़कर पेडू पर (नाभि के नीचे) रखने से तत्काल आराम मिलता है। आधा घण्टे में आवश्यक हो तो उसे पुनः गीला कर रख लें। इसके ऊपर एक पॉलीथीन की थैली रखकर (ताकि कपड़े गीले न हों) आप अपना काम भी कर सकते हैं।

लाभ–पेट पर गीली पट्टी रखने से कब्ज भी दूर होती है। पेट के सभी रोगों में लाभ करती है।

(12) एनीमा (Enema)

मलाशय के भीतर एक प्रकार का घोल पहुँचाने की प्रक्रिया को एनिमा (Enema) कहते हैं। इसे मलाशय की सफाई करना भी कहते हैं।

एनिमा का नोज़ल तेल या वैसलीन लगाकर गुदा में अंदर डाला जाता है। एनिमा के डिब्बे को 3 फीट ऊँचा रखा जाता है और इसमें भरे पानी को मलाशय में जाने दिया जाता है। अगर मरीज को इस क्रिया के दौरान दर्द होने लगे, तो डिब्बे की ऊँचाई कम कर देनी चाहिए तथा पानी का बहाव कुछ देर के लिए रोक देना चाहिए। ऐसा करने पर दर्द बंद हो जाएगा। आम–तौर पर 200 मिलीलिटर पानी मलाशय के भीतर पहुँचाया जाता है। पानी अधिक मात्रा में अंदर नहीं पहुँचाना चाहिए। पानी कम–से–कम पाँच–दस मिनट तक अंदर रखना चाहिए। पानी को अंदर रोककर थोड़ा चलना–फिरना चाहिए और उसके बाद शौचालय में जाकर उसे धीरे–धीरे पानी और पेट में जमे मल का त्याग करना चाहिए। सारा पानी तुरंत ही बाहर निकाल देने की जल्दी नहीं करनी चाहिए।

एनीमा के प्रकार–ताजा जल एनीमा, गर्म पानी एनीमा, शहद एनीमा, नीम एनीमा, छाछ एनीमा, नीम्बू एनीमा, गेहूं के जवारे के रस का एनीमा एवं अन्य विविध एनीमा दिए जा सकते हैं।

लाभ–यह चिकित्सा जगत में आँतों को साफ करने की सर्वाधिक सुरक्षित विधि है। इससे कब्ज से छुटकारा मिलता है।

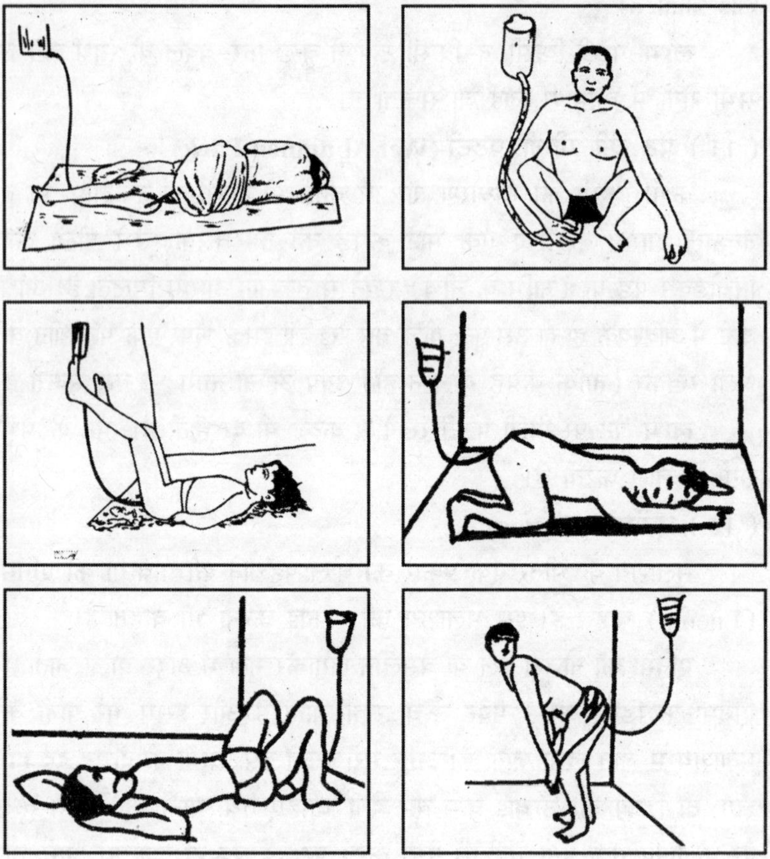

एनीमा लेने की विभिन्न विधियां

(13) उषापान

सायंकाल तांबे के पात्र में स्वच्छ जल भरकर ढककर रख दें। इस जल में चार या पाँच तुलसी के पत्ते डालने से यह जल और भी अधिक उपयोगी हो जाता है। प्रातःकाल सूर्योदय से पहले उषापान के रूप में उस बासी पानी को नित्य प्रति बासी मुँह, बिना कुल्ला किए धीरे–धीरे पीएँ। एक साथ अधिक जल न पिया जा सके, तो प्रारंभ में दो गिलास से शुरू करें। फिर धीरे–धीरे बढ़ाते हुए चार गिलास तक कर दें। जल पीने के बाद 100 कदम टहलकर

शौच जाएँ। शीत ऋतु में जल अत्यंत शीतल हो, तो उसे थोड़ा गुनगुना करके पिया जा सकता है।

लाभ–इससे कब्ज दूर होकर शौच खुलकर आने लगेगा। उषापान करने वाला व्यक्ति बवासीर, उदर रोग, यकृत-प्लीहा के रोग, मूत्र और वीर्य संबंधी रोग, कुष्ठ, सिरदर्द, नेत्र विकार, वात-पित्त और कफ से होने वाले अनेकानेक रोगों से मुक्त रहता है। बुढ़ापा उसके पास नहीं फटकता अैर शतायु होता है।

(14) भाप लेना

किसी बर्तन में गर्म पानी उबालें। फिर किसी कुर्सी या स्टूल पर बैठकर गर्म पानी के बर्तन को सामने रख लें और फिर थोड़ा झुककर सिर पर तौलिया ढक कर सांस को नाक व गले से अन्दर की ओर खींचें।

लाभ–यह सर्दी, जुकाम, डिफ्थीरिया, टाँसिलाइटिस और साइनसाइटिस आदि रोगों में लाभकारी है।

(15) लपेट (Compress)

7-8 फुट लम्बा तथा 6-7 इंच चौड़ा सूती कपड़ा लेकर, पानी में भिगोकर, निचोड़ कर लपेटें। उसके ऊपर उतनी ही लम्बाई चौड़ाई का सूखा ऊनी कपड़ा लपेटें। यह लपेट कम-से-कम एक घंटा रखें। आवश्यकतानुसार समय बढ़ाया भी जा सकता है। लपेट हटाने के बाद गीले कपड़े से पोंछ लें। इस का प्रयोग विभिन्न रोगों के लिये विभिन्न स्थानों पर किया जाता है। जैसे-गला लपेट (Throat Compress), छाती लपेट (Chest Compress), पेट लपेट (Abdominal Compress), पाँव लपेट (Leg Compress), जोड़ लपेट (Joint Compress), कटि लपेट (Girdle Pack), इत्यादि।

लाभ–यह थायराईड, पैराथायराईड, टॉन्सिल, दमा, जिगर, मधुमेह, गुर्दे, गठिया इत्यादि रोगों में लाभदायक है।

(16) कुंजल

इसका वर्णन पृष्ठ संख्या 145 पर किया गया है।

(17) जलनेति

इसका वर्णन पृष्ठ संख्या 146 पर किया गया है।

(18) बर्फ चिकित्सा

बर्फ से कई बीमारियों का इलाज किया जा सकता है–

त्वचा जलने पर–त्वचा के किसी भी हिस्से के जलने के तुरंत बाद बर्फ का टुकड़ा लेकर जले हुए स्थान पर मलने से जलन खत्म हो जाती है और जले हुए हिस्से पर छाले भी नहीं पड़ते।

नकसीर बहने पर–नकसीर बहने पर बर्फ को किसी कपड़े में लपेटकर नाक से ऊपर रखें। चंद मिनटों में ही नाक से खून बहना बंद हो जाएगा।

खून बहने पर–शरीर के किसी भी कटे हुए हिस्से से लगातार खून बहने पर या खून न रुकने की स्थिति में उस जगह पर बर्फ का इस्तेमाल करें। खून बहना तुरंत बंद हो जाएगा।

गुम चोट लगने पर–किसी भी तरह की अंदरूनी चोट लगने पर, चोट वाले स्थान पर बर्फ मलने से वहाँ खून नहीं जमता और दर्द भी दूर हो जाता है।

सूजन आने पर–कई बार चोट लगने के बाद उस जगह सूजन आ जाती है। ऐसे में बर्फ से सिकाई करें तो सूजन कम हो जाएगी।

मोच आने पर–बर्फ का प्रयोग मोच से प्रभावित किसी भी स्थान पर करने से दर्द व सूजन दूर हो जाती है।

बुखार में–हाई-फीवर होने पर रोगी के माथे, हथेली और तलवों पर किसी कपड़े में लिपटी बर्फ रखने से बुखार जल्द ही कम हो जाता है।

डंक लगने पर–मधुमक्खी के डंक मारने से उस स्थान पर बर्फ को तुरंत मलना चाहिए। इससे जलन और दर्द नहीं होता।

घमौरियां होने पर–घमौरियों पर बर्फ के टुकड़े मलने से घमौरियों की खुजली से राहत मिलती है।

कमर दर्द–बर्फ के टुकड़ों को एक साफ कपड़े में रखें और कमर के जिस हिस्से में दर्द है, वहाँ लगाएँ। 20 मिनट से ज्यादा न रखें। एक घन्टे बाद दोबारा रख सकते हैं।

नोट–सिर पर बर्फ का इस्तेमाल कपड़े में लपेट कर करें।

सूर्य किरण चिकित्सा (Chromo-Therapy)

सूर्य से प्राप्त ऊर्जा सूक्ष्म आहार की पूर्ति करती है तथा जीवनी शक्ति को बढ़ाती है एवं रोगों से मुक्ति दिलाती है। स्नायु-दुर्बलता दूर करती है, मांसपेशियों को सुदृढ़ करती है। कैलशियम तथा फॉस्फोरस के संतुलन को ठीक कर हड्डियों को मजबूत करती है। त्वचा को स्वस्थ रखती है। पाचन-तंत्र एवं मल-निष्कासन क्रियाओं को बल प्रदान करती है। सूर्य रोशनी से मानसिक एवं शारीरिक विकास होता है एवं सौन्दर्य बढ़ता है। सूर्य किरणें रोग कीटाणु नाशक हैं। इसलिए जिन घरों में सूर्य किरणें नहीं पहुँचती, वहाँ पर रोग के कीटाणुओं का आवास हो जाने से असंख्य रोगों की उत्पत्ति होती है।

सूर्य किरण (धूप) सेवन की विधियाँ–

सूर्य दर्शन–(1) सूर्योदय के समय सूर्य की लालिमा देखें। इससे नेत्र रोग दूर होते हैं। नदी या तालाब के जल में सूर्य के प्रतिबिम्ब को देखने से नेत्र-ज्योति बढ़ती है।

(2) प्रातःकाल सूर्य के सामने लोटे से जलधारा गिराते हुए जलधारा के बीच से सूर्य दर्शन करें, इससे शारीरिक एवं मानसिक रोग दूर होते हैं।

सूर्य स्नान–

सिर पर गीला कपड़ा रखकर, शरीर से पूरे कपड़े निकालकर सिर्फ लंगोटी या कच्छा पहनकर, धूप में किसी कुर्सी पर बैठकर या जमीन पर लेटकर सूर्य की किरणों को शरीर पर लेना चाहिए।

स्त्रियों को सूर्य स्नान की सुविधा न हो तो उन्हें खूब महीन कपड़ा पहनकर धूप में बैठने या लेटने से लाभ मिल सकता है।

धूप लेते समय सिर को सदा छाया में रखना चाहिए अथवा उस पर ठण्डे पानी से भिगोया हुआ तौलिया रखना चाहिए या हरी पत्तियों की ओट कर लें। यह स्नान प्रातःकाल सूर्योदय के बाद 8-9 बजे तक लेना चाहिए।

यह स्नान 15 मिनट से शुरू करके 30 मिनट तक पर्याप्त है। इसके बाद शरीर को तौलिये से रगड़-रगड़ कर ताजे पानी से नहा लेना चाहिए।

लाभ–सूर्य स्नान से कमजोर हड्डियों, दन्त रोग, मन्दाग्नि, स्नायु तन्तुओं तथा मांसपेशी सम्बन्धी रोगों में लाभ मिलता है।

धूप में तेल मालिश–कम-से-कम सप्ताह में एक बार तिल या सरसों के तेल से शरीर पर वैज्ञानिक ढंग (घर्षण, थपकी इत्यादि) से मालिश करें।

किसी भी अंग की मालिश करते समय दबाव हृदय की तरफ गति करते हुए डालें। उच्च रक्तचाप वालों की मालिश इसके विपरीत रहेगी।

रंग चिकित्सा–

देखने में सूर्य रश्मियों का रंग सफेद है पर वास्तव में यह निम्न सात रंगों का मिश्रण है।

1. लाल (Red)
2. नारंगी (Orange)
3. पीला (Yellow)
4. हरा (Green)
5. बैंगनी (Violet)
6. नीला (Indigo/Deep-Blue)
7. आसमानी (Blue)

जब हमारे संस्थान में किसी रंग विशेष की अधिकता अथवा अभाव हो जाता है तो हम उसी अनुसार रोग के शिकार हो जाते हैं।

उपरोक्त सभी रंगों में औषधीय गुण हैं जिन्हें पानी, शहद, घी, तेल इत्यादि में जज्ब कर उनका लाभ लिया जा सकता है।

बनाने की विधि–

विभिन्न रंगों के पानी, शहद, घी, तेल इत्यादि बनाने के लिये उन्हीं रंगों की बोतलों में 3/4 भाग भरकर, ऊपर रूई लगाकर, ढक्कन बन्द करके बिना पेन्ट–पालिश के लकड़ी पट्टी पर धूप में प्रातः से सायं तक रखें। बनाने के दौरान बोतल को रोजाना हिला लेना चाहिए तथा रूई भी बदल लेनी चाहिए। बोतल को बाहर से भी प्रतिदिन साफ करते रहना चाहिए। यदि किसी रंग की बोतल न मिले तो सफेद रंग की बोतल पर उस रंग का पारदर्शित (Transparent) कागज लपेट लें।

पानी रोजाना बनाया जा सकता है। शहद 15 दिन में तैयार होता है। घी तथा तेल 1½ महीने में तैयार होता है।

पानी 3 दिन तक पीने के लिये प्रयोग कर सकते हैं। शहद छः महीने तक, घी तथा तेल साल भर तक प्रयोग कर सकते हैं।

तेल केवल बाहरी प्रयोग के लिये इस्तेमाल करें।

घी रीढ़ की मालिश या आँखों में लगाने के लिए।

शहद यात्रा के लिए विशेषतः बनाया जाता है। क्योंकि यात्रा के दौरान पानी नहीं बनाया जा सकता।

विभिन्न रंगों के प्रभाव एवं उपयोग–

(1) लाल–यह रंग अधिक गर्म है। शरीर के ठण्डे, पीले, जर्द अथवा नीले होने की अवस्था में यह उपयोगी है। सर्दी जनित रोगों में तथा शरीर के

निर्जीव भाग को चेतना प्रदान करने में यह विशेष लाभकारी है। इसका केवल बाहरी प्रयोग (External) करना चाहिए।

इसका तेल जनेन्द्रिय पर मलने से नुपंसकता दूर होती है।

जोड़ों (Joints) के दर्द वाले स्थान पर मालिश करने से गठिया ठीक होता है।

इसके लगाने से फोड़ा जो फूटा न हो, फूट जाता है।

कमर एवं गर्दन के दर्द को दूर करता है।

सर्दियों में पैरों की एड़ियाँ फटने पर लगाया जाता है। पुरानी खाँसी, दमा, निमोनिया आदि में छाती पर इसकी मालिश लाभदायक है।

इसके अभाव में सुस्ती, अधिक निद्रा, भूख की कमी, कब्ज आदि तथा अधिकता में शरीर में उष्णता, अनिद्रा एवं पतले दस्त आदि होते हैं।

(2) नारंगी—यह लाल रंग से कुछ कम गर्म है। स्नायु एवं रक्त को उत्तेजित करता है। यह दमे के लिये महान औषधि है। जोड़ों के दर्द में भी नारंगी रंग का प्रयोग किया जाता है। यह भूख बढ़ाता है।

(3) पीला—यह नारंगी से कम गर्म है। यह उत्साह एवं प्रसन्नता न्योछावर करता है। हल्का रेचक भी है जिससे पाखाना और पेशाब खुलकर आता है। मस्तिष्क, यकृत एवं प्लीहा (Spleen) को शक्तिशाली बनाता है। कुंठित बुद्धि को विकसित एवं पक्षाघात को दूर करता है और नपुंसकता निवारण में भी उपयोगी है। मंद हृदय को उद्दीप्त करता है। पीला घी आँखों की रोशनी ठीक करता है। आँखों की जलन, लाली आदि में लाभ पहुँचाता है।

इसका हृदय धड़कन, ऐंठन, स्नायुविक पीड़ा में उपयोग नहीं करें।

(4) हरा—यह न गर्म है, न ठण्डा है, मध्यम (Mediate) है। यह शरीर से विजातीय द्रव्यों को बाहर निकालता है अतः प्रत्येक रोग में लाभकारी है।

आँखों के लिए शीतल एवं शक्तिशाली, औरतों की मूर्छा और योनि प्रदाह में बड़ा हितकारी है।

अपने आप वीर्यपात होने की अवस्था में रीढ़ के निचले भाग में इसकी रोशनी एवं हरे तेल की मालिश बहुत ही उपयोगी है। हर प्रकार के ज्वर, बहने वाले फोड़े, घाव, नासूर, भगन्दर एवं चर्म रोग अकौता आदि में हितकारी है। टाईफाईड, खसरा, नेत्र रोग, मधुमेह, उच्च रक्तचाप, हृदय रोग, खाँसी, जुकाम, बवासीर इत्यादि में जादू का काम करता है। कैंसर में लाभप्रद है।

आँखों के हर रोग में हरे रंग के पानी से आँखें धोयें। पेट या आँतों के घाव होने पर खाली पेट इस रंग का पानी उपयोगी है।

हरे तेल से मोतिया बिन्द में सिर पर मालिश करने से आराम होता है तथा मस्तिष्क शक्तिशाली बनता है।

(5) बैंगनी–यह ठंडा है। इससे नींद अच्छी आती है। फेफड़े के क्षय की तीव्रावस्था में लाभकारी है। इससे लाल रक्त कण बढ़ते हैं। अतः यह रक्ताभाव में भी गुणकारी है।

(6) नीला–यह बैंगनी से ठण्डा है। यह संकोचक, ज्वरनाशक स्नायु को सशक्त बनाने वाला एवं अति-प्यास को शांत करने वाला है। यह सड़ान प्रतिरोधक (Anti-septic) है। योनि, आमाशय, फोता सूजन, प्रदर आदि में उपयोगी है। गले के रोगों में नीले पानी का कुल्ला लाभदायक है। इसका अभाव क्रोध बढ़ाता है।

(7) आसमानी–यह बहुत ही ठण्डा है। प्रदाह एवं गरमी से होने वाले दर्द में आराम पहुँचाता है और इसमें भी सड़ान प्रतिरोधक (Anti-septic) गुण है। स्नायु के लिए शक्तिदाता (Tonic) है। हर प्रकार के ज्वर के लिए रामबाण है एवं हर प्रकार के रक्त प्रवाह को रोकता है। अधिक मासिक स्राव, हैजा और गरमी में लाभप्रद है। प्यास को बुझाता अथवा आमाशय की उत्तेजित अवस्था में यह लाभकर है। सिर व बालों के रोग दूर होते हैं।

इसका उपयोग गठिया, वातरोग, पक्षाघात तथा कब्ज की जीर्णावस्था में नहीं करना चाहिए।

आसमानी तेल

1. छाती पर मालिश करने से हृदय को शक्ति देता है।
2. सिर पर मालिश करने से उष्णता जन्य सिरदर्द को दूर करता है। वहम को दूर करता है। बालों को काला, मुलायम और लम्बा करता है।
3. पेडू पर मालिश करने से अधिक मासिक स्राव को ठीक करता है। हिस्टीरिया को दूर करता है।

आसमानी घी

1. मुँह के छालों पर लगाने से लाभ होता है।
2. रीढ़ की मालिश करने से स्नायविक शक्ति निरन्तर बढ़ती जाती है।

इसके अभाव में क्रोध, चिड़चिड़ापन, शरीर ऊष्ण, दस्त और अधिकता में सुस्ती, कब्ज, मंदाग्नि एवं अधिक निद्रा आदि होती है।

आयु के अनुसार सूर्यतप्त जल पीने की मात्रा–

आयु	*कितने अन्तराल पर*	*मात्रा*
1 दिन से 1 मास तक	2-2 घंटे बाद	आधा छोटा चम्मच
1 मास से 3 मास तक	2-2 घंटे बाद	पौना छोटा चम्मच
3 मास से 1 वर्ष तक	2-2 घंटे बाद	पूरा छोटा चम्मच
1 वर्ष से 5 वर्ष तक	2-2 घंटे बाद	2 छोटे चम्मच
5 वर्ष से 10 वर्ष तक	2-2 घंटे बाद	4 छोटे चम्मच
10 वर्ष से 15 वर्ष तक	तीन-तीन घंटे बाद	आधी छोटी कटोरी
15 वर्ष के बाद	चार-चार घंटे बाद	एक छोटी कटोरी

वस्त्रों द्वारा सूर्य किरणों की प्राप्ति–

कपड़े सदा सफेद तथा छिद्रयुक्त पहनने चाहिये जिससे हमारा शरीर सूर्य किरणों को जज्ब कर ले। किसी रोग विशेष में जिस रंग की आवश्यकता है, उसी रंग के वस्त्र पहनना लाभप्रद रहता है।

रंगीन फल और सब्जियाँ–

रंगीन फल और सब्जियों के प्रयोग द्वारा भी विभिन्न रंगों का लाभ लिया जा सकता है।

नोट–वास्तव में मूल रंग तीन ही हैं–(1) लाल, (2) पीला, (3) नीला। शेष इन्हीं रंगों के परस्पर मिश्रण से बनते हैं, जैसे–नारंगी (लाल और पीले का मिश्रण), हरा (पीले और नीले का मिश्रण), बैंगनी (नीले और लाल का मिश्रण), आसमानी (नीले और सफेद का मिश्रण)।

श्वेत रंग–इसमें सभी रंग समाहित होते हैं। यह हड्डियों की मजबूती के लिए लाभदायक है।

रंग और चक्रों का सम्बंध–सात चक्रों पर विभिन्न सात रंगों का प्रकाश मनुष्य के तन एवं मन पर विशेष प्रभाव पड़ता है।

1.	मूलाधार	1.	लाल
2.	स्वाधिष्ठान चक्र	2.	नारंगी
3.	मणिपूरक चक्र	3.	पीला
4.	अनाहत चक्र	4.	हरा
5.	विशुद्ध चक्र	5.	बैंगनी
6.	आज्ञा चक्र	6.	नीला
7.	सहस्त्रार चक्र	7.	आसमानी

वायु चिकित्सा (Air Therapy)

प्रकृति ने जीवन रक्षा के लिए प्रचुर मात्रा में वायु प्रदान की है। शुद्ध प्राण वायु का हमें अधिकाधिक उपयोग करना चाहिए एवं वायु प्रदूषण से हम अपने आपको जितना बचा सकें, उतना ही अच्छा है। स्वस्थ रहने के लिए एवं निरोग होने के लिए निम्नलिखित साधन अपनायें।

(1) प्रातः भ्रमण–शुद्ध हवा युक्त स्थानों (बाग-बगीचे, नदी-झरने, खुले मैदान, पहाड़ इत्यादि) पर गहरी लम्बी साँस लेते हुए टहलना बहुत ही लाभदायक है। जो शुद्ध वायु नहीं लेते, वे गंभीर रोगों के चंगुल में फँस जाते हैं।

(2) प्राणायाम–इसका विस्तार से वर्णन पृष्ठ संख्या 188 पर किया गया है।

(3) वायु-स्नान–शरीर पर वायु सेवन को वायु स्नान कहते हैं। त्वचा के रोम कूपों को खुला एवं सक्रिय बनाये रखने के लिये वायु-स्नान जरूरी है। हर समय शरीर को कपड़ों से ढके रखने के फलस्वरूप मानव रोग ग्रस्त रहता है। गर्मी की ऋतु में प्रातःकाल खुली हवा में महीन व कम वस्त्र पहनकर वायु स्नान करें या रात को आकाश के नीचे खुली हवा में सोकर भी वायु स्नान किया जा सकता है। वर्षा में या बहुत सर्दी में बरामदे में या कमरे की खिड़की खोलकर सोने से भी वायु स्नान का उद्देश्य पूरा हो जाता है। रात को मुँह ढक कर न सोयें तथा खिड़की खुली रखें।

(4) स्वर-योग–योग में श्वास को स्वर कहा गया है। स्वर तीन प्रकार के होते हैं।

(क) चन्द्र स्वर–जब नासिका की बांयी छिद्र से श्वास चल रहा हो, उसे चन्द्र स्वर कहते हैं। यह शरीर को शीतलता प्रदान करता है। इस स्वर में तरल पदार्थ पीने तथा कम परिश्रम के कार्य करने चाहिये। यदि दिन में सोना पड़े तो चन्द्र स्वर में सोयें।

(ख) सूर्य स्वर–जब नासिका की दांयी छिद्र से श्वास चल रहा हो, उसे सूर्य स्वर कहते हैं। यह शरीर को गर्मी प्रदान करता है। इस स्वर में भोजन तथा अधिक परिश्रम के कार्य करने चाहिये। रात्रि को सूर्य स्वर में सोना चाहिए।

(ग) सुषुम्ना स्वर–जब दोनों स्वर सम अथवा एक-एक क्षण में बदलते हुए चल रहे हों, इस स्वर में योग-साधना तथा धर्मार्थ कार्य करने चाहिये।

प्रकृति शरीर की आवश्यकतानुसार स्वर बदलती रहती है। यदि आवश्यक हो तो स्वर बदला भी जा सकता है।

स्वर बदलने की विधियाँ–

(1) जिस नासिका से स्वर चल रहा हो उसे दबाकर बन्द करने से दूसरा स्वर चलने लगेगा।

(2) जिस तरफ का स्वर चल रहा हो उसी करवट लेटने से दूसरा स्वर चलने लगेगा।

(3) जो स्वर चलाना हो उससे दूसरी नासिका को रुई से बन्द कर दें।

(4) दौड़ने, परिश्रम करने और प्राणायाम आदि करने से स्वर बदल जाता है। नाड़ी शोधन प्राणायाम के अभ्यास से स्वर पर नियंत्रण हो जाता है जिससे सर्दियों में कम सर्दी और गर्मियों में कम गर्मी लगती है।

स्वर ज्ञान से लाभ–

(1) जो स्वर को बार-बार बदलने में समर्थ हो जाता है, वह दीर्घ जीवन और चिर-यौवन प्राप्त कर सकता है।

(2) किसी भी रोग में जो स्वर चलता हो, उसको बदलने से शीघ्र लाभ होता है।

(3) शारीरिक थकावट में चन्द्र स्वर (दाहिनी करवट) में लेटने से शीघ्र थकावट दूर होती है।

(4) स्नायु विकार के कारण कोई भी दर्द हो, स्वर बदलने से शीघ्र लाभ होता है।

(5) दमे के दौरे में स्वर बदलने से दमे का जोर कम हो जायेगा। जिस व्यक्ति का दिन में बांया और रात को दांया स्वर चलता हो, वह सदा स्वस्थ रहता है।

(6) गर्भाधान के समय पुरुष का सूर्य स्वर (दांया साँस) और स्त्री का चन्द्र स्वर (बांया साँस) चलता रहे तो उस समय में गर्भ-धारण से निश्चय ही पुत्र उत्पन्न होता है।

आकाश चिकित्सा (Space Therapy)

आकाश तत्व पंच महाभूत तत्वों में सबसे अधिक उपयोगी तत्व है।

यह समस्त पंच महा तत्वों का मूल तत्व है। यह सबसे सूक्ष्म होता है। शरीर में खाली स्थान व खाली अवयव आकाश तत्व के द्योतक हैं। आकाश की तरफ देखने से एवं आकाश के नीचे सोने से शक्ति का संचय होता है। उपवास के द्वारा हम आकाश तत्व का सहज उपयोग कर लेते हैं।

उपवास (Fasting)

उपवास तो जीवन पद्धति का एक अंग है। यह अच्छा स्वास्थ्य बनाए रखने या खोये हुए स्वास्थ्य को पुनः प्राप्त करने का उत्तम साधन है। इसलिए उपवास रोगी एवं निरोगी दोनों के लिए ही आवश्यक है। स्वास्थ्य की दृष्टि में असाधारण महत्व होने की वजह से लगभग प्रत्येक धार्मिक मान्यताओं में इसका विशेष स्थान है। उपवास के धार्मिक लक्ष्य तो अनेक हो सकते हैं परन्तु सबसे महत्वपूर्ण लक्ष्य शरीर का रोग निवारण है। रोगियों के लिये यह संजीवनी के समान है। अब तो कुछ पाश्चात्य चिकित्सकों ने भी इस बात का बड़े जोरों से समर्थन किया है कि हजारों रुपये की गोलियाँ खाने से जितना लाभ होता है, उतना लाभ थोड़े समय उपवास कर लेने से ही प्राप्त हो जाता है।

उपवास के लाभ

(1) शरीर के भीतरी दूषित पदार्थों को बाहर निकालना उपवास का प्रमुख कार्य है। क्योंकि भोजन पचाने के काम से फुरसत मिलने के कारण हमारी जीवनी शक्ति रोग के कारणों को दूर करने में लग जाती है। हम जानते हैं कि हमारे शरीर के भीतर भोजन पचाने की क्रिया बराबर चालू रहती है। भोजन के पोषक तत्व मांस, मज्जा, रक्त आदि रूपों में शरीर में मिल जाते हैं तथा शेष बचे हुए पदार्थ मल, मूत्र, कफ इत्यादि रूपों से बाहर निकल जाते हैं। फिर भी, कुछ कारणों से दूषित पदार्थ शरीर में रह जाते हैं जो धीरे-धीरे संचित होकर विष उत्पन्न करते हैं तथा रोगों का कारण बनते हैं। इन्हीं विषैले पदार्थों को शरीर से पूर्ण रूप से बाहर निकालने के लिये उपवास का सहारा लेना पड़ता है। जब हम भोजन करते रहते हैं, तब निकासी का कार्य दब जाता है।

(2) उपवास के जरिए अंगों को काफी शक्ति मिल जाती है। शरीर के अन्दर मन्थन का काम शुरू हो जाता है। पोषक तत्व अलग होकर शरीर के बलवान तन्तुओं में पहुँच जाते हैं। व्यर्थ के तन्तुओं का एवं पहले से

संचित विजातीय द्रव्यों का विघटन निकासी के अंगों से में होने लगता है जिससे वे दूषित पदार्थ शरीर के बाहर सुगमता से निकल जाते हैं।

(3) उपवास से शरीर की क्षति पूर्ति होती है। उसमें प्रकृति के सूक्ष्म और कोमल पुर्जे काम करने लगते हैं।

(4) उपवास से शरीर के कल-पुर्जों को काफी विश्राम मिलता है जिससे उनकी कार्य-क्षमता बढ़ जाती है।

(5) उपवास के समय शरीर का शोधन होने लगता है। हमारे शरीर में जो विजातीय जीवाणु उत्पन्न हो जाते हैं, वे जीवाणु-रोगाणु हमारे भोजन में से ही भोजन लेना प्रारम्भ कर देते हैं और इन जीवाणुओं में से अधिकतर जीवाणु ऐसे होते हैं जो बिना भोजन के देर तक जीवित नहीं रह सकते। अतः यदि उपवास कर लिया जाये तो वे समाप्त होना प्रारम्भ कर देते हैं। इस तरह उदर रोगों से अनायास ही मुक्ति पाई जा सकती है। जो व्यक्ति सदैव संतुलित अपक्वाहार ही लेता है, उसे उपवास करने की इतनी आवश्यकता नहीं होती जितना कि गरिष्ठ भोजन करने वाले को होती है। चर्बी और अधिक प्रोटीन वाले पदार्थ खाने वालों के लिये तो यह नितान्त आवश्यक है।

उपवास विधि

दिन भर किसी प्रकार का भोजन नहीं लेना चाहिये। दिन भर में 2-2½ लीटर पानी और उसमें 2-3 नींबू का रस डाल कर कई बार में पीना चाहिये। यदि इससे काम न चले तो फल या सब्जी का रस ले सकते हैं। जो आरम्भ में पूर्ण उपवास न कर सकें, वे एक समय फल ले सकते हैं।

उपवास एक दिन का भी हो सकता है और कई-कई दिन का भी हो सकता है। प्रत्येक व्यक्ति को सप्ताह में एक दिन का उपवास तो करना ही चाहिये। लम्बा उपवास रोग विशेष पर निर्भर करता है, जो उचित निर्देशन में ही करना चाहिये।

उपवास कभी ठोस आहार से नहीं तोड़ना चाहिये। सर्वप्रथम अच्छी तरह पके सन्तरे अथवा मौसमी या अंगूर का रस अथवा अन्य फल या सब्जी के रस से ही तोड़ना चाहिये।

छोटा उपवास फलों से तोड़ा जा सकता है। आजकल लोग उपवास को पकवान (गरिष्ठ भोजन) से तोड़ते हैं जिससे लाभ की बजाय हानि अधिक होती है।

उपवास के दौरान आवश्यकताएं

(1) वायु : उपवास काल में शरीर की गन्दगी को जलाने के लिये अधिक से अधिक ऑक्सीजन (Oxygen) से भरपूर शुद्ध वायु को धारण करना लाभदायक है।

(2) स्नान एवं सफाई : उपवास काल में अन्दर की गन्दगी बाहर त्वचा के रोम कूप, मुँह, नाक, कान, जनेन्द्रिय संस्थान इत्यादि में आकर जम जाती है इसलिये स्नान एवं सफाई आवश्यक है। जबान एवं दाँतों की सफाई तो दिन में कई बार करनी चाहिये।

(3) वस्त्र : उपवास काल में एवं यों भी कपड़ा हल्का एवं छिर-छिर सूती ही पहनना चाहिये।

(4) व्यायाम : उपवास काल में व्यायाम उतना ही करना चाहिए जिससे थकान न हो। जैसे - टहलना इत्यादि हल्का व्यायाम।

(5) एनीमा : उपवास काल में आंतरिक सफाई के लिये एनीमा बहुत ही आवश्यक है।

(6) मानसिक प्रभाव : उपवास काल में कभी भी किसी प्रकार की चिन्ता, ग्लानि, क्रोध, भय, निराशा एवं उलझन आदि को पास नहीं फटकने देना चाहिए।

(7) धूप : उपवास काल में प्रातःकाल 15-20 मिनट शरीर पर धूप अवश्य लें।

(8) मौन : उपवास काल में जितना मौन रह सकें, उतना ही लाभकारी होगा।

(9) विश्राम : उपवास काल में मानसिक और शारीरिक विश्राम भी होना चाहिए।

(10) सूखा घर्षण : उपवास काल में शरीर का सूखा घर्षण बहुत ही लाभप्रद है।

नोट :- कुछ ऐसे रोग हैं जिनमें एकाएक या सामान्य तौर पर उपवास वर्जित है। जैसे - मधुमेह, क्षय रोग (T.B.) इत्यादि।

भोजन (आहार) (Food)

शरीर के पोषण एवं क्षतिपूर्ति के लिए आहार अनिवार्य है। केवल आहार को सुधार कर भी मनुष्य के सभी रोग दूर किये जा सकते हैं। इसीलिए कहा गया है कि आहार ही औषधि है। वह व्यक्ति बुद्धिमान है जो स्वस्थ दीर्घ जीवन के लिए आवश्यक आहार ग्रहण करता है और हानिप्रद आहार त्यागता है। जैसा हम आहार लेंगे, वैसा ही हमारा शरीर और मन होगा।

जिस ऋतु में, जिस देश में, जो फल-सब्जियाँ उत्पन्न होती हैं, उनका भरपूर सेवन करने से शरीर निरोग बना रहता है क्योंकि प्रकृति ने उन्हें मौसम एवं स्थान की आवश्यकतानुसार ही पैदा किया है।

भोजन द्वारा पंच तत्व की प्राप्ति :-

आकाश-मिताहार द्वारा

वायु-शाक पत्तों द्वारा

अग्नि-फलों द्वारा

जल-सब्जियों द्वारा

पृथ्वी-अन्न कण द्वारा

भोजन का वर्गीकरण-भगवान कृष्ण ने गीता में तीन प्रकार (सात्विक, राजसी एवं तामसी) का आहार बताया है।

सात्विक आहार :-

जो आहार आयु, बुद्धि, बल, आरोग्य, सुख और प्रीति को बढ़ाने वाले, रस-युक्त, चिकने और स्थिर रहने वाले तथा स्वभाव से ही मन को प्रिय हों।

राजसी आहार :-

जो आहार कड़वे, खट्टे, लवणयुक्त, बहुत गरम, तीखे, दाहकारक और दुःख चिन्ता तथा रोगों को उत्पन्न करने वाला हो।

तामसी आहार :-

जो भोजन अधपका, रसरहित, दुर्गन्ध-युक्त, बासी और उच्छिष्ट तथा अपवित्र हो।

भोजन के आवश्यक नियम

1. भूख खुलकर लगने पर ही खाना चाहिये।
2. उतना ही खायें जितने से भूख शान्त हो जाये।
3. पहली ग्रास अच्छी तरह चबाएँ, तब तक दूसरा ग्रास न लें।
4. एक आहार में कई खाद्य न लेकर कम लेना एवं सादा भोजन करना चाहिए ताकि पाचन प्रणाली पर व्यर्थ का बोझ न पड़े।
5. भोजन एकाग्र-चित एवं शान्त-चित्त होकर करना चाहिए।
6. रात में सोने के तीन घंटे पूर्व भोजन कर लेना चाहिये।
7. दो भोजनों के बीच कम से कम 5-6 घंटे का अन्तर अवश्य होना चाहिये।
8. सोने के बाद उठकर तुरन्त नहीं खाना चाहिये।
9. चिंतित, शोकातुर, थकान एवं जल्दबाजी में कभी भोजन न करें।
10. भोजन के समय व्यापार, समाज अथवा गृहस्थी सम्बंधी समस्याओं पर बातचीत नहीं करनी चाहिए।
11. मिर्च, मसाला आदि उत्तेजक पदार्थों का उपयोग न करें।
12. गले में जलन अथवा गंदी वायु बनने पर न खायें।
13. दुष्पाच्य एवं गरिष्ठ भोजन भूलकर भी न करें।
14. जहाँ तक सम्भव हो, अपक्वाहार (फल, सलाद, अंकुरित इत्यादि) ही करना चाहिये।
15. बासी भोजन करने से रोग होता है।
16. भोजन करते समय बीच में पानी न पीयें। या तो भोजन करने से 30 मिनट पहले पानी पीयें या भोजन करने के 40-60 मिनट बाद।
17. दिन में पानी पर्याप्त मात्रा में पीयें।
18. सफेद चीनी, मैदा, पौलिश किया चावल इत्यादि जैसे शोधित पदार्थों के सेवन से बचें।
19. नमक, मिठाईयाँ, मसाला, घी आदि की मात्रा घटाएँ।
20. चाय, कॉफी, तली हुई चीजों, धूम्रपान, शराब और खाने के तबाकू से बचें।
21. सप्ताह में एक दिन केवल रस और पर्याप्त मात्रा में जल पर रहें।
22. चोकर समेत आटे की रोटी खायें।
23. फल-सब्जियाँ धोकर खायें।

24. भोजन करने से पहले व पश्चात् हाथ धोऐं एवं कुल्ला करें। भोजन के पश्चात् दाँत अवश्य साफ कर लें।
25. मौन रहकर भोजन करना चाहिए।
26. भोजन करते समय टेलीविजिन नहीं देखना चाहिए।
27. भोजन के तुरन्त बाद शारीरिक या मानसिक श्रम नहीं करना चाहिए।
28. भोजन समाप्त करने के बाद मूत्र त्याग की आदत डालनी चाहिये।
29. दूध रात को न पीकर प्रात:काल नाश्ते के समय पीना चाहिये।
30. बहुत अधिक गर्म या बहुत अधिक ठंडी वस्तुएँ खाना पाचन क्रिया के लिये हानिकारक है।
31. भोजन के अन्त में मट्ठा पीना लाभदायक है।
32. यदि पहले खाने के बाद से लेकर दूसरे खाने तक शरीर स्वस्थ न रहा हो, तो दूसरा खाना छोड देना चाहिए।
33. दूध की अपेक्षा दही सरलता से पचता है।
34. भोजन करने के 3 घंटे तक रतिक्रिया नहीं करनी चाहिए।
35. मूत्र त्याग के बाद 10 मिनट तक खाना या पीना सेहत के लिये हानिप्रद है।
36. तेज गर्मी से चलकर आने के बाद पानी पीते समय एक हाथ से दोनों नासिका बन्द कर लें।

संतुलित भोजन

भोजन के आवश्यक अंग हैं- (1) प्रोटीन (2) कार्बोहाईड्रेट (3) चिकनाई (4) विटामिन (5) प्राकृतिक लवण (6) फुजला (Roughage) एवं (7) पानी।

इनमें से प्रत्येक तत्व उतना ही आवश्यक है जितना कि दूसरा, क्योंकि सुचारू रूप से अपना काम चलाने के लिये ये एक-दूसरे पर आश्रित हैं। अतः भोजन में इन तत्वों की संतुलित मात्रा एवं ठीक प्रकार का होना अनिवार्य है।

सामान्यतः स्वास्थ्य के लिये लगभग सभी आवश्यक तत्व प्रत्येक खाद्य में प्रकृति प्रदान करती है लेकिन किसी में किसी तत्व की मात्रा अधिक और किसी में कम पाई जाती है। अतः हमें यह जान लेना आवश्यक है कि ये तत्व किन-किन खाद्यों से उचित मात्रा में तथा उचित प्रकार से प्राप्त किये जा सकते हैं। उसके अनुसार ही हमें अपने भोजन का क्रम रखना चाहिये।

(1) प्रोटीन

यह शरीर की रचना, विकास वृद्धि एवं प्रतिदिन की क्षतिपूर्ति के लिये आवश्यक है।

प्रोटीन का अभाव

इसके अभाव में हमारे अन्दर अनेक परेशानियाँ पैदा होती हैं। जैसे-थकान, कमजोरी, वृद्धि विकास का रुकना। स्नायविक दुर्बलता, शरीर की क्षतिपूर्ति का न होना, गर्भावस्था में माता तथा भ्रूण के तन्तु का कमजोर होना, माँ के दूध का कम होना, तन्तुओं का ठीक-ठीक पोषण न होने पर शरीर का समय से पूर्व ही जवाब दे देना आदि।

प्रोटीन की अधिकता

जिस प्रकार कम प्रोटीन मिलने से परेशानियाँ उत्पन्न होती हैं, उसी प्रकार अधिक से भी परेशानियाँ पैदा होती हैं। कम प्रोटीन से उत्पन्न शिकायत तो अधिक प्रोटीन देकर दूर की जा सकती है पर अधिक प्रोटीन से उत्पन्न रोग दूर करने के लिये सम्पूर्ण शरीर के शोधन की आवश्यकता है।

अधिक प्रोटीन से यकृत (Liver) और गुर्दे (Kidney) खराब हो जाते हैं। गाँठों (Joints) में मूत्राम्ल (Uric Acid) इकट्ठा होने पर गठिया (Gout) एवं वातरोग (Rheumatoid)) हो जाते हैं एवं रक्त दूषित हो जाता है। धमनियों एवं शिराओं में मल संचय होता है जिससे रक्त संचालन क्रिया में जोर पड़ता है। अतः इसके प्रभाव से हृदय भी कमजोर हो जाता है और रक्तचाप बढ़ जाने से कभी-कभी रक्त नलिका फट जाने से पक्षाघात (Paralysis) भी हो जाता है। इनके अतिरिक्त भी अनेक छोटे-मोटे रोग होते हैं।

प्रोटीन के साधन

दूध, काष्ठज फल, द्विदल अन्न, बीज, मटर, हरी पत्तियाँ आदि और सबसे अधिक प्रोटीन सोयाबीन में होता है।

नोट–सामान्यत: प्रौढ़ को श्रम के अनुसार नित्य 50-60 ग्राम प्रोटीन की आवश्यकता होती है। मोटे तौर पर 1 किलो भार पर 1 ग्राम प्रोटीन लेना चाहिये।

बच्चों, खिलाड़ियों, गर्भवती एवं दूध पिलाने वाली महिलाओं को अधिक प्रोटीन की आवश्यकता होती है।

(2) कार्बोहाइड्रेट

इससे हमें शक्ति तथा गरमी प्राप्त होती है।

कार्बोहाइड्रेट का अभाव

इसके अभाव में आलस्य, निष्क्रियता एवं उत्साह-हीनता रहती है।

कार्बोहाइड्रेट की अधिकता

इसकी अधिकता से मोटापा आता है। यह श्वास नली, आमाशय (Stomach), आँतों, हृदय तथा गर्भाशय पर विजातीय द्रव्य के रूप में इकट्ठा होकर विभिन्न प्रकार के रोगों को जन्म देता है।

कार्बोहाइड्रेट के दो अंग हैं। (1) श्वेतसार (Starch) (2) शर्करा (Sugar)

श्वेतसार

जिस खाद्य में चिपचिपापन हो वह श्वेतसार प्रधान होता है। प्रत्येक श्वेतसार पूर्ण रूप से पचने के बाद शर्करा में परिवर्तित हो जाता है और मधुजन (Glycogen) बन कर यकृत एवम् माँसपेशियों में जमा रहता है। इसे वैज्ञानिकों ने तीन भागों में बाँटा है।

(1) *आसानी से पचने वाला (क्षार प्रधान-Alkaline)*

यह केला, आलू, शकरकन्द, पपीता, नाशपाती, चीकू, सन्तरा, सेव, अनानास एवं अमरूद आदि मीठे फलों से प्राप्त होता है।

(2) *आसानी से पचने वाला (अम्ल प्रधान-Acidic)*

यह चावल, जौ, मकई एवं अन्य कन्द से प्राप्त किया जा सकता है।

(3) *देरी से पचने वाला (अम्ल प्रधान-Acidic)*

यह लगभग सभी प्रकार के एक दलीय अन्नकण (गेहूँ, ज्वार, बाजरा आदि) में पाया जाता है। इन अन्नों में से चोकर अलग कर देने पर तो वे लगभग शत-प्रतिशत अम्ल (Acid) हो जाते हैं।

शर्करा

इसके पांच प्रकार है :-

(1) *दुग्ध शर्करा (Milk Sugar)*–इसकी आवश्यकता मनुष्य को गर्भकाल से रहती है। यह मानव दूध में सबसे अधिक होती है।

(2) *द्राक्ष-शर्करा (Grape Sugar)*–यह उत्तम प्रकार के अंगूर, शहद तथा अन्य फलों में पाया जाता है। वैज्ञानिकों ने इसे पूर्व पचा खाद्य (Predigested Food) कहा है। क्योंकि इसे पचाने में पाचन प्रणाली को श्रम नहीं करना पड़ता। इसीलिये तात्कालिक शक्ति पहुँचाने के लिये शहद, किशमिश का पानी दिया जाता है।

(3) *फल शर्करा (Fruit Sugar or Fructose)*–यह प्राय: सभी मीठे फलों में होता है। पौधे के रस में यह ग्लुकोज (Glucose) के साथ पाई जाती है। फल पकने पर उसका श्वेतसार शर्करा में बदल जाता है। अत: सदा पके हुए फल खाना चाहिये, वरना कच्चा फल खाने से क्षार के बदले अम्ल (Acid) मिलता है। मधुमेह (Diabetes) के रोगी के लिये अन्य शर्करा की अपेक्षा फल शर्करा निरापद (हानि रहित) सिद्ध हुआ है। इसकी पाचन क्रिया छोटी आँत में होती है।

(4) *अन्न शर्करा (Malt Sugar)*–यह नित्य खाये जाने वाले अन्न–कण - गेहूँ, जौ, चावल, मकई आदि श्वेतसारीय खाद्यों में पाया जाता है। शर्करा के अतिरिक्त इनमें अनेक लवण, कैलशियम, लोहा इत्यादि एवं अनेक विटामिन भी मिलते हैं। इसकी पाचन क्रिया मुँह में लार–रस (Saliva) से शुरू होकर छोटी आँत में समाप्त होती है।

(5) *ईक्ष शर्करा (Cane Sugar)*–यह गन्ने से बनी मिल की चीनी है। इसमें केवल गर्मी प्रदान करने की शक्ति है। यह बहुत ही अम्लकारक है। यह निम्नकोटि की एवं हानिप्रद होती है। गन्ने की चीनी को जितना ही सफेद किया जाता है, उतना ही उसमें से कैलशियम, लोहा एवं अन्य प्राकृतिक लवण तथा विटामिन आदि उपयोगी तत्व नष्ट होते चले जाते हैं।

चीनी को पचाने एवं उसके नष्ट हुये तत्वों की क्षति पूर्ति के लिये पाचन प्रणाली शरीर से कैलशियम तथा लोहा आदि ग्रहण करती है। फलस्वरूप, हमारे शरीर में उन तत्वों का अभाव हो जाता है। यों तो इसका प्रभाव सम्पूर्ण हड्डी पर पड़ता है पर इसका प्रत्यक्ष प्रभाव दाँतों की खराबी है। अधिक चीनी खाने से आक्जेलिक अम्ल (Oxalic Acid) तैयार होता है जिसकी शरीर को

आवश्यकता नहीं हैं। इसे पचाने के लिये जब पर्याप्त कैलशियम नहीं मिलता तो यह शरीर के अन्दर रह कर उपद्रव पैदा करता है।

इतना जान लेने के बाद यह प्रश्न उठता है कि आखिर चीनी के बदले क्या लें। इसका स्पष्ट उत्तर है कि स्वाभाविक रूप में गन्ना, गुड, खजूर, किशमिश, केला, अंजीर एवं आम आदि मीठे फल, जो जिस ऋतु में मिल सकें, लेना चाहिये।

सामान्यत: प्रौढ़ (Adult) को श्रम के क्रमानुसार 200-500 ग्राम कार्बोहाइड्रेट की आवश्यकता है।

(3) चिकनाई

कार्बोहाइड्रेट की भांति चिकनाई भी गरमी प्रदान करती है। शक्ति देने के लिये यह सर्वोत्तम खाद्य है। शरीर को चिकना बनाने एवं अस्थियों की शक्ति बढ़ाने में विशेष हितकारी है। बिना शर्करा के चिकनाई अच्छी तरह ओषजनित (Oxidation) न होकर केवल सुलगती रहती है जिससे थकान की अनुभूति होती है। चिकनाई पचाने के लिये यकृत (Liver) क्लोम (Pancreas)एवं छोटी आँत को सदा स्वस्थ रखने के लिये खुले में गहरी साँस लेना चाहिये। इसकी अधिकता अनेक रोगों को जन्म देती है तथा इसकी कमी शरीर दूसरे खाद्य पदार्थों से पूरी कर लेता है।

भोजन में चिकनाई को कार्यान्वित करने के लिये आयोडीन का होना आवश्यक है। अन्यथा चुल्लिका ग्रन्थि (Thyroid Gland) खराब होकर घेघा रोग (Goitre) भी हो सकता है।

चिकनाई के प्रकार

यों तो चिकनाई के अनेक प्रकार हो सकते हैं पर मुख्यत: इसे दो भागों में विभाजित किया जा सकता है।

(1) वनस्पति जन्य- यह हर प्रकार के तेल, तिल, सरसों, जैतून, सूर्यमुखी, मूँगफली एवं अलसी आदि तथा काष्ठज मेवे (नारियल, बादाम, अखरोट, काजू-पिश्ता, चिरौंजी एवं चिलगोजा आदि) में पाया जाता है।

(2) पशु जन्य- दूध एवं दूध जन्य खाद्य। जिनमें बकरी के दूध में प्रथम, गाय के दूध में द्वितीय तथा भैंस के दूध में तीसरी श्रेणी की चिकनाई होती है।

(4) विटामिन

यह अप्रत्यक्ष सूक्ष्म तत्व है और जीवनी शक्ति को उन्नत करता है, शक्ति को कायम रखता है तथा रोग प्रतिरोधक शक्ति प्रदान करता है। यह कई भागों में विभाजित किया गया है।

विटामिन-ए : इससे सुन्दर त्वचा, चमकीली आँखें तथा संक्रामक रोग प्रतिरोधक शक्ति प्राप्त होती है। छूत के रोगों से बचाता है। इसके अभाव में भूख बन्द होना, कमजोरी, आँख, कान एवं त्वचा के रोग हो जाते हैं तथा जीवाणुओं के संक्रमण का भय होता है।

साधन : यह पूर्ण दूध, मक्खन, पनीर, पीले रंग के फल व सब्जियाँ, गाजर, पत्ता गोभी, नाशपाती, हरी मिर्च, खजूर, अनानास, खरबूजा, केला, शकरकंद, खुबानी, पपीता, आम, हल्दी तथा हर प्रकार की हरी सब्जियों में मिलता है।

विटामिन-बी : इसका हमारे आहार में उतना ही महत्व है जितना शरीर में स्नायु मंडल का। इस विटामिन के 18 सदस्य हैं। ये सभी शर्करा और नमक की भाँति पानी में घुल जाते हैं। चूँकि पानी शरीर में एकत्रित नहीं रह सकता, अतः इसकी मात्रा नित्य प्रति प्राप्त करते रहना चाहिये।

यह भूख को तेज करता है, पाचन शक्ति को सबल करता है। सामान्य स्वास्थ्य को उन्नत करता है। इससे शरीर में वृद्धि होती है, स्नायुमंडल सशक्त होता है तथा रोगों से रक्षा होती है। इसके अभाव में पाचन क्रिया में गड़बड़ी, कब्ज, वजन घटना, माँसपेशियों की कमजोरी, अन्तःस्रावी ग्रन्थियों (Endocrine Glands), क्लोमग्रन्थि (Pancreas), चुल्लिका ग्रन्थि (Thyroid Gland), यकृत (Liver) आदि में गड़बड़ी एवं मुँह में घाव इत्यादि हो जाते हैं। इसकी अनुपस्थिति में बेरी-बेरी रोग एवं स्नायविक दुर्बलता हो जाती है।

साधन : पूर्ण अन्न कण, दूध, सब्जी, चोकर, दाल, फल सब्जियों के छिलके, अंकुरित गेंहू, हरी मटर, शलजम, सोयाबीन, सूरजमुखी, शहद। पकाने से विटामिन-बी का कुछ हिस्सा नष्ट हो जाता है।

विटामिन-सी : यह जीवन के लिये अनिवार्य विटामिन है। यह पायरिया, स्कर्वी एवं दाँतों के रोग से रक्षा करता है, त्वचा ठीक रखता है एवं रोग प्रतिरोधक शक्ति उन्नत करता है। घाव को भी ठीक करता है। ग्रंथियों की क्रिया को ठीक रखने में सहायक है। नाड़ी संस्थान की तथा विषैले कीटाणु से ग्रसित शरीर की रक्षा करता है। यह विटामिन शरीर में इकट्ठा नहीं किया जा सकता। अतः आवश्यकतानुसार इसकी मात्रा नित्य लेनी चाहिये।

इसके अभाव में दाँतों के रोग, पायरिया, स्कर्वी, रक्तचाप एवं रक्तस्राव इत्यादि हो जाते हैं।

साधन : सन्तरा, नींबू, नारंगी, अमरूद, टमाटर, ताजी हरी सब्जी, स्ट्राबेरी, रसभरी, अन्नानास, पपीता, अजवायन, पत्ता गोभी, मुनक्का, हरी सरसों, अंकुरित अन्न, आँवला एवं आम इत्यादि।

विटामिन-डी : यह शरीर में कैलशियम के संतुलन को ठीक रखता है और अन्य प्राकृतिक खाद्य तथा लवण के समीकरण में सहायक होता है। शरीर में सुन्दरता, आकृति में संतुलन, दाँतों में सफेदी और मजबूती, सीने में चौड़ाई एवं हाथ-पाँव में सुन्दरता आदि की रचना में इसका महत्वपूर्ण स्थान है। दाँत एवं शरीर की अन्य हड्डियों का स्वास्थ्य इस पर निर्भर करता है। स्नायु को आराम देने में सहायक होता है। यह सूखा रोग (Rickets) में भी उपयोगी है।

इसके अभाव में संक्रामक रोग, माँसपेशियों की दुर्बलता, स्नायु संस्थान की दुर्बलता, अस्थि दुर्बलता, यक्ष्मा तथा अन्य रोग प्रतिरोधक शक्ति का ह्रास हो जाता है।

साधन : पूर्ण दूध एवं धूप तो इसका खजाना है। बच्चों को जैतून तेल (Olive Oil) की मालिश करके धूप देना चाहिये। धूप में पकने वाले काष्ठज फल (बादाम, तिलगोजा, अखरोट, सूरजमुखी के बीज इत्यादि) में भी पर्याप्त मात्रा में पाया जाता है।

विटामिन-ई : सन्तानोत्पति की क्षमता के लिये विटामिन ई अनिवार्य होता है। साधारण वृद्धि विकास एवं पीयूष ग्रन्थि (Pituatory Gland) की क्रिया के लिये भी यह आवश्यक है। यह लोहा के समीकरण (Assimilation) में भी सहायक है। यह ऊँचे तापक्रम पर भी नष्ट नहीं होता पर विकृत तेल में मामूली तापक्रम पर भी नष्ट हो जाता है। यह रक्ताभाव को भी रोकता है। इसके अभाव में नर में शुक्राणु तथा मादा में डिम्बों का स्वस्थ विकास नहीं होता। फलस्वरूप नपुंसकता तथा बंध्यापन दोनों होता है। इसके अभाव में समय के पूर्व बच्चे का जन्म हो जाता है।

साधन : सम्पूर्ण अन्नकण, दूध, सब्जी, फल, काष्ठज फल, सोयाबीन के तेल में होता है एवं अंकुरित गेहूँ, मटर, मूँगफली, मूँग में विशेष रूप से होता है।

विटामिन-एफ : यह त्वचा, स्नायविक संस्थान, अन्तःस्त्रावी ग्रन्थियों तथा प्रोस्टेट ग्रन्थि के लिए आवश्यक है। इसके अभाव में हार्मोन का असन्तुलन हो जाता है।

साधन : यह बीजों, अपक्व अलसी एवं उसके अपरिष्कृत (unrefined) तेल में पाया जाता है।

विटामिन-के : रक्तस्राव विरोधी विटामिन है। इसके अभाव में रक्तस्राव शुरू हो जाता है और स्कर्वी की तरह त्वचा के नीचे माँसपेशियों के अन्दर और उदर में रक्तस्राव प्रारम्भ हो जाता है।

बच्चे में जब इस विटामिन का अभाव होता है तो रक्तस्राव शुरू होकर अन्त में मृत्यु तक हो जाती है। अतः जन्म के दो सप्ताह पहले से ही यह विटामिन देना चाहिये।

साधन : हरी सब्जी, मूंगफली, गाजर की चोटी में पाया जाता है। सोयाबीन के तेल तथा चावल के कण में भी होता है। हरी दूब तो इसका भण्डार है।

विटामिन-पी : यह रक्तवाहिनियों के स्वास्थ्य एवं रक्तचाप को सामान्य रखने के लिए आवश्यक है। इसके अभाव में रक्तवाहिनियों की प्रतिरोधक क्षमता कम होकर रक्तस्राव एवं शीघ्र थकान हो जाती है।

साधन : पालक।

विटामिन-यू : पेट की झिल्लियों को सुरक्षा प्रदान करने वाला पोषक पदार्थ है। इसके अभाव में पाचन प्रणाली की झिल्लियाँ दुर्बल हो जाती हैं। *साधन* : ताजी सब्जियों तथा पत्ता गोभी में सबसे अधिक होता है।

(5) प्राकृतिक लवण

यह शरीर के शोधन, रचना तथा विकास के लिये आवश्यक है। अन्य खाद्यों के समीकरण के लिये भी इसकी आवश्यकता है। शरीर में कोई ऐसा तन्तु नहीं होगा जिसका कार्य बिना इसकी सहायता के चल सके, शरीर में कोई ग्रन्थि, पाचन प्रणाली का कोई भाग तथा पाचक रस स्राव आदि कोई ऐसा अवयव न होगा जो बिना इसकी सहायता के रक्त-संचार तथा मस्तिष्क सम्बन्धी कार्य ठीक दशा में कर सके। कुछ आवश्यक प्राकृतिक लवण इस प्रकार हैं।

कैलशियम : हड्डियों को सशक्त एवं रक्त के संतुलन को रखने के लिये आवश्यक है। इसके अभाव में हड्डी तथा दाँत का विकास क्षीण हो जाता है, हड्डियां लुचलुची हो जाती हैं, दाँत सड़ने लगते हैं, सूखा रोग (Rickets) होने का खतरा रहता है, अधिक रक्तस्राव हो सकता है, हृदय की गति में विक्षेप होता है, स्नायु दौर्बल्य, पेशियों में फरफराहट तथा अकड़पन

आदि होते हैं। गर्भवती को अपेक्षाकृत अधिक कैलशियम की आवश्यकता होती है क्योंकि यह भ्रूण के विकास एवं बनावट के लिये आवश्यक है।

साधन : दूध, गाजर, अजवाईन, पत्ता गोभी, शलजम, चुकन्दर, हरी सब्जियों, नींबू, सन्तरा, मौसमी, सिंघाड़ा, मसूर, बादाम, अंजीर, अन्न कण के चोकर में प्रचुर मात्रा में होता है। सफेद तिल तो कैलशियम का भण्डार है। हरी दूब में कैलशियम उच्चकोटि का ही नहीं, पर्याप्त मात्रा में भी होता है।

मैगनिशियम : यह चिकनाई के उपयोग में सहायक होता है। इसके अभाव में पाचन खराबी, थकान, चिड़चिड़ापन, स्नायु दौर्बल्य, मस्तिष्क दौर्बल्य, शारीरिक वृद्धि का निरोध, हृदय-गति की तीव्रता होती है।

साधन : दूध तथा हरी पत्तीदार सब्जियों, मटर, फलियाँ (Beans), सिंघाड़ा, अन्नकण में यह पर्याप्त मात्रा में पाया जाता है।

फासफोरस : यह शरीर कोष में शक्ति संचार करता है, कैलशियम के साथ दाँत व हड्डी को दृढ़ तथा स्नायु संस्थान को सशक्त बनाता है। इसके अभाव में शरीर का विकास सीमित हो जाता है। हड्डी एवं दाँत का उचित विकास नहीं होता। सूखा, वजन घटना और साधारणत: कमजोरी की अनुभूति होती है।

साधन : दूध, फलियाँ, सिंघाड़ा, सम्पूर्ण अन्न कण, काष्ठज फल, हरी सब्जी तथा हल्दी में होता है। कैलशियम के साथ फासफोरस अवश्य ही रहता है।

लोहा : इसके समीकरण के लिये भोजन में तांबा तथा क्लोरोफिल का रहना आवश्यक है। सौभाग्य से खाद्य में लोहा और तांबा साथ ही रहता है। यह हिमोग्लोबिन बनाने, रक्तकोष का विकास करने, ऑक्सीजन (Oxygen) को एक स्थान से दूसरे स्थान में ले जाने तथा तन्तुओं के श्वांस-प्रश्वास क्रिया में सहायक होता है। पीलिया, रक्ताभाव तथा पाचन सम्बंधी गड़बड़ी को ठीक करता है।

इसके अभाव में जीर्ण रक्ताभाव, हिमोग्लोबिन का कम होना, रक्तकण का कम होना, लाल रक्तकण का अभाव, जीवनी शक्ति का क्षीण होना आदि अनेक रोग पैदा हो जाते हैं।

साधन : यह हरी पत्तीदार सब्जियाँ, पत्ता गोभी, सेब, खजूर, सूखे मेवे, अमरूद, केला, बैगन, अनार, खुबानी, किशमिश, मुनक्का, अंगूर, गाजर, चोकर, धनिया इत्यादि में अधिक मात्रा में पाया जाता है।

तांबा : यह हिमोग्लोबिन की रचना के लिये लोहा के साथ काम करता है। इसके अभाव में लोहा का ठीक-ठीक उपयोग न होने से रक्ताभाव, श्वांस में खराबी, साधारण कमजोरी तथा वृद्धि विकास सीमित हो जाता है।

साधन : यह सम्पूर्ण अन्नकण तथा लौहयुक्त खाद्य में साधारणतः पाया जाता है।

आयोडीन : यह चुल्लिका ग्रन्थि (Thyroid Gland) को स्वस्थ रखता है। शरीर की समस्त क्रिया चुल्लिका ग्रन्थि से प्रभावित रहती है। यह बुद्धि तीव्र करता है, घेघा तथा मोटापा से बचाता है। चिकनाई तथा प्रोटीन के ओषजन (Oxidation) के लिये आवश्यक है।

इसके अभाव में चुल्लिका ग्रन्थि (Thyroid Gland) बढ़ जाती है। घेघा (Goitre) हो जाता है जो खतरे की घंटी है। यहाँ तक कि गले की जरा-सी सूजन भी ध्यानपूर्वक देखनी चाहिये और उसे दूर करने के लिये आयोडीन युक्त खाद्य लेना चाहिये।

साधन : सम्पूर्ण अन्नकण, काष्ठज फल, जलज खाद्य (कमलगट्टा, मखाना, सिंघाड़ा इत्यादि), अनानास, हरी सब्जियों आदि में आयोडीन अधिक पाया जाता है।

क्लोरीन : प्रधानतः कलोराइड के रूप में सभी खाद्यों में पर्याप्त मात्रा में पाया जाता है। यह शरीर की सफाई करता है। कचरे को शरीर से निकालता है तथा रक्त शोधन करता है।

इसके अभाव में पाचन में खराबी, पानी को रोकने की शक्ति का अभाव, वजन घटना तथा मासिक स्राव सम्बन्धी रोग उत्पन्न हो जाते हैं।

साधन : दूध, हरी सब्जियाँ, काष्ठज फल और अन्न कण में पाया जाता है।

सोडियम : कलोरिन का साथ होने से भोजन में सोडियम का विशेष महत्व है। यह प्रोटीन के पाचन के लिये आवश्यक है और बहुत से लवणों के घुलने के लिये भी इसकी आवश्यकता है। इसके अभाव में पाचन प्रणाली की खराबी, वजन घटना, नाड़ी विकार, नमक की भूख, साधारण कमजोरी, पानी का हीन रुकाव होना आदि लक्षण हैं।

साधन : हरी सब्जियाँ विशेषकर पत्तीदार, पालक, मूली, चना, शलजम, छिलके समेत फल, सम्पूर्ण अन्न कण तथा छिलका समेत दालों में पाया जाता है।

पोटाशियम : यकृत तथा पेशियों में ग्लाइकोजन बनाने में इसका बड़ा महत्व है। इससे पेशियों एवं तन्तुओं में लचीलापन आता है, शरीर में अम्लता को संतुलित रखता है तथा मस्तिष्क और लाल रक्त कोष के लिये आवश्यक है। स्नायु संस्थान को शक्तिशाली बनाता है। संचित विष को घुलाकर निकालने में इसका विशेष महत्व है। इसके अभाव में मन्द विकास, कब्ज, वायु, प्रकोप, स्नायुविक रोग, अनिद्रा तथा आलस आदि होता है।

साधन : प्रायः सभी पूर्ण खाद्यों में, सब्जियों, तरबूज, सफेद पेठा, ककड़ी, पत्तागोभी, लौकी, खीरा आदि में विशेष रूप से मिलता है।

सिलिकन : यह सब्जियों में फासफोरस के साथ जुड़ा रहता है। त्वचा और तन्तुओं को लचीला, बालों को काला करने तथा बढ़ने में सहायक होता है। इसके अभाव में छोटी आँतों की शोषण शक्ति कम होती है, विकास रुक जाता है एवं बाल सफेद होने लगते हैं।

साधन : सम्पूर्ण अन्नकण, हरी सब्जी तथा फल विशेषकर आँवला में होता है।

(6) फुजला (Roughage)

यह पाचन प्रणाली में झाड़ू का काम करता है। इसके बिना आँतों की सफाई कठिन है। अतः इसका भोजन में होना आवश्यक है। इसके अभाव में कब्ज हो जाती है जो रोगों का मूल कारण है।

साधन : हर प्रकार के फल, सब्जी, अन्न कण तथा वनस्पति में पाया जाता है। यह प्रायः खाद्य के ऊपरी भाग तथा बीजों में रहता है। इसलिए चोकर समेत आटा, छिलके समेत दाल तथा फलों में नाशपाती, अमरूद, सेव इत्यादि भी छिलके समेत खानी चाहिए। ईसबगोल की भूसी, अंजीर, बेल, मुनक्का, गूलर, किशमिश में पर्याप्त मात्रा में होता है।

(7) पानी (Water)

हमारे शरीर के वजन (वसा छोड़कर) का 70% भाग पानी से बना है। शरीर को 1–7 लीटर प्रतिदिन पानी की आवश्यकता होती है जो कार्य प्रणाली, तापमान, आर्द्रता (Humidity) एवं अन्य स्थितियों पर निर्भर करता है। औसतन प्रतिदिन 8–10 गिलास पानी की आवश्यकता रहती है। लगभग 20% पानी भोजन से प्राप्त हो जाता है। शेष पानी पीने से या रसाहार से प्राप्त हो जाता है।

पानी शरीर से बाहर, पेशाब, पाखाना, पसीना एवं साँस इत्यादि द्वारा बाहर निकलता है।

पानी सदा सामान्यतः शुद्ध, ताजा अथवा शरीर-ताप का ही पीने अथवा नहाने के काम में लाना चाहिए। बर्फ का अथवा अधिक ठण्डा पानी पीने से पाचन क्रिया खराब हो जाती है। भोजन के दौरान पानी नहीं पीना चाहिए।

पानी के बदले आजकल चाय, कॉफी, सफेद चीनी का शर्बत, कृत्रिम रासायनिक पेय, इत्यादि पीने का रिवाज है पर इससे बहुत ही हानि होती है पानी के स्थान पर यदि कुछ और पीना चाहें तो फल-सब्जियों का रस, डाभ (नारियल) का पानी इत्यादि सजीव जल पीयें।

क्षारीय (Alkaline) एवं
अम्लीय (Acidic) भोजन का संतुलन

सभी रोगों की शुरूआत शरीर में क्षार और अम्ल के असुंतलन से होती है और इसके संतुलन से समाप्त हो जाती है। मानव शरीर में 80 प्रतिशत क्षार तत्व और 20 प्रतिशत अम्ल तत्व होता है। यही अनुपात कायम रखना ही प्रारम्भिक स्वास्थ्य का आधार है। इसी पर हमारी सभी शारीरिक, मानसिक, अभ्यास, प्रकृति, रति क्षमता निर्भर करती है। इसलिए हमारा भोजन 80 प्रतिशत क्षार प्रधान एवं 20 प्रतिशत अम्ल प्रधान होना चाहिए।

क्षार प्रधान खाद्य :-

सभी प्रकार के फल (आलूबुखारा और बेर को छोड़कर) नींबू, संतरा, पत्तेदार सब्जियाँ, हरी सब्जियाँ एवं शेष सब्जियाँ, नारियल, धरोषण दूध, अंकुरित अन्नकण, खजूर, अंजीर, भिगोये हुए काष्ठज मेवे।

अम्ल प्रधान खाद्य :-

मांस, अंडा, पनीर, मक्खन, पका हुआ भोजन, चपाती, काष्ठज मेवे, मिठाई, चीनी, अन्नकण, कॉफी, चाय, चॉकलेट, चासनी में फल, उबला हुआ दूध, मैदा, नमक, तम्बाकू, सोड़ा वाटर, वनस्पति घी, नशीले पेय, तले व भुने खाद्य, बेकरी के बने पदार्थ इत्यादि।

नोट :- प्राकृतिक आहार का सेवन करने वालों के लिए क्षार-अम्ल की समस्या ही नहीं है। यह समस्या तो सिर्फ पका हुआ आहार लेने वालों के लिये है।

भोजन मेल (Food Combination)

यह जान लेना भी अति आवश्यक है कि किन खाद्यों का परस्पर मेल उचित या अनुचित है। आयुर्वेद ग्रन्थों में भी भोजन मेल पर काफी चर्चा की गई है। सुश्रुत में लिखा है-कई पदार्थ एक-दूसरे से मिलकर विष के समान हो जाते हैं। जैसे - शहद और घी बराबर मिलाकर खाने से विष हो जाता है।

आहार के भिन्न-भिन्न तत्वों को पचाने के लिए अलग-अलग पाचक रसों की आवश्यकता पड़ती है। श्वेतसार की पाचन क्रिया क्षार-रस से होती है जबकि प्रोटीन की पाचन क्रिया अम्ल (Acidic) रस से होती है। यदि दोनों प्रकार के भोजन साथ-साथ खाये जायेंगे तो दोनों के पाचक रस साथ-साथ बनेंगे। इस प्रकार अम्ल रस और क्षार रस मिलकर निष्प्रभावित हो जायेंगे जिससे प्रोटीन सड़ने (Putrefied) और श्वेतसार में उफान (Ferment) शुरू हो जायेगा। जिससे पाचन क्रिया बिगड़ती जायेगी।

इसी प्रकार एक ही समय कई वस्तुएँ सब्जी, फल, अचार, दही, खीर, मिठाई, पापड़ इत्यादि एक साथ खाने से रासायनिक क्रिया शुरू हो जाती है एवं पाचन तन्त्र बिगड़ जाता है।

एक समय में एक ही खाद्य लेना आदर्श आहार है। वास्तव में मिश्रित भोजन ही गलत कदम है। एक समय में जितना ही कम खाद्यों का मिश्रण होगा उतनी ही आसानी से भोजन पर पाचन क्रिया होने से सुपाच्य होगा।

भोजन में एक समय फल व एक समय सलाद (सब्जियां) तथा अन्न लेना चाहिए। इसी को एकाहार (Monodiet) भी कहा गया है।

अनुचित मेल (Wrong combination) :-

1. दूध और दही के साथ केला
2. दूध या दही के साथ मूली
3. दूध के साथ दही
4. शहद के साथ गरम जल या अन्य गर्म पदार्थ
5. शहद और मूली
6. खिचड़ी और खीर
7. दूध के साथ-खरबूजा, तरबूज, खीरा, ककड़ी
8. उड़द और मूली
9. दही और जामुन

10. दही-खरबूजा
11. दही-पनीर
12. फलों के साथ सब्जियाँ
13. रात्री में मूली या दही
14. दही गर्म करके
15. कांसे के पात्र में दस दिन तक रखा हुआ घी
16. दालों के साथ-शकरकन्दी, आलू, कचालू
17. तरबूज या खरबूजा के साथ अन्य कोई खाद्य
18. दाल और चावल या दाल और रोटी
19. दूध या दही के साथ रोटी
20. रोटी-इमली

नोट :- जिन लोगों को रोटी और चावल के साथ दाल खानी हो तो उसी समय अच्छी मात्रा में कच्ची सब्जियों का भी सेवन करें।

उचित मेल (Ideal Combination)

1. आम और गाय का दूध
2. दूध और खजूर
3. चावल और नारियलगिरी
4. दाल और दही
5. अमरूद के साथ सौंफ
6. तरबूज के साथ मूली के पत्ते
7. बथुआ और दही का रायता
8. गाजर और मेथी का साग
9. केला और छोटी इलायची
10. दही-आँवला चूर्ण
11. श्वेतसार के साथ साग-सब्जी
12. काष्ठज फल (मेवे) के साथ खट्टे फल
13. दाल और सब्जी
14. सब्जी व चावल की खिचड़ी
15. फल एवं अल्प मात्रा में मेवे
16. रोटी के साथ हरे पत्ती वाली सब्जियाँ
17. अंकुरित दालें व कच्चा नारियल

भोजन बनाने में सावधानियाँ

भोजन में मौजूद पोषक तत्वों को बनाए रखने के लिए निम्नलिखित सरल नियमों का पालन करना चाहिये।

1. सब्जियाँ धोकर काटें तथा काटने के बाद न धोयें।
2. नमक, टमाटर, हरा धनिया इत्यादि सब्जियों में पकाने के बाद मिलायें।
3. सब्जी काट कर बहुत देर न रखें।
4. पत्तेदार सब्जियों को भी पहले धोकर उबालें। उबालने के बाद उसका पानी न फैंकें।
5. कटी हुई सब्जियों का तलना अच्छा नहीं है। ऐसा करने से सब्जियों के कई पोषण तत्व पूर्णतया नष्ट हो जाते हैं।
6. सब्जियों को पकाकर उनको यथा संभव आधे घन्टे के अन्दर ही सेवन कर लें।
7. पकाकर 3 घंटे तक रखा भोजन तामसिक बन जाता है।
8. चोकर समेत आटे की रोटियाँ बनायें।
9. आटा पानी में गूँथने की बजाय मेथी, गाजर, बथुआ, लौकी, चौलाई, हरे पत्ते वाली तरकारियों के रस में गूंथकर रोटी पकाकर खाना स्वास्थ्य वर्धक है।
10. एक बार पकाई हुई चिकनाई दूसरी बार पकाने से विषाक्त हो जाती है।
11. बहुत ज्यादा स्वादिष्ट भोजन बनाने की कोशिश न करें क्योंकि स्वाद भोजन में नहीं, भूख में होता है। बिना भूख के अमृत भी विष का कार्य करता है।
12. सैन्डविच के लिये सब्जियों का इस्तेमाल करें ना कि मक्खन, पनीर, जैम इत्यादि का।
13. सलाद परोसे जाने के समय ही काटना चाहिए तथा उसमें नमक नहीं डालना चाहिए। सलाद में नींबू का प्रयोग करना चाहिए।
14. बार-बार गर्म किये गए घी या तेल का प्रयोग न करें।

अंकुरित खाद्य (Sprout Food)

अंकुरित खाद्य शारीरिक, मानसिक एवं आध्यात्मिक संतुलन के लिए बहुत ही महत्वपूर्ण है। अंकुरित केवल अन्नकण मात्र नहीं रह जाता बल्कि उसका श्वेतसार (Starch) ग्लूकोज में एवं प्रोटीन एमिनो एसिड में बदल कर सुपाच्य के साथ ही स्वास्थ्य एवं शक्ति वर्द्धक हो जाता है। इसलिए इसे पूर्व-पचित (Pre-digested) भोजन भी कहा गया है।

अंकुरित भोजन क्लोरोफिल, विटामिन (ए, बी, सी, डी और के) कैल्शियम, फास्फोरस, पोटाशियम, मैग्नीशियम, आयरन आदि खनिजों का अच्छा स्रोत होता है।

अंकुरित भोजन भूख बढ़ाने वाला, शरीर के जहरीले तत्व निकालने वाला और मूत्रवर्धक होता है।

अंकुरित पूर्ण और फिर से जवान बनाने वाला भोजन है जो मनुष्य को सुन्दर, स्वस्थ तथा रोग मुक्त रखता है।

अंकुरित शरीर को तुरन्त ऊर्जा देने का अच्छा स्रोत है। यह शीघ्र और आसानी से शरीर द्वारा आत्मसात कर लिया जाता है।

अंकुरित कुपोषणता को दूर करता है।

अंकुरित भोजन गैस निरोधक एवं कब्जनाशक है।

अंकुरित रोगों को ठीक करने वाला भोजन है।

अंकुरित महंगे फल एवं सब्जियों की जगह लिया जा सकता है। यह तैयार करने में आसान तथा सस्ता है। इस लिए हर एक के बजट के अनुकूल हो सकता है।

अंकुरित एक पूर्ण एवं नवजीवन देने वाला है। इसमें कोई मिलावट नहीं होती।

क्या अंकुरित करें :-

गेहूँ, मूँग, मोठ, सोयाबीन, मूंगफली, मक्का, तिल, चना, अल्फाल्फा, अन्य अन्न, दालें एवं बीज इत्यादि-इत्यादि।

अंकुरित करने की विधि :-

सूखा अनाज, दाल या बीज इत्यादि जो भी अंकुरित करना हो उसे धोकर एक बर्तन में पानी में भिगो दें।

फिर 12 घन्टे बाद पानी से निकालकर कपड़े इत्यादि में इस तरह रखें कि उन्हें नमी और हवा मिलती रहे। उसके 12 घन्टे से 30 घन्टे (भिन्न-भिन्न

खाद्यानुसार) के बीच अँकुर फूटना (Germination) शुरू हो जायेगा।

लीजिए अंकुरित तैयार है। इसी अवस्था में इसे धो लें और प्रयोग करें।

अंकुरित कैसे खायें :-

1. अंकुरित कच्चा अपक्व बिना नमक इत्यादि के ही प्रयोग करना उत्तम है।

2. एक दलीय अंकुरित (गेहूँ, बाजरा, ज्वार, मक्का इत्यादि) के साथ मीठी खाद्य (खजूर, किशमिश, मुनक्का, शहद इत्यादि) एवं फल लिये जा सकते हैं।

3. द्विदलीय अंकुरित (चना, मूँग, मोठ, मटर, मूंगफली, सोयाबीन इत्यादि) के साथ टमाटर, गाजर, खीरा, ककड़ी, शिमला मिर्च, हरे पत्ते (पालक, पुदीना, धनिया, बथुआ इत्यादि) अन्य सलाद एवं नींबू का मिश्रण बहुत ही स्वादिष्ट एवं स्वास्थ्यप्रद होता है।

4. शिशु, बच्चों एवं बूढ़ों के लिये अंकुरित को या उपरोक्त मिश्रण को पीस कर लपसी बना लें एवं धीरे-धीरे चटायें या पिलायें।

5. अंकुरित को कच्चा ही खायें क्योंकि पका कर खाने से इसके पोषक तत्वों की मात्रा एवं गुणवत्ता में कमी आ जाती है।

अपक्वाहार (Uncooked Food)

प्राकृतिक चिकित्सा का आधार आहार है और आहार का मुख्य आधार अपक्वाहार है।

अपक्वाहार का सीधा सादा अर्थ है कि आप अपनी क्षमता के अनुसार जो खाद्य पकाकर खाते हैं उसे अपक्व (Uncooked) ही लें।

रोग का प्रमुख कारण खाद्य को आग पर पकाकर खाना है। पकाया भोजन देर से पचता है। यदि खाद्य को चिकनाई में तला एवं भूना जाता है तो वह और भी अधिक दुष्पाच्य हो जाता है। पकाने के दौरान अनेक तत्व नष्ट हो जाते हैं और जिससे उसका स्वाद भी एवं लाभ भी कम हो जाता है। स्वाद की पूर्ति कृत्रिम साधनों (नमक-मसाला-चीनी इत्यादि)से की जाती है, जिससे भोजन भूख से ज्यादा खाया जाता है और रोगों का कारण बनता है।

आधुनिक जीवन में पके हुये भोजन ने ऐसी जड़ जमा ली है कि आप उसे त्यागने की बात सोच ही नहीं पाते। यदि आप में पकाये हुये भोजन को एकदम छोड़ देने का दृढ़ संकल्प एवं साहस नहीं है तो पकाये हुये भोजन को क्रमशः विदा करने एवं अपक्वाहार को क्रमशः अपनाने का प्रयास कीजिए।

तन-मन का स्वास्थ्य, यौन शक्ति तथा कार्य कुशलता में सक्षम होने के लिए मानव को संतुलित एवं स्वस्थ खाद्य की आवश्यकता है और यह अपक्वाहार द्वारा ही संभव एवं सम्पन्न हो सकती है।

वैज्ञानिक खोज के अनुसार ताजे फल, अंकुरित अन्नकण, हरी सब्जियों एवं काष्ठज फल में जीवन संचालन, विकास एवं वृद्धि के लिये अनिवार्य तत्व प्राकृतिक लवण, विटामिन, प्रोटीन, कार्बोहाइड्रेट, चिकनाई आदि पर्याप्त मात्रा में उपस्थित हैं। इनके सेवन से शारीरिक, मानसिक एवं आध्यात्मिक स्वास्थ्य में पूर्णता प्राप्त कर केवल रोग से ही रक्षा नहीं की जा सकती, बल्कि मन में प्रसन्नता, शरीर में शक्ति एवं आत्मा में आनन्द की अनुभूति के साथ ही यौन शक्ति उन्नत की जा सकती है।

अन्न कण सूखा न लेकर उसे भिगोकर और अंकुरित करके ही खाना चाहिए। अंकुरित के दौरान अनेक नये तत्व उत्पन्न एवं उपस्थित तत्व बढ़ जाते हैं। वह अन्न चाहे गेहूँ, ज्वार, जौ एवं बाजरा हो या द्विदल-चना, मूँग, मसूर एवं अरहर आदि हो। काष्ठज फल (बादाम, काजू, मूँगफली इत्यादि),

किशमिश, अंजीर, मुनक्का, छुआरा इत्यादि भी भिगोकर ही खाना चाहिये। फल एवं सब्जियाँ मौसम के अनुसार जो भी प्राप्त हों, ताजी ही लेनी चाहिये।

यदि आप खाद्य को चबाकर खाने में असमर्थ हैं तो उसे पीसकर पेय अथवा गाढ़ा बना लीजिये और चम्मच अथवा अंगुली द्वारा ही चाटकर चुभलाइये ताकि पर्याप्त लार रस निकलकर उसे पचाने में सहायक हो सके।

पकाने से हरी सब्जियों-पत्तियों में कलोरोफिल का रासायनिक गुण नष्ट हो जाता है। अतः इससे जीवनोपयोगी तत्व नहीं मिल पाता।

पकाने से प्रत्येक खाद्य के फुजला का अधिकांश गुण नष्ट हो जाता है फलस्वरूप उससे कब्ज होती है तथा शीघ्र ही सड़ान होने लगती है।

पकाया भोजन करने वाला किसी न किसी व्यसन (चाय, कॉफी, पान, तम्बाकू, सिगरेट, शराब इत्यादि) का व्यसनी हो जाता है।

प्रत्यक्ष रूप में शराब न पीने वाले भी मैदे की रोटी, चाय, कॉफी, चीनी, मिष्ठान, नमक, तली-भुनी चीजें इत्यादि लम्बे समय तक आहार में लेते रहने से अपने अन्दर उतना ही मद्यसार भर लेते हैं जितना कि एक शराबी और कालान्तर में वे उसके परिणाम को भोगते हैं।

अपक्वाहार में भी काफी पकवान इत्यादि बनाये जा सकते हैं जैसे विभिन्न प्रकार के सलाद, सब्जियों के व्यंजन, विभिन्न फलों की रबड़ी, विभिन्न हरी सब्जियों का रायता, चटनियाँ, पौष्टिक दूध, फ्रूट मिल्क शेक, पेय, लड्डू इत्यादि।

अपक्वाहार के दौरान वजन घटना-सफाई, स्वास्थ्य एवं शक्ति की निशानी है। अतः अपक्वाहार द्वारा दुबले-पतले होने से हमें डरना नहीं चाहिये। इससे स्फूर्ति एवं रोग प्रतिरोधक शक्ति की वृद्धि भी होती है। शरीर और मन फूल की भाँति हल्का, सदा खिलते हुए पुष्प की भाँति मुस्कुराता चेहरा और सात्विक वृत्तियों का उदय होता है। अपक्वाहारी को शारीरिक तथा मानसिक किसी भी प्रकार के काम से थकान नहीं आती।

अपक्वाहार के लाभ

1. अपक्वाहार के सेवन से शारीरिक, मानसिक एवं आध्यात्मिक स्वास्थ्य की प्राप्ति होकर मन में प्रसन्नता, शरीर में शक्ति एवं मन में आनन्द की अनुभूति होती है।

2. शरीर में संचित विजातीय द्रव्य जो सभी रोगों का कारण है, उसे बाहर निकालकर तीव्र, जीर्ण एवं घातक रोगों को दूर करता है।
3. अनिद्रा दूर होकर शांत, गहरी एवं स्फूर्तिदायक नींद आती है और प्रातः उठने पर थकान नहीं, स्फूर्ति एवं ताजगी की अनुभूति होती है।
4. धमनियों, शिराओं तथा अन्य कड़े अवयवों को कोमल एवं लचीला बनाकर जवानी, उत्साह एवं आशा का संचार करता है।
5. हमारे अंदर होने वाली भोजन की पाचन, समीकरण (जज्ब) एवं निष्कासन क्रिया को उन्नत बनाता है।
6. स्नायु मण्डल में ताजगी, स्फूर्ति, आशा एवं शक्ति संचार कर उसके अकड़न, तनाव, जलन तथा उत्तेजना को दूर करता है।
7. सामान्य से वजन कम है तो वजन बढ़ाता है और यदि सामान्य से वजन ज्यादा है तो कम करता है।
8. त्वचा सुन्दर, सतेज, कोमल, अधिक टिकाऊ और लचीली हो जाती है।
9. गर्मियों में अधिक गर्मी एवं सर्दियों में अधिक सर्दी नहीं लगती।
10. अन्तःस्त्रावी ग्रंथियाँ जो हार्मोन बनाती हैं, उनके विकास एवं उचित स्त्राव के लिये अपक्वाहार बहुत ही महत्वपूर्ण है।
11. असाधारण बढ़ी हुई काम वासना को आन्तरिक शुद्धि द्वारा मन, वचन एवं कर्म से शान्त करता है। अतः धार्मिक पुरुषों द्वारा व्यभिचार नहीं होगा, यदि अपक्वाहार अपनाएँगे।
12. उच्च रक्तचाप को कम करता है और निम्न रक्तचाप को बढ़ाता है।
13. शरीर में उत्पन्न अम्लता को दूर कर शरीर को क्षारमय बनाता है।
14. गिरती जीवनी शक्ति को उन्नत कर पुनर्यौवन प्रदान करता है।
15. मानसिक वेदना, निराशा, उथल-पुथल एवं आत्मबल के अभाव को दूर कर स्वस्थ, अनुकूल एवं स्फूर्तिदायक जीवन प्रदान करता है।
16. पुरुष ग्रंथियों को स्वस्थ एवं जागृत कर नपुंसकता एवं शीघ्र-पतन इत्यादि को दूर करता है।
17. महिलाओं का बन्ध्यापन दूर करता है तथा मासिक धर्म को नियमित एवं दर्द रहित करता है।
18. गर्भकाल में अपक्वाहार द्वारा भ्रूण की रचना एवं विकास निरन्तर ठीक-ठाक होता रहता है।

19. माता के दूध में जीवनदायिनी रचनात्मक शक्ति आ जाती है बच्चा खूब स्वस्थ, सुन्दर, बुद्धिमान एवं होनहार होता है और उसके अन्दर रोग प्रतिरोधक अनुपम शक्ति आ जाती है।
20. सर्वोत्तम शुद्ध जल अधिकतर अपक्वाहार (फल, सब्जियाँ, अंकुरित धान्य) से ही प्राप्त हो जाता है, जिससे बाहर के पानी की हमें अक्सर जरूरत ही नहीं पड़ती है। प्राकृतिक आहार आग के सम्पर्क में आकर इस शुद्ध जल को खोकर जब सूखा, मसालेदार बन जाता है, तब हमारी बाहर के पानी की आवश्यकता बढ़ जाती है जो पाचन को अव्यवस्थित कर देता है।
21. अपक्वाहार सेवन करने वाले के मुँह और पसीने से बदबू नहीं आती, जीभ मैली नहीं रहती, मल दुर्गन्ध रहित होता है।
22. काम करने की क्षमता कई गुणा बढ़ जाती है।
23. अपक्वाहार द्वारा संतुलित, पौष्टिक एवं उचित आहार की प्राप्ति होती है।
24. अपक्वाहार द्वारा जीवनोपयोगी तत्व क्लोरोफिल (हरी पत्तेदार सब्जियों द्वारा) एवं फाईबर प्राप्त हो जाता है। ये तत्व भोजन को पकाने से नष्ट हो जाते हैं।
25. भोजन के आवश्यक तत्व विटामिन, खनिज तत्व (Minerals), एन्टी आक्सीडेन्ट्स (Anti Oxidants), फाईटो न्यूट्रिएन्ट्स (Phytonutrients), एनजाईम (Enzyme) इत्यादि जो स्वास्थ्य के लिये बहुत ही आवश्यक हैं तथा जिनमें से अधिकांश भोजन गर्म करने से नष्ट हो जाते हैं, हमें अपक्वाहार द्वारा प्राप्त होते हैं।
26. काल सेन्टरों इत्यादि में काम करने वालों के काम करने के घंटे इतने लंबे और वक्त इतना अटपटा है कि उनमें से अधिकांश गंभीर बीमारियों का शिकार हो जाते हैं। उनके लिये अपक्वाहार अपनाना बहुत ही लाभदायक है।
27. मानसिक काम करने वालों के लिये (वैज्ञानिक, विद्यार्थी इत्यादि) के लिये अपक्वाहार अपनाना बहुत ही महत्वपूर्ण है क्योंकि इससे आलस्य नहीं आता तथा दिमाग ज्यादा काम करता है।
28. अपक्याहार जीन (Genes) को सही रखता है तथा कैंसर को नहीं होने देता।

29. अपक्वाहार द्वारा हमें विभिन्न स्वादों का आनन्द मिलता है जो पके हुए भोजन में सीमित (मीठा, खट्टा और नमकीन) रह जाता है।

30. अपक्वाहारी की रोग प्रतिरोधक शक्ति इतनी प्रबल हो जाती है कि वह संक्रामक रोगों से भी बचा रहता है।

(विस्तृत जानकारी के लिए लेखक की पुस्तक 'स्वास्थ्य का रहस्य अपक्वाहार' पढ़ें।)

रेशेदार भोजन (Fibrous Food)

रेशा (Fibre) सब्जियों फलों और अनाजों का एक न पचने वाला भाग है जो पाचन प्रणाली को सही रखता है एवं मलाशय की भली प्रकार आसानी से सफाई करने में मुख्य भूमिका निभाता है।

यह आँतों में कैंसर, कब्ज और बवासीर होने की संभावना को दूर रखता है।

रेशा प्राय: सभी प्राकृतिक खाद्य पदार्थों (फल, सब्जी, साबुत अनाज इत्यादि) में पाया जाता है। लेकिन जब इन्हें संशोधित और परिष्कृत किया जाता है तो उनमें रेशा नहीं रहता। जैसे मशीन के साफ किये गये चावल, मैदा, बेसन इत्यादि। भोजन के पकाने पर रेशे नष्ट हो जाते हैं।

चोकर औषधीय रेशा-

खाद्यान्नों को पिसवाकर प्राय: उन्हें छाना जाता है। छानने में गेहूँ, ज्वार, मक्का एवं अनाज का ऊपरी छिलका छलनी में ही रह जाता है, जिसे चोकर कहा जाता है, इसे फेंक दिया जाता है या पशुओं को डाल दिया जाता है। इस प्रकार अनाज का सबसे अधिक पौष्टिक भाग व्यर्थ चला जाता है। चोकर में कुछ ऐसे तत्व पाए जाते हैं जो जीन्स की संरचना पर प्रभाव ड़ालते हैं। कोलोन के अतिघातक कैंसर को रोकने में, मधुमेह जैसी महाव्याधि में तथा रक्त का कोलेस्ट्राल कम करने में इसकी महत्वपूर्ण भूमिका देखी गयी है। पाया यह भी गया है कि यह शरीर की प्रतिरोधक क्षमता को बढ़ाकर हीमोग्लोबीन (Haemoglobin) की मात्रा रक्त में बढ़ाता है। ऐसी स्थिति में दमा, एलर्जी एवं एड्स जैसे रोगों में भी इसकी उपयोगिता को नकारा नहीं जा सकता है। इसलिए आटे का चोकर नहीं निकालना चाहिए। चोकर सहित आटे की रोटियाँ बनानी चाहिए।

दूध

माँ का दूध ही शिशु के लिए सबसे उच्च कोटि का आहार है। मुँह में दाँत निकलने तथा पाचन अंगों की कार्य क्षमता पूर्ण होने तक उसे इस दूध की आवश्यकता होती है। इसके पश्चात् संतुलित भोजन से उसकी सब आवश्यकताएँ पूरी हो जाती हैं। फिर उसे दूध की आवश्यकता नहीं रहती।

दूध पर तो सिर्फ बच्चों का ही अधिकार है जो प्रकृति ने उन्हें जन्म के साथ ही प्रदान किया है। थाइमस ग्रंथि बच्चे में अच्छे ढंग से सम्वर्द्धित होती है और यौवनावस्था आते-आते पूरा साइज में आने के पश्चात् फिर न्यून होकर जवान व्यक्ति में नगन्य हो जाती है। थाइमस ग्रंथि में से निकलने वाला थाइमोसीन नामक पदार्थ दूध के सही पाचन में सहायक होता है। इस लिए दूध सिर्फ बच्चों का ही भोजन है।

अधिकांश लोग रात्री में खाने के बाद व सोने से पूर्व दूध लेते हैं। इससे भोजन का पाचन नहीं हो पाता। भोजन के बाद दूध नहीं लेना चाहिए। प्रातः नाश्ते में ले सकते हैं।

आजकल शुद्ध दूध उपलब्ध होना मुश्किल हो गया है।

पाश्चरीकृत (निर्जीवीकृत) दूध (Pasteurized Milk)

इसके विटामिन एवं कई एन्जाइम (Enzime) ऊँचे ताप की वजह से नष्ट हो जाते हैं। तथा इसके प्रोटीन और कैलशियम इतने सख्त हो जाते हैं कि उन्हें पचाना मुश्किल हो जाता है।

रासायनिक दूध (Synthetic Milk)

रसायनों से तैयार किये गये नकली दूध की मिलावट ने भी दूध की शुद्धता पर प्रश्न चिह्न लगा दिया है। स्वास्थ्य की दृष्टि से यह बहुत ही हानिकारक है।

आक्सीटोसिन इन्जेक्शन का दूध पर कुप्रभाव

आजकल दूध का व्यापार करने वाले लोगों द्वारा आक्सीटोसिन इन्जेक्शन का प्रयोग पशुओं पर अधिकता से किया जा रहा है। इन्जेक्शन के प्रभाव के कारण पशु के शरीर से मानव स्वास्थ्य के लिए हानिकारक तत्व दूध में मिल जाते हैं जिसके पीने से मनुष्य का मानसिक संतुलन बिगड़ जाता है। क्रोध व आवेश का सहज ही आना इसका प्रमाण है। मनुष्य की हार्मोनग्रंथियों पर इसका दुष्प्रभाव पड़ता है, परिणामस्वरूप लकवा, कैंसर जैसे भयानक रोग हो

जाते हैं। प्राणियों की प्रजनन शक्ति पर भी आक्सीटोसिन इन्जेक्शन के प्रयोग का दुष्प्रभाव पड़ता है।

पशु जनित दूध के विकल्प :-

सोयाबीन, तिल, मूंगफली, नारियल इत्यादि का दूध।

दूध बनाने की विधि :-

सोयाबीन, तिल, मूंगफली या जिसका भी दूध बनाना हो 12 घंटे पानी में भिगो दें। फिर उसे मिक्सी इत्यादि में पीसकर लगभग छः गुणा पानी मिला कर छान लें, दूध तैयार है। इसी प्रकार नारियल की कच्ची गिरी को पीसकर दूध बनाया जाता है। नारियल की गिरी को भिगोने की आवश्यता नहीं है।

सोयाबीन का दूध :-

सोयाबीन का दूध सभी दृष्टियों से गाय के दूध के सदृश ही होता है। संसार में सोयाबीन के समान पौष्टिक अन्य कोई खाद्य मिलना कठिन है।

यह प्रोटीन का भण्डार है तथा इसका प्रोटीन बहुत ही उच्चकोटि का है। यह 80 % क्षारीय होता है। कैलशियम, आयरन, फास्फोरस एवं विटामिन-बी का अच्छा स्रोत है।

सोयाबीन का दूध बच्चों के लिए सर्वदा हितकर है। यह कालेस्ट्रोल को कम करता है। इसलिये हृदय रोगियों एवं उच्च रक्तचाप वालों के लिये बहुत ही उपयोगी है। यह यूरिक एसिड़ नहीं बनाता, इसलिये गठिया रोगियों के लिए दूध का बेहतर विकल्प है।

यह मस्तिष्क सम्बंधी रोगों, स्नायु दुर्बलता, स्मरण शक्ति का ह्रास, मिरगी, हिस्टीरिया, फेफड़ों की बिमारियाँ (विशेषकर तपेदिक), मधुमेह, रक्तहीनता, जिगर की खराबी, वात रोग, गुर्दे के रोग इत्यादि में लाभकारी है।

अम्लता बढ़ने के हर रोग में उपयोगी है। यह कैंसर की आशंका को भी कम करता है।

तिलों का दूध :-

यह कैलशियम का भण्डार है। इसमें प्रोटीन, कार्बोहाइड्रेट, विटामिन बी, सी, ई, फास्फोरस, लोहा इत्यादि भी उचित मात्रा में उपस्थित है। प्रकृति ने इसमें जाना-अनजाना पोषक खजाना बन्द कर रखा है। अतः इससे सभी आवश्यक तत्व मिल जाते हैं। इसकी चिकनाई कोलस्ट्रोल रहित है।

यह मस्तिष्क दुर्बलता, दाँतों की दुर्बलता, रजोरोध, त्वचा रोग एवम् काम शक्ति के लिये बहुत ही लाभदायक है। यह त्रिदोष (वात-पित्त-कफ) नाशक है।

इसके गुणों की वजह से ही हवन, तर्पण, पूजा, त्यौहार आदि में इसका विशेष महत्व है।

नारियल का दूध :-

इसमें विटामिन ए, बी, सी, कैलशियम, लोहा, फास्फोरस इत्यादि खनिज तत्व पर्याप्त मात्रा में होता है। इसमें उच्चकोटि का क्षारीय तेल तथा सुपाच्य प्रोटीन एवं कार्बोहाइड्रेट होता है। इससे स्वास्थ्य उन्नत होता है। इसके उपयोग से कब्ज एवं हर प्रकार की आंतरिक सूजन दूर होती है। बच्चों में सूखा रोग नहीं होता है।

पेट के अल्सर, कब्ज, कोलाईटिस और कमजोर पाचन शक्ति वालों के लिये नारियल का दूध बहुत ही हितकारी है।

मूंगफली का दूध :-

इसमें भी प्रोटीन, कार्बोहाइड्रेट, चिकनाई, विटामिन ए, विटामिन बी, कैलशियम, लोहा, फास्फोरस इत्यादि पर्याप्त मात्रा में उपलब्ध हैं। यह सुपाच्य, बलवर्धक है तथा मस्तिष्क की दुर्बलता को दूर करता है।

नोट :- इसी तरह बादाम, सूर्यमुखी, खरबूजा इत्यादि के बीज का भी दूध बनाया जा सकता है।

रसाहार (Juices)

फल और सब्जियों से निकाले हुए रसों में विशिष्ट पोषक एवं औषधि तत्व होते हैं। इनमें विभिन्न प्रकार के महत्वपूर्ण खनिज, विटामिन, एन्टी ऑक्सीडेन्टस, एंजाईम और फाइटो न्यूट्रिएन्ट्स भी होते हैं। अतः रसाहार शरीर को आवश्यक तत्व प्रदान कर रक्त शुद्धि करता है, शरीर में जमे विजातीय द्रव्यों को घोलकर बाहर निकालता है, कोषों के नव-निर्माण के लिये आवश्यक तत्वों की पूर्ति करते हैं। अतः रसाहार प्रत्येक रोग में स्वतन्त्र रूप से अथवा सहायक रूप से लाभदायक है। कैंसर जैसे असाध्य रोगों में तो रसाहार विशेष लाभ करता है। यह रोग प्रतिरोधक शक्ति बढ़ाता है। ये हमारे शरीर में अन्तःस्रावी ग्रंथियों के कार्य के सुचारू बनाने में मदद करते हैं।

कमजोर पाचन शक्ति वालों के लिए तो फलों व सब्जियों के विभिन्न रस बहुत ही उपयोगी हैं।

आवश्यक तत्व प्राप्त करने के लिये अधिक मात्रा में फल सब्जियां नहीं खाई जा सकती परन्तु उतनी अधिक मात्रा में उनका रस पिया जा सकता है।

रस के आवश्यक पदार्थ रक्त द्वारा शरीर के विभिन्न अंगों में शीघ्रता से पहुँच जाते हैं। अतः शीघ्र लाभ पहुँचाते हैं।

गर्मी से राहत पाने के लिए बाजार में विभिन्न प्रकार के कोल्ड ड्रिंक्स की बजाय रसाहार लें तो हानि की बजाय लाभ ही होगा। बदल-बदल कर रसाहार लेने से विभिन्न स्वादों का आनन्द भी लिया जा सकता है। स्वास्थ्य और सौंदर्य के लिय प्रतिदिनि रस का सेवन अवश्य करना चाहिए, बच्चों एवं गर्भवती महिलाओं को तो बहुत ही आवश्यक है। मादक द्रव्यों के व्यसन को दूर करने के लिये रसाहार एक बेहतर उपचार है।

सावधानियाँ

(1) रस हमेशा ताजा ही पियें, पहले से रखा रस न पीयें।

(2) रस धीरे-धीरे पियें।

(3) रस को कदापि गर्म न करें।

(4) रस में भूलकर भी नमक या चीनी नहीं डालें।

(5) साग-सब्जी का रस तथा फलों का रस अलग-अलग ही लेना चाहिए।

(6) रस निकालने से पहले साग, सब्जियों एवं फलों को अच्छी तरह धो लें।

(7) रसाहार एवं ठोस भोजन अलग-अलग समय पर लें।

नोट–डिब्बा बंद रसों का उपयोग रसायनों (preservatives) की वजह से बहुत ही हानिकारक है।

उपयोगी मुख्य रसाहार :-

सफेद पेठे का रस, खीरे का रस, हरे नारियल (डाभ) का जल, अनार रस, अनानास रस, केले के डंठल का रस, गाजर का रस, पत्तागोभी का रस, मीठे संतरे का रस, मौसमी का रस, तरबूज का रस, अंगूर का रस, गेंहू के जवारे का रस, चुकन्दर का रस, घिया का रस, आँवला का रस, नींबू शहद जल के साथ।

गाजर एवं पत्ता गोभी का रस, गाजर एवं पालक का रस, गाजर एवं चुकन्दर का रस मिलाकर लेने से अत्यन्त उपयोगी हो जाते हैं।

गेहूँ का जवारा

वैज्ञानिक खोजों और प्रयोगों से देखा गया है कि गेहूँ के जवारे का रस जीवनी शक्ति को उन्नत करता है जिससे भविष्य में कोई रोग नहीं होता। इसके अनंत गुणों के कारण इसकी तुलना किसी और वस्तु से नहीं की जा सकती, इसलिये इसे अमृत भी कहा गया है। गेहूँ के जवारे के विशेष गुणों के कारण ही इसे पूजा में उत्तम स्थान दिया गया है। इसका उपयोग प्रत्येक अवस्था में किया जा सकता है।

इसके रस में आँत एवं रक्त के पुराने से पुराने मल-विष को घुलाकर निकालने की अनुपम क्षमता है। इसमें शरीर के विजातीय द्रव्यों को बाहर निकालने की शक्ति की वजह से इसे मानव के सभी रोगों की रामबाण औषधि कहा गया है।

गेहूँ के जवारों से प्राकृतिक रूप में कार्बोहाईड्रेट, प्रोटीन, तमाम विटामिन, उच्चकोटि के क्षारीय पोषक तत्व एवं क्लोरोफिल मिलते हैं। यह क्लोरोफिल हृदय को सशक्त, रक्त संचार क्रिया को आसान तथा आँत, फेफड़ों और गर्भाशय को विशेष लाभ पहुँचाता है।

गर्भवती यदि नियमित रूप से गर्भकाल में इस जवारे के रस का सेवन करे तो उसका बच्चा बहुत ही सुन्दर, मेधावी एवं स्वस्थ होगा। यदि बंध्या इसे लेती रहे तो उसका बंध्यापन दूर होकर स्वस्थ नवजात शिशु का दर्शन होगा। शिशु को भी नित्य पाँच बूंद देने से वह सुन्दर व स्वस्थ रहेगा।

गेहूँ के जवारे का रस पीने एवं सात्विक निर्दोष आहार लेने से तमाम रोग भाग जाते हैं।

गेहूँ के जवारे का उपचार असाध्य रोगों, वायु, अम्लता, मधुमेह, कृमि, कंपवात (Parkinsons), चर्मरोग, पथरी, मासिक धर्म की अनियमितताएं, हृदयरोग, कैंसर इत्यादि में निश्चित ही लाभप्रद है।

दाँतों और मसूड़ों के रोगों में इसका रस पीने तथा इसके रस की मसूड़ों पर मालिश करने एवं जवारा चबाने से विशेष लाभ होता है।

कब्ज में रस पीने तथा जवारा चबाने से लाभ होता है। बहुत पुरानी कब्ज में इसके रस का एनीमा देना चाहिए।

कान की तकलीफों में इसके रसपान के अलावा रस की बूंदे भी कान में डालें।

बनाने की विधि :-

सात गमलों में मिट्टी भरकर प्रतिदिन बारी-बारी से कुछ उत्तम गेहूँ के दाने बो दीजिए तथा रोजाना यदाकदा थोड़ा-थोड़ा पानी डालते जाइये। 10 दिन के पश्चात् पौधे 6-7 इंच के हो जायेंगे। तब पहले गमले से पौधे उखाड़कर, जड़ काटकर, पत्तियों को पीसकर, पानी मिलाकर आधा गिलास के लगभग रस छानकर पी लें। इस गमले में दोबारा गेहूँ बो दें। इस प्रकार रोजाना बारी-बारी से एक-एक गमले के पौधे उखाड़ते रहें तथा नये उगाते रहें।

आवश्यकतानुसार गमले की मिट्टी बदलते रहें।

सेवन विधि :- रस निकालने के तुरन्त बाद ही इसको पी लेना चाहिए। रस एक बार में 20 मिली लिटर से 120 मिली लिटर तक दिन में चार बार समान अन्तर से लिया जा सकता है। रस पीने के आधा घन्टा पूर्व एवं आधा घन्टा पश्चात् कुछ भी नहीं खाना पीना चाहिए।

नोट :- प्रारम्भ में उबकाई, उल्टी एवं दस्त की शिकायत हो सकती है। यह सब शरीर में अधिक विषाक्त द्रव्य होने के लक्षण हैं। इससे घबराएँ नहीं।

सेहत के लिए कम भोजन

प्राचीन काल से ही भारत के ऋषियों ने आधा पेट खाने की प्रेरणा दी है। आधा पेट भोजन, चौथाई पेट जल और शेष वायु के लिए रखना चाहिये। परन्तु बहुत कम लोग इस तथ्य पर ध्यान देते हैं।

अधिकांश लोग यह कहते सुने जाते हैं कि कम खाने से शरीर को पौष्टिक पदार्थ कम मिलेंगे और फलस्वरूप शरीर कमजोर हो जायेगा। वास्तव में यह धारणा ही गलत है। शरीर के लिए वही खाद्य उपयोगी होता है जिसका शरीर में पाचन हो जाये।

यह सदैव स्मरण रखिये कि जितना ही अधिक मात्रा में आप भोजन करेंगे, उतना ही अधिक व्याधियों को आप आमन्त्रित करते हैं। आप चाहें तो अपने ऊपर दो सप्ताह का प्रयोग करके देखिये। तीन-चार दिनों तक कम मात्रा का भोजन करने के कारण भूखे पेट होने का एहसास होगा, परन्तु एक सप्ताह में तो पेट उसी मात्रा के अनुकूल हो जायेगा। इसके बाद ध्यान से अपने शरीर और व्यवहार को देखिये। आप देखेंगे कि आपके शरीर में चेतना अधिक होती है। फिर तो आप निश्चय ही कम खाने के महत्व को समझ जायेंगे और जीवन-भर उसका उपयोग करते रहेंगे।

लम्बी आयु वाले लोग मिताहारी ही पाये जाते हैं।

अतिथि-सत्कार या प्रेम-बन्धन में बिना आवश्यकता के खिलाना बुद्धिमानी नहीं है।

यदि वास्तव में कम मात्रा के भोजन का रहस्य सभी की समझ में आ जाये तो व्यक्ति के स्वास्थ्य की समस्या का हल तो मिल ही जायेगा। विश्व की खाद्य समस्या का समाधान भी हो जायेगा।

भोजन कम करने के उपाय :-

1. अपने विवेक से मात्रा निर्धारित कर, जितना भोजन करना हो, उतना ही अपनी थाली में रख लीजिये। परमात्मा का भोग लगाकर, उनका प्रसाद समझ कर भोजन करिये। प्रसाद दुबारा नहीं लिया जाता। इस प्रकार खुराक निश्चित हो जायेगी।
2. भोजन खूब चबा कर खाइये। अच्छी प्रकार चबा कर खाने से शीघ्र ही तृप्ति हो जायेगी। एक व्यक्ति को अधिक खाने की आदत थी। सुझाव देने पर कि वह प्रत्येक ग्रास को 32 बार चबाकर खायें, दो रोटी खाने पर ही उसका पेट भर गया।

3. भोजन करते समय व्यर्थ की गपशप करना, किसी प्रकार का मानसिक चिन्तन करना आदि सदैव अहितकारक है। इससे अनजाने ही भोजन की मात्रा बढ़ जाती है।
4. वही भोजन करें जो रसयुक्त, स्निग्ध, शरीर को स्थिरता देने वाला, हृदय और मस्तिष्क को शक्ति देने वाला एवं सरलता से पचने वाला हो। यथा-संभव सात्विक भोजन ही करिये।
5. दिन में केवल दो बार ही भोजन करने की आदत डालें।
6. अक्सर बचे हुए भोजन को निपटाने के लिए आवश्यकता से अधिक खाया जाता है जिससे सेहत का ज्यादा नुकसान होता है। इसी तरह गिफ्ट में मिली मिठाईयाँ भी बिना आवश्यकता के खायी जाती हैं जो ज्यादा नुकसानदेह हैं। अतः इस तरह के भोजन का प्रयोग न करें।
7. अचार, मुरब्बे, सिरका, पापड़, मिर्च-मसाले, खटाई इत्यादि का प्रयोग न करें। इनकी वजह से भी आवश्यकता से अधिक खाया जाता है।

स्वाद आहार में नहीं, भूख में है

भूख शरीर की स्वाभाविक माँग है। यदि प्राकृतिक भूख है तो प्रत्येक खाद्य पदार्थ स्वादिष्ट लगता है। जब भूख नहीं होती और हम भोजन करते हैं, तो हमें स्वादिष्ट भोजन की आवश्यकता पड़ती है, तब हमें अचार, मुरब्बे, सिरका, मिर्च-मसाले, खटाई-मिठाई इत्यादि की आवश्यकता पड़ती है जो स्वास्थ्य के लिए हानिकारक है। इससे भोजन की अधिकता (Over Eating) भी हो जाती है जिससे पाचन क्रिया बिगड़ जाती है।

स्वादिष्ट बनाने के लिए कृत्रिम रंगों, रसायनों इत्यादि का भी उपयोग होने लगा है जो स्वास्थ्य के लिए हानिकारक हैं।

मानव को यह जानना आवश्यक है कि क्या खाना है, कितना खाना है, कब खाना है और कब खाना बंद करना है।

प्रकृति ने मानव शरीर प्राकृतिक भोजन को (फल, सब्जियाँ व मेवे) खाने के लिए बनाया है परन्तु वह अप्राकृतिक भोजन पर ही हाथ साफ करता रहता है।

दो भोजन के मध्य कम-से-कम 6 घंटे का अन्तर रखें जिससे स्वाभाविक भूख जागृत हो सके एवं हर खाद्य स्वादिष्ट लगे।

कृत्रिम स्वाद का भोजन करने की आदत को छोड़कर जब हम फल, सलाद, अंकुरित इत्यादि के प्राकृतिक स्वाद की आदत डाल लेते हैं तब भोजन करने में जो आनन्द आता है, उसके सामने सब आनन्द फीके पड़ जाते हैं।

सफेद चीनी मीठा जहर

सफेद चीनी प्राकृतिक शर्करा का एक अति विकृत रूप है। इसे पचाने के लिए शरीर में कई तत्वों एवं विटामिनों की कमी हो जाती है जिससे शरीर के अन्य कार्यों में बाधा पड़ती है।

वैज्ञानिक विश्लेषणों के आधार पर चीनी की तुलना मदिरा से की गई है।

सफेद चीनी को अधिक मात्रा में प्रयोग में लाने से दाँतों के रोगों में वृद्धि होती है। आर्थराइटिस (Arthritis) रोग का मुख्य कारण सफेद चीनी माना गया है। इसके अधिक प्रयोग से जिगर (Liver) के रोग हो जाते हैं। मधुमेह (Diabetes) का मुख्य कारण भी सफेद चीनी एवं इससे निर्मित खाद्य पदार्थों का अधिक मात्रा में सेवन करना ही है।

चीनी के अत्यधिक प्रयोग से कैंसर होने की सम्भावना अधिक बढ़ जाती है।

चीनी की वजह से रक्त में कोलेस्टरोल की वृद्धि होती है।

पेट की गडबड़ी का मुख्य कारण भी चीनी है। चीनी के प्रयोग से साइनस हो जाती है।

बच्चों में बढ़ रहे मानसिक रोग के पीछे एक बड़ा कारण है - उनके भोजन में चीनी का प्रचुर मात्रा में होना।

इसके अत्यधिक प्रयोग से स्नायु-दुर्बलता, महिलाओं में मासिक धर्म के समय दर्द, श्वेत प्रदर इत्यादि हो जाते हैं।

स्वास्थ्य की रक्षा के लिये सफेद चीनी को त्याग देना ही उत्तम है। फलों, सब्जियों इत्यादि से मिलने वाली प्राकृतिक शर्करा सुपाच्य होने के कारण स्वास्थ्य के लिये लाभदायक है। खजूर, मुनक्का, किशमिश, शहद, गुड (Jaggery) इत्यादि चीनी का स्थान ले सकते हैं।

नमक भी जहर है।

नमक किसी भी पदार्थ में अधिक पड़ जाता है तो वह खाया नहीं जाता। जहरीला हो जाता है। इसी तरह नमक का कुप्रभाव भीतरी तन्तुओं, नस-नाड़ियों इत्यादि पर भी पड़ता है। यह भोज्य पदार्थों के स्वाभाविक स्वाद को नष्ट कर देता है।

गुर्दे तथा यकृत (Liver) के खराब होने का मूल कारण ज्यादा नमक ही है। यह आँतों तथा पेट की अत्यन्त नाजुक त्वचा पर असर करता है। इसके अधिक सेवन से कैंसर, मोटापा, मधुमेह, जुकाम, अनिद्रा आदि रोग हो सकते हैं। यह हृदय की गति और रक्तचाप को भी बढ़ाता है। उससे अम्लता (Acidity) की शिकायत हो जाती है।

नमक पचता नहीं है, इसलिए नमक के अधिक प्रयोग से प्यास बढ़ जाती है। शरीर नमक को पानी में घोलकर बाहर निकालता है। नमक शरीर में अधिक मात्रा में जाकर हड्डियों को कमजोर करने का काम करता है। उसका स्वभाव ही गलाने का है।

शरीर को प्राकृतिक खाद्यों (फल, सब्जी, अंकुरित अन्न इत्यादि) से ही नमक की पूर्ति हो जाती है। जब खाद्यों को पकाया जाता है तो उनके प्राकृतिक लवण (नमक) नष्ट हो जाते हैं। इसीलिए केवल पकाये हुए खाद्यों में ही हल्का नमक डालना चाहिये।

प्राकृतिक खाद्यों (फल, सलाद, अंकुरित, रस, दही इत्यादि) में नमक का प्रयोग बिल्कुल नहीं करना चाहिये।

शरीर सिर्फ उसी नमक को स्वीकार करता है जो फल, सब्जियों, मेवों और अनाज में हमें आर्गेनिक (Organic) रूप में मिलता है। दूसरे इनआर्गेनिक (Inorganic) नमक को शरीर हर हालत में बाहर फेंकता ही रहता है और अगर बाहर नहीं निकल पाया तो शरीर में रहकर गम्भीर रोगों का कारण बन जाता है। ये हमारे निष्कासक अंगों के लिए भार-स्वरूप ही है, चाहे वह काला हो या सफेद, नमक तो नमक ही है।

रोग कारक खाद्यपदार्थ

साफ्ट ड्रिंक :- कुछ समय पहले प्रस्तुत की गई एक रिपोर्ट के अनुसार साफ्ट ड्रिंक में 40 से 72 मिली ग्राम तक नशीले तत्व, ग्लीसरीन, एल्कोहल, ईस्टरगम साईट्रिक एसिड व पशुओं से प्राप्त ग्लिसरोल इत्यादि पाए जाते हैं।

शौचालय में किसी भी साफ्ट ड्रिंक्स को एक घन्टे के लिये डाल दें तो वह फिनाइल की तरह उसे साफ कर देगा। कहीं जंग लग गया हो तो साफ्ट ड्रिंक में कपड़ा भिगोकर रगड़ने से वह हट जायेगा। हड्डियों और दांतों को गलाने में मिट्टी को भी अनेक वर्ष लग जाते हैं परन्तु साफ्ट ड्रिंक में उसे 10 दिन तक पड़ा रहने दें, फिर चमत्कार देखें।

ऐसे खतरनाक साफ्ट ड्रिंक पीकर हम रसायन ही पेट में इकट्ठे कर रहे हैं और अपनी अंतड़ियों, यकृत आदि को नुकसान पहुँचा रहे हैं।

अतः हम इस खतरनाक पेय द्वारा बच्चों, मेहमानों एवं स्वयं को भारी नुकसान पहुँचा रहे हैं।

मैदा :- मैदा तैयार करने में प्राकृतिक लवण, विटामिन, फुजला इत्यादि नष्ट हो जाते हैं केवल निम्नकोटि का स्टार्च रह जाता है।

मैदा आंतों में चिपट जाता है जिससे कब्ज एवं सड़ान (Formentation) होकर विकार हो जाता है। अतः अनेक रोगों का होना स्वाभाविक है।

डिब्बा बन्द खाद्य (Preserved Food) :- इनमें रसायन (Preservatives) मिले होते हैं। शरीर को ये रसायन बाहर निकालने पड़ते हैं जिससे बेमतलब शरीर एवं गुर्दों पर अनावश्यक भार पड़ता है।

फास्ट फूड एवं चाईनीज फूड :- इनमें भी अजीनो मोटो (Ajino Moto) या मोनोसोडियम ग्लुटामेट (Monosodium Glutamate) जैसे रयासन का मिश्रण रहता है जो कि धीरे-धीरे शरीर में संचित होता जाता है। जिससे सारे शरीर में विषाक्तता (Toxicity) हो जाती है जिससे कैंसर (Cancer) जैसे रोगों की सम्भावना बढ़ जाती है।

मांसाहार का प्रभाव

मनुष्य माँसाहारी प्राणी नहीं है। मनुष्य के दाँतों की रचना, उसके मुँह की रस ग्रंथियाँ, छोटी आँत एवं अन्य पाचक अवयवों में से कोई भी माँसाहारी प्राणियों की समानता नहीं रखता।

मनुष्य अपना सारा जीवन बिना माँसाहार के बिता सकता है परन्तु केवल माँसाहार पर जीवित नहीं रह सकता।

माँसाहारी व्यक्ति अल्पायु होते हैं जबकि शाकाहारी दीर्घायु।

माँसाहारी सबल और स्वस्थ नही बनता बल्कि कमजोर और रोगी बनता है। माँसाहारी को थकान शीघ्र आती है जबकि शाकाहारी को देर से।

फलाहारी के शरीर में जितनी स्फूर्ति, कार्य करने की इच्छा, रुचि, लगन और निष्ठा रहती है, वह माँसाहार से मिलना संभव नहीं है।

माँसाहार अम्लधर्मी है। इससे रोग प्रतिरोधक शक्ति कम हो जाती है जिससे तरह तरह की बीमारियाँ हो जाती हैं।

माँसाहार में यूरिक एसिड की अधिकता होती है जो शरीर के भीतर जमा होकर गठिया इत्यादि अनेक रोगों को जन्म देती है।

माँसाहारी को हृदय रोग अधिक होते हैं तथा कैंसर भी हो सकता है।

माँसाहार से मानसिक रोग अधिक होते हैं, सहनशीलता कम हो जाती है, क्रोध व चिडचिड़ापन बढ़ जाता है। वासना व उत्तेजना बढ़ाने वाली प्रवृत्ति पनपती है। क्रूरता व निर्दयता आ जाती है। आपराधिक प्रवृत्ति भी बढती है। सर्वेक्षण से भी यह बात सामने आ गई है कि अपराधियों में माँसाहारियों की संख्या शाकाहारियों की अपेक्षा बहुत अधिक पाई गई है।

माँसाहार तामसी वृत्ति को जन्म देता है जिससे समाज में आपसी मन-मुटाव, गृह-कलह, लड़ाई-झगड़े, लूट-खसोट आदि की वारदातें बढ़ती हैं।

अन्ड़ा भी माँसाहार ही है। इसमें तो कोलेस्ट्राल बहुत ही अधिक और खतरनाक रूप में होता है जो हृदय रोगों के लिए पूर्ण रूप से जिम्मेदार है।

माँस या अन्डा चाहे वह किसी भी जीव के क्यों न हों, शरीर के लिए तो विष ही हैं।

पश्चिमी देशों के लोग माँसाहारी रहने के बाद भी अब शाकाहार पर वापस आ रहे हैं।

विशेष गुण वाले खाद्य पदार्थ

निम्नलिखित खाद्य पदार्थ विशेष गुण वाले हैं जिन्हें दैनिक जीवन में अवश्य प्रयोग करना चाहिए।

(1) तुलसी (Basil)

केवल धार्मिक दृष्टि से ही नहीं, अपितु औषधि की दृष्टि से भी इसका स्थान अद्वितीय है। तुलसी की गंध हवा के साथ दूर सुदूर जहाँ तक भी जायेगी, वहाँ तक का वातावरण स्वास्थ्य वर्धक हो जायेगा तथा हानिकारक कीटाणुओं-मच्छर, मक्खी आदि की वृद्धि रुक जायेगी।

तुलसी की मुख्य दो किस्में होती हैं :-

(1) श्याम तुलसी (काली डालियों और काले रंग की पत्तियों वाली)

(2) राम तुलसी (सफेद डालियों और हरे रंग की पत्तियों वाली)।

दोनों प्रकार की तुलसी गुण और गंध में लगभग समान होती हैं। फिर भी 'राम तुलसी' की अपेक्षा 'श्याम तुलसी' अधिक गुणवाली है।

जो व्यक्ति प्रतिदिन तुलसी की पांच पत्तियाँ खा लेते हैं, वे अनेक प्रकार के रोगों से सुरक्षित रहते हैं तथा मस्तिष्क की निर्बलता दूर होती है और स्मरण शक्ति एवं मेधा शक्ति बढ़ती है। तुलसी का नियमित सेवन करने वाले वृद्ध व्यक्ति दुर्बलता का अनुभव नहीं करते तथा संक्रामक रोगों से दूर रहते हैं।

तुलसी की पत्तियाँ रक्तशोधक हैं। इसके सेवन से सौंदर्य में अपने आप वृद्धि होती है।

रोग निवारण की दृष्टि से तुलसी केवल औषधि ही नहीं है, बल्कि 'महा-औषधि' है। यह तो अमृत है, क्योंकि आज मानव जाति जितने रोगों से ग्रस्त है, उन समस्त रोगों को तुलसी के द्वारा सरलतापूर्वक दूर किया जा सकता है।

आयुर्वेद में यह त्रिदोषनाशक है।

तुलसी का रस

खाली पेट हर सुबह तुलसी का रस पानी मिलाकर लिया जाये तो तेज, शक्ति और स्मरण शक्ति बढ़ती है। इससे पाचन शक्ति बढ़ती है। यह कृमिनाशक है। तुलसी रस से उल्टी तुरन्त रुक जाती है। मलेरिया में तुलसी रस बड़ा लाभकारी है। तुलसी गुर्दों की कार्य-शक्ति को बढ़ाती है। यह अम्लता (Acidity), पेचिश, सफेद दाग, मोटापा आदि में बहुत ही गुणकारी है। ज्वर,

खाँसी, नजला, जुकाम एवं दमा के रोगी को तीन-तीन ग्राम तुलसी का रस देने से काफी फायदा होता है। पथरी के रोगियों को तुलसी के रस में शहद मिलाकर छः महीने तक देना चाहिए। खाँसी, जुकाम, बुखार, दस्त, उल्टी, इत्यादि रोगों को तुलसी रस से दूर किया जा सकता है। तुलसी रस ब्लड़ कालेस्ट्रोल को कम करता है।

(2) आँवला (Emblimyrobalan)

आँवला में फल और औषधि दोनों गुण विद्यमान हैं। आयुर्वेद में तो इसका बहुत ही महत्व है। खाने में आँवला क्रमशः कषैला, मधुर एवं शीतल है। यह अपने कषैलापन के कारण कफ एवं वातनाशक और मधुरता व शीतलता के कारण पित्त नाशक है अतः त्रिदोष नाशक है।

आँवला विटामिन सी का अनन्त भण्डार है। विशेषता यह है कि इसके विटामिन गरम करने या सुखाने से भी नष्ट नहीं होते।

आँवला युवकों को यौवन और बूढ़ों को युवा शक्ति प्रदान करता है। इसी का प्रयोग करके च्यवन ऋषि पुनः यौवन को प्राप्त हुए थे।

आँवले में जितने रोग-प्रतिरोधक, रक्त-शोधक और बलवीर्यवर्धक तत्व हैं, उतने संसार की किसी वस्तु या औषधि में नहीं हैं। इसलिये स्वास्थ्य-सुख चाहने वालों को अपने आहार में आँवले को प्रमुख स्थान देना चाहिए।

आँवला दाँतों और मसूड़ों को मजबूत बनाता है एवं तन-मन में स्फूर्ति प्रदान करता है। स्नायु रोग, हृदय की बेचैनी, धड़कन, मोटापा, तिल्ली, रक्तचाप, दाद, प्रदर, गर्भाशय दौर्बल्य, नपुंसकता, चर्म रोग, मूत्ररोग एवं हड्डियों इत्यादि के रोगों में आँवला बहुत ही उपयोगी है। यकृत की दुर्बलता एवं पीलिया-निवारण में आँवला को शहद के साथ मिलाकर लेने से लाभ होता है तथा टॉनिक का काम करता है।

आँवले का प्रयोग रस के रूप में, चटनी के रूप में या चूर्ण को पानी के साथ लेकर कर सकते हैं।

(3) त्रिफला

एक भाग हरड़, दो भाग बहेड़ा तथा चार भाग आँवले का मिश्रण है – त्रिफला। यह सामान्य आहार भी है और औषधि भी है।

इसमें सभी रस (कड़वा, खट्टा, कसैला, तीखा, मीठा व नमकीन) विद्यमान हैं।

त्रिफला रोगों को दूर करता है व जीवनी शक्ति बढ़ाता है। इससे भूख लगती है, पेट साफ होता है तथा गहरी नींद आती है।

प्रातः काल ताजे पानी के साथ एक चम्मच त्रिफला सेवन करना बहुत ही गुणकारी है।

त्रिफला के सेवन से मर्दाना कमजोरी, महिलाओं की मासिक धर्म सम्बन्धी सभी रोग, श्वेत प्रदर इत्यादि दूर होते हैं।

बारह वर्षों तक त्रिफला सेवन करने के लाभ :-

एक वर्ष तक सेवन से................ आलस्य से छुटकारा

दो वर्ष तक सेवन से................. सभी रोगों से मुक्ति

तीन वर्ष तक सेवन से................ नेत्र ज्योति की वृद्धि

चार वर्ष तक सेवन से................ शरीर की सुन्दरता में वृद्धि

पाँच वर्ष तक सेवन से............... बुद्धि का विकास

छः वर्ष तक सेवन से................. शरीर का शक्तिशाली होना

सात वर्ष तक सेवन से................ बालों का काला होना

आठ वर्ष तक सेवन से............... वृद्धता का यौवन में बदलना

नौ वर्ष तक सेवन से.................. नेत्रों में विशेष शक्ति

दस वर्ष तक सेवन से .... स्वर में सुधार

ग्यारह वर्ष तक सेवन से............. वाक् सिद्धि की ओर

बारह वर्ष तक सेवन से .... वाक् सिद्धि

वाक् सिद्धि के लिए अष्टांग योग का होना भी आवश्यक है।

(4) नीम (Margosa Tree)

नीम एक बहुत ही उपयोगी वृक्ष है। इसकी जड़ से लेकर टहनी फूल-पत्ती और फल तक सभी औषधीय गुणों से भरपूर है। सभी के लिये यह कल्प-वृक्ष के समान है। नीम की कड़वाहट ही इसका सबसे बड़ा गुण है। जब सभी पेड़ गर्मियों में पत्ररहित हो जाते हैं, तब भी यह हरा-भरा रहता है।

नीम साधारणतः कीटाणुनाशक है। नित्य नीम की 5 कोमल पत्तियों को चबाकर खाने से सभी रोग दूर रहते हैं, रक्त शुद्ध होता है तथा संक्रामक रोगों से बचा जा सकता है। दाँत के सभी रोग दूर होते हैं। आवाज सुरीली हो जाती है।

नीम की दातुन करने से दाँत साफ, मजबूत, चमकदार तथा रोग मुक्त होते हैं।

नीम की पत्तियों को पीसकर फोड़े-फुंसियों पर लगाने से पर्याप्त आराम एवं लाभ होता है।

नीम की पत्तियों को सुखाकर जलाने पर उसके धुँए से मक्खी, मच्छर इत्यादि भाग जाते हैं।

नीम की पत्तियों को पानी में उबालकर उस पानी से स्नान करने और आहार-विहार संतुलित रखने पर सभी त्वचा रोग (खुजली, अकोता, सोराइसिस आदि) में लाभ होता है।

नीम का तेल अनेक औषधियों में प्रयुक्त होता है। आयुर्वेद में नीम तीनों दोषों (वात-पित्त-कफ) को हरने वाला होता है।

पित्ती (Allergy), त्वचा रोगों एवं मधुमेह में नीम के पत्तियों का रस पीने से बहुत ही लाभ होता है।

यदि नाक में दो बूंद नीम का तेल डाला जाये तो बालों को झड़ने तथा सफेद होने से रोका जा सकता है। रूसी से छुटकारा पाने के लिये रात को नीम के तेल की सिर में मालिश करनी चाहिए।

(5) नारियल

नारियल अपने गुणों के कारण भारतीय संस्कृति में शुभ फल माना जाता है और हिन्दुओं के प्रायः हर उत्सव में काम में लाया जाता है। वेद तथा अन्य धार्मिक ग्रन्थों में स्थान-स्थान पर नारियल की उपयोगिता का वर्णन है।

नारियल आहार तथा औषधि दोनों का काम करता है। इसमें विटामिन ए, बी, सी तथा कैलशियम, लोहा, फास्फोरस इत्यादि खनिज तत्व पर्याप्त मात्रा में होता है। इसमें उच्च कोटि का क्षारीय तेल भी होता है जिससे शरीर को पर्याप्त चिकनाई मिलती है। इसमें पाया जाने वाला प्रोटीन उच्च कोटि का होता है तथा इसका कार्बोहाइड्रेट बहुत ही विकास वर्धक है।

नारियल की गिरी शीतल, शीघ्र पचने वाली, पुष्टिकारक, बल दायक, रस-रक्तादि वर्धक, मूत्राशय शोधक, वात, पित व रक्त विकार को दूर करने वाली होती है। इसकी सूखी गिरी स्निग्ध, रुचिकर व बल वर्धक होती है।

रोजाना नारियल चबाने से मुँह में किसी भी प्रकार का कैंसर नहीं होता। गर्भवती स्त्री को नारियल की गिरी खिलाने से शिशु स्वस्थ एवं हृष्ट-पुष्ट पैदा होता है तथा प्रसव अधिक पीड़ाकरी नहीं रहता। कोमल नारियल का पानी गुण की दृष्टि से करीब-करीब माता के दूध के समान ही होता है। इसके पीने से बच्चों का स्वास्थ्य अच्छा रहता है।

पेट के अल्सर, कब्ज, कोलाईटिस और कमजोर पाचन शक्ति वालों के लिए नारियल का दूध बहुत ही हितकारी है।

(6) नारियल (डाभ) जल (Coconut Water)

नारियल का पानी प्राकृतिक रूप से स्टरलाइज्ड एवं मिनरल वाटर है। दवाइयों के विषैले असर को नारियल का पानी नष्ट कर देता है। यह स्वादिष्ट पेय पदार्थ है जो पाचन में भी सहायक है। यह शिशुओं के लिए पूर्ण सुरक्षित है। इसमें शहद मिलाकर लिया जाये तो एक प्रभावकारी टॉनिक बन जाता है।

हैजे में नारियल का पानी बहुत ही असरकारक है। यह हैजे के विषाक्त कीटाणुओं को आँतों से बाहर करता है। किसी को जलाभाव (Dehydration) का अनुभव हो रहा हो, तब नारियल का पानी नींबू का रस मिलाकर पिलाना चाहिए।

नारियल पानी में पर्याप्त मात्रा में पोटाशियम एवं क्लोरीन होता है। यह गुर्दा रोग, मूत्र की कमी, पथरी, गर्भावस्था की विषाक्ता (Toximia) एल्ब्युमिन की अधिकता, खसरा, टाईफाईड़ आदि रोगों में विशेष उपयोगी है।

बच्चों एवं गर्भिणी को उल्टी होने की अवस्था में डाभ जल में नींबू का रस मिलाकर देने से लाभ होता है। दूध के साथ डाभ जल मिलाकर देने से कब्ज एवं अपच नहीं होती, यदि पहले से है तो दूर हो जाती है।

सभी प्रकार के संक्रामण रोगों में नारियल पानी अधिक हितकारी होता है। यह दमा तथा अल्सर में बहुत ही उपयोगी है।

नारियल पानी से नित्य मुँह धोने से चेहरे की झाईयां, काले धब्बे व मुँहासे दूर होकर कान्ति बढ़ जाती है।

(7) शहद (Honey)

शहद मनुष्य के लिये अमृत के समान है। मनुष्य जब बिल्कुल अशक्त, स्वरहीन एवं चेतनाहीन हो जाता है तो उसके अन्दर शहद पहुँचते ही उसमें नवजीवन का संचार हो जाता है। शहद पूर्व पचा (Predigested) खाद्य है, इसीलिये तुरन्त शक्ति प्रदान करता है। इसीलिए शहद को जन्म से लेकर मृत्यु पर्यन्त व्यवहार करने का प्रचलन है। शहद को दूध के साथ बच्चों को देने से बच्चे केवल शक्तिशाली ही नहीं बल्कि रोग-मुक्त भी होते हैं। यह मनुष्य के शरीर को स्वस्थ, सुन्दर और कांतिमय बनाता है एवं बूढ़ों में नवजवानी लाता है।

शहद में कई रासायनिक तत्व पाये जाते हैं जो मनुष्य के लिए अत्यंत उपयोगी होते हैं। विटामिन ए, बी तथा सी की भी प्रचुर मात्रा रहती है।

आवश्यक खनिज पदार्थ लोहा, तांबा, कैल्शियम, सोडियम, फास्फोरस एवं आयोडीन भी उपस्थित रहते हैं। यह कीटाणु नाशक (Antiseptic) गुणों वाला भी है।

शहद का नियमित सेवन शरीर की शक्ति, स्फूर्ति तथा ताजगी के साथ-साथ रोग प्रतिरोधी क्षमता भी बढ़ाता है तथा श्वसन तन्त्र, दमा, स्नायु तन्त्र की दुर्बलता, पाचन तन्त्र तथा त्वचा संबंधी अनेक विकारों को दूर करता है। यह रक्त शुद्ध करता है, बलगम निकालता है एवं पाचन शक्ति बढ़ाता है।

शहद और नींबू का शर्बत थकान को दूर करता है तथा कालेस्ट्रोल को कम करता है। शहद में दोनों गुण हैं कि मोटों को पतला करता है तथा दुबलों को मोटा करता है।

शहद और पानी का मिश्रण सदा खाली पेट पीना चाहिए। अधिक गरम पानी में शहद मिलाकर पीना हानि करता है। सर्दी में गुनगुने पानी में मिलाकर पीना चाहिए। शहद को आग पर कभी भी गरम नहीं करना चाहिए।

शुद्ध शहद की पहचान

शुद्ध शहद पानी में तुरन्त नहीं घुलता।

शुद्ध शहद में से खुशबू आती है। यह सर्दियों में जम जाता है तथा गर्मियों में पिघल जाता है।

शुद्ध शहद में रुई की बत्ती भिगोकर जलाने पर जलती रहती है।

शुद्ध शहद कपड़े तथा कागज पर डालने से धब्बा नहीं पड़ता।

यह देखने में पारदर्शी होता है। कुत्ता इसे सूंघ कर छोड़ देगा, खाएगा नहीं।

शुद्ध शहद प्लेट में टपकाने पर साँप की कुंडली जैसा गिरता है जबकि अशुद्ध शहद प्लेट में गिरते ही फैल जाता है।

नशीले पदार्थ–स्वास्थ्य के दुश्मन

नशेबाज कभी भी स्वस्थ और सुखी नहीं रह सकता। नशा करना स्वयं अपने पाँव पर कुल्हाड़ी मारने के समान है।

पान मसाला, गुटखा, तम्बाकू (जर्दा), बीड़ी, सिगरेट, शराब, भाँग, गाँजा, अफीम, चरस, स्मैक इत्यादि सभी नशीले पदार्थों की श्रेणी में आते हैं जो एक से बढ़कर एक हानिकारक हैं। ये दुव्यर्सन मित्र के रूप में हमारे शरीर में घुसते हैं और शत्रु बनकर नाश करते हैं।

चाय, कॉफी एवं पान सभ्य समाज में पनपने वाले मादक पदार्थ हैं जो जीवनी शक्ति का ह्रास करते हैं। सभी प्रकार के नशीले पदार्थ स्वास्थ्य के सबसे भयंकर दुश्मन हैं। धूम्रपान का धुआँ तो बीड़ी–सिगरेट न पीने वालों को भी हानि पहुँचाता है।

नशा मनुष्य की नाड़ियों को सुन्न किए रहता है, जिससे नींद–सी आई रहती है। मस्तिष्क निष्क्रिय–सा हो जाता है। जीभ मोटी हो जाती है। स्वाद खत्म हो जाता है। मुँह खुलना बंद हो जाता है। गुर्दे खराब हो जाते हैं। कफ और खाँसी की वृद्धि हो जाती है। दाँत जल्दी गिर जाते हैं। जवानी में बुढ़ापा आ जाता है। बोलने की रफ्तार धीमी पड़ जाती है।

विभिन्न प्रकार के रोग मुफ्त में मिल जाते हैं। यह नपुंसकता की भी जड़ है। स्नायु एवं ज्ञान तंतु अकर्मण्य हो जाते हैं। धीरे–धीरे इससे जीवनी शक्ति कम होती जाती है और नशा करने वाला अपने आपको विनाश के हवाले कर देता है।

नशीले पदार्थ छोड़ने के उपाय :-

दृढ़ संकल्प, मनोबल एवं निम्नलिखित यौगिक क्रियाओं एवं भोजन सुधार के सहारे इन्हें छोड़ा जा सकता है।

षटकर्म–कुन्जल, सूत्र नेति, जल नेति, कपालभाति, शंख प्रक्षालन।

योग आसन–श्वास–प्रश्वास की क्रिया, पद्मासन, स्वास्तिकासन, गोमुखासन, अर्ध मत्स्येन्द्रासन, मत्स्यासन, नौकासन, कोनासन, अश्वत्थासन, पाद हस्तासन, कटि चक्रासन, गरुडासन, ताडासन, जानु शीर्षासन, पश्चिमोत्तानासन, भूनमनासन, योगासन, शलभासन, ऊर्ध्व सर्वांगासन, हलासन, सूर्य नमस्कार एवं शवासन।

प्राणायाम–नाड़ी शोधन, शीतली, सीतकारी।

महामुद्रा–उज्जायी, विपरीतकरणी।

ध्यान–नित्य प्रातः और सायं ध्यान का अभ्यास करें एवं योग निद्रा लें।

भोजन–फल, सलाद एवं अंकुरित अन्न अधिक मात्रा में खायें।

पालक, बन्दगोभी, बथुआ, धनिया, पुदीना के पत्ते, मूली के साफ–साफ पत्ते, शलगम के पत्ते और अन्य खाये जाने वाले पत्ते प्रतिदिन 100–200 ग्राम की मात्रा में अच्छी तरह धोकर खाने से नशे की आदत छोड़ने में बहुत लाभ होता है।

विशेष : जो व्यक्ति धूम्रपान, गुटके, तम्बाकू इत्यादि की आदत छोड़ना चाहते हैं, वे जब भी इनकी तलब (इच्छा) उठे तो छोटी हरड का टुकड़ा मुँह में लेकर चूसना शुरू कर दें। कुछ ही दिनों में इस आदत से सदा के लिए छुटकारा मिल जायेगा।

नशा करने वाले व्यक्ति की पहचान

1. स्कूल, कालेज, दफ्तर या कारखाने में हाजिरी में कमी होना।
2. बिना वजह देर रात तक जागना।
3. नये दोस्तों के लिये पुरानों को छोड़ना।
4. खर्च के लिए ज्यादा पैसों की माँग करना।
5. बिना कारण अचानक गुस्सा होना तथा असामान्य बर्ताव करना।
6. थकान, सुस्ती, बेचैनी, शरीर का काँपना, पसीना तथा प्रभावहीन चेहरा होना।
7. आँखों के नीचे सूजन, चिपचिपी या लाल आँखें होना।
8. सामाजिक उत्सवों में मन न लगना और कमजोरी महसूस होना।
9. बार–बार नींद का टूटना और सोने के वक्त और ढंग में बदलाव होना।
10. पचाने की शक्ति, वजन और सहन शक्ति में कमी होना।
11. पैसे उधार लेने या चोरी करने (घर से वस्तुएँ गायब होना) की आदत पड़ना।
12. जबरदस्ती झूठ बोलना।
13. शरीर पर और कपड़ों पर सिगरेट से जलने के निशान पाये जाना।
14. पेट में ऐंठन और कब्ज होना।

माता–पिता के रूप में क्या करना चाहिए

1. यह पक्का कर लें कि बच्चे की सेहत ठीक है और वह ठीक से खाना खाता है, काफी नींद लेता है और कसरत करता है।
2. माता–पिता और अध्यापक एक–दूसरे की मदद से और सूचित रखकर बहुत कुछ अच्छा कर सकते हैं।

3. एक तय किये गये समय के बाद सेहत की जाँच करवाना एक अच्छी आदत है।
4. अपने बच्चे को शरीर से ज्यादा काम करने, कसरत करने और खेलों में मन लगाने की ओर बढ़ावा दें।
5. कुछ समय, खास कर रात के भोजन के समय, इकट्ठे बिताते हुए आपसी एकता को पक्का करें।
6. जेब खर्च देने में कंजूसी करें परन्तु प्यार उदारता से दें।
7. अपने बच्चे की न सिर्फ शरीर की बल्कि मन की जरूरतों को भी पूरा करते हुए उसमें सुरक्षा की भावना बढ़ाएँ।
8. घर के काम-काज में बच्चों की मदद लें।
9. बच्चे अनुशासन पसन्द करते हैं। इससे उन्हें लगता है कि माता-पिता उनका ध्यान रखते हैं।
10. बच्चों से स्कूल की समस्याओं पर धीरज और समझदारी से चर्चा करें।
11. बच्चों पर न पूरी हो सकने वाली उम्मीदों का बोझ न डालें।
12. पूरी तरह दृढ़ रहें पर गौरवपूर्ण व्यवहार करें।

स्वस्थ जीवन के लिये क्या छोड़ें, क्या अपनायें

छोड़ें	अपनायें
1. सफेद चीनी	1. गुड, शहद
2. मैदा या बारीक आटा	2. मोटा आटा, दलिया व अंकुरित गेहूँ
3. पालिश किये चावल	3. हाथ कुटे चावल
4. तली हुई सब्जियाँ	4. कच्ची तथा उबली सब्जियाँ
5. चाय, कॉफी	5. तुलसी, सौंफ, चोकर की चाय, सूप
6. पान, गुटका	6. सौंफ, इलायची
7. सुपारी	7. सूखा आँवला
8. अचार	8. ताजी चटनी
9. मिठाई	9. खजूर, किशमिश, मीठे फल
10. लाल मिर्च	10. काली व हरी मिर्च
11. साफ्ट ड्रिंक, डिब्बा बन्द पेय	11. नींबू-शहद पानी, नारियल पानी व रसाहार
12. मांसाहार	12. शाकाहार
13. अधिक भोजन	13. कम भोजन
14. नमक का प्रयोग	14. केवल उबली हुई सब्जियाँ
15. पक्वाहार	15. अपक्वाहार
16. गरिष्ठ भोजन	16. सुपाच्य भोजन
17. प्रातः की चाय (Bed Tea)	17. जल-सेवन (तांबे के बर्तन में रखा)
18. फास्ट फूड	18. फलाहार
19. चोकर बिना आटा	19. चोकर समेत आटा
20. मांड निकला चावल	20. मांड सहित चावल
21. देर रात्री भोजन	21. सोने से 3 घन्टे पूर्व भोजन
22. बिना भूख खाना	22. बिना भूख नहीं खाना
23. आलस्य	23. परिश्रम
24. थकावट	24. विश्राम
25. नकारात्मक नजरिया	25. सकारात्मक नजरिया
26. अधिक विषय-भोग	26. संयम का नियम
27. एअर टाईट वस्त्र	27. सूती अथवा हवादार वस्त्र
28. टूथ पेस्ट	28. नीम की दातुन
29. धूम्रपान	29. छोटी हरड
30. तम्बाकू चबाना	30. आँवला चबाना

विश्राम का महत्व

जिस प्रकार अच्छे स्वास्थ्य के लिए व्यायाम आवश्यक है, उसी प्रकार विश्राम भी आवश्यक है।

आहार और श्रम के बाद शरीर को विश्राम की प्रमुख आवश्यकता होती है। अत्यधिक श्रम से थके व्यक्ति विश्राम करके ही पुनः शक्ति संचय करते हैं। थकावट के लिए विश्राम से बढ़कर कोई उपाय नहीं है।

शारीरिक एवं मानसिक दोनों ही विश्राम आवश्यक है। इसलिए दोनों को ठीक-ठीक विश्राम मिलने पर ही पूर्ण विश्राम की स्थिति बनती है।

निद्रा विश्राम का सर्वोत्तम साधन है। अल्पकालीन विश्राम के लिये शवासन बहुत ही बेहतर है। प्रायः लोग शरीर को तो विश्राम देते हैं किन्तु मानसिक विश्राम से बहुत दूर रहते हैं। कुछ देर मानसिक कार्य बन्द करके, आँखों को बन्द करके शान्त एवं तनाव रहित होने से मानसिक आराम मिलता है। दफ्तर इत्यादि में कुछ समय आँखों को बन्द करके, आँखों के सामने दोनों हाथों की कटोरियाँ बनाकर रख लें तथा कुहनियाँ मेज पर रख लें। मानसिक विश्राम की यह उत्तम विधि है।

3-3 घन्टे के बाद चाहे शारीरिक हो या मानसिक, दोनों विश्राम कर लेना चाहिए। इससे कार्य करने की शक्ति अधिक हो जाती है।

विश्राम न करने से शारीरिक तथा मानसिक रोग होने शुरू हो जाते हैं।

ध्यान से मन को विश्राम मिलता है।

पूर्ण विश्राम औषधि के समान ही है।

नोट :- किसी भी कार्य में अरुचि प्रारंभ हो जाना विश्राम की आवश्यकता की पहचान है।

गहरी नींद

स्वास्थ्य के लिये निद्रा का महत्वपूर्ण स्थान है। निद्रा के उपरान्त शरीर से दूषित पदार्थ निकल जाते है तथा क्षति कोशाणुओं की पूर्ति हो जाती है जिससे शरीर में नवीन शक्ति का संचार हो जाता है।

आवश्यकतानुसार नींद न लेने या कृत्रिम उपायों (चाय, कॉफी इत्यादि) द्वारा अधिक जागने से अनेक रोगों की उत्पत्ति हो जाती है।

आवश्यकता से अधिक निद्रा भी हानिकारक है।

बालक, रोगी एवं गर्भवती स्त्रियों को छोड़ कर अन्य सभी को दिन में सोना स्वास्थ्य के लिए हानिकारक है। दिन में सोने में यकृत (Liver) पर बुरा प्रभाव पड़ता है एवं काम में वृद्धि होती है।

निद्रा सम्बंधी सावधानियाँ :-

1. सोने के तीन घंटे पूर्व भोजन कर लेना चाहिए।
2. सायं जल्दी सोना तथा प्रातः जल्दी जागना चाहिए।
3. निद्रा से पहले मुँह, दाँत, जीभ एवं तालू साफ कर लेना चाहिए।
4. निद्रा से पूर्व मल-मूत्र का त्याग कर लेना चाहिए व साथ ही उपस्थेन्द्रिय को जल की धार से शीतल कर लेना चाहिए।
5. तंग कपड़े पहन कर नहीं सोना चाहिए।
6. दूरदर्शन, फिल्म इत्यादि को निद्रा के समय बाधक नहीं बनाना चाहिए।
7. बिस्तर साफ-सुथरा हो लेकिन अधिक कोमल या मोटे गद्दे वाला न हो तथा तकिया पतला हो।
8. सोने का कमरा हवादार स्वच्छ होना चाहिए।
9. उत्तर या पश्चिम की तरफ पैर करके, बायीं करवट एवं पेट के बल (शिशु-आसन) सोना चाहिए।
10. सोने के समय मन को भटकाने की बजाय बेहतर है कि आप मानसिक या आध्यात्मिक विकास करने वाली पुस्तक पढ़ें या किसी तटस्थ वस्तु पर ध्यान केन्द्रित करें। जैसे –

    (क) साँस लेने-छोड़ने पर

    (ख) किसी मंत्र के जप पर

    (ग) सौ से एक तक उल्टी गिनती गिनने पर
11. सोने से पहले आप कुछ क्षण आत्म-निरीक्षण करके आत्म-सुधार

के लिये निर्णय ले सकते हैं। सोने से ठीक पहले इस प्रकार के विचार आपके अवचेतन मन (Subconcious Mind) द्वारा सरलता से ग्रहण कर लिये जाते हैं और फिर वह उनके अनुसार कार्य करना शुरू कर देता है।

12. सात्विक भोजन करने एवं सात्विक जीवन शैली जीने से अधिक शांति पूर्ण सुखद नींद आती है।

13. नींद लाने की दवाइयों का प्रयोग नहीं करना चाहिए। दवाइयों से भले ही नींद आ जाये लेकिन कालान्तर में इसका नुकसान ही होता है।

14. अधिक शारीरिक परिश्रम करने वालों को अधिक निद्रा की आवश्यकता होती है। साधारण व्यक्ति के लिये छः घंटे की निद्रा पर्याप्त है। प्रौढ़ लोगों के लिये पाँच घंटे की नींद काफी है।

15. अच्छी निद्रा के लिये शवासन एवं योग निद्रा का अभ्यास करें।

मौन की शक्ति

भारतीय संस्कृति एवं हर धर्म में मौन व्रत की आध्यात्मिक दृष्टि से विशेष महत्वपूर्ण भूमिका है। मौन से शारीरिक, मानसिक एवं आध्यात्मिक शक्ति बढ़ती है।

अधिक बोलने से शारीरिक ऊर्जा तथा शक्ति नष्ट होती है मौन रहना अप्रत्यक्ष रूप से शक्ति-संचय की एक प्रक्रिया है।

मौन से व्यक्ति व्यर्थ एवं झूठी बातों से बचता रहता है। काम, क्रोध, मद एवं लोभ आदि पर विजय प्राप्त होती है। जीवन अनुशासित हो जाता है। उसकी वाणी संतुलित होती है व आध्यात्मिक विकास होता है। मौन हमें मानसिक रोगों से मुक्ति दिला सकता है। क्रोध को जीतने में मौन जितना सहायक होता है, उतनी कोई भी वस्तु नहीं।

मौन से कार्य करने की क्षमता बढ़ जाती है। अतः व्यक्ति को कम से कम शब्दों में संतुलित और मधुर आवाज में ही बोलना चाहिए। अनावश्यक वाद-विवाद, तर्क-वितर्क आदि में नहीं पड़ना चाहिए। वाणी का संयम सबसे बड़ा संयम माना जाता है। जो मौन रहता है व कम बोलता है, वही कुछ कर गुजरता है।

केवल ऐसे विचार-विनिमय में भाग लीजिए जो रचनात्मक हों और जिससे कुछ नया ज्ञान मिल सके। यदि आपको अनुभव हो कि कोई बात-चीत या वाद-विवाद बिल्कुल बेतुका, अर्थहीन एवं केवल शक्ति नष्ट करने वाला है तो उसमें हिस्सा मत लीजिये बल्कि बिना प्रतिक्रिया के चुप-चाप सुनते रहिए और अवसर मिलते ही उस स्थान से चले जाईये।

निश्चयानुसार नित्य कुछ समय मौन अवश्य धारण करें। सप्ताह में एक बार कुछ घंटों का मौन रखने से अपार-शक्ति संचय हो सकती है तथा 24 घन्टे का मौन आपको इतने उत्तम अनुभव करायेगा कि आप कह उठेंगे कि मौन तो एक जादू है।

मौन के दौरान कागज पर लिख कर अपनी बात बतलाने की प्रक्रिया को बन्द रखें, केवल जब बहुत जरूरी हो, तभी किसी व्यक्ति को कागज पर लिखकर निर्देश दें। मौन के समय टेलीवीजन देखना या रेडियो सुनना भी बन्द रखें।

क्रोध एक खतरनाक रोग

स्वास्थ्य का सबसे बड़ा शत्रु क्रोध है। यह एक ऐसा रोग है जिसे क्षणिक पागलपन भी कह सकते हैं, क्योंकि क्रोध की अवस्था में एक के बाद एक गलत निर्णय होते चले जाते हैं। क्रोध से पाचन प्रणाली के रोग, मानसिक रोग, हृदय रोग एवं दूसरे अनेक रोग आरम्भ हो जाते हैं। क्रोध से हमारी मांस पेशियों की कार्य क्षमता तथा कार्य प्रणाली को बहुत नुकसान पहुँचता है। क्रोध व्यक्तिगत, पारिवारिक और सामाजिक जीवन को नरक बना देता है। क्रोध अनेक अपराधों का मूल कारण भी है।

क्रोधी व्यक्ति न तो अच्छा योद्धा हो सकता हौ, न ही अच्छा खिलाड़ी। क्रोधी व्यक्ति प्रतिस्पर्धा (Competition) वाले क्षेत्रों में कभी भी सफल नहीं होगा। अतः क्रोध एक ऐसी चिंगारी है जो यदि प्रारम्भिक स्थिति में ही न बुझा दी जाये तो वह एक ऐसी अग्नि का रूप धारण कर लेती है जिसमें झुलसने और उस पर पश्चाताप करने के अलावा और कोई चारा नहीं रह जाता।

क्रोध पर काबू पाने के आसान तरीके :-

1. मन की पीड़ा को स्पष्ट रूप में शान्तिपूर्वक कह दें।
2. विचार करें-क्या क्रोध करने से सब कुछ सही हो जायेगा?
3. जब भी क्रोध आए तो परिणाम पर विचार करें।
4. सात्विक भोजन करने से क्रोध पर नियंत्रण हो जाता है।
5. क्रोध की ऊर्जा को नियंत्रित कर, उस पर विजय पाकर, उसे रचनात्मक कार्यों की ओर मोड़ा जा सकता है।
6. योगाभ्यास द्वारा क्रोध की ऊर्जा को बदला जा सकता है।
7. अधिक क्रोध का आवेश हो तो कान की मालिश करें।
8. एक तरफा सुनकर उत्तेजित न हों, दोनों पक्षों की सुनकर निर्णय लें।
9. सकारात्मक दृष्टिकोण को अपनाएँ।
10. नई पीढ़ी को अपनी पीढ़ी के अनुसार सोचने के लिए मजबूर न करें।
11. यह न देखो कि कौन गलत है, यह देखो कि क्या गलत है।
12. क्रोध की संभावना होते ही एक गिलास ठन्डा पानी पीजिए तथा विषय को बदलने की कोशिश कीजिए।
13. "एक ने कही, दूसरे ने मानी, सभी कहें, दोनों ज्ञानी" यह नीति पति-पत्नी, भाई-भाई, भाई-बहिन, बहिन-बहिन, पिता-पुत्र, सास-बहू,

जेठानी–देवरानी इत्यादि के बीच में आने वाली गुस्से की सभी स्थितियों के लिए रामबाण औषधि है।

14. जिसे बदला न जा सकता हो, उसे हँसते–हँसते स्वीकार करें।
15. अपने मन के भावों को विस्तार से लिख डालिए।
16. होनी को सहर्ष स्वीकार कीजिए और विचार कीजिए कि परमात्मा जो भी करता या करवाता है, उसमें कुछ–न–कुछ अच्छा अवश्य होता है।
17. हँसमुख स्वभाव वाला व्यक्ति क्रोध को सरलता से वश में कर लेता है।
18. परिवर्तन को अपनाईये क्योंकि परिवर्तन प्रकृति का नियम है।
19. क्रोध को जीतने में मौन जितना सहायक होता है, उतनी कोई भी वस्तु नहीं। अतः कुछ घन्टे मौन रहकर आत्म–चिंतन और आत्म–विश्लेषण कीजिए।
20. कामनाओं की तीव्र दौड़ से बचें क्योंकि कामनाओं की पूर्ति में आने वाली बाधाएँ क्रोध को बढ़ाती हैं।
21. अनासक्त होकर रहें।
22. क्षमा करना सीखिए।
23. परेशानी में एकदम प्रतिक्रिया न करें।
24. क्रोध किये बिना असहमत होना सीखिए।
25. क्रोध न करके दुश्मनी को भी दोस्ती में बदलना चाहिए।
26. जैसा आप अपने प्रति चाहते हैं, वैसा ही दूसरे के प्रति करें।
27. दूसरों से आशाएँ मत करिये। उनके लिये की गई कोई भी अच्छाई कभी बेकार नहीं जायेगी, वह किसी–न–किसी समय उचित रूप में पुरस्कृत होकर वापस अवश्य आयेगी।
28. याद रखें, शत्रु आपको गुस्सा दिलाकर आपकी शक्ति को क्षीण तो नहीं कर रहा है या आपके रहस्य तो नहीं उगलवा रहा है।
29. नियमित रूप से ऐसा साहित्य पढ़ें जो हमारी शारीरिक, मानसिक एवं आध्यात्मिक उन्नति में सहायक हो।

नोट :– डाँटना या दिखावटी क्रोध का ड्रामा करने में किसी प्रकार की कोई विशेष हानि नहीं है, यदि आप उसके तुरन्त बाद सामान्य हो जाते हैं।

मानसिक तनाव

स्वस्थ जीवन के लिए तनाव-रहित होना परम आवश्यक है।

तनाव से स्नायु-तंत्र, पाचन-क्रिया, निद्रा, रक्त-चाप, माँसपेशियों, अंतःस्रावी ग्रन्थियों इत्यादि पर बहुत ही प्रतिकूल प्रभाव पड़ता है। इससे शरीर में विष (Toxicity) पैदा हो जाता है जो विभिन्न अनगिनत रोगों का कारण बनता है।

तनाव से होने वाले मुख्य रोग :-

(1) उच्च रक्तचाप (High Blood Pressure)
(2) हृदय रोग (Heart Disease)
(3) दमा (Asthma)
(4) आधे सिर का दर्द (Migrain)
(5) स्पोंडलाइसिस (Spondylosis)
(6) अम्लता (Acidity) पेप्टिक अल्सर (Peptic Ulcer)
(7) महिलाओं में मासिक धर्म की अनियमितता
(8) अनिद्रा
(9) मधुमेह (Diabetes)
(10) कमर दर्द
(11) कन्धों का दर्द
(12) स्थाई थकान
(13) अवसाद (Depression)
(14) दिमागी दुर्बलता
(15) कमजोर दृष्टि
(16) वीर्य की कमी या बुढ़ापा
(17) कब्ज
(18) खाँसी-जुकाम

यह जानकर आश्चर्य होगा कि जितने भी जन्मजात मंद-बुद्धि हैं, उनको अधिकतर किसी भी प्रकार की शारीरिक व्याधि नहीं होती। यह उदाहरण इस बात का संकेत है कि जिन्हें मानसिक तनाव नहीं होता, वह अधिकतर रोगों से मुक्त रहते हैं।

मानसिक तनाव के लक्षण :-

1. नींद न आना या नींद का बार-2 टूटना या खराब स्वप्न इत्यादि

2. चिड़चिड़ापन एवं क्रोध
3. सिरदर्द या सिर भारी रहना
4. किसी भी प्रकार का नशा करना
5. अपनी समस्याओं को गाते रहना
6. किसी भी विषय या काम में मन न लगना
7. समय खराब करना तथा काम टालना
8. नाखून चबाना
9. नकारात्मक सोच
10. बे-मतलब के उल्टे सीधे विचार आना
11. बड़ी-बड़ी डींगे हाँकना
12. किसी भी समस्या के आते ही घबरा जाना
13. अनिष्ट की आशंका बने रहना
14. याददास्त कमजोर होना
15. असावधानी से वाहन चलाना
16. सामाजिक, पारिवारिक एवं व्यावसायिक कार्यों में रुचि न लेना
17. असुरक्षा की भावना
18. बैठे-बैठे घुटने हिलाना
19. बार-बार उत्तेजक पदार्थ चाय, कॉफी इत्यादि लेना
20. जल्दी-जल्दी पलकें झपकना
21. संकोची स्वभाव

मानसिक तनाव के कारण :-

1. अस्वस्थ शरीर
2. तुलनात्मक दृष्टिकोण एवं प्रतिस्पर्धा, कडवाहट व ईर्ष्या की भावना
3. नकारात्मक नजरिया
4. कार्य की अधिकता
5. असफलता का भय
6. बेकारी एवं अन्य वित्तीय समस्याएँ
7. इच्छाओं का पूर्ण न होना
8. अत्यधिक महत्वाकांक्षी स्वभाव
9. किसी भी प्रकार का नशा
10. असुरक्षित वातावरण एवं असहयोगी राहकर्मी

11. दूसरों की बात में आसानी से आ जाना
12. गैरकानूनी काम-धन्धा
13. भावुक होना (हर छोटी बात को दिल से लगाना)
14. रूखे स्वभाव वाला साथी
15. कार्य-स्थल पर शोर-शराबे वाला माहौल
16. नीचे काम करने वाले अयोग्य लोग
17. यौन संबंध या प्रेम सम्बन्धों में विफलता
18. अपमान, तानाजनी एवं नाराजगी
19. असत्य बोलना
20. टेलीवीजन द्वारा अवचेतन मस्तिष्क पर दुष्प्रभाव

तनाव से मुक्ति :-

1. तनाव से मुक्ति पाने का सबसे आसान तरीका है-सकारात्मक नजरिया।

2. प्रातः भ्रमण, व्यायाम, योगासन, प्राणायाम, ध्यान, शवासन एवं योग निद्रा मानसिक तनाव दूर करने में अधिक उपयोगी हैं।

3. अपनी खुशियों का नियंत्रण (Remote Control) अपने ही हाथों में रखें न कि दूसरों के हाथों में। यदि आप दूसरों की किसी भी बात से तनाव ग्रसित हो जाते हैं तो इसका सीधा अर्थ है कि आपकी खुशियों का नियंत्रण दूसरों के हाथों में हैं।

4. समस्याओं की जड़ (मूल कारण) तक पहुँचने का प्रयास करें एवं उनका हल ढूंढें क्योंकि समस्यायें अपने समाधानों के साथ ही आती हैं।

5. कौन गलत या सही है, इसकी चिन्ता न करें बल्कि क्या गलत या सही है, इसका विचार करें।

6. दूसरे के दृष्टिकोण को समझने की कोशिश कीजिए क्योंकि आप अपने-आप को बदल सकते हैं दूसरों को नहीं।

7. आवश्यक कार्यों को उनके अति-आवश्यक बनने से पहले ही निपटाईये। कार्यों का विभाजन एवं चयन करना सीखिए।

8. समय का सदुपयोग कीजिए।

9. योग्य कर्मचारियों का चयन करें।

10. एक समय पर बहुत कुछ करने की कोशिश न करें। केवल उतना काम लें, जितना आप कर पाने में सक्षम हों।

11. आप किसी भी स्थिति में हों, उन्नति का अवसर सदैव रहता है।

12. जब कोई आपके दोष बताये तो उसका स्वागत कीजिये क्योंकि वह आपके हित में है।

13. सत्य कभी नष्ट नहीं हो सकता। आप सत्य पर हैं तो किसी भी परिस्थिति में कोई चिन्ता करने की आवश्यकता नहीं।

14. अनासक्ति से तनाव नहीं होता।

15. परिस्थितियों के साथ समझौता कीजिए।

16. यदि आप दूसरों के जीवन में प्रसन्नता एवं शान्ति लाने का प्रयास करते हैं तो आप स्वयं मानसिक सुख व शान्ति का अनुभव करेंगे।

17. जब कोई चिन्ता सताये तो उस विषय पर सोचना बंद करके किसी अन्य विषय पर ध्यान लगाइये क्योंकि एक ही विषय पर बहुत देर तक सोचते रहने से तनाव बढ़ता जाता है।

18. क्षमाशील एवं सहनशील बनिये एवं सदा मुस्कुराइये।

19. बच्चों के साथ बच्चा बन कर खेलने का आनंद लीजिये।

20. अपनी कुछ रुचियाँ (Hobbies) रखें जो आपको आनन्द देती हों, जैसे–अच्छी पुस्तकें पढ़ने का शौक इत्यादि।

21. मधुर और शांतिदायक संगीत भी तनावग्रस्त और थके-हारे मन को राहत प्रदान करता है।

22. तनाव में झूला कुर्सी (Rocking Chair) पर झूलने से हल्केपन की अनुभूति होती है और मानसिक आनन्द का अनुभव होता है।

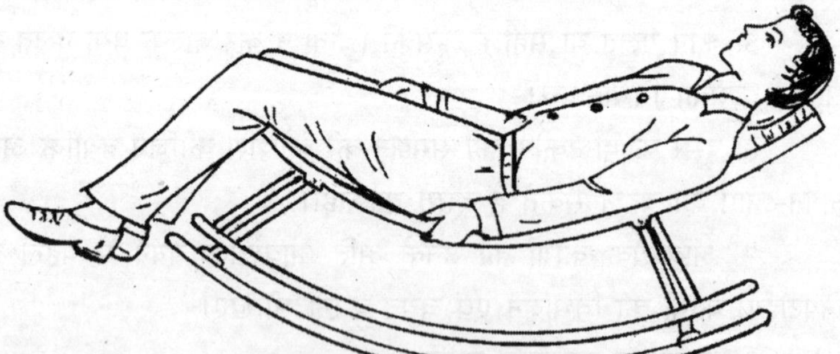

झूला कुर्सी

23. बीमा (Insurance) द्वारा आज ही निम्नलिखित वित्तीय (Financial) समाधान करें।

बच्चों की उच्च शिक्षा एवं विवाह,

बीमारी या दुर्घटना में अस्पताल इत्यादि का खर्च,

दुर्घटना, अपंगता इत्यादि में आय का प्रयोजन,

निवृत जीवन (Retired Life) के लिये प्रयोजन, आकस्मिक कोष (Emergency Fund), कमाने वाले की असमय मृत्यु हो जाने पर उसके परिवार की आय बनी रहना इत्यादि इत्यादि।

विचारों का स्वास्थ्य पर प्रभाव

मनुष्य जैसे विचार रखता है, वैसा ही बनता है। विचारों का स्वास्थ्य पर घनिष्ठ प्रभाव पड़ता है। जो लोग विषय-भोग, कामुकता, अश्लीलता के भाव मन में लाते रहते हैं या इस प्रकार की बातचीत या मनोरंजन करते रहते हैं वे कभी उत्तम स्वास्थ्य प्राप्त नहीं कर सकते। चिन्ता, क्रोध, भय, निराशा, असंतोष, द्वेष, दुर्भावना, लोभ, अहंकार इत्यादि गलत विचार भी रोगों के प्रमुख कारण हैं।

गलत विचारों से होने वाले कुछ रोगों के उदाहरण :-

चिन्ता से-उच्च रक्तचाप, हृदयरोग, मधुमेह, अनिद्रा इत्यादि

भय से-युवावस्था में बाल सफेद, कम उम्र में बुढ़ापा इत्यादि

क्रोध से-पेट तथा आंत में छाले (अल्सर) इत्यादि

लोभ से-अपच, दस्त इत्यादि

निराशा से-अपच, संधिवात इत्यादि

कुछ लोग केवल गलत विचारों के कारण ही रोग भोगते हैं। ऐसे रोगियों के शरीर की कितनी भी उचित चिकित्सा की जाये, फिर भी उन्हें तब तक स्वास्थ्य प्राप्त नहीं होता है, जब तक कि उनके विचारों में सुधार नहीं हो पाता है।

बुरी भावना से जिस प्रकार विभिन्न रोग पैदा होते हैं, उसी प्रकार अच्छी भावना से विभिन्न रोग अच्छे हो जाते हैं।

यदि अर्धचेतन मस्तिष्क (Sub-Concious Mind) में विश्वास पैदा हो जाये कि रोग अच्छा हो रहा है तो निश्चित ही रोग अच्छा हो जायेगा। इसके द्वारा एक-दो नहीं बल्कि सभी तरह के रोग अच्छे किये जा सकते हैं। अतः रोगी चाहे किसी भी रोग से ग्रसित क्यों न हो, स्वास्थ्य की भावना का अभ्यास उसे अवश्य करना चाहिए।

दुनिया की किसी भी चिकित्सा प्रणाली से जो रोग अच्छा नहीं हो सकता, वह स्वास्थ्य की अच्छी भावना मात्र से अवश्य ठीक हो सकता है।

टेलीवीजन का अर्द्धचेतन मस्तिष्क पर बहुत गहरा प्रभाव पड़ता है। अतः इसके कार्यक्रमों को देखने का चुनाव और समय समझ कर करें।

सकारात्मक सोच
(Positive Thinking)

संसार में कुछ भी अच्छा या बुरा नहीं है, हमारा नजरिया ही उसे अच्छा या बुरा बनाता है। हमारे नजरिये के अनुसार संसार की हर वस्तु में गुण या अवगुण, अच्छाई या बुराई मिलेगी। गुण या अच्छाई को देखना सकारात्मक दृष्टिकोण है और अवगुण या बुराई को देखना नकारात्मक दृष्टिकोण है।

किसी भी देश, समाज या परिवार में तब तक एकता और प्रेम नहीं हो सकते, जब तक लोग एक-दूसरे के दोषों को देखते रहेंगे।

स्वच्छ मन वाला व्यक्ति दूसरों की विशेषताएँ देखता है, दूषित मन वाला दूसरों में बुराई ढूढ़ता है।

आशावादी व्यक्ति पीछे की बातों को ध्यान करके आगे की ओर बढ़ता है और निराशावादी व्यक्ति आगे की बातों को सोच कर पीछे की ओर लौटता है।

जिस मनुष्य की यह धारणा बन जाती है कि वह बीमार है तो निश्चय ही वह बीमार हो जाएगा जब कि उसमें रोग का कोई भी चिह्न नहीं है।

नकारात्मक विचारों से हमारी 95% क्षमता व्यर्थ चली जाती है। इसलिये नकारात्मक विचार हमारे सबसे बड़े दुश्मन हैं।

जैसे हमारे विचार होंगे, वैसा ही हम बोलेंगे। जैसा हम बोलेंगे, वैसा ही हम कार्य करेंगे। जैसा हम कार्य करेंगे, वैसी ही हमारी आदतें होंगी। जैसी हमारी आदतें होंगी वैसा ही हमारा चरित्र होगा। जैसा हमारा चरित्र होगा, वैसा ही हमारा भाग्य होगा।

सकारात्मक मनोवृत्ति के लाभ :-

1. तनाव कम हो जाता है।
2. हर परिस्थिति में आनन्द की अनुभूति होती है।
3. भाईचारे के अच्छे सम्बंध कायम होते हैं।
4. सम्पूर्ण व्यक्तित्व का विकास होता है।
5. सफलता की ऊँचाईयों पर पहुँचता है।
6. किसी भी समस्या से परेशानी नहीं होती क्योंकि सकारात्मक विचारों से समस्या का हल ढूढ़ने की कला आ जाती है।

7. सकारात्मक प्रोत्साहन तो बुरे आदमी को भी अच्छा बना देता है।

8. संसार में प्रत्येक व्यक्ति में कुछ-न-कुछ ऐसा गुण अवश्य होता है जो दूसरे में नहीं होता। सकारात्मक दृष्टिकोण से हर व्यक्ति के उस गुण की पहचानने की शक्ति आ जाती है।

9. सकारात्मक दृष्टिकोण वाले व्यक्ति को दुःख छू भी नहीं सकता।

10. काम करने की क्षमता बढ़ जाती है।

11. इससे सहनशीलता और आत्मविश्वास बढ़ता है।

12. इससे निर्णय लेने की क्षमता बढ़ जाती है।

13. रचनात्मक विचार-धारा का उदय होता है।

14. सकारात्मक सोच स्वयं को स्वस्थ रखने वाले हारमोन पैदा करती है जिससे रोग प्रतिरोधक शक्ति बढ़ती है।

चाहे आप किसी भी क्षेत्र में काम कर रहे हों, सफलता का आधार एक ही है-वह है-आप का नजरिया।

सकारात्मक मनोवृत्ति बढ़ाने के उपाय :-

1. याद रखें-अत्यधिक विरोधी परिस्थितियों में ही मनुष्य की परीक्षा होती है।

2. याद रखें-निंदक हमारा मित्र है और वह हमारे जीवन का कल्याण करता है क्योंकि वह हमारी निंदा करके हमें सतर्क करता है कि हम ठीक काम करें।

3. याद रखें -हर परिस्थति कुछ-न-कुछ सीखने का मौका देती है।

4. हर बात के मायने दो-"जो अच्छा लगे उसे अपना लो-जो बुरा लगे उसे जाने दो"-की पद्धति को अपनाएँ।

5. याद रखें-ठोकरें इन्सान को जीना सिखाती हैं।

6. परिवर्तनों को अपनाइये क्योंकि परिवर्तन प्रकृति का नियम है।

7. किसी भी व्यक्ति या हालात में कमियों और बुराइयों को देखने की बजाय उनकी सही चीजों और अच्छाईयों को देखना शुरू करें।

8. आप जो भी काम करते हैं, उससे प्यार करना सीखिये और उसे बेहतर करने की लगातार कोशिश करते रहिए।

9. किसी भी मेहमान के आने पर उसे अपने देश, समाज, परिवार एवं काम का दुखड़ा न सुनायें।

10. अन्य लोगों के विचारों में रुचि लीजिए, उनके दृष्टिकोण तथा सम्मतियों का स्वागत कीजिए।

11. अपने आपको दूसरों की परिस्थिति में रखकर निर्णय लेने का प्रयत्न कीजिए।

12. आशावादी बनिए।

13. दूसरों को दोष देना बन्द करें।

14. छोटी-छोटी बातों को नजर-अंदाज करें।

15. यदि कोई रुकावट आ जाये तो उसके समाधान के लिये दूसरा रास्ता खोजें या नया रास्ता बनायें।

16. असफलता ही सफलता की सीढ़ी है। बच्चा बार-बार गिरकर ही चलना सीखता है।

17. ऐसे लोगों से दूर रहिए जो हर बात में कमी निकालते रहते हैं या नकारात्मक बातें करते रहते हैं।

18. भगवान जो करता है अच्छा करता है - इस मनोवृत्ति से आप हर परिस्थिति में कुछ-न-कुछ अच्छाई ढूँढ ही लेंगे।

19. दूसरों को प्रोत्साहित करने की आदत डालें।

20. दैनिक जीवन में हमेशा सकारात्मक भाषा का प्रयोग करें, चाहे वह बोलने में हो या लिखने में हो।

21. अच्छी पुस्तकें पढें एवं अच्छे लोगों के संपर्क में रहें जिनके साथ कुछ सीखने को मिलता है।

22. सिर झुकाकर न चलें। सिर झुकाकर चलने से नकारात्मक विचार आते हैं।

23. जब भी कोई नकारात्मक विचार आये, तुरन्त उसे 'न' कहें या फिर उसे सकारात्मक में बदल दें।

रचनात्मक सोचना (Creative Thinking)

रचनात्मक सोचना–नये विचारों, नये तथ्यों या नये समाधानों की खोज करना है। रचनात्मक सोच से बुद्धि तीव्र होती है तथा मानसिक तनाव नहीं होता।

विचार शक्ति ही मनुष्य तथा अन्य पशुओं में भेद करने वाली होती है। मनुष्य की बुद्धि की परीक्षा केवल इसी बात से होती है कि वह कितनी सुगमता से कठिनाईयों पर विजय प्राप्त कर सकता है।

जिस मनुष्य का मस्तिष्क निर्णय करने की क्षमता नहीं रखता तो समझना चाहिए कि उसने अच्छी आदतों का अभ्यास नहीं किया। अर्थात् जिस मनुष्य के पास मष्तिष्क है, उसके लिए विचार करना भी अनिवार्य है।

अपनी शक्तियों को विकसित कीजिए, अपनी गुत्थी आप सुलझायें, गुत्थियों का हल अपने भीतर है।

सोचना ही आपकी मनोवृत्ति को निर्धारित करता है।

परिस्थितियों का तर्क–पूर्ण अध्ययन करने में आप अपना एक घन्टे का समय लगायेंगे तो काम करते समय आपको कई घन्टे का समय बच जायेगा।

हम दूसरों की बराबरी या नकल करने का निरर्थक प्रयत्न करते हैं। हमारे भीतर ऐसी शक्ति तथा कुछ ऐसे गुणों का संग्रह अवश्य मिलेगा जो दूसरे व्यक्तियों में नहीं मिल सकता। संसार के प्रत्येक व्यक्ति में कुछ–न–कुछ विशेषता अवश्य होती है। आप अपने आप का विश्लेषण कीजिए। यह भूल जाइये कि दूसरे क्या कर रहे हैं तथा वही कीजिए जिसे आप भली–भाँति कर सकते हैं। आपके भीतर जो विशेषता है, उसको प्रकाश में लाइये जिसकी संसार प्रतीक्षा कर रहा है। यही विशेषता आपका धन है क्योंकि आप आप ही हैं। आपकी पूर्ण समानता करने वाला कोई व्यक्ति संसार में नहीं है। उसी विशेषता के लिये आपको संसार से भारी पुरस्कार मिल सकता है।

जब हम किसी एक कार्य में सफलता प्राप्त कर लें तो हमें अपनी शक्तियों को किसी दूसरी दिशा में मोड़ देना चाहिये। यदि हमारा संघर्ष जारी नहीं रहेगा तो परिणाम–स्वरूप स्थिरता का समय उपस्थित हो जाएगा और हमारा पतन हो जायेगा।

रचनात्मक सोचने के तरीके :-

1. अकेले या कुछ व्यक्ति अपने सामने कोई भी दैनिक प्रयोग की वस्तु

रख लें तथा सोचना शुरू करें कि वह वस्तु और किस काम आ सकती है। इसे खेल का रूप भी दे सकते हैं।

2. इसी तरह कोई समस्या लेकर उसका विभिन्न हल ढूढ़ने का प्रयास करें।

3. किसी भी मंजिल पर पहुँचने का रास्ता ढूँढिये, नहीं तो रास्ता बनाईये।

4. सोचिए - कोई और भी बेहतर राह अवश्य होगी।

5. अपना लक्ष्य निर्धारित करें जो जीवन में बहुत आवश्यक है, फिर उसको मन तथा लग्न से पूरा करने में जुट जायें। स्वतः ही रचनात्मक सोचना शुरू हो जायेगा।

6. कुछ लोग मिलकर ऐसी बैठकें (Study Circle) रखें जिसमें विभिन्न विषयों पर विचारों का आदान-प्रदान हो।

7. बदलाव अवश्यम्भावी है जिसे हम रोक नहीं सकते, इसलिये आने वाले हालात के अनुसार हम अपने आपको पहले ही बदल लें।

8. मनुष्य अपने भाग्य का स्वामी है। वह अपनी कल्पना के अनुसार ही उसे बना सकता है। अपनी कल्पना का इस प्रकार उपयोग कीजिए कि आपको अपने कठिन तथा अपरिचित मार्ग में प्रकाश दिखाई पड़ने लगे।

9. मस्तिष्क को सदा सचेत रखिये। निरीक्षण कीजिए, परीक्षण कीजिए और विचार कीजिये। तथ्यों के आधार पर अपना मत निर्धारित कीजिए।

10. सकारात्मक मनोवृत्ति (Positive Atitude) को बढ़ावा दें।

11. कुछ ऐसा कीजिए जो दूसरे न कर सकें।

12. सफल व्यक्तियों की सफलता की विशेषता खोज निकालिए और अपनाइये।

13. शिकायत करने के साथ साथ उसका हल भी बतायें।

14. किसी भी नई वस्तु और विषय के बारे में जानने को उत्सुक रहिये।

15. जितना ज्यादा से ज्यादा हो सके ऐसे लोगों के साथ रहिये जो रचनात्मक हैं।

16. बनाये हुये रास्तों पर तो सभी चलते हैं कोई नया रास्ता बनाइये।

स्मरण शक्ति

ध्यान रखिये कि उत्तम स्वास्थ्य ही उत्तम स्मरण शक्ति का ठोस आधार है। सजग मस्तिष्क के लिए अधिक-से-अधिक व्यायाम तथा शुद्ध वायु की आवश्यकता है।

स्मरण शक्ति के लिए जितना ही अधिक प्रयत्न किया जाएगा, वह उतनी ही उत्तम होती जाएगी। हमको संसार का ज्ञान ज्ञानेन्द्रियों द्वारा ही प्राप्त हो सकता है। अतः यह आवश्यक है कि उनको सजग बनाया जाए।

जिस बात को आप स्मरण रखना चाहते हैं, उसके सम्बंध में स्पष्ट तथा विस्तृत भावना बनाईये। नाम को स्मरण रखना चाहते हैं तो एकान्त में उसे लिख लीजिए। इसके उपरान्त नाम और वस्तु का सम्बंध जोड़िये।

सफल तथा आनन्दमय जीवन का रहस्य हमारी रुचि में ही विद्यमान है और यह रुचि उत्तम स्मरण-शक्ति का रहस्य है। यदि आप साहस तथा उत्साह के साथ किसी बात को सीखेंगे तो उसको स्मरण रखने में भी आप को सरलता रहेगी।

ज्ञान मुद्रा एवं ध्यान से स्मरण शक्ति बहुत ही ज्यादा विकसित होती है।

इच्छा शक्ति एवं लक्ष्य

शारीरिक, मानसिक, आध्यात्मिक या भौतिक सफलता के लिए इच्छा शक्ति एवं लक्ष्य की आवश्यकता है। जीवन में जिसका कोई लक्ष्य नहीं है, वो बिना इंजन की गाड़ी के समान है। दुर्बल इच्छा-शक्ति वाला व्यक्ति किसी प्रकार का निर्णय करने में अयोग्य होता है अथवा किए हुए निर्णय को कार्यान्वित करने में असमर्थ रहता है।

बिना इच्छा शक्ति एवं लक्ष्य वाले व्यक्ति जब कोई काम कर रहे होते हैं, तब सोचते हैं कि हमें यह काम नहीं करना चाहिए और जब कोई काम नहीं कर रहे होते हैं, तब विचार आता है कि इसे करना चाहिए। ऐसे व्यक्तियों में आत्महीनता की भावना अधिकार जमा लेती है। अतः वे वचन और कर्म से अत्यंत संकोची हो जाते हैं जिससे वे अधिक प्रगति नहीं कर पाते।

याद रखें-जैसा हम बनाते हैं, वैसा ही संसार बनता है, जैसा हम बिताते हैं, वैसा ही हमारा जीवन बीतता है।

जिस व्यक्ति का ध्यान दृढ़ इच्छा शक्ति से अपने उद्देश्य में लगा रहता है, उसका मन इधर-उधर की बातों में नहीं भटकता।

किसी कार्य को करने के लिए वर्तमान से बढ़कर उपयुक्त समय और कोई नहीं है।

यदि आपकी त्रुटि एक क्षेत्र में आपका विकास रोकती है तो दूसरी दिशा में प्रगति करके आप उस कमी को पूरा कर सकते हैं। बाधाओं पर विजय प्राप्त की जा सकती है।

जब हम इच्छा शक्ति से समय निर्धारित करते हुये अपना लक्ष्य बनाते हैं एवं उसे पूरा करने में लग जाते हैं तो हमारा अर्द्धचेतन मन (Sub Conscious Mind) बहुत तेजी से काम करता है तथा अपने आप नये-नये रास्ते खोजता है अतः सफलता अवश्य मिलती है।

चरित्र निर्माण

संसार में वही जीव निरोगी रहता है जो अपना जीवन चरित्रमय बिताता है। चरित्र या नैतिकता मनुष्य के भीतर एक ऐसी शक्ति का स्रोत है जो उसको कठिनाईयों में साहस प्रदान करती है।

चरित्र निर्माण और नैतिक मूल्यों की शिक्षा कच्ची उम्र के साथ-साथ आती है।

केवल धार्मिक उपदेशों, नैतिक शिक्षाओं इत्यादि को सुनने से कुछ नहीं होता, जब तक उन्हें व्यवहार में न लाया जाये।

प्रसिद्ध होने के बजाय चरित्रवान होना अधिक अच्छा है।

समय बिताने का ढंग तथा सत्य विचार आपके चरित्र का ब्यौरा देते हैं।

मनुष्य का चरित्र उसकी वाणी से प्रकट हो जाता है।

मनुष्य की विचार-धारा ही उसके चरित्र का निर्माण करती है।

सच्चाई सर्वोत्तम वस्तु है, पर चरित्र उससे भी ऊपर है।

चरित्र एक वृक्ष है, यश उसकी परछाई।

चरित्रवान अपने दोषों को सुनना पसंद करते हैं।

इन्सान का चरित्र उसकी उस बात से मालूम हो जाता है कि वह किस संगत में रहता है तथा कौन-सी संगत से दूर रहता है।

हँसना-स्वास्थ्यवर्धक

हँसना एक ऐसा दिव्य गुण है जो जीवित प्राणियों में केवल मनुष्य के पास है।

हँसना एवं मुस्कराना क्रोध पर विजय दिलाता है।

जो मनुष्य सदैव खुश रहता है, वह सबको प्यारा लगता है।

स्वस्थ रहना हो तो दिल खोलकर हँसें। प्रतिदिन दर्पण के सामने पाँच मिनट विभिन्न मुद्राओं में हँसने का अभ्यास करें।

हँसने से तनाव दूर होता है, मन को शान्ति मिलती है, हृदय रोग से बचते हैं एवं चेहरा सुंदर बनता है। ठहाका लगाकर हँसने से पेट के अनेक विकार दूर होते हैं। इसलिये दिन में कम-से-कम तीन बार ठहाका लगाकर हँसना चाहिए।

प्रयत्न कीजिये कि बात करते हुये, चलते हुये, बैठे हुये, खड़े हुये और हर समय आप अपने चेहरे पर स्वाभाविक मुस्कराहट रखें। इससे आप हमेशा सकारात्मक रहेंगे। क्योंकि मुस्कराने से शरीर की रासायनिक संरचना में इस प्रकार का परिवर्तन हो जाता है कि तनाव में रहना असंभव हो जाता है।

मुस्करा कर जिन्हें गम का जहर पीना आ गया,
ये हकीकत है जहाँ में, उनको जीना आ गया।

आकर्षक सौन्दर्य के लिए

आकर्षक सौन्दर्य भीतरी और बाहरी सौन्दर्य का मिला-जुला रूप है। रसायन युक्त सौन्दर्य प्रसाधनों के प्रयोग से कुछ समय के लिये तो सुन्दरता नजर आती है परन्तु बाद में उसके विपरीत प्रभाव नजर आते हैं। चर्म रोग विशेषज्ञों के अनुसार सौन्दर्य प्रसाधनों से खराब हुई त्वचा के रोगी कुछ ज्यादा ही आने लगे हैं। सफेद बालों को काला करने के लिये जो रसायन इस्तेमाल होते हैं, उनसे आँखों की रोशनी पर बहुत बुरा प्रभाव पड़ता है।

प्रसन्नता के समान कोई भी सौन्दर्य प्रसाधन नहीं है। अतः क्रोध एवं मानसिक तनाव को बिल्कुल निकाल देना चाहिए एवं सकारात्मक सोच अपनाएँ। भारतीय प्राकृतिक सौन्दर्य के तरीके अपनायें।

आजकल पश्चिमी देशों के लोग भी भारतीय प्राकृतिक सौन्दर्य को अपना रहे हैं।

सौन्दर्य निखारने के प्राकृतिक प्रयोग–

(1) मनुष्य के मुख की छवि उत्तम आहार पर निर्भर करती है। हरी सब्जियों, सलाद, फल, फलों के रस, अंकुरित अन्न आदि के यथोचित सेवन से न केवल मुख का स्वाभाविक सौंदर्य, लालिमा एवं आकर्षण होता है अपितु वृद्धावस्था तक भी मुख की झुर्रियों एवं सामान्य विकृतियों से बचा रहता है।

(2) अधिक मिर्च-मसालेदार, नमकीन, तली भुनी, मिठाई, खोये की वस्तुओं से बने खाद्य आपके सौन्दर्य के लिए घातक हैं।

(3) बीस-पच्चीस ग्राम किशमिश रात्रि को पानी में भिगो दें। सवेरे यह किशमिश खायें और जल पीयें। चेहरा टमाटर की तरह लाल होगा।

(4) कब्ज रहना, रात को नींद न आना, अधिक समय तक जागते रहना, बदहजमी आदि आपकी सुन्दरता के दुश्मन हैं।

(5) हल्का व्यायाम करें, खुली हवा में गहरी लम्बी साँस लें।

(6) चेहरे को सुन्दर बनाने के लिये एवं चेहरे की झुर्रियाँ मिटाने के लिये चेहरे की तरह-तरह की आकृति बनाने का अभ्यास कीजिये।

(7) चेहरे पर पाउडर, क्रीमों व विभिन्न रसायनों से बने सौंदर्य प्रसाधनों के प्रयोग से बचें। इसके सतत प्रयोग से त्वचा के रोम-छिद्र बन्द हो जाते हैं और त्वचा का स्वाभाविक सौंदर्य नष्ट हो जाता है।

(8) नहाते समय पैर के तलवों को किसी भी पत्थर या झावे से रगड़ें जितना हमारा तलवा चमकेगा उससे अधिक हमारा चेहरा दमकेगा।

(9) बेसन, हल्दी, सरसों का तेल, नींबू का रस एवं दूध का उबटन लगाकर नहायें। चेहरे की झाईयाँ हट जाती हैं तथा रंगत में निखार आता है।

(10) दो सप्ताह में एक बार चिकनी मिट्टी या मुलतानी मिट्टी से नहाना चाहिए। दुनिया में इससे उत्तम शैम्पू कोई नहीं है।

(11) फूलों को सुखाकर, पाउडर बनाकर, मुलतानी मिट्टी के साथ मिलाकर लेप करने से बहुत ही ज्यादा निखार आता है।

(12) कच्चे दूध से चेहरे गर्दन एवं शरीर पर मालिश करके नहाने से त्वचा में चार चाँद लग जाते हैं।

(13) त्वचा तैलीय है तो त्वचा पर बेसन एवं शहद का लेप लगाएं। थोड़ा-सा सूखने के बाद रगड़ कर छुड़ायें और फिर अच्छी तरह धो डालें।

(14) खुश्क त्वचा पर दही, शहद व बेसन का लेप लगाकर 15 मिनट बाद धो डालें।

(15) बालों को दही से 10-15 दिन के अन्तराल में एक बार अवश्य धोना चाहिये। इससे बाल झड़ते नहीं तथा निखर जाते हैं।

(16) बालों को चाय की पत्ती का पानी उबालकर, छानकर तथा उस में नींबू निचोड़कर उस पानी से सिर धोना चाहिये इससे बाल सुन्दर व चमकीले बनते हैं।

(17) आँखों के नीचे का कालापन दूर करने के लिए वहाँ पर कच्चे आलू की फाँके रखने से काले धब्बे दूर होंगे।

(18) खीरे का रस व नींबू का रस मिलाकर चेहरे पर लगाने से चेहरा चमक उठेगा।

(19) रूसी (Dandruff) के लिये खोपड़ी की त्वचा पर नित्य दो बार आँवला, शरीफा की पत्ती, शिकाकाई और भृंगराज पीसकर लगायें तथा एक घण्टे बाद गुनगुने पानी से धोने के बाद रगड़कर धूप में सुखाना चाहिए।

(20) कच्चे दूध की मलाई को आप कोल्ड क्रीम के स्थान पर इस्तेमाल कर सकते हैं।

(21) संतरे के छिलके को धोकर सुखा कर उसे कच्चे दूध में मिलाकर चेहरे पर लगायें इससे त्वचा का रूखापन दूर होता है।

(22) जीरे को उबालकर उस पानी से मुँह धोने से चेहरे पर निखार आ जाता है।

(23) तुलसी के पत्तों के रस में नींबू का रस मिलाकर चेहरे पर लगाने से झाईयां दूर होती हैं।

(24) दूध की मलाई में हल्दी मिलाकर चेहरे पर लगाने से दाग, धब्बे एवं झाईयां दूर होती हैं।

(25) गोरा होने के लिए सुबह व दोपहर टमाटर का रस पीना चाहिये।

(26) सप्ताह में एक बार चेहरे को वाष्प क्रिया से साफ करके फिर पानी में नींबू रस मिलाकर लगायें। इसमें त्वचा के रोम छिद्र खुल जायेंगे और चेहरा खिल उठेगा।

सर्दियों में सौंदर्य रक्षा

सर्दी का मौसम आते ही शरीर सौन्दर्य को लेकर कई तरह की परेशानियाँ होने लगती हैं। इस मौसम में यदि शरीर सौन्दर्य पर ध्यान नहीं दिया गया तो त्वचा फटने लगती है व सूखी हो जाती है। सर्दी का मौसम आने के पूर्व ही यदि सौंदर्य पर ध्यान दिया जाए तो परेशानी नहीं होती। त्वचा में रूखापन आने का मुख्य कारण यह है कि त्वचा के नीचे की तेल-ग्रन्थियाँ और रक्त-प्रवाह मंद हो जाता है।

अपनी दिनचर्या में निम्नवर्णित बातों का पालन करें तो इन परेशानियों से बचा जा सकता है एवं छुटकारा मिल सकता है।

(1) सर्दी में त्वचा का नित्य घर्षण कर या तेल मालिश करके 15-20 मिनट धूप लेनी चाहिए।

(2) साबुन का प्रयोग न कर बेसन या मुल्तानी मिट्टी से बदन साफ कर गुनगुने पानी से स्नान करें और अंत में ठन्डे भिगोये तौलिये से बदन पोंछकर हथेली से रगड़कर सुखा लें।

(3) रात को सोते समय मुँह पर दूध की मलाई से मालिश करें।

(4) पैरों को 10 मिनट गर्म पानी में भिगोकर तेल की मालिश करें।

(5) ग्लिसरीन में थोड़ा नींबू डालकर हाथों की मालिश करें।

मातृत्व और शिशु पालन

सुन्दर, स्वस्थ एवं मेधावी संतान प्राप्ति के लिए माता-पिता का शारीरिक, मानसिक एवं आध्यात्मिक स्वास्थ्य ठीक होना चाहिए।

नारी के जीवन का महत्वपूर्ण समय गर्भावस्था का होता है। गर्भावस्था के समय कुछ आवश्यक बातें ध्यान में रखकर वह स्वस्थ रह सकती हैं तथा स्वस्थ शिशु को जन्म दे सकती है।

पति-पत्नी को गर्भाधान करने से पहले उत्तम आहार-विहार का पालन करके अच्छी मानसिकता और भावना रखते हुए ही गर्भाधान की क्रिया करनी चाहिए।

गर्भाधान के समय पुरुष का दांया सांस और स्त्री का बांया सांस चलता रहे तो निश्चय ही पुत्र होता है।

पुत्र हो या पुत्री, यह ज्यादा महत्वपूर्ण नहीं है। स्वस्थ और गुणवान संतान होना महत्वपूर्ण है।

माता अपने शिशु को जैसे आचार-विचार वाला बनाना चाहती है, उसे पूरे गर्भ-काल में और प्रसव के बाद स्तन-पान कराने वाले काल में वैसे ही आचार-विचार का पालन करना चाहिए ताकि बच्चे में वैसे ही संस्कार पैदा हो सकें।

गर्भावस्था में अपनायें :-

1. धूप, वायु, मिट्टी एवं पानी का व्यवहार नियमित रूप से करना चाहिए।
2. सदा चिन्ता मुक्त, तनाव रहित एवं प्रसन्न रहना चाहिए।
3. ढ़ीले, झिरझिरे, सूती कपड़े पहनना चाहिए।
4. किसी भी नशे का प्रयोग नहीं करना चाहिए।
5. हर प्रकार के व्यसन का त्याग कर देना चाहिए।
6. हल्का शारीरिक व्यायाम, प्रातः भ्रमण, नाड़ी शोधन प्राणायाम एवं अन्य सूक्ष्म व्यायाम अवश्य करने चाहिए एवं खुले में गहरी साँस लेनी चाहिए।
7. प्राकृतिक आवेग (मल, मूत्र, भूख, प्यास, नींद आदि) को न दबायें।
8. गर्भिणी के लिये भय अत्यंत ही हानिकारक है।
9. किसी की न तो निन्दा करें और न किसी की निन्दा सुनें।
10. ईर्ष्या, द्वेष एवं बदले की भावना से दूर रहें।
11. सकारात्मक, सात्विक एवं रचनात्मक विचारों को अपनाएँ।

12. शरीर में संचित गन्दगी नियमित रूप से निकलनी चाहिए।

13. दिन में अधिक न सोयें व रात्री में अधिक जागरण न करें।

14. गर्भवती को अच्छी पुस्तकों का अध्ययन एवं महापुरुषों के ऊँचे आदर्शों का चिन्तन-मनन करना चाहिए।

15. गर्भावस्था के दौरान संयम रखना चाहिए।

16. ऊँची एडी की चप्पलें या जूते नहीं पहनने चाहिये। इससे जल्दी थकान आती है और गर्भपात का डर रहता है।

17. त्वचा व पेट पर चिकनाई लगायें। इससे प्रसव के बाद त्वचा पर स्ट्रेच मार्क्स नहीं पड़ते।

18. हमेशा करवट से तथा घुटनों को थोड़ा मोड़कर सोयें।

गर्भिणी का आहार :-

1. चोकर समेत आटे की रोटी, बिना पालिश किया चावल एवं छिलका समेत दालों का प्रयोग करें।

2. चीनी एवं नमक का कम-से-कम प्रयोग करें। चीनी के बदले गुड़, शहद, खजूर, किशमिश, अंजीर, छुआरे इत्यादि का सेवन करें।

3. डिब्बा बन्द वस्तुएँ, मिठाईयाँ, तली-भुनी चीजें, मैदा इत्यादि गरिष्ठ एवं दुष्पाच्य भोजन को ग्रहण न करें।

4. कोला, चाय, कॉफी इत्यादि की जगह हर्बल चाय, नींबू शहद का शर्बत, ताजे फल सब्जियों का रस आदि श्रेष्ठ हैं। रोज डाभ का पानी पीने से बालक सुन्दर होगा।

5. अंकुरित मूँग-चना, मूंगफली, सूरजमुखी बीज, बादाम, पिस्ता, नारियल, अखरोट, तिल, दूध, दही, पनीर आदि लें।

6. भोजन में नित्य स्थानीय एवं मौसम के फल (संतरा, मौसमी, अन्नानास, रसभरी, फालसा, सेव, नाशपाती, तरबूज, खरबूजा, अंगूर, शहतूत, अनार, चेरी, आम, पपीता, चीकू, अमरूद, लीची, जामुन, शरीफा इत्यादि) अवश्य लें।

ताजी सब्जियों में टमाटर, मूली, गाजर, पत्ता गोभी, शलजम, टिंड़ा, परवल, गोभी, पालक, मेथी, चौलाई, सोयाबीन, बथुआ इत्यादि अवश्य लें।

7. भोजन का 70% भाग फल सब्जी ही होना चाहिए।

8. नियमित पालक सेवन करने से अपच, वमन, गर्भपात इत्यादि नहीं होते, तथा गर्भ में बच्चे का विकास सही होता है। इसी तरह अंकुरित गेहूं को किशमिश के साथ खाने से लाभ होता है।

9. अधिकतर गर्भवती महिलाओं को आवश्यकता से अधिक भोजन कराया जाता है जो कई रोगों का कारण बन जाता है।

नव-प्रसूता के लिए :-

1. प्रसव के बाद प्रसूता को चालीस दिनों तक ठन्डे पानी का सेवन नहीं करना चाहिए। ठण्डे पानी का किसी भी रूप में उपयोग नहीं करना चाहिए।

2. रोज थोड़ा-सा अजवाइन खिलाने से प्रसूता की भूख खुलती है। आहार पचता है, अपान वायु छटता है, कमर दर्द दूर होता है और गर्भाशय की शुद्धि होती है।

3. प्रसूता को दिन में कई बार गर्म या गुनगुने पेय पीने चाहिये। जैसे-हरी सब्जियों का सूप इत्यादि।

4. प्रसूता का आहार सादा, हल्का एवं सुपाच्य होना चाहिए। दूध काष्टज फल एवं शहद इत्यादि उपयोगी रहते हैं।

शिशु की देखभाल :-

1. शिशु के सोने का स्थान शान्त, स्वच्छ और हवादार होना चाहिए।

2. शिशु को कोई वस्तु मुँह में रखकर नहीं सोने देना चाहिए।

3. शिशु को मुँह ढँक कर नहीं सुलाना चाहिए।

4. सोते हुए बालक को सहसा नहीं जगाना चाहिए।

माँ का दूध :-

डाक्टरों ने यह पाया कि शिशु के लिए माँ के दूध से बेहतर दूसरा कोई आहार हो ही नहीं सकता। यह न सिर्फ शिशु की तमाम आवश्यकताओं की पूर्ति करता है, बल्कि उसमें रोग प्रतिरोधक क्षमता भी विकसित करता है। इसकी जगह कोई दूसरा बाहरी आहार नहीं ले सकता और यह बात साबित हो चुकी है कि स्तन-पान सिर्फ शिशु के लिए ही नहीं, बल्कि माँ के लिए भी उतना ही लाभदायक होता है। वह माँ के सौंदर्य में वृद्धि करता है। उसे सुरक्षित अवधि तक गर्भधारण से बचाता है और बाद में स्तन की बीमारियाँ, यहाँ तक कि कैंसर जैसे रोगों से भी दूर रखता है।

दूध पिलाने से पहले स्तनों को गीले कपड़े से पोंछ लेना चाहिए। बच्चों को लेटकर दूध न पिलायें। इससे बच्चों में कानों के रोग होने का भय रहता है। दूध पिलाने के बाद बच्चे को कंधे से लगाकर उसकी पीठ थपथपा कर डकार (Belch) दिलायें, इससे बच्चा दूध नहीं निकालेगा।

बच्चों को बिना भूख दूध न पिलायें।

जब भी बच्चा रोये तो यह नहीं समझना चाहिए कि वह भूखा है।

लंबे समय तक अध्ययन करने के बाद यह पाया गया है कि जो बच्चे लम्बे समय तक माँ का दूध पीते हैं, उनकी कद-काठी बाद में बेहतर निकलती है। वे गणित में औसत छात्रों से बेहतर निकलते हैं और उनका आई-क्यू अधिक होता है।

जब तक शिशु साल भर का न हो जाए, तब तक माता नियमित रूप से स्तन-पान अवश्य कराती रहे तथा तब तक अपने आहार का विशेष ध्यान रखे जो सात्विक एवं पौष्टिक हो।

बच्चे के शारीरिक विकास की तालिका-

आयु	ऊँचाई	वजन
जन्म के समय	50 सेंटी मी.	2.75 कि. ग्रा.
1 वर्ष	73 सेंटी मी.	9.50 कि. ग्रा.
2 वर्ष	84 सेंटी मी.	12.75 कि. ग्रा.
3 वर्ष	94 सेंटी मी.	15.00 कि. ग्रा.
4 वर्ष	101 सेंटी मी.	16.75 कि. ग्रा.
5 वर्ष	104 सेंटी मी.	18.60 कि. ग्रा.
6 वर्ष	111 सेंटी मी.	20.40 कि. ग्रा.
7 वर्ष	117 सेंटी मी.	22.30 कि. ग्रा.
8 वर्ष	122 सेंटी मी.	25.00 कि. ग्रा.
9 वर्ष	127 सेंटी मी.	27.70 कि. ग्रा.
10 वर्ष	132 सेंटी मी.	30.40 कि. ग्रा.
11 वर्ष	137 सेंटी मी.	33.10 कि. ग्रा.
12 वर्ष	142 सेंटी मी.	35.80 कि. ग्रा.

नोट :- उपरोक्त तालिका में कम-ज्यादा का अन्तर हो सकता है।

शिशु-विकास के लक्षण :-

1. तीन मास की उम्र में अपनी गर्दन को सीधा रखना सीखता है।
2. लगभग छः महीने की उम्र में बैठना सीखता है।
3. नौ महीने की उम्र में पैरों के बल चलने लगता है, घिसटने लगता है तथा खड़ा होना सीखता है।
4. लगभग 10-11 महीने की उम्र में सहारा लेकर चलना सीखता है।

5. 12–13 महीने की उम्र में स्वतंत्र चलना सिखता है तथा छोटे शब्द मा, पा, टा इत्यादि का उच्चारण कर सकता है।

6. 15 महीने की उम्र में सरलता से दौड़ सकता है और छोटे-छोटे सरल शब्दों का उच्चारण कर सकता है।

7. दो वर्ष की उम्र में कुछ बोलना आ जाता है।

8. तीन वर्ष की उम्र में पूर्ण बोलना सीख लेता है।

दाँत निकलने का समय :-

बच्चों में 8 मास से 14 मास के बीच दाँत निकलने शुरू हो जाते हैं। जो ढ़ाई वर्ष तक निकलते हैं जिन्हें दूध के दाँत कहा जाता है। अधिकतर नीचे के दाँत ऊपर के दाँत से पहले निकलते हैं।

1 वर्ष की उम्र में–6 दाँत

1½ वर्ष की उम्र में–12 दाँत

2 वर्ष की उम्र में–18 दाँत

2½ वर्ष की उम्र में–20 दाँत

चार से छः वर्ष में दूध के दाँत धीरे-धीरे टूटने लगते हैं और नये दाँत आने लगते हैं। छठे वर्ष में प्रायः 28 दाँत होते हैं। युवावस्था में प्रायः बत्तीस दाँत होते हैं जो सर्वत्र निश्चित नहीं हैं।

बच्चों की विशेषताओं का विकास :-

बच्चों में नकल करने की प्रवृत्ति होती है। इसके लिये वह अपने माता-पिता या अन्य निकट रहने वाले को अपना आदर्श बना लेता है। उसी के आधार पर बच्चे में विशेषताएँ विकसित होती हैं।

चरित्र निर्माण और नैतिक मूल्यों की शिक्षा कच्ची उम्र के साथ-साथ ही आती है।

यदि बच्चा आलोचना के वातावरण में रहता है तो वह निंदा करना सीखता है।

यदि बच्चा प्रशंसा के वातावरण में रहता है तो तारीफ़ करना सीखता है।

यदि बच्चा झगड़े के वातावरण में रहता है तो लड़ना सीखता है।

यदि बच्चा सहनशीलता के वातावरण में रहता है तो धैर्य सीखता है।

यदि बच्चा बेहूदे और खिल्ली उड़ाने वाले वातावरण में रहता है तो वह संकोच करना सीखता है।

यदि बच्चा प्रोत्साहन वाले वातावरण में रहता है तो आत्म-विश्वास सीखता है।

यदि बच्चा शर्मिन्दगी के वातावरण में रहता है तो वह खुद को दोषी मानना सीखता है।

यदि बच्चा समर्थन करने वाले वातावरण में रहता है तो वह खुद को पसंद करना सीखता है।

यदि बच्चा पक्षपात रहित वातावरण में रहता है तो न्यायप्रिय होता है।

यदि बच्चा सुरक्षा के वातावरण में रहता है तो वह भरोसा करना सीखता है।

यदि बच्चा सहमति और दोस्ती के वातावरण में रहता है तो वह प्यार करना सीखता है।

नोट :- यदि माता-पिता अपने बच्चों को अच्छे संस्कार का वातावरण न दें तो वह पाप करते हैं।

जैसे-जैसे बच्चा बड़ा होता जाये :-

1. उसे उम्र अनुसार अच्छी पुस्तकें पढ़ने के लिए उत्साहित करें।

2. आप अपने अनुभवों को अपने बच्चों को जरूर बताइए पर बिना यह सोचे कि वे आपकी राय को मानें ही। यदि वे उसके विपरीत भी कार्य करते हैं और वह समाज विरोधी नहीं हैं तो आप उनका साथ दीजिए।

3. अपने बच्चे को घर के फोन पर जवाब देने की इजाजत दें।

4. अपने बच्चे को अपनी छोटी मोटी चीजों की स्वयं खरीददारी करने की इजाजत दें।

5. सोचिए-अपनी अपेक्षाओं को थोप कर क्या आप अपनी संतान के विकास में बाधा तो नहीं बन रहे हैं।

6. स्वयं को उसके स्थान पर रखकर देखिए।

7. अपने बच्चे को उसकी दिनचर्या की कोई भी एक घटना पर बात-चीत करने के लिए प्रोत्साहित करें और स्वयं भी किसी विशेष घटना पर उसके साथ विचार-विमर्श करें।

8. अपने बच्चे को नई-नई ऐतिहासिक जगह एवं प्रदर्शनी में लेकर जाएँ जिससे कि वे नए-नए विचारों और धारणाओं को ग्रहण कर सकें।

9. उसे पाठ्यक्रम से अतिरिक्त कार्यों में भाग लेने के लिए प्रोत्साहित करें जिससे कि बच्चे का सम्पूर्ण शारीरिक एवं मानसिक विकास हो सके।

10. उसकी गलतियों को माफ कीजिए और प्यार से यह समझाइये कि वह कहाँ गलत था जिससे कि वह दोबारा वही गलती न दोहराये।

11. उसको छोटे-मोटे मौकों पर विभिन्न विषयों की पुस्तकें दीजिए जिससे कि वह सृजनात्मक (Creative) बने।

12. उसको थोड़ा समय टी.वी. गेम्स इत्यादि खेलने दें लेकिन उसकी दिनचर्या पर देख-रेख रखें।

13. उसमें बड़ों के प्रति आदर का भाव विकसित करें।

14. छोटे-मोटे निर्णय लेने में अपने बच्चे की राय भी लें, इससे वह निर्णायक बनेगा।

15. अपने बच्चे के मन को जानने की कोशिश करें। जरूरी नहीं है कि हर बार वह अपनी समस्या आपके साथ बाँटे। उसके समीप जाइए और उसकी समस्या का रास्ता सुझाइये, इससे वह आपके और नजदीक आएगा।

16. अपने बच्चे को समय दीजिए। उसको व्यावहारिक ज्ञान से अवगत कराइये।

17. उसके दोस्तों को जानिए। क्या आपका बच्चा सही संगत में है?

18. उसकी बातों और समस्याओं को दिलचस्पी से सुनें।

19. अपने बच्चे की हर माँग को पूरा न करें, अन्यथा वह जिद्दी बन जायेगा।

20. उसको पैसों की एवं रिश्तों की अहमियत समझायें।

21. उसकी रुचि को जानिये और उसमें उसको बढावा दीजिए।

बच्चों की समस्याओं से सम्बंधित प्रश्नोत्तर

बच्चों के सम्बन्ध में दिन प्रतिदिन आने वाले कुछ आवश्यक प्रश्नों के उत्तर नीचे दिये गये हैं ताकि बच्चों में सम्बन्धित समस्याओं को आसानी से सुलझाया जा सके।

प्रश्न :- आम तौर पर यह धारणा है कि फल से बच्चों को सर्दी, जुकाम एवं खाँसी आदि रोग हो जाते हैं। क्या यह धारणा सही है?

उत्तर :- यह केवल भ्रम है। फल बच्चों को कोई हानि नहीं करता। फल से तो शरीर को सुरक्षित रखने के लिये पर्याप्त मात्रा में प्राकृतिक लवण, विटामिन एवं सुपाच्य शर्करा (जिसका कि अन्न में अभाव है) मिलती है, एक छोटा चम्मच संतरे का रस तो किसी भी आयु के बच्चों को दिया जा सकता है। जिन बच्चों के दाँत निकल आये हों और चबा सकें, वे भरपेट फल चबाकर खा सकते हैं।

प्रश्न :- बच्चे के लिए माँ का दूध पीना बन्द करने के लिए कोई निश्चित काल नहीं है, अतः इसके लिये कौन-सा ठीक समय होगा?

उत्तर :- बच्चे के दूध छोड़ने का समय सामान्यतः 9-10 मास की आयु होती है। उस समय नये दाँत भी निकल आते हैं ताकि वह फल को अच्छी तरह चबा सके। एक वर्ष तक माँ का दूध पीना अधिक सुरक्षित है।

प्रश्न :- क्या माँ का दूध पीने के दौरान ही बच्चे को फल एवं अन्य उपयोगी खाद्य दिया जा सकता है जिससे उसे किसी प्रकार की हानि न हो?

उत्तर :- यों तो एक छोटा चम्मच संतरे का रस बराबर दिया जा सकता है पर स्मरण रहे, संतरा मीठा हो। 6 मास के बच्चे को एक सन्तरे का रस चौथाई पानी मिलाकर दिया जा सकता है। ताजे फल का रस विशेषकर सन्तरा, आँवला, मौसमी इत्यादि दूध पीने के काल तथा बाद में भी दिया जा सकता है।

प्रश्न :- बच्चा लम्बा कैसे हो सकता है?

उत्तर :- रोजाना मालिश करना विशेषकर रीढ़ की हड्डी की। दीवार पर कोई निशान लगाकर, पंजे के बल खड़े होकर रोजाना उसे छूना और जब उस निशान को छू ले तब और ऊँचे पर निशान लगाकर कोशिश करना। अधिक समय खुली हवा में व्यतीत करना चाहिये। भोजन में कम-से-कम एक लीटर

दूध, चोकर समेत आटे की रोटी, फल तथा हरी सब्जी पर्याप्त मात्रा में होनी चाहिए।

प्रश्न :- बच्चों के हकलाने का कारण और निवारण क्या है?

उत्तर :- स्नायविक दुर्बलता, डराने व धमकाने से भयभीत होकर बच्चे हकलाने लगते हैं। इसके लिए बच्चों का आहार-विहार प्राकृतिक हो, नित्य धूप का सेवन, रीढ़ की मालिश एवं उनके साथ प्रेम एवं स्नेह का व्यवहार करना चाहिए।

प्रश्न :- क्या बच्चे को बोतल से दूध पिलाना चाहिए?

उत्तर :- नहीं पिलाना चाहिए, इससे उन्हें नुकसान ही होता है।

प्रश्न :- यदि नवजात शिशु श्याम वर्ण का हो तो?

उत्तर :- नित्य प्रति चिरौंजी का उबटन लगाइये। उबटन की कुछ मात्रा जैतून के तेल में मिला लें। इससे उसका रंग-रूप निखर आयेगा।

प्रश्न :- दाँत निकलते हुए बच्चे को दस्त की शिकायत हो जाती है। ऐसे समय में बच्चे का भोजन क्या होना चाहिए?

उत्तर :- दस्त होना इस बात का संकेत है कि बच्चे के अन्दर गन्द इकट्ठा है जो कि निष्कासित हो रहा है। माँ का दूध पीते हुए बच्चे के दाँत निकल रहे हों तो उसे माँ के दूध के अतिरिक्त कुछ नहीं देना चाहिए। या फिर, कैलशियम युक्त खाद्य एवं हरी सब्जी, शहद एवं फलों का रस देना चाहिए। दिन में चार बार शौच होना चाहिए।

प्रश्न :- दूध पिलाने वाली माँ का आहार क्या होना चाहिए?

उत्तर :- भोजन में फल एवं हरी सब्जियाँ प्रचुर मात्रा में होनी चाहिए। नशीली एवं उत्तेजक खाद्य, चाय, कॉफी, मिठाई, अचार एवं सिरका इत्यादि नहीं होना चाहिए अन्यथा इस भोजन से माँ तो अस्वस्थ होगी ही, साथ ही बच्चे पर भी प्रतिकूल प्रभाव पड़ेगा।

पेट एवं रक्त की सफाई के लिए फल, सब्जी एवं अंकुरित पर्याप्त मात्रा में लेना चाहिए ताकि आवश्यक फुजला एवं क्षार मिल सके।

सन्तरा भी अपने उच्च कोटि के शर्करा, प्रभाव तथा गुण के नाते महत्वपूर्ण स्थान रखता है और साथ ही इससे फुजला भी प्राप्त होता है। भोजन के साथ एक बड़ा चम्मच चोकर अथवा सेव, अमरूद, नाशपाती में से कोई एक फल अवश्य लेना चाहिए।

दूध यदि कम होता है तो दिनभर में ढ़ाई लीटर पानी, रसाहार, सब्जियों, फल तथा दूध में बादाम का सेवन करें तथा जीरा भूनकर खायें। चोकर सहित आटे की रोटी लेनी चाहिए।

प्रश्न :- क्या बच्चों का अँगूठा चूसना हानिकारक है?

उत्तर :- यह आदत बहुत ही हानिकारक है। इसके लिए बच्चे के अँगूठे में नीम की पत्ती पीस कर लगा दी जाती है या कुछ पहना दिया जाता है जिससे कि वह अँगूठा चूस न पाए। माँ के दूध में कैलशियम के अभाव के कारण बच्चा ऐसा करता है। इसलिए माँ को फल, सब्जी, दूध-दही इत्यादि प्रयोग करना चाहिए।

प्रश्न :- ग्रीष्म ऋतु में बच्चों को लू लगने से कैसे बचाया जाए।

उत्तर :- बच्चे को रोजाना दो बार स्पंज देना चाहिए अथवा शरीर ताप जितने जल में नहलाना चाहिए एवं बच्चे को प्रातः खुले में खेलने देना चाहिए।

प्रश्न :- बच्चे खाने एवं दूध पीने के पश्चात् शौच करते हैं। क्या यह रोग है।

उत्तर :- यह रोग नहीं है। भोजन करने एवं दूध पीने के दौरान पाचन-प्रणाली के सक्रिय होने के साथ ही पुट्ठों की पेशीय क्रमाकुंचन गति सक्रिय होने के फलस्वरूप शौच की हाजत होती है।

प्रश्न :- रोते हुए बच्चे के मुँह में चूसनी देने से वह चुप हो जाता है। क्या ऐसी चूसनी लगाना ठीक है?

उत्तर :- नहीं। चूसनी लगाना बिल्कुल गलत है। चूसनी से बच्चे को इन्फेक्शन हो सकता है। क्योंकि चूसनी के जरिये बच्चे के शरीर में कीटाणु और रोग होते हैं।

प्रश्न :- बच्चे को कोई टॉनिक पिलाना चाहिए या नहीं? यदि हाँ तो कितने महीने का होने पर शुरू करना चाहिए?

उत्तर :- यदि बच्चा माँ के दूध पर है एवं स्वस्थ्य है तो टॉनिक की कोई आवश्यकता ही नहीं है। यदि बच्चे का पेट ठीक न हो, दर्द करता हो तो किसी अच्छी कम्पनी का ग्राइप वाटर पिलाना चाहिए।

प्रश्न :- दो वर्ष के बच्चे को आहार में क्या क्या देना चाहिए।

उत्तर :- बच्चे के आहार में ताजे फल, हरी सब्जी, दूध, दही, मठा एवं थोड़ा अनाज होना चाहिए। शर्करा एवं मिठाई के बदले शहद या गुड़ देना चाहिए। इससे किसी प्रकार के प्रदाह का भय नहीं रहता है। 100-150 मिली. पानी एक बार में और दिन में कई बार बच्चे को पीने के लिए दें। बच्चे को गटागट निगलने की बजाय खूब चबा-चबाकर खाना सिखाएँ, बच्चा जब भी किसी भी कारण से रोये, उसे खिलाना नहीं चाहिए। इससे वह रोगी हो सकता है।

प्रश्न :- प्राय: देखा जाता है कि तीन मास के बच्चे को दूध पीने के बाद उल्टी हो जाती है। अत: इससे कैसे बचा जाए?

उत्तर :- भोजन के तुरन्त बाद बच्चों को उछालने, कन्धे अथवा कुहनी पर लेने से ऐसा होता है। बच्चों को अधिक झकझोरना नहीं चाहिए।

उसे लिटा देना चाहिए। यदि बच्चा कै का आदी है तो उसे भोजन के बाद विश्रामावस्था में लिटा देना चाहिए। प्राय: इसका कारण अधिक और जल्दी दूध पिलाना है। बच्चों को दूध पिलाने के पूर्व 2-4 छोटे चम्मच पानी पिलाना अनुकूल रहता है।

प्राकृतिक दिनचर्या

1. प्रातः काल सूर्योदय से पहले शीघ्र उठें तथा उठते समय बायीं करबट ही उठें।

2. जागने के तुरन्त बाद मुँह में स्वच्छ जल भरकर आँखों पर चालीस-चालीस बार छींटें मारिये। इससे दृष्टि कमजोर नहीं पड़ती और चश्मा पहनने वालों का चश्मा उतर जाता है।

3. तांबे या चांदी के बर्तन में रात का रखा हुआ पानी चार गिलास तक प्रातः ही शौच जाने से पूर्व पीना चाहिए। इससे कब्ज, बवासीर, रक्तपित्त, नेत्र सम्बंधी रोग, कफ से होने वाले रोग नहीं होते तथा बहुत से रोगों से छुटकारा मिलता है।

4. प्रातःकाल खाली पेट चाय बहुत हानिकारक है।

5. शौच समय पर अवश्य जायें। पेशाब करते समय एवं शौच जाते समय मसूड़े दबाकर रखने से दाँत मजबूत होते हैं एवं दाँतों के रोग नहीं होते। याद रखें, स्नान से पूर्व, शौच से पूर्व, सोने से पूर्व, भोजन एवं व्यायाम के बाद पेशाब अवश्य करें। शौच के बाद गुदा को 8-10 बार संकोचन करें इससे गुदा सम्बन्धी रोग एवं शीघ्रपतन इत्यादि नहीं होते।

6. सूर्य के सम्मुख मल-मूत्र का त्याग न करें। ऐसा करने से चर्म रोग हो जाते हैं।

7. हो सके तो रोज सप्ताह में एक बार तेल की मालिश अवश्य करें।

8. नीम की दातौन लाभकारी होती है। दाँत या जीभ साफ करते समय गले में स्थित तालू (Palate) की सफाई अँगूठे से अवश्य करनी चाहिए तथा गुनगुने पानी में नमक डालकर गरारे अवश्य करें। इससे आँख, कान, नाक एवं गले के रोग नहीं होते।

9. जब जब समय और अवसर प्राप्त हो, तब-तब प्रातःकाल धूप में खुले बदन अवश्य बैठें।

10. प्रातः भ्रमण अवश्य करें, टहलने की गति तेज रखें, खुले में गहरी साँसे अवश्य लें और योगासन करें।

11. स्नान से पहले सूखे तौलिये से दस मिनट सूखा घर्षण करना चाहिए तथा स्नान के बाद भी हथेलियों से रगड़कर शरीर को सुखायें, फिर तौलिये से पोंछे।

12. बिना भूख भोजन न करें एवं जब भी करें भूख से थोड़ा कम खायें।

13. ध्यान का अभ्यास अवश्य करें।

14. दिन में केवल दो बार भोजन करें जिसमें अधिकतर अपक्वाहार (फल, सब्जियाँ, ताजा हरे पत्ते, अंकुरित अन्नकण शहद इत्यादि) हों। यदि तीन बार ही करना पड़े तो नाश्ते में फल व उनके रस लें।

15. भोजन के बाद थोड़ी देर वज्रासन में बैठें या भोजन के बाद आठ साँस पीठ के बल लेटकर, सोलह साँस दाहिनी करबट लेटकर तथा बत्तीस साँस बायीं करवट लेटकर लें। इससे भोजन शीघ्र हजम होगा तथा वायुरोग नहीं होगा। रुकी हुई वायु का निष्कासन होगा। सायंकाल भोजन करने के बाद 100 कदम अवश्य टहलना चाहिए।

16. भोजन करने के बाद लकड़ी के कंघे से सिर को खुजलाने से बालों का जल्दी गिरना, पकना, सिरदर्द एवं सिर की खाज नहीं होती।

17. शारीरिक थकावट में आराम अवश्य करें। लगातार तीन घंटे काम करने के बाद थोड़ा विश्राम (शवासन आदि) कर लें तथा साप्ताहिक छुट्टी अवश्य मनायें।

18. कभी-कभी पानी को आचमन (Sip) करके पीयें।

19. दिन में एक-दो बार खुलकर अवश्य हँसे।

20. वस्त्र सादे सूती और स्वच्छ पहनें। ऊनी कपड़ा बदन में छूता हुआ न पहनें।

21. हर महीने कानों में सरसों के शुद्ध तेल की कुछ बूँदें डालनी चाहिये।

22. प्रतिदिन चार पाँच तुलसी एवं नीम की पत्तियाँ सेवन करने से रोग नहीं होते।

23. दिन में सोने की आदत न डालें।

24. अच्छे विचारों को अपने जीवन में उतारें। सकारात्मक विचार (Positive Thinking) अपनायें, इससे मानसिक तनाव नहीं होगा।

25. मन में निराशा को स्थान न दें। आशावादी बनें।

26. हारता वह है जो हिम्मत गँवा बैठता है।

27. रात को पानी पीकर एवं पाँव धोकर सोयें।

28. सोने से पहले मुख शुद्धि कर लें एवं तालू को साफ कर लें।

29. सोते समय उत्तर या पश्चिम की तरफ पैर करने चाहियें।

30. थोड़े सख्त बिस्तर पर सोयें एवं तकिया न लगायें या पतला तकिया लगायें।

31. अपनी बांयी करवट तथा पेट के बल (शिशु आसन में) सोने की आदत डालें।

32. बिस्तर के गद्दे-तकिये चादर आदि को कभी-कभी धूप में डालना चाहिए।

33. नींद आने पर ही सोना चाहिए।

34. बिस्तर पर पड़े-पड़े नींद की राह देखना रोग को आमंत्रित करना है।

35. सोते समय कभी भी मुँह नहीं ढँकिये।

36. नींद लाने के लिये कभी भी दवाई न लीजिये।

37. रात्री 10 बजे तक सो जाना चाहिए।

38. आवास-प्रकाश, वायु युक्त एवं स्वच्छ वातावरण में होना चाहिए।

भाग - 2

योग
हस्तमुद्रा विज्ञान
एवं
एक्यूप्रेशर

योग

भगवान शिव योग के आदि प्रणेता हैं।

''योगश्चितवृतिनिरोध:'' चित वृतियों का विरोध ही योग है।

''योग: कर्मसु कौशलम्'' कार्य में कुशलता ही योग है।

''समंत्वयोग उच्चते'' सुख और दुख में समान रहना ही योग है। याज्ञवल्क संहिता में जीवात्मा और परमात्मा के मिलन को योग कहा गया है।

योग से धर्म और विद्या की रक्षा होती है। योग के द्वारा ही ज्ञान प्राप्त किया जा सकता है। योग के समान कोई बल नही होता। बिना योग के मोक्ष असम्भव है।

शरीर में हल्कापन, रोग का न होना, शरीर में कांति बढ़ना, स्वर की मधुरता, शरीर से सुगन्ध आना व मल मूत्र का अल्प मात्रा में आना, इन लक्षणों से योग की पहली सिद्धि समझना चाहिए।

योग के आठ अंग हैं और योग के प्रवर्तक महर्षि पातंजलि ने उसी को अष्टांग योग का नाम दिया। उसके अंतर्गत (1) यम (2) नियम (3) आसन (4) प्राणायाम (5) प्रत्याहार (6) धारणा (7) ध्यान एवं (8) समाधि आता है।

(1) यम

यम द्वारा अन्य प्राणियों के साथ व्यावहारिक जीवन सात्विक और दिव्य बनता है। इसके पाँच अंग है।

(i) अहिंसा : मन, वाणी तथा शरीर से किसी भी प्राणी को दुख न देना अहिंसा है।

(ii) सत्य : कपट एवं छल रहित व्यवहार ही सत्य है।

(iii) अस्तेय : चोरी न करना अस्तेय है। उचित पारिश्रमिक न देना भी चोरी है।

(iv) ब्रह्मचर्य : मन, वाणी और शरीर से होने वाले सब मैथुनों का सब अवस्थाओं में त्याग करके सब प्रकार से वीर्य की रक्षा करना ब्रह्मचर्य है।

(v) अपरिग्रह : अनावश्यक सामग्री का संचय न करना ही अपरिग्रह है।

(2) नियम

नियमों का सम्बंध केवल अपने व्यक्तिगत शरीर, इंद्रियों तथा अंत:करण के साथ होता है। इनके यथार्थ पालन से चित्त सात्विक, पवित्र और दिव्य हो जाता है। इसके भी पाँच उपांग हैं।

(i) शौच : शरीर की बाहरी एवं भीतरी शुद्धता।

(ii) संतोष : फल की प्राप्ति में संतुष्ट होना।

(iii) तप : कर्तव्य पालन में दृढ़ होना।

(iv) स्वाध्याय : अपने जीवन का नियमित अध्ययन जिससे अपने कर्तव्य का बोध हो सके।

(v) ईश्वर प्राणिधान : ईश्वर के शरणागत हो जाना।

(3) आसन

आसन का सम्बंध शारीरिक क्रिया से है। इसके द्वारा शरीर की चंचलता, अस्थिरता, आलस्य और भारीपन हटकर शरीर में सात्विक प्रकाश और दिव्यता उत्पन्न होती है। विश्व में यौगिक आसनों से बढ़कर ऐसी कोई प्रक्रिया अभी तक नहीं खोजी जा सकी है जो विशेषकर अंतस्रावी ग्रंथियों (Endocrine Glands) को इतनी सूक्ष्मता से सुप्रभावित कर सके।

षट कर्म :- आसनों के लिये शरीर का शोधन अनिवार्य है। षट कर्मों के अभ्यास से शरीर के सम्पूर्ण मल दूर हो जाते हैं।

1. बस्ति : गणेश क्रिया (अंगुली से गुदाद्वार में तेल लगाना) करके, बांस या प्लास्टिक की खोखली नली (6 अंगुली लम्बी) का आधे से ज्यादा भाग गुदा के अन्दर डाल कर, पानी में उत्कटासन में बैठकर, उड्डियान बन्ध लगाकर एवं मध्यम नौलि निकाल कर जल बड़ी आँतों में खींचते हैं। फिर बाँस की नली को बाहर निकाल कर बार-बार नौलि घुमाकर शौच जायें। इस क्रिया को चार पाँच बार करके फिर मयूरासन द्वारा बचे पानी एवं वायु को बाहर निकालें।

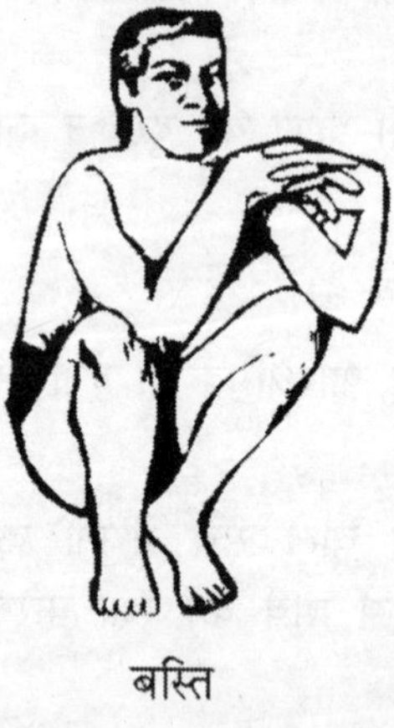

बस्ति

लाभ :- कुपित वायु एवं कब्ज का नाश होता है। चेहरे की कांति बढ़ती है। प्लीहा (Spleen), यकृत (Liver), गुदा एवं उदर (Stomach) के समस्त रोग दूर होते हैं।

नोट : आजकल बस्ति की जगह पानी का एनीमा भी किया जाता है।

2. कुन्जल : कागासन (उकड़ूं) में बैठ कर पेट भर गर्म पानी पीकर फिर खड़े होकर झुक जायें। तत्पश्चात् बांये हाथ को पेट पर रखकर दाँये हाथ की तीन अंगुलियों (तर्जनी, मध्यमा एवं अनामिका) को मिलाकर मुख के अन्दर छोटी जीभ पर घुमायें। जब पानी बाहर निकलने लगे तो अंगुलियाँ बाहर निकाल लें। जब तक पानी निकलता रहे तब तक अंगुलियाँ बाहर रखें। उसके तुरंत बाद फिर तीनों अंगुलियाँ छोटी जीभ पर घुमायें, जब तक कि सारा पानी बाहर न निकल जाये। बार-2 ऐसा करते रहें।

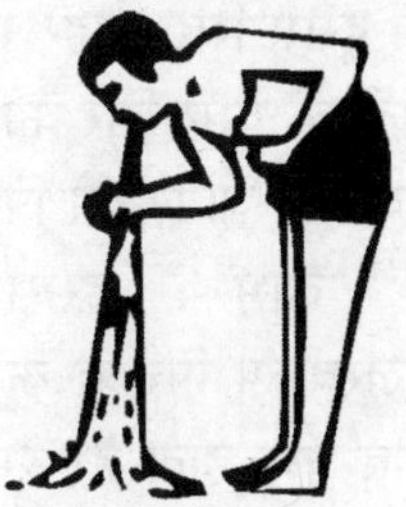

कुन्जल

यदि अन्त में खट्टा या कडुवा पानी निकले तो पुनः दो गिलास गर्म जल पीकर पुनः बाहर निकालें। पानी न अधिक गर्म हो, न ठन्डा। कुन्जल के या तो पहले स्नान कर लें या 2 घंटे बाद करें। कुन्जल के पानी में नमक या सोंफ इत्यादि नहीं मिलाना चाहिए। कुंजल हमेशा शौच से निवृत होकर करना चाहिए, अन्यथा कब्ज होने की सम्भावना रहती है।

लाभ :- इस कर्म के करने से कपोल दोष, मुँहासे, दन्त रोग, जिह्वा रोग, रुधिर विकार, वक्षस्थल के रोग, कब्ज, पित्त प्रकोप, वात प्रकोप, कफ प्रकोप, रतोंधी (Night Blindness), खाँसी, दमा, मुख सूखना, कण्ठमाला इत्यादि अनेक बीमारियाँ दूर होती हैं।

निषेध :- हृदय एवं उच्च रक्तचाप के रोगियों को नहीं करना चाहिए।

3. वस्त्र धौती : लगभग तीन इंच चौड़ाई का महीन मलमल का कपड़ा लें जिसकी लंबाई लगभग 16 फुट हो। इसको अच्छी तरह धोकर पांच मिनट पानी में उबालकर सुखा लें। सूखने के बाद इसे पट्टी की भाँति गोल लपेट लें। इसे एक स्वच्छ पात्र में उबलते हुए पानी में डालें। कागासन में बैठकर धैती के सिरे को अपने दायें हाथ की तर्जनी और मध्यमा अंगुली से पकड़ कर मुख के अन्दर छोटी जीभ तक ले जाकर छोड़ दें। उसके बाद जीभ पर इकट्ठी की हुई धोती को बार-बार निगलें जैसे-खाना खाते हैं। निगलने के लिए आवश्यकता पड़े तो एक-दो घूंट पानी पी सकते हैं। निगलते

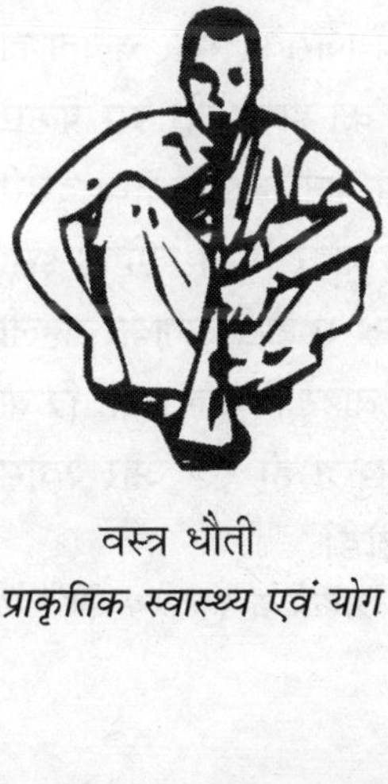

वस्त्र धौती

समय यदि उल्टी आये तो मुख बन्द करके कुछ सेकन्ड के लिए शांत बैठें। पहले दिन एक फुट से ज्यादा नहीं निगलनी चाहिए। एक सप्ताह तक धीरे-धीरे बढ़ाकर 15 फुट धौती निगली जा सकती है। निगलते समय धौती का दूसरा सिरा बाहर रखना चाहिये। उसके तुरन्त बाद मुख को पूर्ण खोलकर धौती के दूसरे सिरे को पकड़कर धीरे-2 बाहर निकालें, जब तक आसानी से निकलती जाये, उसे निकालते जायें, रुकने पर थोड़ा पानी पीकर फिर निकालें।

लाभ :- इससे शरीर के पित्त व कफ दोनों बाहर निकलते हैं। फलस्वरूप पित्त व कफ के रोग दूर होते हैं। खांसी तुतलापन (Lisping) व कोढ़ नष्ट होता है। दमे के रोगी को इसका अभ्यास अवश्य करना चाहिए।

4. नेति

सूत्रनेति :- कागासन में बैठकर सूत्रनेति को नमकीन गर्म जल से पूर्णतया: भिगोकर बटे हुए भाग को आगे से अर्धचक्राकार बनाकर धीरे-धीरे उस नासिका रन्ध्र में डालें, जिसका स्वर चलता हो। जब कंठ में नेति आ जाये तो तर्जनी और मध्यमा द्वारा कंठ के अन्दर से नेति को पकड़कर धीरे-धीरे मुख के बाहर निकालें। इसी प्रकार दूसरे नासिका रन्ध्र से भी करें। सूत्रनेति के बाद जलनेति करना अनिवार्य है। प्रथम बार सूत्रनेति करने से पहले रात्रि को दोनों नासिका-रन्ध्रों में शुद्ध घी की कुछ-बूँदें डाल लेनी चाहिएं।

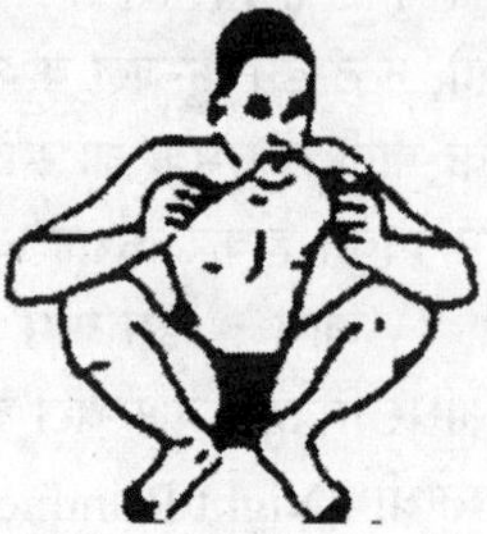

सूत्रनेति

जलनेति :- इसमें गुनगुना नमक का पानी लेकर टोंटी वाले लोटे की टोंटी उस नासिका रन्ध्र में लगायें जिसका स्वर चलता हो और दूसरी तरफ सिर को झुका लें। इस प्रकार पहली नासिका रन्ध्र से पानी जायेगा तथा दूसरी नासिका-रन्ध्र से पानी बाहर गिरने लगेगा। इसी तरह दूसरी नासिका-रन्ध्र से टोंटी लगाकर पहली नासिका-रन्ध्र से पानी बाहर निकालें। यह क्रिया करते समय मुँह को खुला ही रखें और श्वास मुख से ही लें एवं छोड़ें।

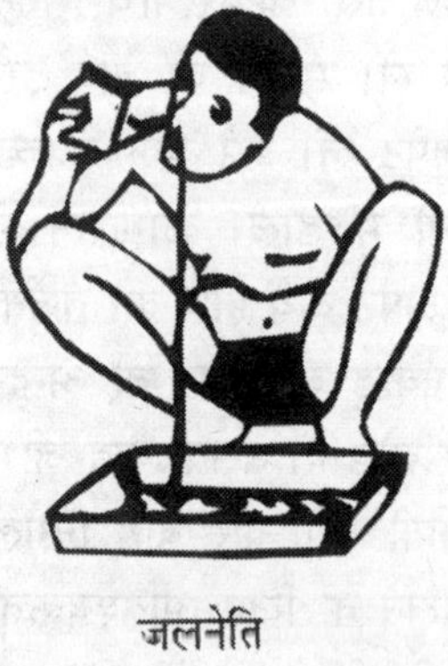

जलनेति

जल नेति करने के बाद नाक में बाकी बचा हुआ पानी बाहर करना अनिवार्य है। अत: जलनेति करने के पश्चात् कपाल भाति करना आवश्यक है।

कपाल भाति :- दोनों पैर मिलाकर खड़े होकर कमर के पीछे बायें हाथ की मुट्ठी बांधकर दाहिने हाथ से उक्त हाथ की कलाई पकड़ें। सामने की ओर झुकते हुए 90° का कोण बनायें। गर्दन को दांये, बांये, ऊपर एवं नीचे की ओर घुमाते हुए तीव्र वेग से दोनों नासिकाओं से साँस निकालें। कमर या बदन न हिलाकर केवल गर्दन को ही चारों तरफ घुमायें। इस क्रिया को कई बार दोहरायें।

लाभ :- गले के ऊपर के समस्त रोग (सिर दर्द, अनिद्रा, अतिनिद्रा, बालों का झड़ना तथा पकना, नाक के अन्दर फोड़े और बढ़ा मांस, नजला, जुकाम, नेत्रविकार, कम सुनना, मृगी इत्यादि) दूर होते हैं।

5. नौलि :- दोनों पांवों के बीच एक फुट का अन्तर रखते हुये दोनों हाथों को दोनों घुटनों पर रख कर खड़े हों। अन्दर का श्वास बाहर निकालकर बाह्य कुम्भक की स्थिति में पेट को पूर्णतया पिचकायें और तत्पश्चात हाथ पर बल देकर पेट को थोड़ा-सा ढ़ीला करने के साथ ही वक्षस्थल की तरफ कुछ खिंचाव देते हुए नल निकालने का प्रयत्न करें। यह क्रिया करते समय पेट की ओर देखना चाहिए कि नौलि निकली या नहीं। बार-बार अभ्यास करने से नौलि अवश्य निकलने लगेगी। तत्पश्चात् नौलि दांये बांये करें अर्थात मध्यम, दक्षिण तथा वाम नौलि गति से करें।

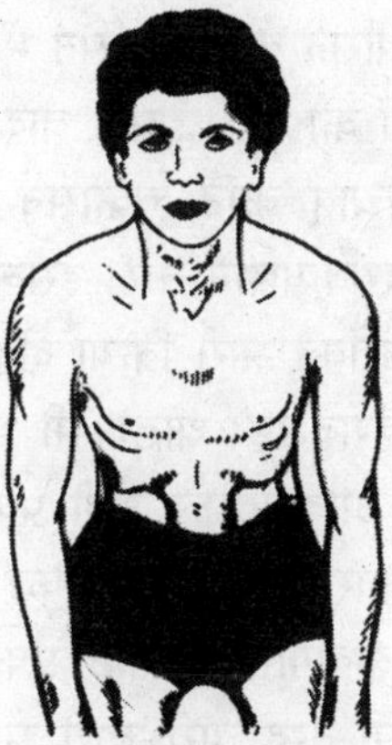
नौलि

नोट-इसका अभ्यास खाली पेट ही करना चाहिए। नौली से पहले श्वास को बाहर निकाल कर पेट को पिचकायें और फुलायें। यह क्रिया बार-बार दोहरायें।

लाभ :- इससे पेट में मल नहीं रह जाता है तथा अपान वायु वश में हो जाती है। अनेक रोग जैसे ज्वर, तिल्ली का बढ़ना, वायु-गोले का दर्द कभी उत्पन्न नहीं हो सकते। पेट के आंतरिक अवयवों की मसाज हो जाती है। वात, पित्त और कफ जनित सभी प्रकार के रोग दूर होते हैं।

6. त्राटक :- एक टक किसी निर्दिष्ट वस्तु पर दृष्टि केन्द्रित करने को त्राटक कहते हैं। इसकी अनेक विधियाँ हैं।

पद्मासन, सिद्धासन या वज्रासन में बैठकर एक गज की दूरी पर एक

फुट चौकोर श्वेत कागज पर चवन्नी या अठन्नी के बराबर काला या हरा गोल निशान बनाकर उसे एक टक देखें। आँसू आने से पूर्व ही आँखे बन्द कर लें। कुछ अभ्यास के बाद निशान पर प्रकाश मालूम होगा।

लाभ :- इससे नेत्र रोग दूर होते हैं। आध्यात्मिक साधना में यह विशेष लाभदायक है। मन को एकाग्र करने के लिये यह अद्वितीय है।

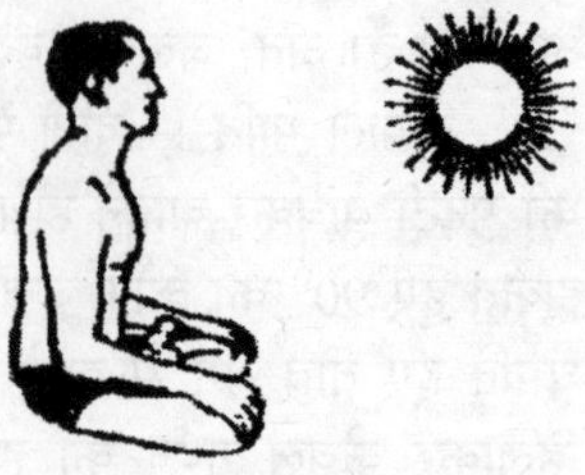

त्राटक

शंख प्रक्षालन

उपरोक्त षटकर्मों के अलावा पूरी पाचन प्रणाली की सफाई करने के लिए शंख प्रक्षालन किया जाता है।

नमकीन गर्म पानी तैयार करें जिसे आसानी से पिया जा सके। कागासन में बैठकर दो गिलास पानी पी लें। पानी पीने के तुरन्त पश्चात् चार-चार बार सर्पासन करें। सर्पासन में एक बार दायें से तथा एक बार बायें से सिर घुमाकर पैरों को देखें। इसके बाद क्रम से चार-चार बार उर्ध्व हस्तोत्तानासन करें, इसके पश्चात् कटि चक्रासन करें, इसके तुरन्त बाद ही क्रम से चार-चार बार उदराकर्षासन करें। इसके बाद फिर एक या दो गिलास पानी पीकर फिर से उपरोक्त सारी क्रिया दोहराएँ। जब तक शौच की शंका न हो, उपरोक्त क्रिया दोहराते रहें। थोड़ी-सी भी शंका होने पर शौच के लिए शीघ्र चले जाएँ। शौच से आकर फिर उसी प्रकार पानी पीकर चारों आसन बारी-बारी से करें। इस प्रकार पहले मल, फिर पतला मल, फिर पीला पानी व फिर सफेद पानी निकलेगा। जब तक सफेद पानी न आने लगे, तब तक बार-बार पानी पीकर, उसी तरह बारी-बारी से चारों आसन करने चाहिए। सफेद पानी निकलने के पश्चात् बिना नमक का सादा गर्म पानी 2-3 गिलास पीकर कुंजल कर लें।

नोट :- शंखप्रक्षालन के बाद ठंडे पानी से स्नान सख्त मना है। गर्म पानी से बन्द कमरे में स्नान करके कपड़े पहनकर बाहर निकलें। इसके बाद एक घंटे से अधिक भूखा न रहें। 25-50 ग्राम शुद्ध घी डालकर दलिया या खिचड़ी खायें। शंखप्रक्षालन के बाद विश्राम करना आवश्यक है तथा 24 घन्टे तक दही-दूध खाना मना है।

लाभ :- इससे शरीर निर्मल होता है। इसके अभ्यास से सिर के रोग, नेत्र रोग, कर्ण रोग, नासिका के दोष, पायरिया, टॉसिल, पेट और गुदा के समस्त

रोग दूर होते हैं। इसके अभ्यास से अपेन्डिसाइटिस, आँतों के घाव, सूजन आदि दूर होती है। औरतों के गर्भाशय जनित सम्पूर्ण रोग दूर होते हैं। जैसे–लिकोरिया, डिसमिनोरिया, मासिक समय पर न होना तथा स्वाभाविक रंग का न आना आदि रोग दूर होते हैं। बांझपन को दूर करने में भी यह बहुत उपयोगी है। पेट के कृमि भी निकल जाते हैं।

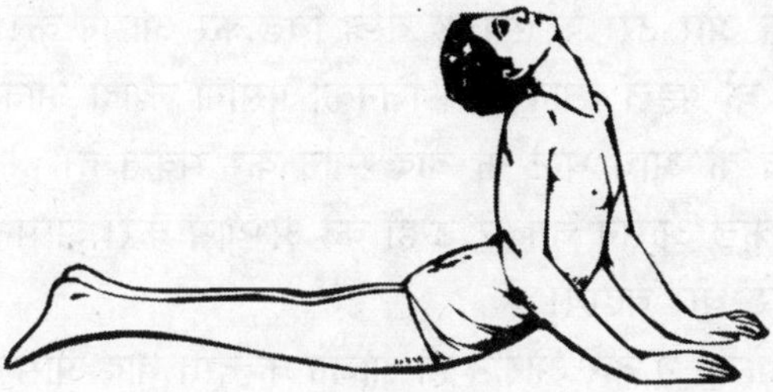

(1) सर्पासन (भुजंगासन)

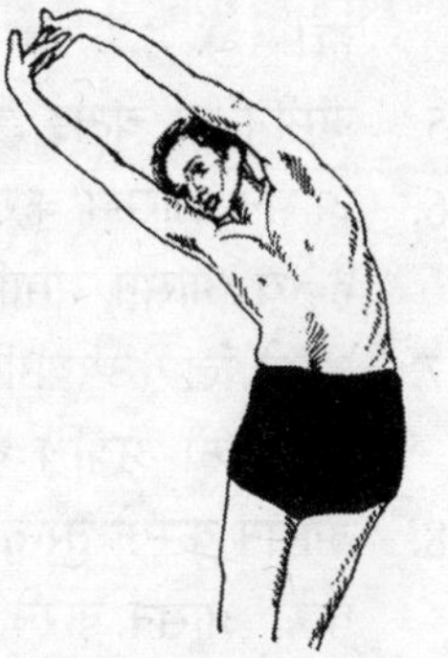

(2) उर्ध्वहस्तोत्तानासन

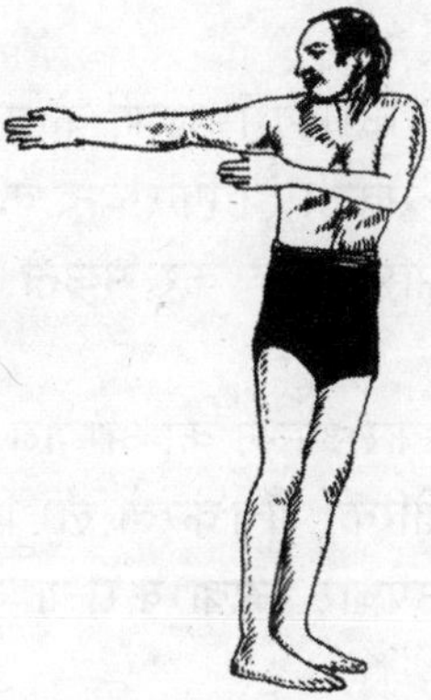

(3) कटिचक्रासन

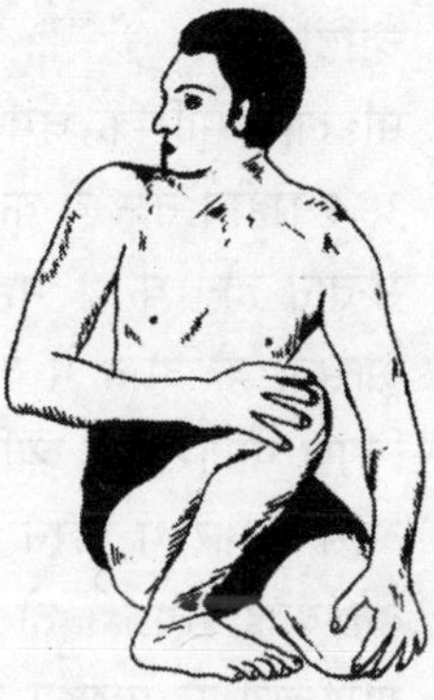

(4) उदराकर्षासन

आसन सम्बन्धी नियम

1. शौच होकर एवं खाली पेट आसन करें।
2. आसन करने के लिए सूर्योदय और सूर्यास्त का समय ठीक है।
3. खुली एवं शुद्ध हवा में आसन करें। कमरे में यदि आसन करना हो तो कमरा खुला, साफ और हवादार हो।
4. जहाँ तक हो सके, खुले बदन आसन करें। शरीर पर कम-से-कम वस्त्र हों।
5. जमीन पर चटाई, दरी और उस पर स्वच्छ वस्त्र बिछाकर आसन करें।
6. आसन आरम्भ करने के पहले स्नान करें। जिनको पसीना ज्यादा आता है, वे आसन समाप्ति के आधे घन्टे के बाद स्नान कर सकते हैं।
7. अपने लिए उपयोगी कुछ आसन चुनकर उन्हीं का अभ्यास करें। आसन करने की अवधि धीरे-धीरे बढ़ायें।
8. आसन करके तुरन्त भोजन न करें और न ही भोजन के तुरंत बाद आसन करें। आसन करने के आधे घंटे बाद भोजन किया जा सकता है एवं भोजन करने के 3-4 घंटे बाद आसन किया जा सकता है।
9. भारी व्यायाम या अधिक शारीरिक श्रम करने वालों को आसन नहीं करने चाहिए।
10. महिलायें मासिक धर्म के दिनों में आसन न करें। गर्भ-धारण के उपरांत 3-4 महीने तक वे कुछ हल्के आसन कर सकती हैं। फिर बन्द कर दें। सन्तान होने के 4 महीने बाद वह पुनः आसन शुरू कर सकती हैं।
11. आसनों के अन्त में शवासन अवश्य करें।
12. निपुण योगाभ्यासी व्यक्ति से विधिवत् सीखकर आसन का अभ्यास करें।
13. आसन आरम्भ करने से पहले अपनी शारीरिक जाँच करवा लें। किसी को कोई रोग हो तो वह पहले उसका उपचार करवा कर या अपने योगाचार्य से पूछकर ही अभ्यास करें।
14. आसन के समय मौन रहें।
15. दोतरफा आसन बराबर-बराबर समय करें तथा लेटकर करने वाले आसनों में एक सीधा तथा एक उल्टा करना चाहिए ताकि मेरूदंड का संतुलन बना रहे। जैसे :-

    उत्तानपादासन-नौकासन

    हलासन-धनुरासन

    पश्चिमोतानासन-भुजंगासन

यौगिक क्रियाएँ

आसन आरंभ करने से पहले कुछ निम्नलिखित यौगिक क्रियाएँ कर लेनी चाहिएं जिनके अभ्यास से मानसिक एवं शारीरिक विकार दूर हो जाते हैं। शरीर मे स्फूर्ति तथा हल्कापन आ जाता है।

(1) बुद्धि शक्ति विकासक क्रिया–यह क्रिया दो प्रकार से की जाती है।

प्रथम खड़े होकर सामने देखते हुए लम्बे गहरे श्वास प्रश्वास करें। ध्यान रखें कि जिस प्रकार वेगपूर्वक श्वास लिया जाता है, ठीक उसी प्रकार श्वास को छोड़ा भी जाता है। तभी इस क्रिया का शरीर पर अनुकूल प्रभाव पड़ता है।

द्वितीय गर्दन को पीछे की तरफ मोड़ते हुए आसमान की ओर देखें। ध्यान रहे कि इस क्रिया का अभ्यास करते समय आँखें खुली रहें। फिर उसी तरह वेगपूर्वक श्वास प्रश्वास करें।

लाभ :- इस क्रिया से मस्तिष्क में जमा हुआ कफ (Cough) बाहर निकल जाता है। कफ आदि से होने वाली बीमारियां जैसे Sinus इत्यादि दूर होती हैं। नाक से श्वास का लेना और छोड़ना आसान हो जाता है। फेफड़ों में अधिक शुद्ध आक्सीजन का प्रवेश होता है। जिनके फेफड़ों में कफ इत्यादि जम जाता है और जिन्हें श्वास लेने में तकलीफ होती है, उनको इसका अभ्यास अवश्य करना चाहिए। इससे फेफड़े साफ हो जाएँगे और अत्यधिक मात्रा में आक्सीजन ग्रहण कर सकेंगे। दमा आदि बीमारियों के लिए उपयोगी है। यह क्रिया प्रत्येक उम्र के व्यक्ति के लिए लाभदायक है। इसका अभ्यास स्वस्थ व रोगी कोई भी कर सकता है। इसके अभ्यास से स्मरण शक्ति एवं नेत्रों की रोशनी बढ़ती है। मानसिक रोगियों के लिए अत्यधिक फायदेमंद है। हृदय रोगियों के लिए एवं उच्च रक्तचाप में भी सहायक है।

नोट :- इस क्रिया का अभ्यास काल शुरू में 15-20 बार होना चाहिए। तत्पश्चात् इसका अभ्यास काल शारीरिक क्षमता के अनुसार बढ़ाते हुए 50-60 से 100 बार तक करें।

(2) नेत्र-शक्ति विकासक क्रिया

पैर परस्पर मिले हुए हों। पैरों से स्कन्ध तक शरीर को सीधा रखते हुए ग्रीवा को पूर्ण रूप से पीछे झुकाकर खड़े रहें। दोनों नेत्रों से आसमान को देखते रहें। जब नेत्रों में थकावट प्रतीत हो अथवा अश्रुपात होने के पहले ही नेत्रों को बन्द कर लें। पुनः नेत्रों को खोलकर पहले की भाँति ही करें। समय पाँच मिनट।

लाभ :- इस क्रिया के अभ्यास से नेत्रों में होने वाले समस्त दोषों की निवृत्ति होती है और नेत्रों की ज्योति बढ़ती है तथा गिद्ध दृष्टि प्राप्त होती है। इस क्रिया का कम-से-कम 40 दिन निरन्तर अभ्यास करने से चश्मा हटकर स्वाभाविक नेत्र दृष्टि प्राप्त होती है।

(3) कपोल-शक्ति विकासक क्रिया-

पैर परस्पर मिलाकर बदन को सीधा रखते हुये दोनों हाथों की आठों उँगलियों के अग्र भाग को आपस में मिलाकर दोनों अँगूठों से दोनों नासिका रन्ध्रों को बन्द करके मुख को कौवे की चोंच के सदृश बनाकर नेत्रों को खुला रखते हुये बाहर की वायु को सुर-सुर शब्द करते हुये बलपूर्वक अन्दर खींचें। तत्पश्चात् गालों को फुलाकर, नेत्रों को बन्द करके ठुड्डी कण्ठकूप में लगायें। यथा सम्भव साँस रोककर ग्रीवा को समावस्था में लायें। सामने देखते हुये दोनों नासिका रन्ध्रों से सांस बाहर निकालें।

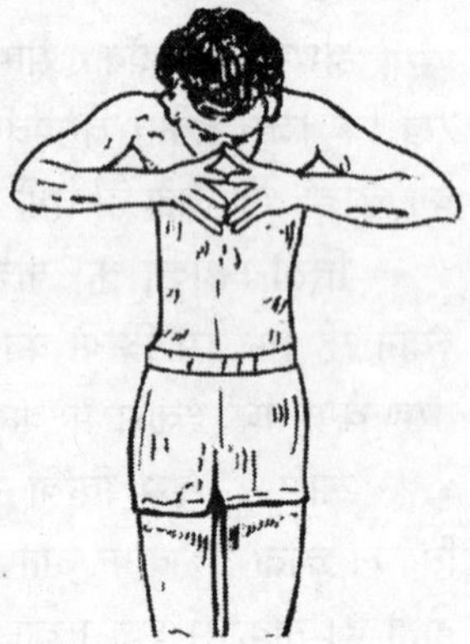

लाभ :- इससे गालों पर लाली आती है। बाहरी सौन्दर्य प्रसाधन की आवश्यकता नहीं रहती क्योंकि चेहरे पर अद्‌भुत कान्ति तथा आकर्षण आता है। मुख से दुर्गन्ध आना बन्द हो जाता है। मुँहासे, फुन्सियों का निकलना बन्द हो जाता है। पिचके तथा झुर्रियाँ पड़े गाल भर जाते हैं। पायरिया इत्यादि मुख के रोग दूर होते हैं।

(4) कर्ण शक्ति विकासक क्रिया-

पैर परस्पर मिलाकर बदन को सीधा रखते हुए मुख बन्द करके दोनों अंगूठों से दोनों कर्ण रन्ध्रों को बन्द करें। दोनों तर्जनी अँगुलियों से दोनों नेत्र बन्द करें। दोनों मध्यमा अँगुलियों से दोनों नासिक रन्ध्रों को बन्द करें। दोनों अनामिका तथा दोनों कनिष्ठिका अँगुलियों से मुख बन्द करें। फिर मुख को कौवे की चोंच के सदृश बनाकर बाहर की वायु को अन्दर खींचकर गालों को फुलाते हुए जालन्धर बन्द

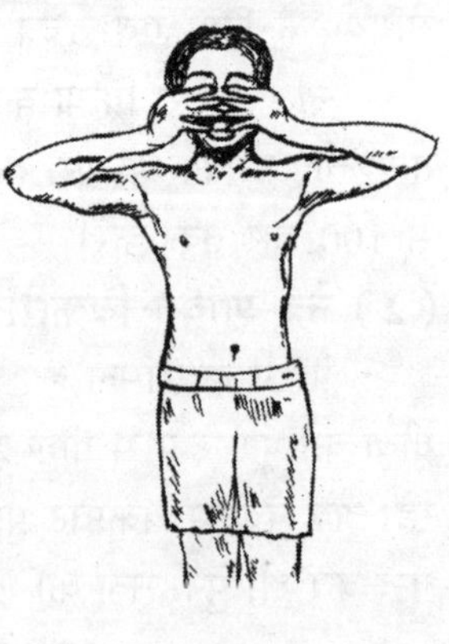

लगायें। यथाशक्ति कुम्भक करने के बाद ग्रीवा को समावस्था में लाते हुए दोनों हाथ हटाकर दोनों नेत्रों को खोलकर धीरे-धीरे नाक द्वारा अन्दर की वायु को बाहर निकालें। पाँच बार करें।

नोट :- कुम्भक के समय गाल पूर्णतया फूले रहेंगे।

लाभ :- इस क्रिया के अभ्यास से कान सम्बन्धी रोगों की निवृति होती है। श्रवण-शक्ति की वृद्धि एवं बहरापन दूर होता है और अविकसित कर्ण रन्ध्रों की शक्तियाँ जागृत होती हैं।

(5) ग्रीवा शक्ति विकासक क्रिया—इस क्रिया को तीन तरह से किया जाता है।

प्रथम :- सबसे पहले सीधे खड़े होकर सामने की ओर देखें। तत्पश्चात् गर्दन को हल्का-सा झटका देते हुए दांए और बांए मोड़ें। बांयी तरफ गर्दन मोड़ते हुए बांये कन्धे के पीछे की ओर देखें तथा दांयी ओर जाते समय दांये कन्धे के पीछे की ओर देखें।

नोट :- इस क्रिया को करते समय कन्धों को सीधा रखें। कन्धों में किसी भी प्रकार की हलचल (Movement) नहीं होगी। इसका अभ्यास कम-से-कम 15-20 बार दोनों तरफ से बराबर-बराबर करें।

द्वितीय :- सीधे खड़े होकर सामने की ओर देखें, तत्पश्चात् गर्दन को मोड़ते हुए सिर को पीछे की ओर ले जाएँ व वापस गर्दन को आगे की ओर मोड़ते हुए ठुड्डी को कण्ठकूप से लगाएँ। इस प्रकार इस क्रिया का अभ्यास 15-20 बार करें।

नोट :- जिन व्यक्तियों को गर्दन व कमर में दर्द रहता हो, उन व्यक्तियों को इसका अभ्यास करते समय गर्दन आगे की ओर नहीं झुकानी चाहिए।

तृतीय :- सीधे खड़े होने के पश्चात् ठुड्डी को कण्ठकूप से लगाकर गर्दन को दाएं से बांए और बांए से दांए चक्राकार घुमाएँ।

नोट :- इस क्रिया को करते समय कन्धों को ऊपर की तरफ नहीं उठाना चाहिए व इसका अभ्यास गर्दन-दर्द रोगियों को नहीं करना चाहिए। इस क्रिया का अभ्यास दोनों तरफ से बराबर-बराबर 15-20 बार ही करना चाहिए।

लाभ :- इस क्रिया के द्वारा गर्दन सुराहीदार (लम्बी व पतली) हो जाती है। जिन व्यक्तियों के गर्दन पर अत्यधिक चर्बी होती है, उन्हें इसका अभ्यास अवश्य करना चाहिए। इसके अभ्यास से गर्दन से सम्बन्धित रोग होते ही नहीं

हैं। जिन व्यक्तियों को गर्दन में दर्द रहता हो, उन्हें इसका अभ्यास विधि पूर्वक सीख कर करना चाहिए।

(6) स्कन्ध (कंधे) शक्ति विकासक क्रिया-

प्रथम :- सीधे खड़े होकर दांए हाथ को ऊपर की तरफ उठाएँ। ध्यान रहे कि हाथ ऊपर उठाते हुए हथेली का रुख कान की विपरीत दिशा में रहेगा तथा बाजू कान से सटी रहेगी। वापस आते हुए हाथ को पहले की भाँति नीचे की ओर ले आएँ। इस प्रकार इस क्रिया का अभ्यास 10-15 बार करें। ठीक इसी प्रकार इस क्रिया का अभ्यास बाएं हाथ से भी करें। इसके पश्चात् इसका अभ्यास दोनों हाथों से एक साथ करें। ध्यान रहे कि दोनों हाथों को ऊपर उठाते हुए हथेलियों का रुख विपरीत दिशा में रहेगा।

नोट :- इस क्रिया का अभ्यास 15-20 बार करते हुए धीरे-धीरे बढ़ाएँ।

लाभ :- कन्धों पर से अत्यधिक चर्बी कम हो जाती है। कंधों की मांसपेशियों की अच्छी मसाज हो जाती है। कन्धे हृष्ट-पुष्ट व मजबूत होते हैं। जिन व्यक्तियों के कन्धों में अकड़न आ जाती है, उनको इसका अभ्यास धीरे-धीरे अवश्य करना चाहिए। इसके अभ्यास से हाथ सुन्दर व सुडौल हो जाते हैं।

द्वितीय :- सीधे खड़े हो जाएँ, तत्पश्चात् बांए हाथ का अंगूठा अन्दर करते हुए मुट्ठी बंद कर लें। तत्पश्चात् हाथ को कन्धों से मोड़ते हुए चक्राकार आगे से पीछे की ओर घुमाएँ, इसके पश्चात् इसी हाथ को पीछे से आगे की ओर घुमाएँ। बांए हाथ से करने के उपरांत इस क्रिया का अभ्यास दांए हाथ से करें, तत्पश्चात् दोनों हाथों से एक साथ करें। ध्यान रहे, इस क्रिया का अभ्यास करते समय सिर्फ दोनों हाथों में हलचल रहेगी, बाकी सारा शरीर एकदम सीधा रहेगा।

नोट :- इस क्रिया का अभ्यास काल शुरू में 10-15 बार होना चाहिए। तत्पश्चात् इसका अभ्यास काल शारीरिक क्षमता के अनुसार करना चहिए।

लाभ :- इसके अभ्यास से कंधों की अकड़न खत्म हो जाती है। कन्धों को सही आकार प्रदान होता है। मांसपेश्यिों की अच्छी तरह मसाज हो जाती है। कन्धे सुन्दर व सुड़ौल हो जाते हैं।

(7) वक्षःस्थल शक्ति विकासक क्रिया-

पैर परस्पर मिलाकर, पैरों से कमर तक शरीर सीधा रखते हुए दोनों हाथों की मुट्ठियाँ खोलकर, अँगुलियाँ आपस में मिलायें। दोनों हाथों को आगे से

उठाते हुए पीछे ले जायें, साथ-ही-साथ नासिका से श्वास खींचते हुए वक्षःस्थल को पूर्ण रूप से पीछे झुकाकर कुछ देर इसी अवस्था में रुकें। फिर खींचे हुए श्वास को धीरे-धीरे बाहर निकालते हुए पुनः पूर्व परिस्थिति में आ जायें। इस तरह पाँच बार करें।

लाभ :- इस क्रिया से फेफड़ों के सम्पूर्ण दोष दूर होते हैं। सीना चौड़ा हो जाता है। वक्षःस्थल पुष्ट तथा दृढ़ हो जाता है। हृदय के रोग दूर होते हैं तथा हृदय में असीम बल बढ़ता है। इस क्रिया को निरन्तर करने से तपेदिक (T.B.), दमा, खाँसी तथा समस्त कफ सम्बन्धी रोग दूर होते हैं। जिनका हृदय कमजोर है तथा जो हृदय रोग से पीड़ित हैं, वे इस क्रिया को प्रातः शौच स्नान के पश्चात् पाँच मिनट नित्य करें तो अवश्य ही उनके हृदय के सब कष्ट दूर होंगे तथा हृदय में एक नवीन जीवन का संचार होगा।

(8) मूलाधार चक्र एवं स्वाधिष्ठान चक्र शक्ति विकासक क्रिया-

दोनों पाँव मिलाकर तथा जंघाएँ सटाकर सीधे खड़े हों। नितम्बों (Hips) को दृढ़ता से मिलाकर गुदा को आन्तरिक बल द्वारा ऊपर खींच कर पाँच मिनट तक रखें।

अब इसी क्रिया को दोनों पैरों में लगभग 8 से.मी. का अन्तर रखकर दोहरायें।

अब इसी क्रिया को दोनों पैरों में लगभग 50 से.मी. का अन्तर रख कर दोहरायें।

लाभ :- गुदा तथा जननेन्द्रिय सम्बन्धी सारे रोग दूर होते हैं। बवासीर, भगन्दर, खूनी बवासीर, आदि असाध्य रोग शीघ्रातिशीघ्र नष्ट हो जाते हैं। वीर्य सम्बन्धी, लिकोरिया, प्रदर और यौन सम्बन्धी सारे विकार तथा गर्भाशय के सारे दोष दूर हो जाते हैं। इससे स्तम्भन शक्ति बढ़ती है तथा ब्रह्मचर्य की पुष्टि होती है।

(9) कुण्डलिनी-शक्ति विकासक क्रिया-

पैरों में 8-10 से.मी. का अन्तर रखकर पैरों से सिर तक शरीर को सीधा रखकर खड़े हों। दोनों एँड़ियों को क्रम से नितम्ब पृष्ठ (Hips)पर जोर से मारें। नीचे आते समय पैर अपने-अपने स्थान पर ही पड़ें। इसे 25 बार दोहरायें।

लाभ :- इससे कुण्डलिनी शक्ति की जागृति होती है।

(10) इन्जन दौड़-

पैर परस्पर मिलाकर पैरों से सिर तक शरीर को सीधा रखकर दोनों हाथों को कोहनी से मोड़कर तथा मुट्ठी के अन्दर अँगूठे रखकर खड़े हो जायें। अब

दोनों हाथों को बारी–बारी से इन्जन के बैलेट के समान आगे पीछे चलायें तत्पश्चात् पाँवों को भी बारी–बारी से नितम्ब पृष्ठ पर मारें। ध्यान रहे, जो हाथ मुड़ेगा वही पैर भी मुड़ेगा और जो हाथ आगे फेंकना है, वहीं पाँव जमीन पर सीधा स्थिर रहेगा। इसके पश्चात् अपने स्थान पर इस प्रकार कूदते रहें कि जमीन से उछलते हुए मालूम पड़े। साथ–ही–साथ नासिका रन्ध्रों से इस प्रकार श्वास लें और छोड़ें जैसे कि इन्जन में से धक–धक की आवाज निकलती है।

नोट :– कोहनी पीछे आते समय शरीर से पीछे न जाये और एड़ी नितम्ब पृष्ठ पर लगती रहे। इस प्रकार क्रमशः बढ़ाते हुए पचास तक करें।

लाभ :– शरीर सुन्दर, स्वस्थ, सुडौल तथा मनोहर बन जाता है। फेफड़ों में अपूर्व बल आता है। कितना ही कार्य करने पर भी थकावट नाम मात्र को नहीं आती। आश्चर्यजनक शक्ति का सारे शरीर में संचार होता है। वक्षस्थल चौड़ा हो जाता है। जंघायें और पिण्डलियाँ हृष्ट–पुष्ट हो जाती हैं। बहुत थोड़े समय में ही शरीर की व्यर्थ स्थूलता घटकर शरीर स्वाभाविक स्थिति में आ जाता है। चेहरे पर अपूर्व कान्ति आती है। पतला शरीर स्वाभाविक रूप से भर जाता है। इस क्रिया को केवल पाँच मिनट करने से ही 5 कि.मी. दौड़ने की शक्ति आ जाती है। यह क्रिया मिलिट्री, पुलिस, दौड़ प्रतियोगिता में भाग लेने वालों के लिये परम उपयोगी है।

शरीर की सभी संधियों (joints) को लचीला बनाने के लिये हर सन्धि को बारी–बारी से घुमायें।

विभिन्न आसन

इस भूमण्डल पर जितने भी जीव-जन्तु हैं, उतने ही आसन हैं। किंतु यहाँ सामान्य जीवन के लिए उपयोगी एवं महत्वपूर्ण आसनों का ही उल्लेख किया जा रहा है।

(1) अर्धमत्स्येन्द्रासन (Ardhamatsyendrasana)

सर्व प्रथम सामने पैर फैलाकर बैठ जाइये। इसके पश्चात् बांये पैर को घुटने से मोड़ते हुए दांयी तरफ से लाते हुए नितम्बों के पास स्थित करें। तत्पश्चात् दांये पैर को बांये घुटने के ऊपर से लाते हुए घुटने के पास रखें। ध्यान रहे कि पंजे घुटने से आगे न जायें। इसके पश्चात् बांये हाथ को कन्धों से घुमाते हुए दांये पैर के ऊपर से इस प्रकार से लायें कि दांये पैर का अँगूठा पकड़ लें और दांये हाथ को पीछे से घुमाते हुए नाभी को स्पर्श करने का प्रयत्न करें। इसी प्रकार विपरीत दिशा में भी करें।

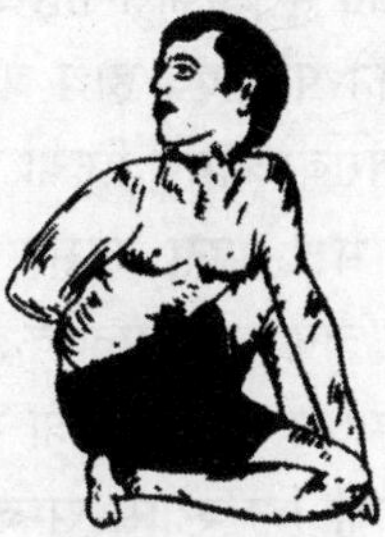
अर्धमत्स्येन्द्रासन

लाभ :- यह आसन विशेष रूप से मधुमेह के रोगियों के लिए उपयोगी है। इसके निरंतर अभ्यास से Pancreas Glands की मसाज हो जाती है जिससे इंसुलिन बनने लगती है जो कि मधुमेह के रोगियों के लिए अति आवश्यक है। इससे पेट के आन्तरिक अवयवों की भी अच्छी तरह मसाज हो जाती है जिससे वे भी अच्छी तरह कार्य करने लगते हैं। अपच को दूर करता है। भूख बढ़ती है। कब्ज, वायु विकार आदि रोग इसके निरंतर अभ्यास से होते ही नहीं हैं। पेट में कई प्रकार के कृमि और कीड़े होते हैं (Round Worm, Tape Worm, Thread Worm etc.), इसके निरंतर अभ्यास से ये कृमि और कीड़े अपने आप ही मर जाते हैं। इसके अलावा कमर लचीली व पतली हो जाती है और पेट पर से अत्यधिक चर्बी कम हो जाती है। मांसपेशियों की मसाज हो जाती है। कंधे हृष्ट-पुष्ट हो जाते हैं। साथ-ही-साथ गर्दन पर से अत्यधिक चर्बी कम हो जाती है।

नोट :- जिन व्यक्तियों को घुटनों में दर्द रहता है, उन्हें इसका अभ्यास धीरे-धीरे करना चाहिए।

(2) अश्वस्थासन (Ashvasthasana)

दोनों पैरों पर खड़े हो जायें व बायें हाथ को ऊपर की ओर ले जायें, हथेली का रुख सामने की ओर रहेगा। तत्पश्चात् दांये पैर को यथा सम्भव पीछे की ओर ले जायें एवं दांये हाथ को दांयी ओर कंधे के सामानान्तर उठायें। इस अवस्था में दांये हाथ की हथेली का रुख जमीन की ओर रहेगा। शरीर को सीधा रखते हुए यथासम्भव इसका अभ्यास करें। इस आसन को पाँव एवं हाथ बदल कर दूसरी तरफ से बराबर-बराबर समय किया जाता है।

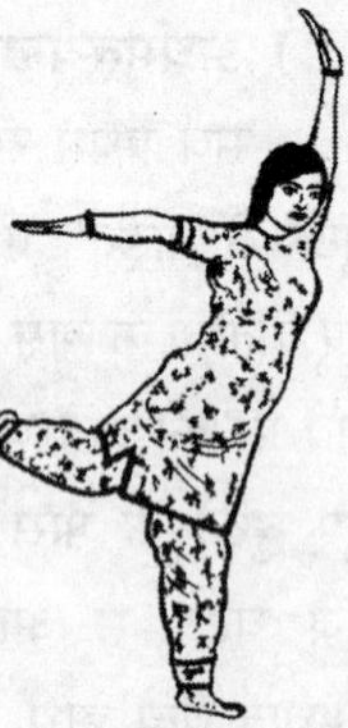

अश्वथासन

लाभ :- इस आसन के अभ्यास से फेफड़ों की साँस लेने की क्षमता कई गुना बढ़ जाती है तथा फेफड़ों में अत्यधिक मात्रा में आक्सीजन का प्रवेश होता है जो कि श्वास सम्बन्धी बीमारियों के लिए अत्यधिक लाभदायक है। दमा आदि रोगियों को इसका निरंतर अभ्यास करना चाहिए। कंधे पुष्ट व चौड़े होते हैं। यह आसन गर्भवती स्त्रियों के लिए अच्छा है। उन्हें तीन महीने तक इसका अभ्यास करना चाहिए।

(3) भूनमनासन (Bhoonamanasana)

सर्वप्रथम जमीन पर बैठ जाएँ। अब दोनों पैरों को गिद्ध के पंखों की तरह फैला दें। आगे झुकते हुए दोनों हाथों से दोनों पैरों के अंगूठों को पकड़ लें। इसके पश्चात् सांस छोड़ते हुए धीरे-धीरे आगे झुकते हुए माथे को जमीन से लगा दें। इसके बाद कन्धे और सीना जमीन पर लगाते हुए आराम से लेटे रहें।

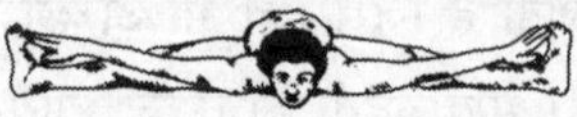

भूनमनासन

लाभ :- इसके अभ्यास से कमर में लचीलापन आता है। शरीर रबड़ की तरह किसी भी तरफ आसानी से मोड़ा जा सकता है। यह आसन नृत्य कलाकारों के लिए अच्छा है। कमर के निचले भाग को सुन्दर व सुडौल बनाता है। मोटा व्यक्ति पतला हो जाता है। जिन व्यक्तियों का यह आसन नहीं लग पाता, उनको इसका अभ्यास धीरे-धीरे करना चाहिए ताकि कमर पर ज्यादा जोर न पड़े। इससे बवासीर की शिकायत दूर हो जाती है। मूत्र सम्बंधी बीमारियों के लिए उपयोगी है।

नोट :- यह आसन उच्च रक्तचाप, हृदय रोगियों, कमर दर्द व गर्दन दर्द वालों को नहीं करना चाहिए।

(4) चक्रासन (Chakrasana)

जमीन पर पीठ के बल लेटकर दोनों पैरों को नितम्बों के साथ सटाकर जमीन पर रखें। फिर दोनों हाथों की दोनों हथेलियों को कन्धों के पीछे रखें। तत्पश्चात् शरीर का बीच का हिस्सा (कमर) को ऊपर उठा दें। शरीर का पूरा भार दोनों हाथों और दोनों पैरों पर समान रूप से पड़ेगा। थोड़ी देर इसी स्थिति में रहकर वापस सीधा लेट जाएं।

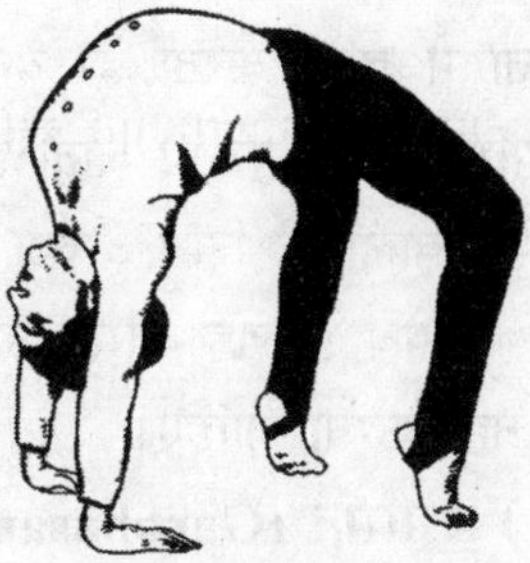

चक्रासन

नोट :- शरीर को ऊपर उठाते समय गर्दन को ढ़ीला छोड़ें अन्यथा गर्दन में मोच आने का डर रहेगा। आसन में स्थित होने पर भी गर्दन को ढ़ीला छोड़कर रखें जिससे कि वह नीचे की ओर झूलती रहे।

लाभ :- इस आसन को करने से मनुष्य बुढ़ापे को जीत सकता है, इसका सीधा प्रभाव मेरूदण्ड पर पड़ता है जिससे शरीर में इतना लचीलापन आता है कि शरीर रबड़ के समान हो जाता है। नाभि-मण्डल भी स्वत: ही अपने स्थान पर आ जाता है, शरीर के अन्दर 72864 नाड़ियों में स्थिरता आती है। कमर सुन्दर तथा आकर्षक बनती है।

नोट :- इस आसन का अभ्यास धीरे-धीरे करना चाहिए।

(5) धनुरासन (Dhanurasana)

पेट के बल लेटकर दोनों पैरों को घुटनों से मोड़ते हुए सिर की ओर ले आयें तथा दोनों हाथों से दोनों पैरों की पिंडलियों को पकड़ लें। तत्पश्चात् लम्बा गहरा साँस लेते हुए दोनों हाथों से दोनों पैरों को ऊपर की ओर खींचें, इस अवस्था में सम्पूर्ण शरीर का भार पेट पर रहेगा।

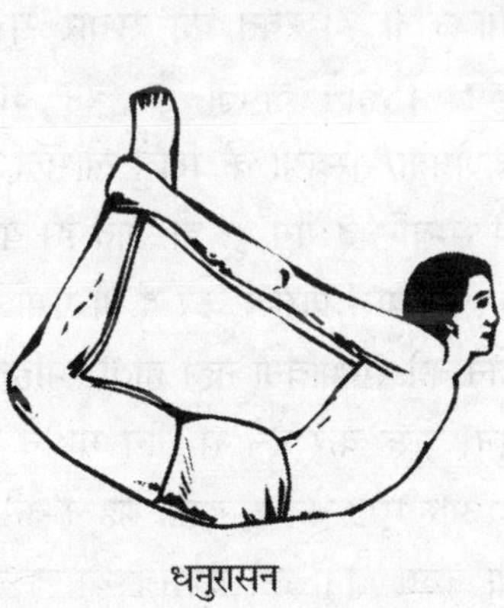

धनुरासन

लाभ :- यह आसन नाभि के चार महत्वपूर्ण आसनों में से एक आसन है। इसके निरन्तर अभ्यास से टली नाभि स्वतः अपने स्थान पर आ जाती है। मेरूदण्ड लचीला हो जाता है। यह आसन कमर व गर्दन-दर्द रोगियों के लिए विशेष लाभदायक है। श्वास सम्बंधित रोगों के लिये भी यह आसन लाभदायक है। इसका अभ्यास अच्छी तरह से सीख कर करना चाहिये। यह सांस की क्षमता में वृद्धि करता है। कन्धे चौड़े व मजबूत हो जाते हैं। पेट पर से अत्यधिक चर्बी दूर हो जाती है। कब्ज दूर होकर भूख तेज लगने लगती है। मधुमेह वालों के लिये अच्छा आसन है।

निषेध :- यह आसन उच्च रक्तचाप, हृदय, अल्सर, हर्निया के रोगियों को नहीं करना चाहिए।

(6) गर्भासन (Garbhasana)

पद्मासन लगाकर दोनों हाथों को जंघाओं और पिण्डलियों के बीच से कोहनियों तक बाहर निकालें। तत्पश्चात् कोहनियों को मोड़ते हुए दोनों घुटनों को ऊपर की ओर उठायें। इसके पश्चात् शरीर का सन्तुलन रखते हैं। दोनों हाथों की हथेलियों को गालों पर रखें। इस अवस्था में शरीर का सन्तुलन केवल नितम्ब पर रहेगा।

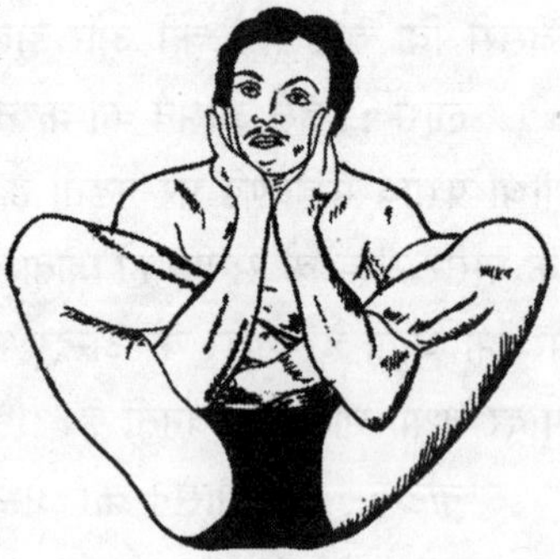

गर्भासन

लाभ :- इस आसन के अभ्यास से शरीर के एक-एक अंग का अच्छा व्यायाम हो जाता है। शरीर में हल्कापन आ जाता है। रक्त का संचार सुचारू रूप से होने लगता है। यह आसन विशेषकर स्त्रियों के लिये लाभदायक है। इस आसन के अभ्यास से गर्भाशय से सम्बन्धित रोग दूर हो जाते हैं। यदि 14 वर्ष की उम्र में लड़कियाँ इस आसन का अभ्यास प्रारम्भ कर दें तो गर्भाशय जनित किसी भी प्रकार की कोई बीमारी होने की सम्भावना नहीं होती। महिलाओं को शिशु उत्पन्न होने के 40 दिन बाद पुनः शुरू कर देने से तीन महीने के अन्दर शरीर की कमजोरी दूर हो जाती है और मुख की सुन्दरता पहले की तरह लौट आती है। इसके अभ्यास से स्त्री या पुरुष दोनों को वृद्धावस्था जल्दी नहीं आती।

(7) गरुडासन (Garudasana)

सीधे खड़े होकर बांये पैर की जंघा को दांये पैर की जंघा पर रखते हुए घुटनों और पिंडलियों से एक पैर को दूसरे पैर पर लपेट लें। तत्पश्चात् सीने के सामने दोनों बाजुओं को लाते हुए बांयी भुजा को दांयी भुजा पर रखते हुए आपस में लपेट लें। इस अवस्था में दोनों हाथ गरुड़ की चोंच के समान बन जायेंगे। इसके पश्चात् धीरे-2 नीचे झुकते हुए पैर के पंजों को जमीन पर रखने का प्रयत्न करें।

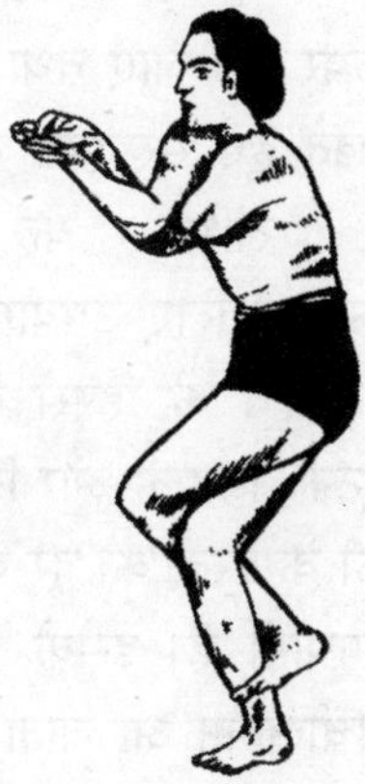

गरुडासन

लाभ :- इस आसन के अभ्यास से जोड़ों का दर्द ठीक हो जाता है। गठिया के रोगियों को इसका अभ्यास नियमित करना चाहिए। जिनके शरीर में कम्पन होती हो, उन्हें एवं पतले व्यक्तियों को इसके अभ्यास से लाभ मिलता है। इसके अभ्यास से बढ़ा हुआ अण्डकोष ठीक हो जाता है।

(8) गोमुखासन (Gomukhasana)

बायीं टांग घुटने से मोड़कर उसी पाद तल पर बैठें और दाहिनी टांग को मोड़कर बायीं टांग पर रखें। दाहिनी भुजा को ऊपर से पीठ पर ऐसा मोडें कि उसका पिछला भाग कान को स्पर्श करे। कोहनी शिखा से सटी रहे। पीठ पर बायें हाथ से दाहिने हाथ की तर्जनी पकड़ें। इसी प्रकार दूसरी ओर से इसका विपरीत करें।

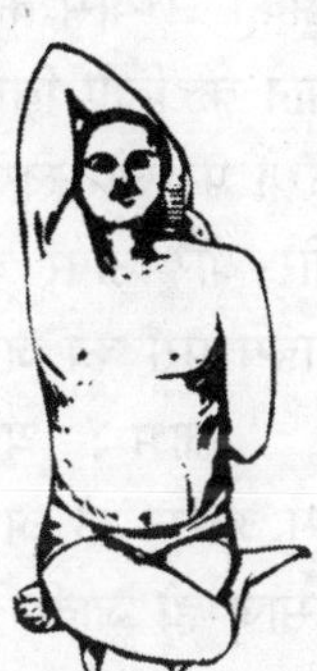

गोमुखासन

लाभ :- फेफड़े सम्बंधी बीमारियों में उपयोगी है। दमा तथा क्षय रोगियों को अवश्य करना चाहिए। इसके अलावा कन्धों में मजबूती आती है। कुहनी, जंघा एवं घुटने टखनों के लिए अच्छा है। जिनके घुटनों वगैरह में दर्द रहता हो, उनको इसका अभ्यास निरन्तर करना चाहिए। जिनको गुदा सम्बंधित रोग हो, उनको भी इसका अभ्यास करना चाहिए। इस आसन का अभ्यास दोनों ओर से बराबर-बराबर करना चाहिए।

(9) गोरक्षासन (Gorakshasana)

जमीन पर बैठकर दोनों पैरों के तलवों को आपस में मिलाते हुए पैरों के ऊपर बैठ जाएँ तथा दोनों घुटने जमीन पर लगाएँ। दोनों हाथों को घुटनों पर रखते हुए मेरूदण्ड सहित गले को सीधा रखते हुए स्थिर रहें।

लाभ :- यह आसन गुदा व मूत्र सम्बन्धी रोगों के लिए उपयोगी है। इसके अभ्यास से कमर के नीचे के हिस्से को अधिक लाभ पहुँचता है। घुटना, पिंडली और नितम्ब (Hip) के सन्धि-स्थान की कठोरता को दूर करने के लिये यह आसन बहुत उपयोगी है। इसके निरन्तर अभ्यास से घुटनों में लचीलापन आ जाता है तथा पिंडलियों में दर्द नहीं होता और नितम्बों से अत्यधिक चर्बी दूर होती है।

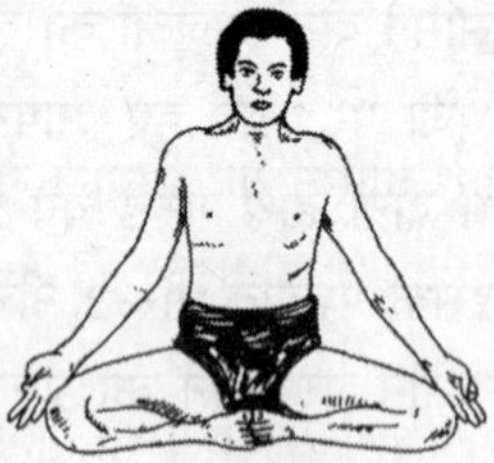

गोरक्षासन

(10) हलासन या सर्वांगासन (Halasana or Sarvangasana)

जमीन पर पीठ के बल लेट जायें। दोनों एड़ी पंजे मिला दें। दोनों हाथों की हथेलियों को नितम्ब के पास रख दें। तत्पश्चात् धीरे-धीरे दोनों पैरों को ऊपर की तरफ उठाते हुए सिर के पीछे जमीन पर लगायें। इस अवस्था में ठुड्डी कंठकूप में लग जायेगी। तलवे आसमान की तरफ रहेंगे। यथासम्भव इसका अभ्यास करने के पश्चात् वापस आने के लिए बिना घुटने मुड़े गर्दन व कंधों पर जोर लगाते हुए दोनों पैरों को धीरे-धीरे ऊपर की तरफ उठाते हुए वापस पैरों को जमीन पर धीरे से रखें।

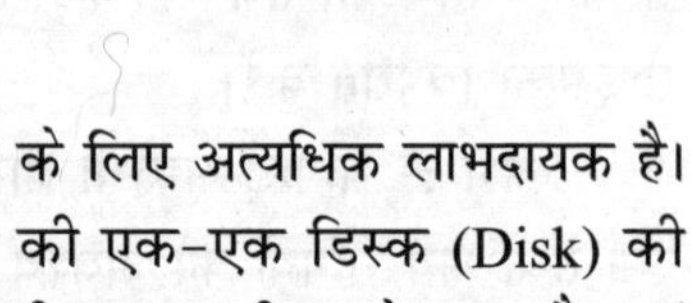

हलासन

लाभ :- यह आसन रीढ़ की हड्डी के लिए अत्यधिक लाभदायक है। इस आसन के अभ्यास से रीढ़ की हड्डी की एक-एक डिस्क (Disk) की मसाज हो जाती है जिससे मेरूदंड रबड़ की तरह लचीला हो जाता है। इस आसन के अभ्यास से रक्त का प्रवाह तेज हो जाता है जिससे रक्त शुद्ध होता है। रक्त की शुद्धि से चर्मरोग नहीं होते। इसके निरंतर अभ्यास से थाइराइड (Thyroid), पैराथाइराइड ग्रंथियाँ (Parathyroid Glands) की अच्छी तरह मसाज हो जाती है जिससे गले संबंधी रोग दूर हो जाते हैं। इस आसन के अभ्यास के दौरान हृदय व मस्तिष्क को बिना किसी चेष्टा के रक्त की पूर्ति

होती है जिससे हृदय मजबूत होता है। स्मरण शक्ति बढ़ती है। बालों का पकना व झड़ना दूर हो जाता है। मुख पर तेज आता है एवं चेहरा कांतिमान व सुन्दर हो जाता है। आँखों की बीमारियों के लिए अच्छा है। कंधे पुष्ट व बलिष्ट हो जाते हैं। पेट के सभी अंगों (Organs) की अच्छी तरह मसाज हो जाती है। अपच, कब्ज व वायु रोगियों के लिए यह रामबाण का काम करता है। भूख तेज लगती है। मधुमेह आदि रोगियों के लिए अत्यधिक लाभदायक आसन है। इस आसन के अभ्यास से मोटापा दूर होता है। पेट व नितम्ब पर से अतिरिक्त चर्बी दूर होती है।

यह आसन स्त्रियों के लिए भी अत्यधिक लाभदायक है। जिन स्त्रियों का गर्भाशय स्थिर न हो, उन्हें इस आसन के साथ-साथ उड्डयान बंध का भी अभ्यास करना चाहिए।

नोट :- उच्च रक्तचाप, हृदय रोगी, गर्दन दर्द, कमर दर्द के रोगियों को यह आसन नहीं करना चाहिए।

(11) जानुशीर्षासन (Janushirshasana)

दोनों पाँव को सीधा फैलाकर बैठें। तत्पश्चात् बांये पाँव को पकड़कर दांई जाँघ पर इस प्रकार लाएँ कि बांये पाँव की एँड़ी नाभि के पास आ जाये। फिर धीरे-धीरे साँस छोड़ते हुए आगे झुकते हुए दोनों हाथों से दांये पाँव के पंजे को पकड़कर सिर को घुटने से लगाएँ। इस अवस्था में दोनों कोहनियाँ जमीन से लगेंगी।

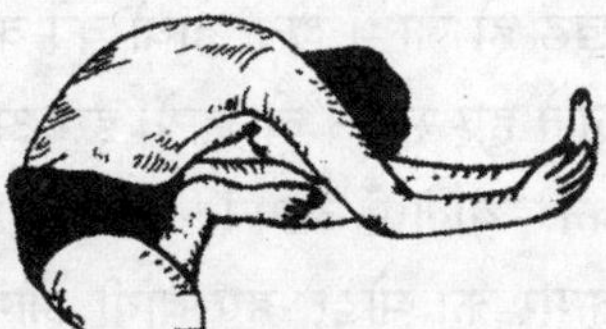

जानुशीर्षासन

इसी प्रकार इसको विपरीत ओर से भी करें। इसकी एक विधि और है। उसमें एड़ी के अग्र भाग को उसी जगह लगाना चाहिए जो कि ऊँची या सूजी हुई हो अर्थात् हर्निया की ठीक जगह हो। इसे गुरू से सीख कर ही करना चाहिए।

लाभ :- इस आसन से बहुत पुरानी हर्निया और बढ़ा हुआ अन्डकोष जैसी पुरानी बीमारियाँ आसानी से दूर हो जाती हैं। शरीर का अकडापन दूर करके शरीर को लचीला बनाता है। शरीर से अतिरिक्त चर्बी कम हो जाती है। वायु विकार ठीक हो जाता है। कील मुहांसे एवं ग्रीवा सम्बंधी रोग दूर करता है। संक्रामक ज्वर ठीक हो जाता है। साथ-ही-साथ चर्म रोगों में लाभदायक है।

नोट :- उच्च रक्तचाप, हृदय, कमर दर्द एवं स्पोंडिलाइसिस के रोगियों को यह आसन नहीं करना चाहिए।

(12) कागासन (Kaagasana)

सर्वप्रथम टाँगों को घुटनों से मोड़ते हुए बैठ जायें। इस अवस्था में दोनों पैरों के बीच एक फुट का अन्तर होना चाहिये। इसके पश्चात् दोनों हाथों को घुटनों पर रखते हुए सामने की ओर देखें।

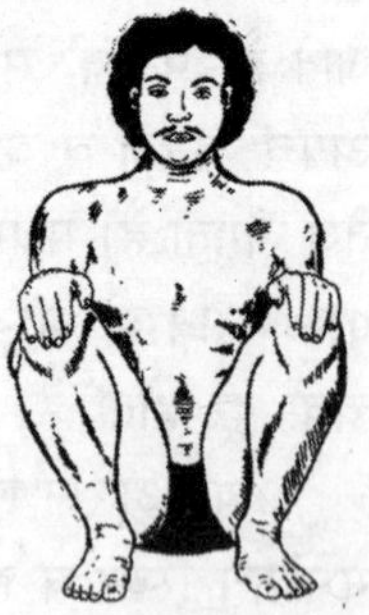

कागासन

लाभ :- यह आसन षट्कर्म की क्रियाओं के लिये विशेष उपयोगी है क्योंकि षट्कर्म की सारी क्रियाएँ इसी आसन में बैठकर की जाती हैं। इस आसन के अभ्यास से घुटनों में लचीलापन आ जाता है। शरीर के निचले भाग के लिये उपयोगी आसन है। लेकिन बड़े दुख की बात है कि यह अत्यंत सरल आसन होने के बावजूद आज इसको बड़ी संख्या में लोग नहीं कर सकते क्योंकि अधिकतर लोग पश्चिमी (Western) शौचालय का प्रयोग करते हैं। भारतीय (Indian)शौचालय में यह आसन स्वतः ही लग जाता है।

(13) कटि-चक्रासन (Kati-Chakrasana)

दोनों पैरों को एक फुट तक खोलकर सीधे खड़े हो जायें। दोनों हाथों को कंधे की ऊँचाई तक लाते हुए सामने ले आयें। इस अवस्था में दोनों हाथों की हथेलियाँ आमने -सामने रहेंगी। इसके पश्चात् कमर को मोड़ते हुए बांयी ओर घूमें। इस अवस्था में बांया हाथ सीधा रहेगा और दांया हाथ आधा मुड़ जायेगा। इसी प्रकार दूसरी तरफ से इसका अभ्यास करें।

नोट :- कमर को घुमाते हुए ध्यान रहे कि घुटने न मुड़ने पायें। नाभि से नीचे का शरीर नहीं घूमना चाहिए।

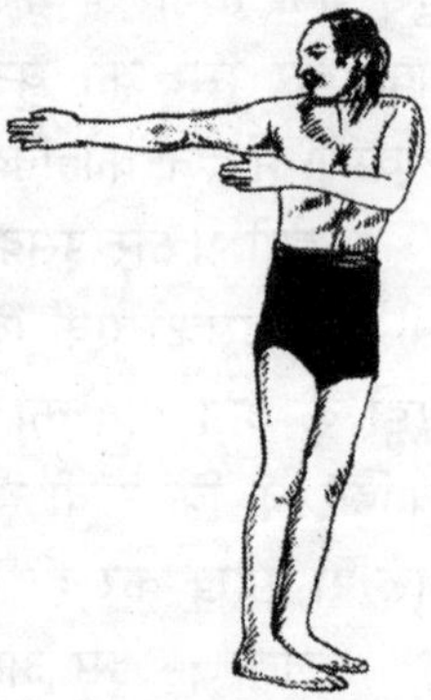

कटि-चक्रासन

लाभ :- यह आसन भी शंख प्रक्षालन की क्रिया का महत्वपूर्ण आसन है। इसके अभ्यास से आँतों की मसाज हो जाती है जिससे कब्ज की शिकायत दूर होती है। निरंतर अभ्यास से कमर रबड की तरह लचीली हो जाती है। कंधो चौड़े व कमर पतली हो जाती है। महिलाओं व मधुमेह रोगियों के लिए अच्छा आसन है।

(14) कोनासन (Konasana)

सीधे खड़े होकर दोनों पैरों को लंबाई के अनुसार दो से ढ़ाई फुट तक खोल दें। तत्पश्चात् दांये हाथ को नीचे की तरफ घुटने के पास रखते हुए बांये हाथ को ऊपर की ओर ले जायें। इस अवस्था में बांये हाथ की कोहनी कान से लगी रहेगी। इसके पश्चात् कमर को बीच से मोड़ते हुए दांयी ओर झुकें। इस अवस्था में बांये हाथ की हथेली का रुख जमीन की ओर रहेगा। ठीक इसी प्रकार इस आसन का अभ्यास दांयी ओर से भी करें।

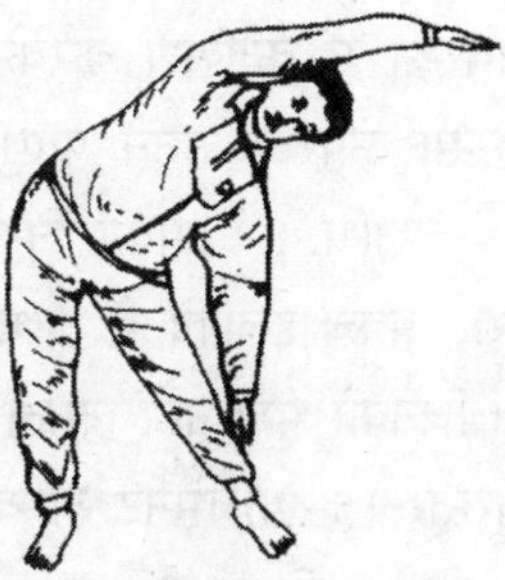

कोनासन

नोट :- इस आसन के अभ्यास के दौरान कमर को बीच से मोड़ना चाहिए व कोहनियाँ व घुटने सीधे रहने चाहिएँ।

लाभ :- यह आसन जिन्हें साइटिका रहता हो, उनको इसका अभ्यास अवश्य करना चाहिए। इस आसन के अभ्यास से शरीर की समस्त नस-नाड़ियों व मांसपेशियों की मसाज होती है जिससे रक्त-संचार तेज हो जाता है। रक्त की शुद्धि होती है। शरीर सुन्दर व चेहरा कांतिमान हो जाता है। कमर दर्द के लिए अच्छा आसन है। जिनकी कमर व जंघायें भारी हों, इसके अभ्यास से चर्बी कम होती है। कमर पतली व सुन्दर हो जाती है। यह आसन औरतों के लिए विशेष उपयोगी है। इस आसन को गर्भवती स्त्रियाँ गर्भ-धारण के पश्चात् पाँच-छः मास तक धीरे-धीरे कर सकती हैं।

(15) कूर्मासन (Koormasana)

जिस प्रकार कछुवा अपने अंगों को अपने शरीर में समेट लेता है, ठीक उसी प्रकार इसका अभ्यास किया जाता है। इसलिए इसे कूर्मासन कहा जाता है।

सर्वप्रथम दोनों पाँव को पीछे की तरफ ले जाएँ। दोनों एँड़ियों को खोल लें। पैरों के पंजे आपस में मिले रहेंगे। खुली हुई एँड़ियों के बीच में बैठ जाएँ। इस अवस्था में घुटने मिले रहेंगे एवं कमर व गर्दन सीधे रहेंगे। इसके पश्चात् दोनों हाथों

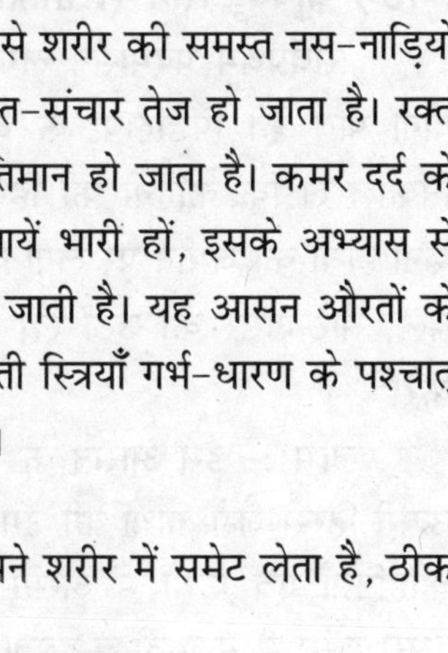

कूर्मासन

के अँगूठे अन्दर डालकर मुट्ठी बन्द कर लें। मुट्ठी का रुख आसमान की ओर रहेगा। दोनों कोहनियों को मिलाकर नाभि पर रखें। इसके पश्चात् साँस छोड़ते हुए धीरे-2 आगे इतना झुक जाएँ कि छाती आपके हाथों को छू जाए। इस अवस्था में कोशिश करके एँड़ियों के बीच में बैठे रहें। शरीर का पिछला हिस्सा ऊपर न उठने पाए।

लाभ :- इसका निरन्तर अभ्यास पेट की बहुत-सी बीमारियों, कब्ज, गैस, अपच इत्यादि में लाभदायक है। मधुमेह के रोगियों के लिए लाभदायक है। जिनको भूख नहीं लगती, उन्हें इसका अभ्यास निरन्तर करना चाहिए। इसके निरन्तर 15-20 मिनट अभ्यास से शरीर में अग्नि उत्पन्न होती है जिससे शरीर से पसीना निकलने लगता है। कुन्डलिनी शक्ति को जागृत करने के लिये कूर्मासन बहुत ही उपयोगी है।

नोट :- इसका अभ्यास कमर-दर्द व गर्दन-दर्द के रोगियों को नहीं करना चाहिए।

(16) कुक्कुटासन (Kukkutasana)

सर्वप्रथम पद्मासन लगा लें। तत्पश्चात् दोनों हाथों को जंघाओं और दोनों पॉव की पिंडलियों के बीच से इतना बाहर निकाल लें कि कोहनी का हिस्सा बाहर आ जाए। दोनों हाथों को जमीन पर लगा दें और दोनों हाथों के बल, सारे शरीर को उठा लें। यथासम्भव अभ्यास करें।

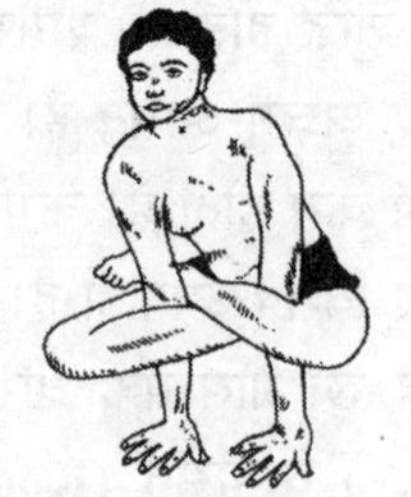
कुक्कुटासन

लाभ :- इस आसन के अभ्यास से शरीर के ऊपरी हिस्से जैसे-हाथों की उँगलियाँ, कलाई, बाजू, कोहनियाँ एवं कंधों में असीम बल आ जाता है। इससे शरीर में मजबूती व दृढ़ता आती है। इसके निरन्तर अभ्यास से भूख बहुत बढ़ती है। इसके अभ्यास से कुक्कुट (मुर्गे) की भांति प्रातःकाल ही निद्रा खुल जाती है। लिखते समय जिनके हाथों में कम्पन हो अथवा थक जाते हों, उन्हें भी यह आसन लाभ पहुँचाता है।

(17) कुर्सी-आसन (Kursi-Asana)

सर्वप्रथम एड़ी पंजे मिलाकर खड़े हो जायें। दोनों हाथों को सामने लाते हुए कंधों की ऊँचाई तक रखें। दोनों हथेलियों का रुख जमीन की तरफ होगा। इसके पश्चात् घुटनों से मोड़ते हुए धीरे धीरे नीचे की ओर इतना बैठ जायें कि

शरीर का आकार कुर्सी की तरह बन जाये। इस अवस्था में कमर व गर्दन सीधी रहेगी।

इस आसन का अभ्यास दूसरी तरह से भी किया जाता है। दोनों एड़ी व पंजे मिलाकर खड़े हो जायें। दोनों हाथों को 180^0 पर फैला लें। इस अवस्था में हथेलियों का रुख जमीन की तरफ रहेगा। इसके पश्चात् पंजों पर खड़े

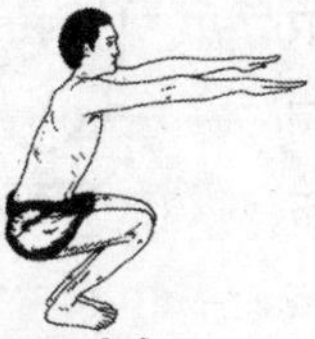

प्रथम विधि

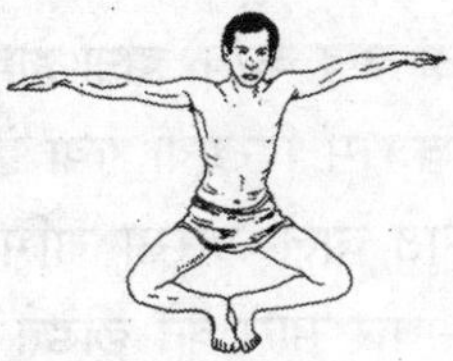

द्वितीय विधि

होकर धीरे-धीरे नीचे झुकना शुरू करें। जैसे-जैसे नीचे झुकते जायेंगे, दोनों घुटने आपस में खुलते जायेंगे।

लाभ :- यह आसन घुटने व पिंडलियों के दर्द के रोगियों के लिए उत्तम आसन है। कमर में असीम बल की प्राप्ति होती है। जिन लोगों का अत्यधिक खड़े होने या चलने का कार्य होता है, उनके लिए यह अत्यधिक लाभदायक आसन है।

(18) मकरासन (Makarasana)

जमीन पर पेट के बल लेट जाएं। दोनों हाथों की हथेलियों को एक-दूसरे के नीचे ऊपर सामने जमीन पर टिकाएँ या सिर की तरफ ले आयें व ऊपर माथे को टिका दें। इसके पश्चात् दोनों पैरों को 60-90 से. मी. का अन्तर देते हुए खोल दें। ध्यान रहे कि दोनों एँड़ियों का रुख अन्दर की तरफ आमने-सामने होगा।

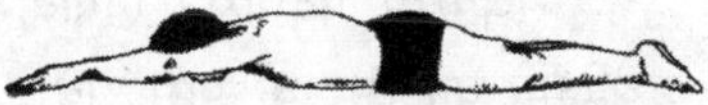

मकरासन

लाभ :- इस आसन के अभ्यास से थकान दूर होती है। पेट के लिए भी यह आसन अच्छा होता है। इससे शरीर के अन्दर सूक्ष्म शक्ति की वृद्धि होती है और सम्पूर्ण शरीर मकर के समान ही दृढ़ हो जाता है। इसके अभ्यासी के मन में नम्रता का भाव अधिक उत्पन्न होता है। योगियों और महात्माओं में साष्टांग दण्डवत् करने की जो प्रणाली है, वह इस आसन से मिलती-जुलती है। यह आसन भी शवासन की भाँति ही उपयोगी है। इस आसन के अभ्यास से मानसिक एवं शारीरिक थकान दूर होती है।

(19) मन्डुकासन (Mandookasana)

सर्वप्रथम दोनों पाँवों को पीछे की तरफ ले जाएँ, दोनों पैरों के पंजों को आपस में मिला लें। इसी स्थिति में दोनों एँड़ियों को खुला रखें और खुली हुई एड़ियों के बीच बैठ जाएँ। कमर व गर्दन सीधी रखते हुए आपस में घुटने मिला लें। दोनों हाथों के अँगूठे अंदर रखते हुए मुट्ठी बन्द कर लें। मुट्ठी बन्द करके दोनों हाथों को इस प्रकार रखें, जैसा चित्र में दिखाया गया है। इसके पश्चात् हाथों के अँगूठे वाला हिस्सा नाभि पर रखें। इसके पश्चात् धीरे-धीरे सांस को छोड़ते हुए आगे झुकते हुए छाती को जंघाओं पर लगाएँ। इस स्थिति में शरीर का पिछला हिस्सा एँड़ियों से उठने न पाए। उसके पश्चात् गर्दन उठाकर सामने देखें। जैसा चित्र में दिखाया गया है।

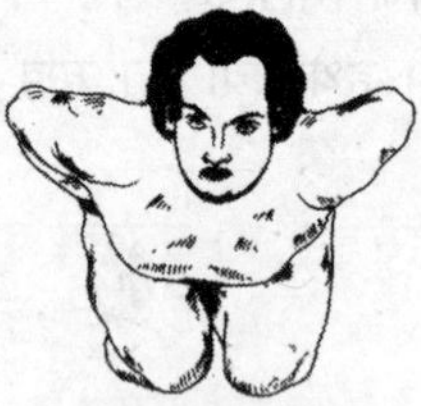
मन्डुकासन

लाभ :- इस आसन के अभ्यास से पेट के अधिकांश रोगों में लाभ होता है। अपच हो व गैस बनती हो, उनके लिये बहुत लाभदायक है। मधुमेह के रोगियों के लिए विशेष लाभदायक है। पेट के अवयवों की मसाज हो जाती है। घुटने का दर्द, पिण्डलियों एवं टखनों का दर्द इसके निरन्तर अभ्यास से दूर होता है। इसके अभ्यास से उछलने की शक्ति आ जाती है।

नोट :- उच्च रक्तचाप, हृदय रोगियों, कमर व गर्दन के दर्द के रोगियों को नहीं करना चाहिए।

(20) मत्स्यासन (Matsyasana)

सर्वप्रथम पद्मासन लगाकर पीठ के बल लेट जाएं दोनों हाथों की हथेलियों को सिर के पास रखें। तत्पश्चात् गर्दन उठाते हुए चोटी वाला हिस्सा या माथे के अगले हिस्से को जमीन पर स्थित करें। तत्पश्चात् दोनों हाथों को वापस पैरों की तरफ ले आएँ। इसके पश्चात् दांए हाथ से बांए पाँव का अँगूठा व बांए हाथ से दांये पाँव का अँगूठा पकड़ लें। इस अवस्था में दोनों कुहनियाँ जमीन पर लगी रहेंगी। यथासम्भव अभ्यास करने के पश्चात् वापस आने के लिये दोनों हाथों को पलटकर सिर

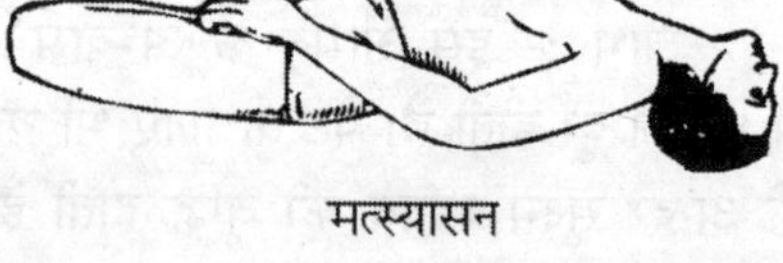
मत्स्यासन

के पीछे ले जायें। गर्दन को सीधा करें, दोनों हाथों से कमर को पकड़ लें, कुहनियों पर जोर लगाते हुए धीरे-धीरे ऊपर की ओर उठकर बैठ जायें।

लाभ :- यह साँस सम्बन्धित रोगों के लिए अत्यधिक उपयोगी आसन है। गर्दन सुराही के समान लम्बी व पतली हो जाती है। जिनकी गर्दन पर अत्यधिक चर्बी हो, उनको इसका अभ्यास अवश्य ही करना चाहिए। कमर दर्द व गर्दन दर्द के निदान के लिए अच्छा आसन है। अपच, कब्ज एवं वायु विकार दूर होते हैं। नेत्रदोष दूर होते हैं। घुटनों का दर्द व गठिया आदि दर्द के लिए अच्छा आसन है। चमड़ी पर रूखापन दूर होता है। चमड़ी सुन्दर व आकर्षक हो जाती है। चेहरा कान्तिमान हो जाता है। इस आसन का प्रमुख गुण यह है कि इस आसन को लगाकर पानी में लेट जाएँ तो बिना तैरे हुए भी व्यक्ति डूब नहीं सकता। यह आसन औरतों की गर्भाशय सम्बन्धित बीमारियों को अति-शीघ्र दूर करता है तथा मासिक धर्म ठीक समय पर उचित मात्रा में उचित रंग का होने लगता है।

(21) मयूरासन (Mayurasana)

दोनों एँड़ी पंजे मिलाकर दोनों घुटनों को फैलाकर घुटनों को जमीन पर रखते हुए एँड़ी पर बैठ जाएं। तत्पश्चात् दोनों हाथों के बीच चार अँगुल का अन्तर रखते हैं। हथेलियों को जमीन पर घुटनों के पास स्थित करें। दोनों कोहनियों को आपस में मिलाते हुए नाभि स्थान पर रखें। इसके पश्चात् थोड़ा आगे झुकते हुए दोनों पैरों को जमीन से ऊपर उठा दें। इस अवस्था में सम्पूर्ण शरीर का भार पेट पर रहेगा। धीरे-धीरे शरीर का संतुलन रखते हुए दोनों पैरों को सीधा करें तथा सामने की ओर देखें।

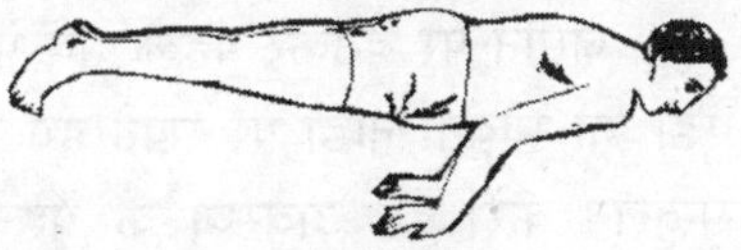

मयूरासन

लाभ :- इस आसन के निरन्तर अभ्यास से अपच, कब्ज व वायु विकार की शिकायत दूर हो जाती है। पेट के आन्तरिक अवयवों की अच्छी मसाज हो जाती है। भूख तेज हो जाती है। अधिक व गरिष्ठ अन्न को भी आसानी से पचा लेने की क्षमता आ जाती है। जठराग्नि इतनी उदीप्त हो जाती है कि विष-तुल्य भोजन भी पच जाता है। इसके अतिरिक्त हाथों, बाजुओं तथा कन्धों में असीम शक्ति आ जाती है। दृष्टि-दोष इसके निरन्तर अभ्यास से दूर हो जाता है।

(22) नौकासन (Naukasana)

पेट के बल लेटकर दोनों हाथों को सिर से आगे लाकर आपस में मिला लें। दोनों एँड़ी पंजे आपस में मिले रहेंगे। इसके पश्चात् धीरे-धीरे सांस लेते हुए शरीर का आगे का हिस्सा और पैरों को इतना ऊपर ले जायें कि शरीर का पूरा भार पेट पर आ जाये। इस अवस्था में शरीर नौका के समान दिखाई देगा, जैसा कि चित्र में दिखाया गया है।

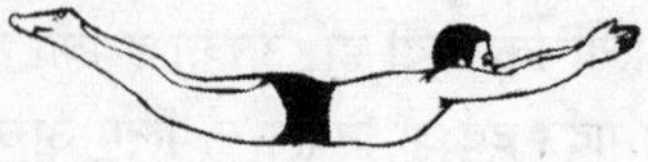

नौकासन

लाभ :- इसके निरंतर अभ्यास से नस-नाड़ियों में रक्त प्रवाह तेज हो जाता है जिससे माँसपेशियाँ आदि लचीली हो जाती हैं। फेफड़ों में ऑक्सीजन का प्रवाह अत्यधिक मात्रा में होता है जिससे श्वास सम्बंधी बीमारियाँ दूर होती हैं। कमर दर्द व गर्दन दर्द वालों के लिए उत्तम आसन है। इसके निरन्तर अभ्यास से पेट की अत्यधिक चर्बी कम हो जाती है। शरीर हल्का व फुर्तीला हो जाता है।

नोट :- अल्सर, कोलाइटिस वालों को यह आसन नहीं करना चाहिए।

(23) पादांगुष्ठासन (Padangushthasana)

जमीन पर बैठकर पहले दायें पैर को बाई जाँघ पर लायें। फिर पाँव की एँड़ी को सीवनी नाड़ी पर रखते हुए शरीर का सन्तुलन करें। इस अवस्था के पश्चात् दोनों हाथों को कमर पर रखें तथा सामने देखते हुए इस स्थिति में रुकने का प्रयास करें। एँड़ी और एँड़ी का ऊपर का हिस्सा सिवनी नाड़ी को भली-भाँति दबाये रखेगा। अगर एँड़ी ठीक प्रकार सिवनी नाड़ी पर नहीं लगेगी तो विशेष लाभ नहीं होगा। पुनः इस आसन को पाँव बदल कर दांये पाँव से उतनी ही देर करना चाहिए, जितनी देर प्रथम बांये पाँव से किया है।

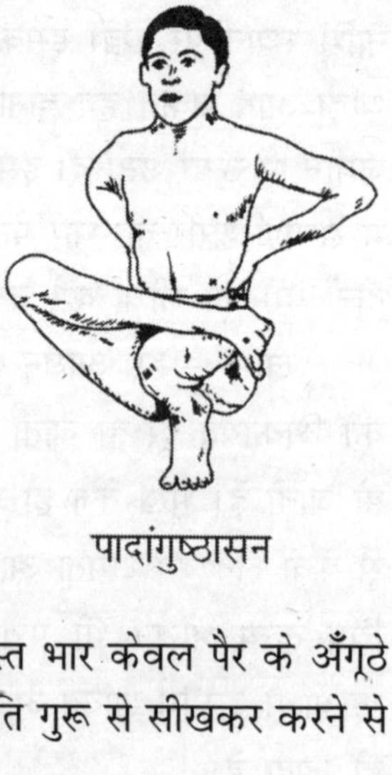

पादांगुष्ठासन

नोट :- आसन करते समय शरीर का समस्त भार केवल पैर के अँगूठे पर ही रहे। इस आसन को ध्यान-पूर्वक भली-भाँति गुरू से सीखकर करने से विशेष लाभ होता है।

लाभ :- इस आसन के अभ्यास से अखण्ड ब्रह्मचर्य की सिद्धि प्राप्त होती है। स्वप्न दोषादि बीमारी दूर हो जाती है। ब्रह्मचर्य में लाभ इसीलिए होता है क्योंकि सीवनी नाड़ी अर्थात् चित्राख्या नाड़ी (जो वीर्य बहाने वाली नाड़ी है) इस आसन के अभ्यास से मनुष्य के वश में हो जाती है। इससे सभी प्रकार के वीर्य-दोष दूर हो जाते हैं। मनुष्य को स्वयं को वश में करने की शक्ति आ जाती है। इसलिए इस आसन को प्रत्येक कम उम्र के लड़के-लड़कियों को करने के लिए अधिक जोर दिया जाता है। जिनके शरीर में कंपकपी होती है, उन्हें इसका अभ्यास निरंतर करते रहने से अतिशीघ्र लाभ होगा। इसके सही तरह से अभ्यास करने से मानसिक दृढ़ता आयेगी, साथ ही गुप्त रोगों के निदान में सहायक है।

(24) पाद-हस्तासन (Pad-Hastasana)

दोनों एँड़ी पंजे मिलाकर खड़े हो जायें। दोनों हाथों को ऊपर की तरफ ले जायें। इसके पश्चात् धीरे-धीरे साँस छोड़ते हुए आगे की ओर झुकें, माथा घुटनों से लगायें व दोनों हाथों की हथेलियों को दोनों पैरों के साथ दांयें-बांयें जमीन से लगायें।

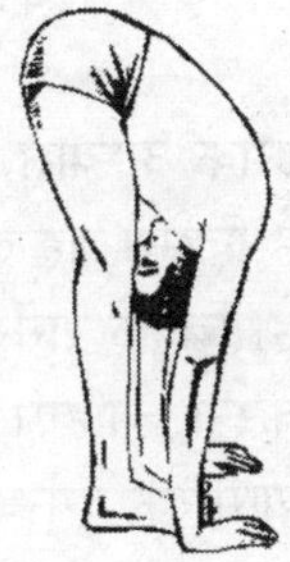

पाद-हस्तासन

लाभ :- जिन व्यक्तियों के नितम्ब भारी हों, उनको इसके अभ्यास से लाभ पहुँचता है। नसों व नाड़ियों की मसाज हो जाती है। कमर पतली और कंधे पुष्ट व चौड़े हो जाते हैं। पेट पर से चर्बी कम हो जाती है। मधुमेह रोगियों के लिए अच्छा आसन है। रीढ़ की हड्डी मुलायम व लचीली हो जाती है।

नोट :- इसका अभ्यास करते समय दोनों घुटनों को सीधा रखें। इस आसन का अभ्यास कमर दर्द व गर्दन दर्द वालों को नहीं करना चाहिए।

(25) पद्मासन (Padmasana)

दाहिने पाँव को बांयी जाँघ के मूल पर तथा बांये पाँव को दाहिनी जाँघ के मूल पर रखें। ध्यान के लिए हाथों को ज्ञान मुद्रा में रखें। रीढ़ की हड्डी (मेरूदन्ड) सीधी रहे।

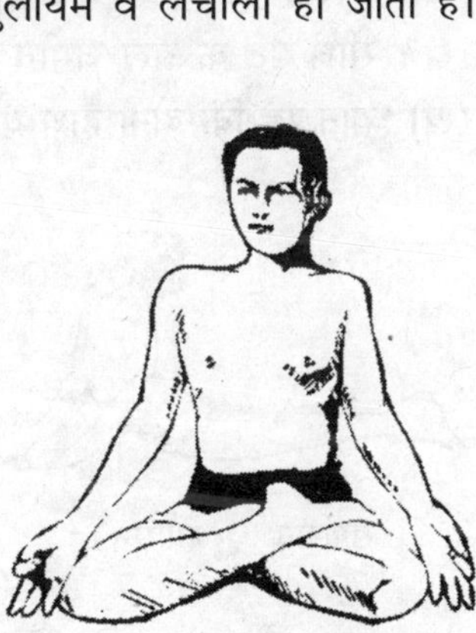

पद्मासन

लाभ :- यह आसन भी ध्यान, भजन और पूजा पाठ के लिए उत्तम है। प्राणायाम तो बिना पद्मासन के सिद्ध हो ही नहीं सकता। पाचन शक्ति बढ़ती है एवं जंघा और पिंड़लियों को अत्यधिक शक्ति मिलती है।

(26) पश्चिमोत्तानासन (Paschimottanasana)

सर्वप्रथम दोनों पैरों को सामने लाते हुए बैठ जायें। दोनों एँडी पंजे मिले रहेंगे, तत्पश्चात् साँस छोड़ते हुए आगे झुकते हुए दोनों हाथों से दोनों पैरों के अँगूठे पकड़ लें। माथे को घुटनों से लगायें व दोनों कोहनियाँ जमीन पर लगी रहेंगी। जैसा कि चित्र में दिखाया गया है।

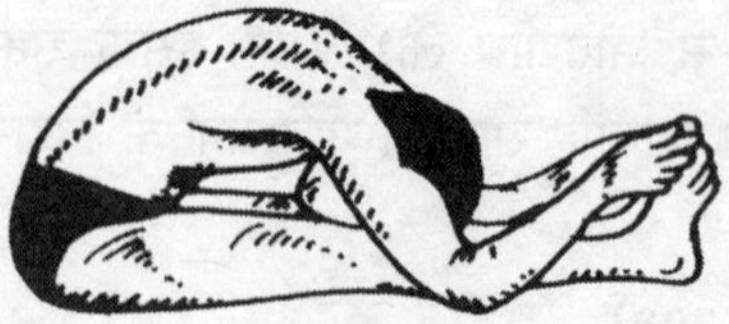

पश्चिमोत्तानासन

लाभ :- इस आसन के निरंतर अभ्यास से मेरूदंड लचीला होता है। रक्त का संचार भली-भांति होता है। इसके अभ्यास के समय कमर व पिंडलियों की मांसपेशियों में खिचाव आता है जिससे वह लचीली हो जाती है। इस आसन के अभ्यास से मोटापा दूर होता है। जिनके शरीर का निचला हिस्सा भारी होता है, उन्हें इसका निरन्तर अभ्यास करना चाहिए। कमर पतली तथा सुडौल होती है। यह आसन चर्मरोग व शारीरिक दुर्गन्ध दूर करता है। चेहरा कांतिमान एवं जठराग्नि प्रदीप्त होती है। इसके अभ्यास से पेट के कीड़े (कृमि) मर जाते हैं। रक्त की शुद्धि होती है।

नोट :- यह आसन कमर दर्द व गर्दन दर्द वालों को नहीं करना चाहिए।

(27) सर्पासन या भुजंगासन (Sarpasana or Bhujangasana)

सीधे पेट के बल जमीन पर लेट जायें व दोनों हाथों को कंधों के नीचे रखें। ध्यान रहे कि दोनों हाथ कंधों से बाहर न जायें। एड़ी पंजे मिलाकर रखें। तत्पश्चात् साँस लेते हुए गर्दन व कमर उठाते हुए पीछे की ओर इस प्रकार ले जायें कि आसन का आकार सर्प की तरह हो जाये। कमर सिर्फ नाभि-स्थल तक ही उठायें।

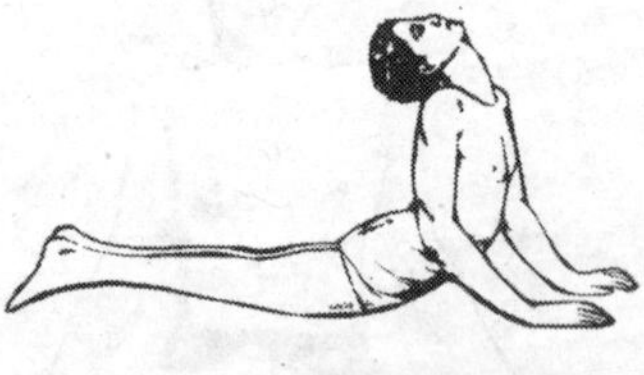

सर्पासन (भुजंगासन)

लाभ :- इस आसन के अभ्यास से मेरूदंड लचीला हो जाता है। इस आसन के अभ्यास से दमा आदि साँस सम्बन्धी रोग ठीक हो जाते हैं। यह आसन शंख प्रक्षालन नाम की क्रिया के लिए महत्वपूर्ण है। इसके अभ्यास से पेट पर

से अत्यधिक चर्बी कम होती है। कमर पतली व सीना चौड़ा होता है। यह गर्दन का दर्द (Cervical Spondylosis) रोगियों के लिए लाभदायक है।

नोट :– यह आसन अल्सर, कोलाइटिस (Colitis) व हर्निया वालों को नहीं करना चाहिए।

(28) शलभासन (Shalabhasana)

जमीन पर पेट के बल लेट जायें। दोनों एँड़ी पंजे आपस में मिला लें, दोनों हाथों की हथेलियों को कंधों के नीचे जमीन पर रखें इसके पश्चात् धीरे-2 साँस लेते हुए गर्दन व पैरों को इतना ऊपर उठा दें कि सारे शरीर का भार पेट पर आ जाये। इस अवस्था में दोनों हाथों को जमीन पर से उठाकर कंधों के नीचे स्थित करें। गर्दन पीछे की तरफ मोड़कर रखें व पैर आपस में मिले व खिंचे रहेंगे या दोनों हाथों को जंघाओं के नीचे भी रख सकते हैं। जैसा कि चित्र में दिखाया गया है।

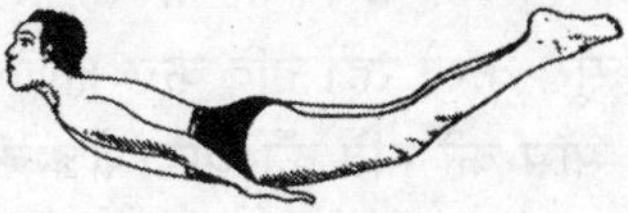

शलभासन

लाभ :– यह आसन भी श्वास संबंधी बीमारियों के लिए उत्तम है। इसके अभ्यास से छाती चौड़ी होती है। आक्सीजन अत्यधिक मात्रा में फेफड़ों में जाती है। अतः दमा जैसी बीमारियों के लिए उत्तम है। जिनको गर्दन दर्द, कमर दर्द रहता हो, उनको इसका अभ्यास निरंतर करना चाहिए। जिनके शरीर में कंपकपी होती हो इसके निरंतर अभ्यास से कंपकपी दूर होकर शरीर में दृढ़ता व मजबूती आती है। पेट से अत्यधिक चर्बी कम होती है। उछलने की शक्ति आती है। शलभासन के अभ्यास से नाभि भी अपने स्थान पर रहती है। कब्ज व गैस की शिकायत दूर होती है।

(29) शवासन (Shavasana)

जमीन पर पीठ के बल लेट जाएँ। दोनों बाहों को दोनों नितम्बों के अगल-बगल कुछ दूरी पर रखें ध्यान रहे, हथेलियों का रुख आसमान की तरफ हो। दोनों पैरों में करीब 45-60 से. मी. का अन्तर रखते हुए लेट जाएँ। इसके पश्चात् शरीर को धीरे-धीरे निढ़ाल करते जाएँ, अर्थात् इस प्रकार इसका अभ्यास करें कि शरीर के किसी भी हिस्से में हलचल (Movement) न हो। इस आसन को शवासन इसलिए कहा जाता है क्योंकि जिस

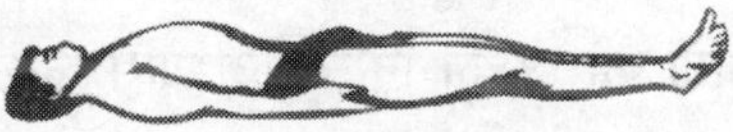

शवासन

प्रकार शव के अन्दर कोई हलचल नहीं होती, ठीक उसी प्रकार इसके अभ्यास काल में शरीर में कोई हलचल नहीं होती।

आराम से लेटने के पश्चात् बांए हाथ की हथेली को पेट पर रखें। इसके पश्चात् लम्बे-गहरे 8-10 सांस लीजिए। जैसे-जैसे साँस लेंगे, वैसे-वैसे पेट फूलेगा और जैसे-जैसे साँस छोड़ेंगे वैसे-वैसे पेट पिचकेगा। ठीक इसी प्रकार पेट की हलचल को लगातार (निरंतर) महसूस करते रहें। 8-10 साँस लेने के बाद धीरे-धीरे साँस सामान्य गति पर आ जाये। इस प्रकार आप महसूस करेंगे कि पेट की हलचल भी सामान्य हो गई है। इसी गति को आप निरंतर महसूस करते रहें। यदि कुछ क्षणों के पश्चात् आपका ध्यान भटक जाए, वैसे ही साँस की गति को थोड़ा तेज कीजिए जिससे कि आपके पेट की गति बढ़ जाए और पुनः साँस को सामान्य गति पर ले जाएँ और इस प्रकार इसका लगातार (निरंतर) अभ्यास करते रहें। कुछ दिनों के पश्चात् आप अनुभव करेंगे की आपका ध्यान लगाने के समय में बढ़ोत्तरी होती जा रही है। देखने में यह आसन बहुत ही आसान लगता है परन्तु हमें इसका अभ्यास ठीक तरह से विधि पूर्वक समझ कर करना चाहिए, तभी यह लाभदायक है।

लाभ :- जिस प्रकार रात को 7-8 घण्टे सोकर ताजगी का अनुभव करते हैं, ठीक उसी प्रकार इस आसन को विधिपूर्वक आधा घण्टा करने से तीन-चार घण्टे की नींद पूरी होने जैसी ताजगी मिलती है। इस आसन के अभ्यास से मानसिक व शारीरिक थकावट दूर हो जाती है। जिन लोगों को अत्यधिक मानसिक तनाव रहता है, उन लोगों को इसका अभ्यास कम से कम 40 मिनट अवश्य करना चाहिए। हृदय रोगियों को इसका अभ्यास अवश्य करना चाहिए। यह आसन विद्यार्थियों के लिए अत्यन्त लाभदायक है क्योंकि इसके निरन्तर अभ्यास से एकाग्रता बढ़ जाती है। मन में दृढ़ता आती है। जो लोग हीन भावना से ग्रसित हैं, उन लोगों को इसका अभ्यास विधिपूर्वक करने से मन में मजबूती आएगी। इस आसन का अभ्यास उन प्रत्येक आसनों के बाद किया जाता है जिन आसनों के अभ्यास काल में रक्त संचार तेज हो जाए और शारीरिक थकान उत्पन्न हो। जिन लोगों को नींद नहीं आती है या कम आती है, उन लोगों को इसका निरन्तर अभ्यास करना चाहिए।

(30) शीर्षासन (Shiershasana)

जमीन पर बैठकर हाथों की उंगलियों को एक-दूसरे में फँसाकर गस्सा बना लें। इसी गस्से में अपना सिर रखकर कुहनियों को सिर के पास रखें। अब

धीरे-धीरे शरीर को ऊपर उठायें, पूरा शरीर सीधा खड़ा कर दें। शरीर का सारा भार बांह और कुहनियों पर रखें। आँख अधखुली रखें। शीर्षासन साधने में महीने और साल भी लग जाते हैं। इसे किसी अनुभवी योगाचारी से सीख कर करना चाहिए। इसके गलत करने से विभिन्न प्रकार के रोग हो जाते हैं। यदि दोनों नासिका बन्द हों तो शीर्षासन नहीं करना चाहिए।

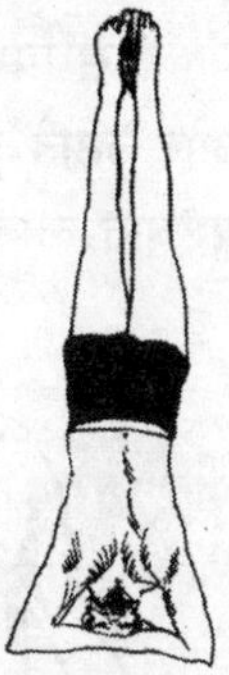
शीर्षासन

लाभ :- शीर्षासन आसनों का राजा है। इस आसन से सभी रोग प्रभावित होते हैं। रक्त संचार ठीक करता है। नेत्र दोष, बाल पकना, बाल झड़ना, प्रमेय, स्त्रियों के मासिक धर्म सम्बंधी बीमारियों के लिए विशेष लाभदायक है। नजला-जुकाम और मस्तिष्क सम्बंधी रोग ठीक हो जाते हैं।

पगलापन (Lunancy)भी ठीक हो जाता है। इससे चेहरे पर कांति तथा नेत्रों में तेज आ जाता है। इस आसन के बाद शवासन अवश्य करें।

नोट :- यह हृदय रोगियों और कब्ज वालों को नहीं करना चाहिए।

(31) सिद्धासन (Siddhasana)

बांये पैर की एँड़ी को गुदा और उपस्थेन्द्रिय के बीच में इस प्रकार दृढ़ता से लगाएँ कि उसका तला दांये पैर की जंघा को स्पर्श करे। इसी प्रकार दाहिने पैर की ऐड़ी को उपस्थेन्द्रिय की जड़ के ऊपर भाग में इस प्रकार स्थिर करें कि उसका तला बांए पैर की जंघा को स्पर्श करे। इसके पश्चात् बांये पैर के अंगूठे को दांयी जांघ और पिंडली के बीच में ले लें। इसी प्रकार दांये पैर के अंगूठे को बांयी जंघा और पिंडली के बीच में ले लें। जिन व्यक्तियों को घुटनों, टखनों में दर्द रहता हो, उनको इसका अभ्यास निरंतर करना चाहिए।

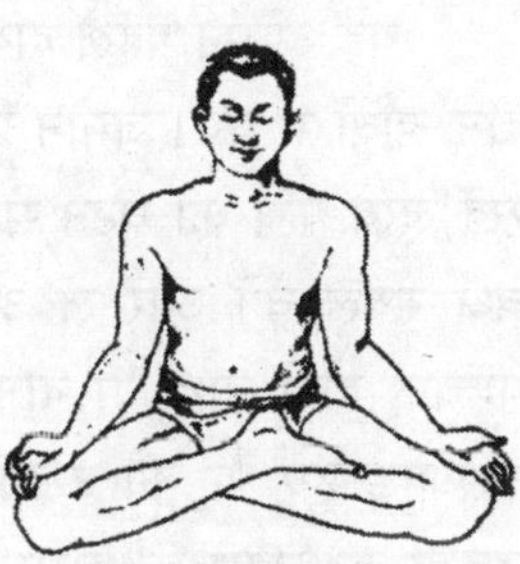
सिद्धासन

लाभ :- यह आसनों में सर्वश्रेष्ठ आसन है। यह आसन बहत्तर हजार नाड़ियों के मलों का शोधक है। ध्यान लगाने के लिए बहुत ही सुगम एवं उपयुक्त आसन है। वीर्य सम्बन्धी सभी प्रकार के दोष दूर होते हैं।

नोट :- गृहस्थ को एक घंटे से अधिक इस आसन में नहीं बैठना चाहिए।

(32) सिंहासन (Simhasana)

सर्वप्रथम दोनों एँड़ी पंजे मिला लें। इसके पश्चात् एँड़ी को ऊपर की ओर उठाते हुए उस पर इस प्रकार बैठ जाएँ कि गुदा के पास सीवनी नाड़ी पर पाँव की एँड़ी लग जाए। इस स्थिति में शरीर का सम्पूर्ण भार पंजों के ऊपर स्थित होगा। तत्पश्चात् ठोड़ी को कण्ठकूप से लगाते हुए यथासम्भव मुख को खोलते हुए जिह्वा को पूर्णतया बाहर निकालते हुए नेत्रों से भूमध्य में देखते हुए दोनों हाथों से ज्ञान मुद्रा बनाते हुए हाथों को दोनों घुटनों पर रखें। कमर सीधी रखते हुए आसन में स्थित हो।

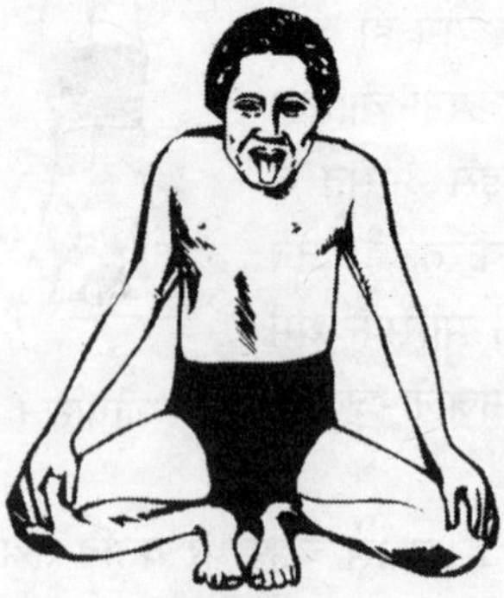

सिंहासन

लाभ :- यह आसन विशेषकर गले के रोगों जैसे-टाँसिल आदि के लिए लाभदायक है। इस आसन के अभ्यास से थाइराइड ग्रंथि (Thyroid Glands) में विशेष लाभकारी है। डरपोक आदमियों को यह अवश्य करना चाहिए। इसके अभ्यास से गुदा से सम्बन्धित रोग भी दूर हो जाते हैं।

(33) सुप्त-पवनमुक्तासन (Supta-Pavanmuktasana)

यह आसन पहले दांये पाँव से करें व फिर बांये पाँव से करें। उसके बाद दोनों पाँवों से करें। जमीन पर पीठ के बल लेट जाएँ, दोनों एँड़ी-पंजे मिलाकर रखें, दांये पाँव को घुटने से मोड़ते हुए वक्ष-स्थल की ओर ले आएँ। इसके पश्चात् दोनों हाथों से दोनों कुहनियाँ उस मुड़े हुए पैर को उसमें फंसा कर ठुड्डी को ऊपर की तरफ उठाते हुए दांये घुटने से लगाते हुए सामने की ओर देखें। इस अवस्था में दूसरा पैर सीधा रहेगा। इसी प्रकार इस आसन का अभ्यास दूसरे पैर को बदलकर कीजिए। इस प्रकार दोनों पैरों से इस आसन का अभ्यास करने के पश्चात् दोनों घुटनों को मोड़कर दोनों बाजुओं के बीच में स्थित हों। ठुड्डी को घुटनों से लगाते हुए सामने की ओर देखें।

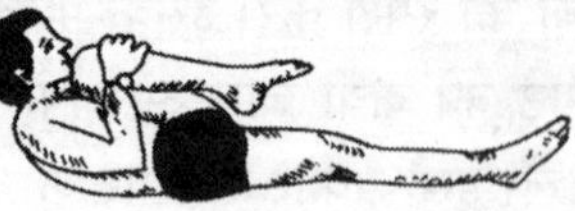

(एक पैर से)

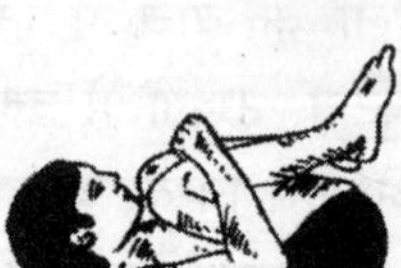

(दोनों पैर से)

सुप्त-पवन मुक्तासन

लाभ :- यह आसन वायु विकार वालों के लिए अत्यंत लाभदायक है। जिनको डकारें अधिक आती हों और जिनको वायु की शिकायत रहती हो इस आसन के अभ्यास से पेट की हवा तत्काल बाहर निकल जाती है। अपच एवं कब्ज दूर होती है। पाचन शक्ति तेज होती है। इस आसन में घुटनों का दर्द व गठिया दूर होता है। इस आसन के अभ्यास से मेरूदण्ड पर अच्छा प्रभाव पड़ता है।

नोट :- जिनको कमर व गर्दन दर्द की शिकायत रहती है, उनको इसका अभ्यास नहीं करना चाहिए।

(34) सुप्त-वज्रासन (Supt-Vajrasana)

सर्वप्रथम वज्रासन में बैठ जायें। इसके पश्चात् दोनों हाथों की हथेलियों को कमर के पीछे जमीन पर रखें। इसके पश्चात् बाजू की कोहनियों को मोडते हुए धीरे-धीरे पीछे लेट जायें। कंधे व गर्दन जमीन पर लग जायेंगे तत्पश्चात् दोनों हाथों की हथेलियों को मोड़ते हुए दोनों कंधों के नीचे रखें। इसके पश्चात् धीरे-धीरे सिर को ऊपर की तरफ इस तरह उठायें कि चोटी वाला हिस्सा जमीन पर लग जाये। वापस आते हुए दोनों हाथों को दोनों जंघाओं पर रखें, इस अवस्था में दोनों घुटने आपस में मिले रहेंगे।

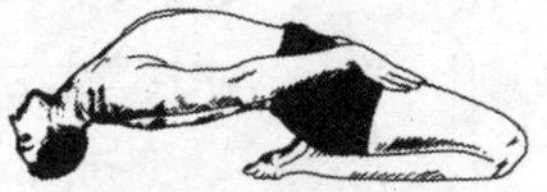

सुप्त-वज्रासन

लाभ :- इसके निरंतर अभ्यास से छाती चौड़ी व कमर पतली होती है। श्वास सम्बन्धी बीमारी जैसे दमा, ब्रोंकाइटिस के लिए अच्छा आसन है। इसके अभ्यास के समय फेफडे पूरी तरह फूलते (Expand) हैं जिससे फेफड़े की साँस लेने की क्षमता दुगुनी हो जाती है जो कि श्वास संबंधी बीमारियों के निवारण के लिए उत्तम है एवं गले के अंगों की मसाज हो जाती है। जिन व्यक्तियों के पेट पर अत्यधिक चर्बी होती है और कमर मोटी होती है उन्हें इसके निरंतर अभ्यास से विशेष लाभ पहुँचता है। जिनको कमर का दर्द रहता हैं उनको इसका अभ्यास धीरे-धीरे करना चाहिए। रक्त-प्रवाह सुचारू रूप से होता है। रक्त की शुद्धि होती है। शरीर में हल्कापन आता है। इसके अलावा जिनकी नाभि टल जाती है, इसके निरंतर अभ्यास से टली हुई नाभि अपने स्थान पर आ जाती है।

(35) स्वास्तिकासन (Swastikasana)

इसमें दोनों पाँवों के पंजों को घुटनों के पीछे जंघाओं और पिंडलियों के बीच छुपाकर दोनों हाथों को घुटनों पर रखकर सामने देखते हुए स्थित होते हैं। इससे दोनों टखने आपस में क्रास करेंगे।

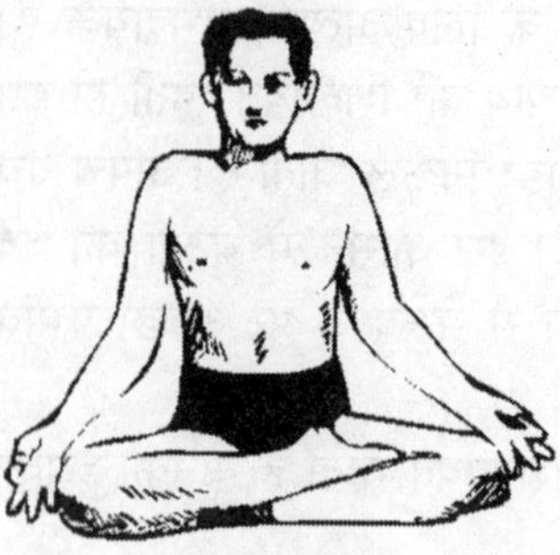

स्वास्तिकासन

लाभ :- ध्यान के लिए स्वास्तिक आसन का भी महत्वपूर्ण स्थान है। इस आसन के अभ्यास से पैर में दर्द, पाँव में पसीना आना या पसीने से पैरों में बदबू आना भी दूर हो जाता है। जिनके पाँव सर्दियों में बहुत ठन्डे हो जाते हैं तथा गरमी में पसीना बहुत आता है, उन्हें इसका अभ्यास बीस मिनट अवश्य करना चाहिए।

(36) ताडासन (Tadasana)

जमीन पर खड़े होकर दोनों हाथों को दोनों कानों के पास ऊपर की ओर उठायें। इस अवस्था में हथेलियों का रुख आपस में उल्टा हो जायेगा, तत्पश्चात् दोनों पैरों को मिलाते हुए पंजों के बल खड़े होकर यथासम्भव शरीर को ऊपर की ओर खीचें।

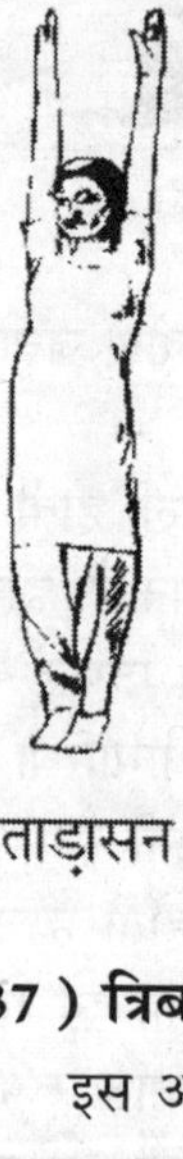

ताड़ासन

लाभ :- जिस प्रकार ताड़ का पेड़ लम्बा होता है, ठीक उसी प्रकार इसके अभ्यास से लम्बाई बढ़ती है, इसलिये इसे ताड़ासन कहते हैं। इसके अभ्यास से समस्त नाड़ियों में रक्त प्रवाह तेज होने लगता है। यही एक ऐसा आसन है जिसे महिलायें गर्भावस्था में पूरे समय तक कर सकती हैं, जिसके फलस्वरूप उन्हें प्रसव पीड़ा भी नहीं होती तथा उनकी संतान भी स्वस्थ उत्पन्न होती है। जो व्यक्ति अत्यधिक चलते हैं या जिन्हें खड़े होने का काम होता है, उन्हें इस आसन का अभ्यास अवश्य करना चाहिए। यह आसन लेटकर भी किया जा सकता है।

(37) त्रिबंधासन (Tribandhasana)

इस आसन में तीनों बन्ध अर्थात् मूलबन्ध, उड्डीयानबन्ध व जालन्धर बन्ध एक साथ लगते हैं, इसीलिए इसे त्रिबंधासन कहते हैं।

सर्वप्रथम पद्मासन में स्थित होकर दोनों हाथों को घुटनों पर रखें। तत्पश्चात् दोनों हाथों पर जोर लगाते हुए गुदा को ऊपर की ओर खींचे अर्थात् मूलबन्ध लगावें। इसके पश्चात् श्वास छोड़ते हुए पेट को यथासम्भव पीठ से चिपकायें अर्थात् उड्डीयान बन्ध लगायें। साथ ही ठोडी को कण्ठकूप से लगायें अर्थात् जालन्धर बन्ध लगायें। इस अवस्था में आँखें बन्द कर लें।

लाभ :- इस आसन के अभ्यास से ग्रीवा सम्बंधी रोग दूर होते हैं तथा चेहरा कान्तिमान हो जाता है। दमा, अति अमलता, अजीर्णता, कब्ज एवं अपच दूर होते हैं। वक्षस्थल से सम्बंधित रोगों को दूर करने में परम उपयोगी है। वायु विकार के लिये अच्छा है। अल्सर कोलाईटिस के लिये अच्छा है। फेफडों की दूषित वायु बाहर निकल जाती है। इसका निरन्तर अभ्यास करने से हृदय की कार्य क्षमता बढ़ जाती है। मल-मूत्र की अल्पता होती है। गुदा से सम्बंधित रोग जैसे बवासीर, खूनी बवासीर आदि दूर होते हैं। साधक दीर्घ आयु को प्राप्त करता है।

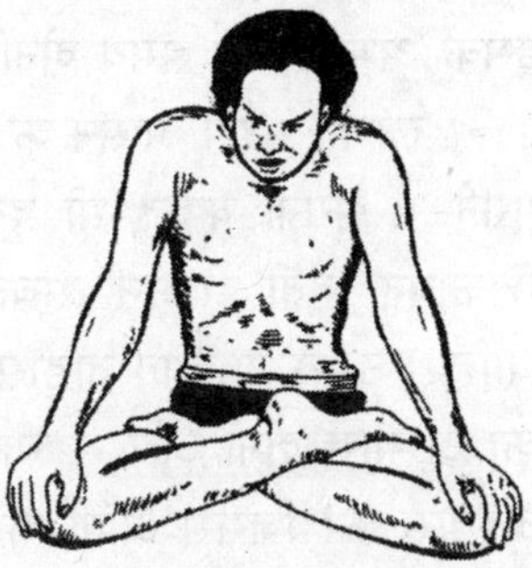

त्रिबंधासन

नोट :- स्पोंडिलाइसिस के रोगियों को यह आसन नहीं करना चाहिए।

(38) उदराकर्षासन (Udrakarshasana)

जमीन पर दोनों पैरों के बीच 20-25 से. मी. का अंतर रखकर कागासन की भाँति बैठें। दोनों हाथों को दोनों घुटनों पर रखते हुए बांये पाँव के घुटने को बांये हाथ से जोर देते हुए दांये पाँव के पास इतना लायें कि घुटना जमीन से छूने लगे। इसके पश्चात् दांये घुटने को पेट पर दबाते हुये व दायें कंधो के पीछे देखें। इसी प्रकार इसके विपरीत दूसरी तरफ से करें।

लाभ :- अपच एवं कब्ज दूर होती है। पैरों का दर्द ठीक होता है, पंजे शक्तिशाली होते हैं। इसके अभ्यास से कमर के नीचे के जोड़ों में किसी प्रकार की खराबी हो ही नहीं सकती।

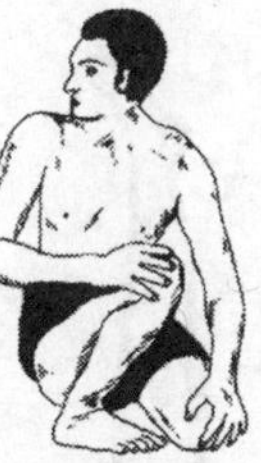

उदराकर्षासन

(39) उर्ध्वहस्तोत्तानासन (Urdhva-hastottanasana)

सर्वप्रथम खड़े होकर दोनों एँड़ी पंजे मिला दें। तत्पश्चात् दोनों हाथों की दसों अँगुलियों को आपस में मिलाते हुए दोनों हाथों को ऊपर की ओर ले जायें, इस अवस्था में हथेलियों का रुख आसमान की तरफ रहेगा। इसके पश्चात् बारी-2 से दांये बांये झुकते हुए इसका अभ्यास यथासम्भव करें।

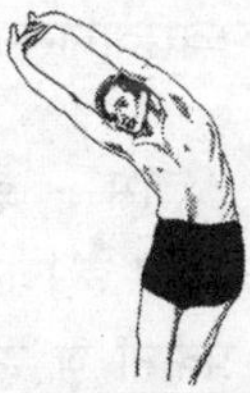

उर्ध्वहस्तोत्तानासन

नोट :- इस आसन का अभ्यास दोनों ओर से बराबर-2 किया जाता है। इसके अभ्यास के समय दोनों कोहनियाँ व घुटने सीधे रहने चाहिए।

लाभ :- इस आसन के अभ्यास से आँतों की मसाज हो जाती है जिससे पुराने-से-पुराना कब्ज भी दूर हो जाता है। जिन व्यक्तियों को कब्ज की शिकायत रहती हो उन्हें सुबह उठकर दो गिलास हल्का गरम पानी पीना चाहिए। उसके पश्चात् ताड़ासन लगाना चाहिए। ताड़ासन के बाद इस आसन का अभ्यास दोनों ओर से चार-2 बार करें इसके पश्चात् कटिचक्रासन का अभ्यास करें जिससे आँतों की सफाई हो जाती है। यह आसन साइटिका दर्द (Scitica Pain) वालों के लिए भी अच्छा है। जिनके कमर व जंघायें भारी होती हैं, उनको इसका अभ्यास अवश्य करना चाहिए। यह आसन शंख प्रक्षालन के चार आसनों में से एक प्रमुख आसन है। इसके बगैर शंख प्रक्षालन सम्भव नहीं है। यह आसन गर्भवती स्त्रियों के लिये अच्छा है। गर्भवती स्त्रियाँ तीन मास तक इसे कर सकती हैं।

(40) उर्ध्वसर्वांगासन (Urdhvasarvangasana)

सर्वप्रथम पीठ के बल लेटते हुए एडी-पंजे मिला लें। दोनों हाथों की हथेलियों को कमर के साथ रखते हुए दोनों पैरों को धीरे-2 ऊपर की तरफ उठाते हुए दोनों हाथों से कमर को पकड़ लें। इस अवस्था में हाथ का अँगूठा आगे रहेगा और चारों अँगुलियाँ पीछे की तरफ। इसके पश्चात् हाथों का स्टैण्ड (Stand) बनाते हुए सम्पूर्ण शरीर को ऊपर की तरफ ले जाएँ, दोनों पैर बिल्कुल सीधे आसमान की तरफ रहेंगे। ध्यान रहे, पैर सिर के पीछे न जाए। यथासम्भव रोकने के पश्चात् वापस आने के लिए दोनों पैरों को सिर के पीछे नीचे की तरफ ले आएं। इसके पश्चात् दोनों हाथों को जमीन पर रख दें। तत्पश्चात् मेरूदण्ड की एक-एक डिस्क को जमीन पर लगाते हुए धीरे-धीरे दोनों पैरों को वापस लाते हुए बिना गर्दन व कन्धे उठाए जमीन पर वापस रख दें।

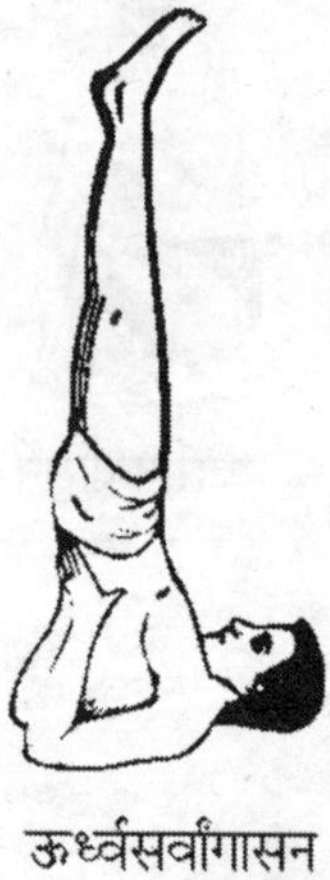

ऊर्ध्वसर्वांगासन

लाभ :- इस आसन के अभ्यास से हृदय व मस्तिष्क को रक्त प्रचुर मात्रा में मिलता है जिससे हृदय में मजबूती आती है। स्मरण शबित बढ़ती है। बालों का पकना त झड़ना दूर होता है। आँखों की रोशनी तेज होती है। गले से

संबन्धित रोग जैसे टान्सिल (Tonsils) इत्यादि नहीं होते। इसके अभ्यास से थाईराइड तथा पैराथाईराइड (Thyroid and Parathyroid Glands) की मसाज हो जाती है। चेहरा कान्तिमय व सुन्दर हो जाता है। गर्दन व कन्धे मजबूत व बलिष्ठ होते हैं। शरीर से पसीने की दुर्गन्ध दूर होती है। शरीर की स्थूलता को दूर करने में सहायक है। रक्त संचार तेज हो जाता है और रक्त की शुद्धि होती है। चर्म रोगों के लिए अच्छा है। यह आसन स्त्रियों के लिए अच्छा आसन है। क्योंकि उड्डयन समेत करने से च्युत गर्भाशय(Displaced Uterus) अपने स्थान पर आ जाता है।

नोट :- इस आसन के बाद शवासन अवश्य करें। उच्च रक्तचाप एवं गर्दन दर्द वालों को नहीं करना चाहिए।

(41) उत्कटासन (Utkatasana)

सर्वप्रथम एँड़ी पंजे मिलाकर बैठ जाएँ। तत्पश्चात् पंजों के बल बैठते हुए एँड़ियों को ऊपर की तरफ उठा कर उन एँड़ियों पर बैठ जाएँ। इसके पश्चात् दोनों हाथों की कोहनियों को दोनों घुटनों पर रख कर दोनों हाथों की उँगलियों को आपस में मिला लें। फिर उन हाथों के ऊपर ठुड्ड़ी को रखते हुए सामने की ओर देखें, जैसा कि चित्र में दिखाया गया है।

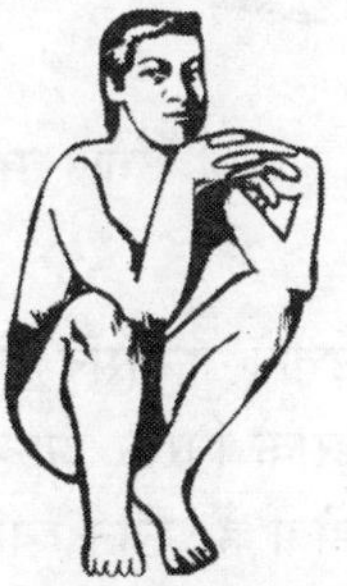

उत्कटासन

लाभ :- इस आसन के अभ्यास से कमर में नीचे के जोड़ों का दर्द ठीक हो जाता है। पैर की उँगलियों में मजबूती आती है। गुप्त रोगों का निदान हो जाता है। ब्रह्मचर्य की प्राप्ति होती है। इसके अतिरिक्त यह आसन कुछ यौगिक क्रियाओं में भी सहायक है। यह आसन मस्तिष्क को ताजगी पहुँचाता है।

(42) उत्तान-कूर्मासन (Uttan-Koormasana)

वज्रासन में बैठकर दोनों हाथों की हथेलियों को कमर के पीछे जमीन पर रखें। इसके पश्चात् बाजू को कोहनियों से मोड़ते हुए धीरे-धीरे पीछे लेट जायें। इस अवस्था में कंधे और गर्दन जमीन पर लग जायेंगे। इसके पश्चात् दोंनो हाथों को दोनों जंघाओं पर रखे रहें।

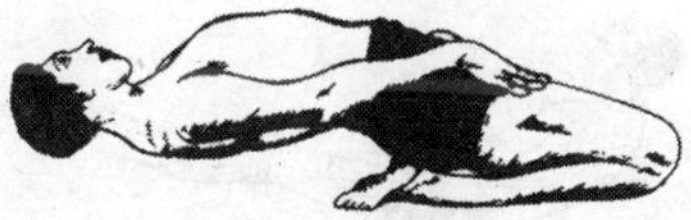

उत्तान-कूर्मासन

लाभ :- यह आसन श्वास सम्बंधी बीमारियों जैसे दमा, बोंक्राइटिस, टी. बी. इत्यादि के लिए उत्तम आसन है। कमर की मांसपेशियों के लिए अच्छा है। कमर पतली व लचीली बन जाती है। इसके अभ्यास से अत्यधिक चर्बी कम होती है। घुटनों व पिंडलियों का दर्द कम होता है। मेरूदण्ड को लचीला बनाता है। इसके अभ्यास से नाड़ियों में सुचारु रूप से रक्त प्रवाहित होने लगता है जिससे रक्त की शुद्धि होती है।

नोट :- इसका अभ्यास अल्सर, कोलाइटिस (Colitis), उच्च रक्तचाप वालों को नहीं करना चाहिए।

(43) उत्तान-मंडूकासन (Uttan-Mandookasana)

वज्रासन में बैठकर दोनों हाथ की हथेलियों को जमीन पर रखें। इसके पश्चात् बाजू को कोहनियों से मोड़ते हुए धीरे-2 पीछे लेट जायें। इस अवस्था में गर्दन व कंधे जमीन पर लग जायेंगे। इसके पश्चात् दोनों हाथों को सिर के पीछे लाते हुए एक-दूसरे हाथ की कोहनियाँ पकड़ लें।

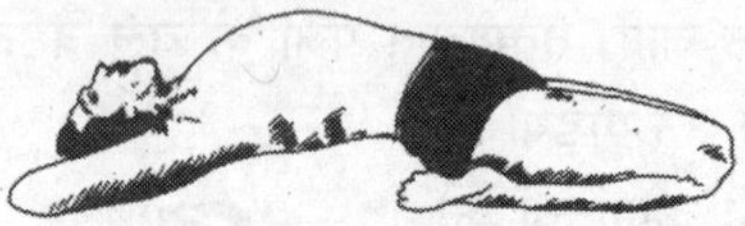

उत्तान-मंडूकासन

लाभ :- यह आसन भी उत्तान-कूर्मासन की तरह श्वास संबंधी बीमारियों के लिए उत्तम आसन है। इसके निरंतर अभ्यास से फेफड़ों की शुद्धि होती है। कमर लचीली व पतली होती है। जिन व्यक्तियों के कंधे आगे की ओर झुके होते हैं, उनको इसका अभ्यास निरंतर करना चाहिए। जिससे कंधे चौड़े व मजबूत हो जाते हैं। पेट पर से अत्यधिक चर्बी को कम करता है। जंघायें पतली व सुन्दर हो जाती हैं।

नोट :- इसका अभ्यास भी अल्सर, कोलाइटिस, उच्च रक्तचाप वालों को नहीं करना चाहिए।

(44) उत्तानपादासन (Uttanpadasana)

जमीन पर पीठ के बल दोनों पैरों को फैलाकर आसानी से लेट जायें। फिर दोनों हाथों को दोनों नितम्बों से लगाकर ऊपर सिर का तथा नीचे पैरों का हिस्सा जमीन से एक-एक फुट ऊपर उठायें। इस स्थिति में शरीर का पूरा भार कमर पर रहेगा। तत्पश्चात् दोनों हाथों को

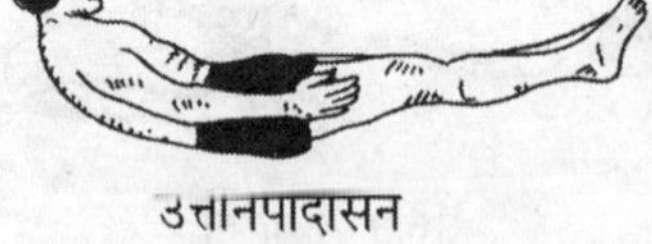

उत्तानपादासन

नितम्बों से हटाकर फैली जंघा के पास सीधा रखें। ध्यान रहे कि कमर से ऊपर और नीचे का हिस्सा जरा भी जमीन से न लगने पाये। केवल कमर का हिस्सा जमीन पर लगा रहे। शरीर के दोनों भाग (आगे और पीछे) बराबर उठे रहेंगे अर्थात् कोई भी भाग न ज्यादा ऊपर हो और न ज्यादा नीचे हो।

लाभ :- यह आसन नाभि के चार आसनों में से एक आसन है। इसके अभ्यास से नाभि अपने स्थान पर आ जाती है तथा 72864 नाड़ियों की मसाज हो जाती है। रक्त संचार सुचारू रूप से होने लगता है। इसके अभ्यास से घबराहट (Nervesness) नहीं होती है। प्रारम्भ में इसके अभ्यास के समय शरीर में कम्पन होती है, परंतु निरन्तर अभ्यास करने से शरीर में मजबूती आनी शुरू हो जाती है।

नोट :- उच्च रक्तचाप, सरवाईकल (Cervical), स्पोंडीलाइसिस (Spondylosis) वालों को यह आसन नहीं करना चाहिए।

(45) वज्रासन (Vajrasana)

दोनों पाँव के तलवों को गुदा के दोनों और पार्श्व भाग में लगाकर घुटनों के बल बैठ जायें। घुटने के निचले भाग से पाँव की अँगुलियों तक का भाग भूमि को स्पर्श करेगा। गर्दन तथा रीढ़ की हड्डी सीधी रहेगी तथा घुटने आपस में मिले रहेंगे।

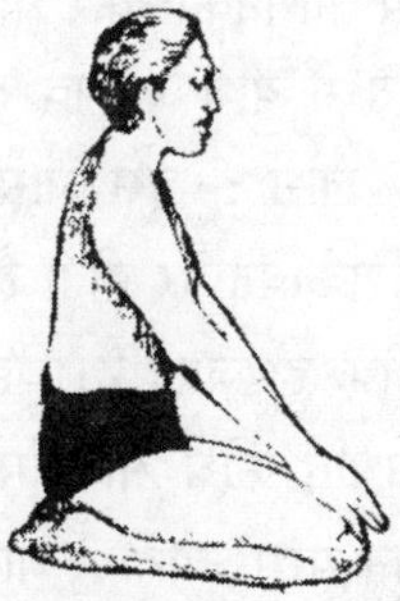

वज्रासन

लाभ :- यह आसन भी ध्यान व पूजा पाठ के लिए उत्तम है। इससे शरीर वज्र के समान होता है। इसीलिए इसे वज्रासन कहते हैं। अतिनिद्रा और जिनको नींद कम आती है, दोनों ही स्थिति में लाभदायक है। यह आसन भोजन के पश्चात् करने से भोजन का शीघ्र एवं समुचित पाचन होता है एवं वायु रोग दूर होता है। घुटनों, टखनों, पैरों एवं पिंड़लियों का दर्द ठीक हो जाता है। यह उच्च रक्तचाप, तनाव, हृदयरोग, स्पान्डिलाईटिस के लिए उत्तम है। इसके अलावा यह आसन विद्यार्थियों के लिए बहुत ही फायदेमंद है। इससे उनके शरीर से आलस दूर होकर दृढ़ता और मजबूती आयेगी। विद्यार्थियों को चाहिए कि इसका अभ्यास 15-20 मिनट आंखें बंद करके मन को स्थिर करके करें। जिनका पढ़ाई में मन नहीं लगता, इसके निरंतर अभ्यास से पढ़ाई में मन लगेगा।

(46) योगमुद्रासन (Yogmudrasana)

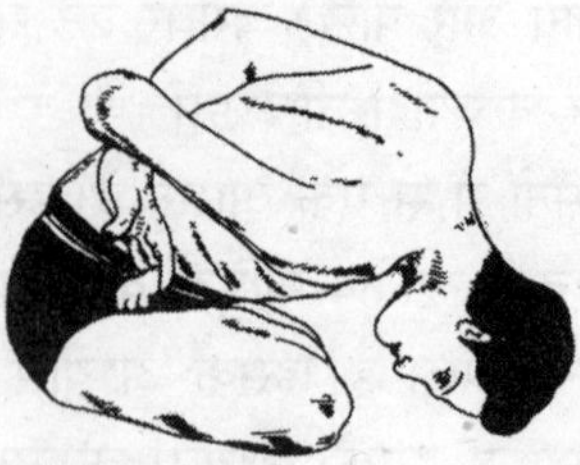

योगमुद्रासन

इस आसन का नाम योगमुद्रासन इसलिए है कि चौरासी लाख आसन में यही एक आसन है जिसमें प्राणायाम का विधान भी साथ दिया गया है। अर्थात् इस आसन के साथ कुम्भक भी किया जाता है और कुम्भक के द्वारा कुण्डलिनी जागृत होती है और कुण्डलिनी जागृत होने से साध्रक योग की चरम सीमा पर पहुँच जाता है।

सर्वप्रथम पद्मासन में स्थित होकर दोनों हाथों को कमर के पीछे से लाकर दोनों पैरों के अँगूठे पकड़ लें अर्थात् बांये हाथ से बांए पैर का अँगूठा और दांये हाथ से दांये पैर का अँगूठा पकड़ लें। कमर गर्दन सीधी रखते हुए श्वास को निकालकर धीरे-2 आगे झुकते हुए माथे को जमीन से लगा दें। इस स्थिति में यथा-सम्भव रुक कर इसका अभ्यास करें।

लाभ :- इस आसन को करने से पाचन शक्ति में वृद्धि होती है, कब्ज की शिकायत दूर होती है व पेट में हवा का बनना भी कुछ दिनों के अभ्यास से ठीक हो जाता है। चेहरा कान्तिमान हो जाता है और स्वभाव नम्र हो जाता है अर्थात् क्रोध भी कम हो जाता है। श्वास संबंधी बीमारियों के लिए यह आसन परम उपयोगी माना जाता है। इसके करने से टी. बी. आदि बीमारियाँ ठीक हो जाती हैं। मानसिक उन्नति के लिए यह आसन अति-उत्तम है। हड्डियों के बुखार में भी लाभ पहुँचाता है।

सूर्य नमस्कार

यह व्यायामों में श्रेष्ठ व्यायाम है। इस एक व्यायाम से आसन, मुद्रा एवं प्राणायाम का लाभ प्राप्त होता है। सूर्य नमस्कार से शरीर के समस्त अंगों पर प्रभाव पड़ता है और वे अपना काम सुचारू रूप से करने लगते हैं। इसके अभ्यास से फेफड़े के अन्दर शुद्ध प्राण वायु का प्रवेश पर्याप्त मात्रा में होता है। फलस्वरूप अभ्यासी का शरीर सूर्य के समान दीप्तमान होने लगता है।

विधि :- इसके बारह अंग हैं।

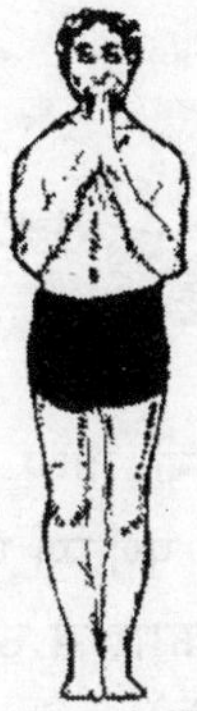

1. दोनों पैरों को परस्पर मिलाकर सीधे खड़े होकर दोनों हाथ जोड़कर वक्षस्थल पर रखें।

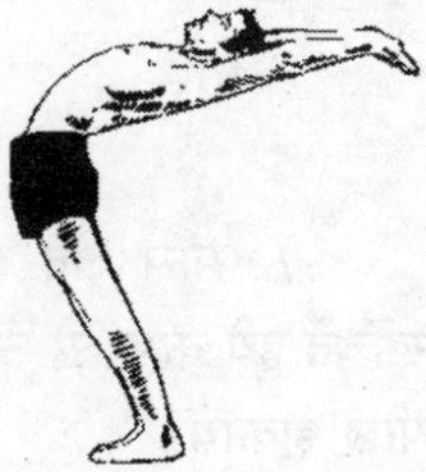

2. पैर से कमर तक के हिस्से को सीधा रखते हुए कमर से ऊपरी भाग और दोनों हाथों को पूर्णतया तानकर साँस लेते हुए पीछे ले जाएं।

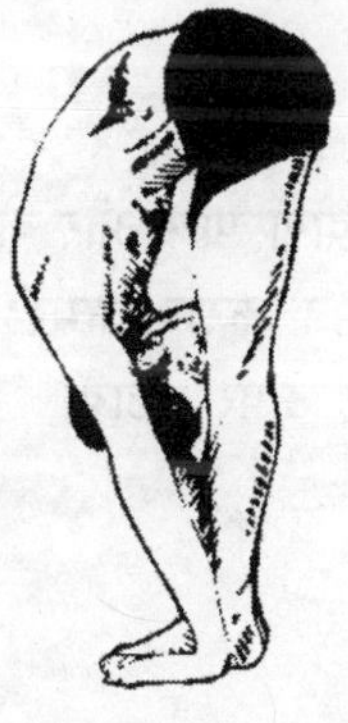

3. दोनों नासिकाओं से साँस छोड़ते हुए पैर से कमर तक के हिस्से को सीधा रखते हुए दोनों हाथों से जमीन स्पर्श करके मस्तक को घुटनों से लगायें।

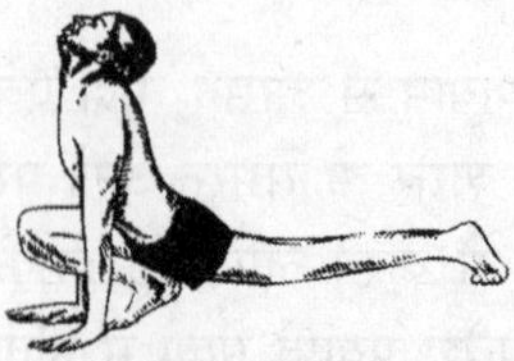

4. दोनों हाथों को जमीन पर रखकर बायें पाँव को पूर्णतया पीछे लाकर और दायें पाँव को मोड़कर कमर से ऊपरी भाग को पीछे की ओर खींचते हुए दृष्टि को सामने की ओर करें।

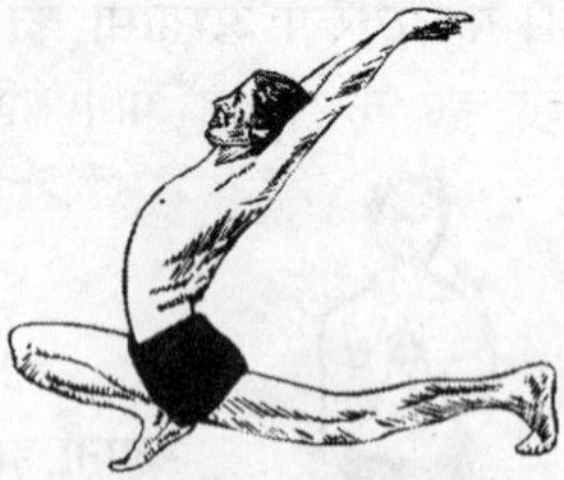

5. साँस लेते हुये दोनों हाथों को ऊपर खींचते हुए कमर से ऊपरी भाग को यथा-साध्य पीछे झुकायें।

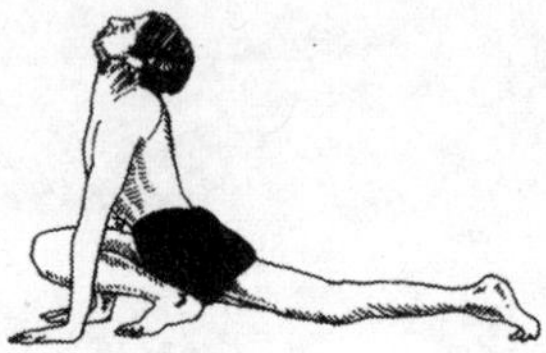

6. साँस छोड़ते हुये दोनों हाथों को जमीन पर रखकर दांये पाँव को पूर्णतया पीछे लाकर बांये पाँव को मोड़कर कमर से ऊपर का भाग यथा-सम्भव पीछे खींचें।

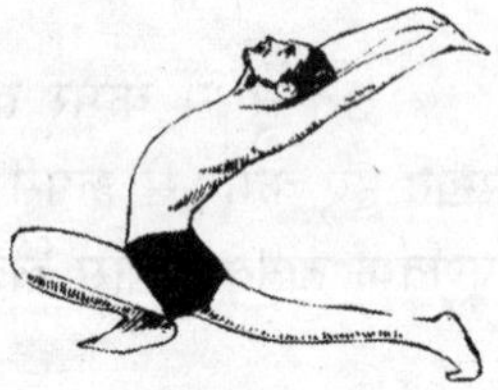

7. साँस लेते हुए दोनों हाथों को ऊपर खींचते हुये कमर से ऊपरी भाग को यथा-सम्भव पीछे झुकायें।

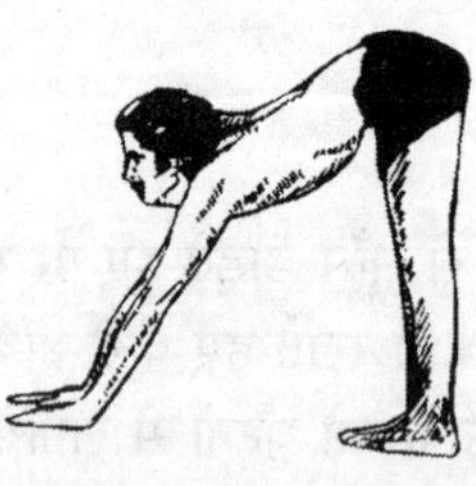

8. सांस छोड़ते हुये दोनों पांव और दोनों हाथों को जमीन पर स्थापित करके कमर के हिस्से को पीछे खींचते हुए ऊपर उठायें।

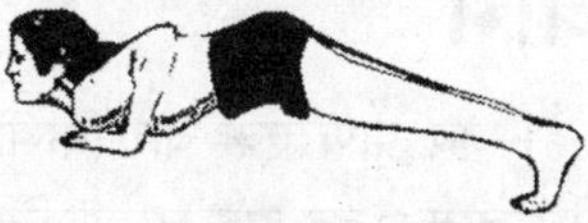

9. साँस लेते हुये दोनों पाँवों और दोनों हाथों के बल शेष सम्पूर्ण शरीर को जमीन से थोड़ा ऊपर उठायें।

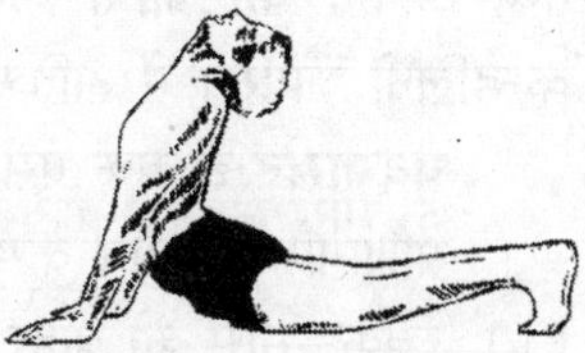

10. जमीन पर लेटकर दोनों हाथों और दोनों पाँवों के पंजों पर सम्पूर्ण शरीर का भार देते हुए कमर का भाग यथा-साध्य ऊपर उठायें। दृष्टि भूमध्य की ओर स्थिर करें।

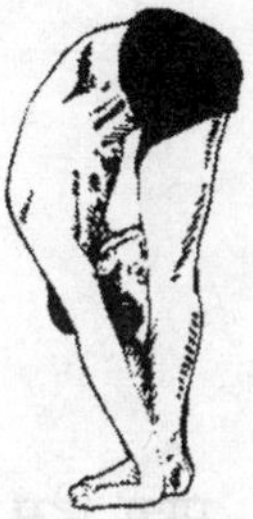

11. पैर से कमर तक के हिस्से को सीधा रखते हुए दोनों हाथों को जमीन पर जमाकर मस्तक को घुटनों से लगायें।

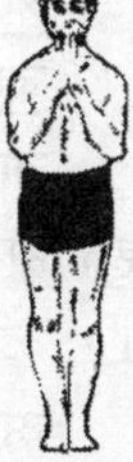

(12) दोनों हाथों को ऊपर उठाकर वृत्ताकार घुमाते हुए सीधे खड़े होकर परस्पर हाथों को जोड़कर प्रथम मुद्रा की भाँति सीधे खड़े हों।

लाभ :- सूर्य नमस्कार से मानसिक, शारीरिक और आत्मिक बल बढ़ता है। इससे शरीर की स्थूलता घटती है एवं शरीर हल्का और फुर्तीला हो जाता है। इससे नेत्रों की ज्योति बढ़ती है। इससे स्मरण शक्ति बढ़ती है व मस्तिष्क का विकास होता है। फेफड़े सशक्त बनते हैं। क्षय आदि रोगों के साथ सर्दी, जुकाम, दमा, धड़कन के रोगों की निवृति होती है। मेरूदण्ड़ के विकार दूर होते हैं।

अभ्यासी का शरीर सूर्य के समान चमकने लगता है। शरीर का छोटे-से छोटा अंग भी इससे प्रभावित होता है। इससे अभ्यासी को त्वचा सम्बन्धी बीमारियाँ होती ही नहीं। जिन व्यक्तियों का शरीर टेढ़ा हो, जिन्हें ठिगनेपन का भय हो, उन्हें इसका अभ्यास प्रारम्भ से ही कर देना चाहिए।

नोट :- सूर्य नमस्कार प्रात: ही करना चाहिये एवं जिन्हें हर्निया की शिकायत हो, उन्हें इसे नहीं करना चाहिए।

(4) प्राणायाम

प्राण (साँस) पर नियन्त्रण ही प्राणायाम है। जब प्राण एक बार किसी के वश में हो जाता है तब वह स्वेच्छानुसार सुदीर्घ जीवन, दृढ़ संकल्प, शान्ति तथा आनन्द की प्राप्ति कर सकता है। प्राणायाम की उच्च अवस्था में कुन्डलिनी जागरण में अतिशीघ्र सहायता मिलती है।

पद्मासन ही एक ऐसा श्रेष्ठ आसन है जिसमें प्राणायाम किया जाता है। प्राणायाम के तीन क्रम हैं।

(1) रेचक–साँस को बाहर निकालना।

(2) पूरक–साँस को अन्दर लेना।

(3) कुम्भक–साँस को रोकना।

कुम्भक भी तीन श्रेणियों में विभक्त किया गया है।

(i) अन्तः कुम्भक–साँस को अन्दर लेकर रोकना।

(ii) बाह्य कुम्भक–साँस को बाहर निकालकर रोकना।

(iii) कैवल्य कुम्भक-साँस जहाँ भी हो वहीं रोकना।

प्राणायाम से पहले नाड़ी बन्ध, षटचक्र, कुण्डलिनी, मात्रा, देस का जानना भी आवश्यक है।

नाड़ी–शरीर में बहत्तर हजार आठ सौ चौंसठ नाड़ियाँ हैं जिनमें तीन बहुत ही महत्वपूर्ण हैं।

(1) ईडा नाड़ी (चन्द्र नाड़ी) :- बांये नासिका से शुरू होकर मेरूदन्ड के आधार तक जाने वाली नाड़ी को ईडा नाड़ी कहते हैं। बांये नासिका से चल रहे साँस को चन्द्र स्वर कहते हैं। यह शरीर को शीतलता प्रदान करता है।

(2) पिंगला नाड़ी (सूर्य नाड़ी) :- दांये नासिका से शुरू होकर मेरूदन्ड के आधार तक जाने वाली नाड़ी को पिंगला नाड़ी कहते हैं। दाहिनी नासिका से चल रहे साँस को सूर्य स्वर कहते हैं। यह शरीर को गर्मी प्रदान करता है।

(3) सुषुम्ना नाड़ी :- ईडा और पिंगला के मध्य स्थित नाड़ी को सुषुम्ना नाड़ी कहते हैं। यह भी मेरूदन्ड के अन्त तक जाती है।

बन्ध - यौगिक क्रियाओं में यह छोटा किंतु परमाणु की भाँति महत्वपूर्ण है। इसके द्वारा साधक शरीर के विभिन्न अवयव तथा नाड़ियों को नियन्त्रित करने में सफल होता है। इस प्रक्रिया गें शरीर के विभिन्न अंगों को धीरे परन्तु शक्तिपूर्वक संकुचित एवं कड़ा किया जाता है। बन्ध तीन प्रकार के हैं।

(1) **मूल बन्ध :–** गुदा मार्ग की माँस पेशियों को आन्तरिक बल द्वारा ऊपर की ओर यथाशक्ति खींचे रखने को ही मूल बन्ध कहते हैं।

लाभ :– गुदा से सम्बन्धित रोग (बवासीर, काँच इत्यादि) दूर हो जाते हैं। उच्च रक्तचाप, हृदय एवं हर्निया के रोगियों के लिए विशेष लाभप्रद है। स्वप्न दोष, शीघ्रपतन आदि विकारों में मूल बन्ध रामबाण का कार्य करेगा। वृद्ध भी तरुण के समान हो जाते हैं।

यदि स्त्री पुरुष मूल बन्ध का निरन्तर अभ्यास करें तो उनके दाम्पत्य सुख में एक अवर्णनीय आनन्द का समावेश निश्चय ही हो जायेगा। कुण्डलिनी जागरण में सहायक होता है।

नोट :– मूल बन्ध करने से पहले अश्विनी क्रिया करना अधिक लाभदायक है।

अश्विनी क्रिया–किसी भी आसन में बैठकर, लेटकर या खड़े होकर मलद्वार की मांसपेशियों का संकुचन व प्रसरण करना अश्विनी क्रिया कहलाती है। इसका अभ्यास खाली पेट करना चाहिए। इसे बाह्य कुम्भक में करने से अधिक लाभ होता है। इस क्रिया को 25 से 100 बार तक करना चाहिए।

लाभ :– यह मुद्रा ब्रह्मचर्य में सहायक है। बवासीर व मूत्र-रोगों को दूर कर बस्तिप्रदेश को स्वस्थ बनाती है। इसके अभ्यास से स्त्री-पुरुष दोनों के यौनांग सशक्त और निर्विकार रहते हैं। गर्भाशय स्वस्थ और बलवान रहता है। गर्भवती महिला इसका अभ्यास करती रहे तो प्रसव सुखपूर्वक होता है।

नोट :– यह कब्ज के रोगियों को नहीं करना चाहिए।

(2) **उड्डियान बन्ध :–** साँस बाहर निकालकर पेट को बलपूर्वक खींचते हैं जिससे पेट के स्थान पर एक गढ्ढा-सा बन जाता है और पेट पीठ के साथ सट जाता है। यथाशक्ति इसे रोके रखते हैं।

लाभ :– उदर के अवयवों को सशक्त बनाता है। अम्लता, कब्ज एवं अपच दूर होते हैं। इसका अभ्यास वायु विकार के लिये अच्छा है। दमा दूर होता है एवं फेफड़े शक्तिशाली होते हैं। हृदय की कार्य-क्षमता बढ़ जाती है। उदर के कृमि एवं मधुमेह को दूर करता है।

नोट :–हृदय एवं मानसिक रोगियों को इसका अभ्यास नहीं करना चाहिए। उड्डियान बन्ध करने से पहले अग्निसार क्रिया करना आवश्यक है।

अग्निसार क्रिया–पद्मासन में बैठकर श्वास को बाहर निकाल कर पेट को फुलायें और पिचकाएँ। इस प्रकार यह क्रिया बार–बार दोहराएँ। आरम्भ में इसे 15–25 बार तक करते हुए धीरे–धीरे बढ़ाते जायें।

नोट :– जिनका पद्मासन नहीं लगता है, वह इसे स्वस्तिकासन या वज्रासन में बैठकर भी कर सकते हैं।

इस क्रिया को खड़े होकर भी कर सकते हैं। दोनों पैरों को करीब 30–40 से.मी. तक खोलें। आगे झुकते हुए दोनों हाथों को दोनों घुटनों पर रखें। इसके पश्चात् सामने की ओर देखते हुए उसी तरह श्वास को लेते हुए पेट को फुलायें और श्वास छोड़ते हुए पेट को पिचकाएँ। कमर दर्द वालों को यह विधि नहीं करनी चाहिए।

लाभ :– पाचन सुचारु रूप से चलता है। भूख अच्छी लगती है। उदर सम्बन्धी समस्त विकार दूर हो जाते हैं। मोटापा, मधुमेह व मूत्ररोग ठीक होते हैं। पेशाब में जलन कम होती है। बहुमूत्र का होना इस क्रिया में बंद हो जाता है।

नोट : –यह कब्ज या अल्सर के रोगियों को नहीं करना चाहिए।

(3) **जालन्धर बन्ध** :– इसमें ठोडी को दृढ़तापूर्वक कण्ठकूप (गले के गड्ढे) में लगाया जाता है।

लाभ–गले में होने वाली बीमारियाँ नहीं होती। टान्सिल आदि बीमारियों को दूर करता है। कण्ठ सुरीला हो जाता है। थाईराईड एवं पैराथाईराईड ग्रंथियों के लिये लाभदायक। चेहरा कान्तिमान हो जाता है तथा कुण्डलिनी जागरण में सहायक।

नोट :– कमर दर्द, गर्दन दर्द के रोगियों के लिए इसका अभ्यास वर्जित है।

षट्चक्र–

(1) मूलाधार चक्र–यह गुदा में स्थित है।

(2) स्वाधिष्ठान चक्र–यह जनेन्द्रिय के मूल में स्थित है।

(3) मणिपूरक चक्र–इसका स्थान नाभि में है।

(4) अनाहत चक्र–इसका स्थान हृदय में है।

(5) विशुद्ध चक्र–इसका स्थान कंठ में है।

(6) आज्ञा चक्र–इसका स्थान भौंहों के मध्य भृकुटि में है।

कुण्डलिनी–कुण्डलिनी एक आत्मिक शक्ति है। मूलाधार से 4½ अंगुल ऊपर, 3½ लपेट लिए हुए अपनी पूँछ को मुँह में दबाये सुषुम्ना के द्वार पर सुसुप्त अवस्था में पड़ी है। जब तक यह सुषुप्त है, मानव अज्ञानी बना रहता है। जो इसे जगाने में समर्थ होता है, वह शरीर धारी होता हुआ भी जीवन-मुक्त (दिव्य अवस्था) को प्राप्त कर लेता है। योगाभ्यास में षटकर्म, आसन, प्राणायाम, मुद्रा के अभ्यास से यह शक्ति जाग्रत होती है।

मात्रा–श्वास के पूरक, कुम्भक एवं रेचक के समय के अनुपात को मात्रा कहते हैं। मात्रा में 1:4:2 का अनुपात होता है।

देस–श्वास का पूरक करते समय उसका देस (स्थान) मूलाधार तक होता है, कुम्भक करते समय नाभि पर्यन्त होता है तथा रेचन करते समय नासिका के अग्रभाग तक होता है। इसी को देस कहते हैं।

प्राणायाम सम्बन्धी नियम

(1) प्राणायाम करने का स्थान स्वच्छ, हवादार, शान्तिमय और पवित्र हो।

(2) पद्मासन, सिद्धासन अथवा वज्रासन आदि की स्थिति में बैठकर प्राणायाम करना चाहिए।

(3) मेरूदन्ड, गर्दन, कमर एवं छाती को सीधा रखें।

(4) प्राणायाम के लिए प्रातः एवं सायं का समय उपयुक्त है।

(5) खाली पेट प्राणायाम करना चाहिये या भोजन के कम-से-कम 4 घन्टे बाद।

(6) ज्यादा भूख लगी हो तब भी प्राणायाम नहीं करना चाहिए।

(7) किसी तीव्र रोग, ज्वर आदि की स्थिति में तथा गर्भवती स्त्रियों को वेगयुक्त प्राणायाम का अभ्यास वर्जित है।

(8) प्राणायामों में भोजन विशेष रूप से पौष्टिक और सुपाच्य लेना चाहिए।

(9) पेट को हल्का और मल रहित रखने का प्रयत्न करना आवश्यक है।

(10) प्राणायाम के अभ्यास के बाद जितना अधिक संभव हो, विश्राम अवश्य लेना चाहिए।

(11) ब्रह्मचर्य के पालन का विशेष ध्यान रखना आवश्यक है।

(12) प्राणायाम अभ्यास के लिये प्रातः 4½, मध्यकाल 12½, सायंकाल 4 से 6, रात्रि 12 से 2 बजे का समय उत्तम बताया गया है।

नोट :- मुख्य प्राणायाम के अभ्यास से पूर्व अतिरिक्त प्राणायाम कपालभाति एवं नाड़ी शोधन या अनुलोम विलोम का अभ्यास आवश्यक है।

कपालभाति प्राणायाम–

कपालभाति प्राणायाम में मात्र रेचक अर्थात् श्वास को शक्ति पूर्वक बाहर छोड़ने में ही पूरा ध्यान दिया जाता है। श्वास को भरने के लिए प्रयत्न नहीं करते अपितु सहज रूप से जितना श्वास अन्दर चला जाता है, जाने देते हैं, पूरी एकाग्रता श्वास को बाहर छोड़ने में ही होती है। ऐसा करते हुए स्वाभाविक रूप से पेट में संकुचन व प्रसरण की क्रिया होती है तथा मूलाधार, स्वाधिष्ठान व मणिपूरक चक्र पर विशेष प्रभाव पड़ता है।

तीन मिनट से प्रारम्भ करके पाँच मिनट तक इसका अभ्यास करना चाहिए। प्रारम्भ में कपालभाति करते हुए जब जब थकान अनुभव हो, तब-तब बीच में श्वासन कर लेवें। एक से दो माह के अभ्यास के बाद इस प्राणायाम को पाँच मिनट तक बिना रुके किया जा सकता है।

इसको करते समय मन में भी ऐसा विचार करना चाहिए कि जैसे ही मैं श्वास को बाहर छोड़ रहा हूँ, इस प्रश्वास के साथ मेरे शरीर के समस्त रोग एवं नकारात्मक विचार बाहर निकल रहे हैं।

नोट :- प्रारम्भ में पेट या कमर में दर्द हो सकता है। वह धीरे-धीरे अपने आप मिट जायेगा। ग्रीष्म ऋतु में पित्त प्रकृति वाले करीब 2 मिनट ही यह अभ्यास करें।

लाभ :-

(1) मुखमंडल पर तेज व सौन्दर्य बढ़ता है।

(2) एलर्जी, कफ, दमा, साइनस इत्यादि रोग दूर होते हैं।

(3) हृदय, फेफड़े एवं मस्तिष्क के रोग दूर होते हैं।

(4) मोटापा, मधुमेह, कब्ज, गैस, अम्लपित्त, प्रोस्टेट व किडनी से सम्बंधित रोग दूर होते हैं।

(5) यह आमाशय, अग्न्याशय, यकृत, प्लीहा एवं आँतों को निरोग रखता है।

(6) मन स्थिर, शान्त व प्रसन्न रहता है। नकारात्मक विचार नष्ट हो जाते हैं जिससे डिप्रेशन आदि रोगों से छुटकारा मिलता है।

(7) चक्रों का शोधन होता है तथा मूलाधार चक्र से लेकर सहस्त्रार चक्र पर्यन्त समस्त चक्रों में एवं दिव्य शक्ति का संचरण होने लगता है।

नाड़ी शोधन या अनुलोम विलोम प्राणायाम

पद्मासन में स्थित होकर, कमर व गर्दन सीधी रखते हैं एवं दृष्टि सम रहती है। हाथ अंजलि मुद्रा में (बांये हाथ को पेट के पास रखकर उसकी हथेली पर दाहिना हाथ रखते हैं। हथेली आसमान की तरफ रहेगी) रखते हैं। दांये हाथ की मुद्रा (अनामिका एवं मध्यमा अँगुली बांयी नासिका पर एवं अँगूठा दाहिनी नासिका पर रखते हैं) बनाते हैं। बांयी नासिका से साँस का रेचक करके बिना आवाज किये साँस का पूरक करते हैं। पूरक करते समय पेट को फुलाते हैं और घड़े की आकृति प्रदान करते हैं और जालन्धर बन्ध तथा मूल बन्ध लगाते हैं। आँख बन्द करते हैं। हाथ वापस अन्जली मुद्रा में लाते हैं और कुम्भक लगाते हैं। साँस न रोक पाने की स्थिति में हाथ की मुद्रा बनाकर वापस नासिका पर लाते हैं। जालन्धर बन्ध तथा मूलबन्ध खोलते हैं। आँख खोलते हैं और दाहिनी नासिका से साँस का रेचन करते हैं और उड्डियान बन्ध लगाते हैं। इसके बाद दांये नासिका से ही, साँस का पूरक करते हैं। फिर उसी प्रकार कुम्भक लगाकर बांयी नासिका से रेचक करते हैं। इस प्रकार एक चक्र पूर्ण होता है। इसे यथासम्भव कई बार दोहरा सकते हैं। इसमें पूरक कुम्भक तथा रेचक के समय में 1:4:2 का अनुपात का ध्यान रखते हैं।

लाभ :– शरीर की सभी नाड़ियों का शोधन होता है। रक्त साफ होता है। चेहरा कान्तिमान होता है एवं आँखों की रोशनी बढ़ती है। चर्म रोग दूर होते हैं। जठराग्नि प्रदीप्त होती है।

मुख्य प्राणायाम 8 प्रकार के होते हैं।

(1) **सूर्य भेदी प्राणायाम**

सूर्य भेदी इसलिए कहा जाता है कि इसमें पूरक केवल दाहिनी नासिका से अर्थात् सूर्य स्वर से किया जाता है।

सूर्य स्वर से पूरक और चन्द्र स्वर से रेचक बिना आवाज के करते हैं। शेष विधि नाड़ी शोधन की तरह है।

लाभ :– सर्दी से उत्पन्न रोगों (सर्दी, जुकाम, दमा इत्यादि) को दूर करता है। पेट के कृमि में लाभ करता है। मधुमेह के रोगियों के लिए भी उत्तम प्राणायाम है। मस्तिष्क सम्बन्धी रोगों में, वायु रोगों, गठिया, कब्ज एवं कृमि

रोगियों के लिये बहुत ही अच्छा है। रक्त दोष दूर होता है, चर्म रोग के लिये अच्छा है। निम्न रक्तचाप के लिये लाभदायक है। शरीर में अत्याधिक उष्मा प्रवाह के कारण कुण्डलिनी जागरण में सहायक है।

निषेध :- हृदय रोगियों को नहीं करना चाहिए। दमा वालों को इसमें कुम्भक नहीं करना चाहिए। इसका अभ्यास सर्दियों में ही करना चाहिए।

(2) **उज्जायी प्राणायाम**

इस प्राणायाम के अभ्यास से प्राणों पर विजय प्राप्त की जाती है। इसलिए इसे उज्जायी प्राणायाम कहते हैं।

पद्मासन में बैठकर हाथों को अंजलि मुद्रा में रखते हैं। बिना आवाज किये दोनों नासिका से पूरक करके जालन्धर तथा मूलबन्ध लगाकर कुम्भक करते हैं। साँस न रोक पाने की स्थिति में दाहिने हाथ की मुद्रा बनाकर जालन्धर तथा मूलबन्ध खोलते हैं। तत्पश्चात् उड्डियान बन्ध लगाते हुए बांयी नासिका से साँस का रेचन करते हैं। रेचन के समय उड्डियान बन्ध लगा रहेगा। पूरक, कुम्भक एवं रेचक के समय में 1:4:2 का अनुपात रखते हैं।

लाभ :– गले से सम्बन्धित रोग (गलकण्ठ, कण्ठमाला, टांसिल, ग्वाइटर, खराश इत्यादि) दूर होते हैं। थाईराईड एवं पैराथाईराईड ग्रंथियों पर विशेष प्रभाव पड़ता है। रक्त साफ होता है। गुप्त रोगों के निदान में सर्वश्रेष्ठ माना जाता है। स्त्री रोग (सफेद प्रदर, डिसमीनोरिया, गर्भाशय एवं मासिक धर्म सम्बन्धी) दूर होते हैं। पुरुष जनित रोग (स्वप्न दोष, नपुंसकता आदि) को दूर करता है। कब्ज, अपच एवं वायु विकार को दूर करता है। खाँसी, ज्वर, प्लीहा आदि के रोग दूर होते हैं। निम्न रक्तचाप के लिये अच्छा है। कुण्डलिनी जागरण में सहायक है।

सावधानियाँ–उच्च रक्तचाप व हृदय रोगियों को इनका अभ्यास नहीं कराते हैं।

(3) **सीतकारी प्राणायाम**

सीतकारी प्राणायाम के अन्दर सीतकार की तरह आवाज होती है। इसलिये इसे सीतकारी प्राणायाम कहते हैं।

पद्मासन में स्थित होकर हाथ अंजली मुद्रा में रखते हैं। जीभ को उलटकर तालू से लगाते हैं और दोनों दन्त पंक्तियाँ मिलाते हैं और आवाज के

साथ मुँह से पूरक करते हैं। मूलबन्ध तथा जालन्धर बन्ध लगाते हुये कुम्भक करते हैं। साँस न रोक पाने की स्थिति में मूलबन्ध तथा जालन्धर बन्ध खोलते हुए दोनों नासिकाओं से साँस का रेचन करते हैं। पूरक, कुम्भक एवं रेचक के समय में 1:4:2 के अनुपात का ध्यान रखते हैं।

लाभ :– इससे शरीर कामदेव की तरह सुन्दर हो जाता है। गर्मी से उत्पन्न रोगों को ठीक करता है। शरीर तन्त्र को ठण्डा रखता है। उच्च रक्तचाप तथा हृदय रोगियों के लिये अच्छा है। इसके निरन्तर अभ्यास से मानसिक तनाव दूर होता है और साधक को भूख, प्यास, निद्रा, आलस्य आदि नहीं सताते। रक्त विकार और पेचिश को दूर करता है। नेत्र और कानों को शक्तिशाली बनाता है। यकृत और प्लीहा को क्रियाशील करता है। अम्लता को दूर करता है। पित्त प्रकृति वालों के लिये सर्वश्रेष्ठ है। कुण्डलिनी जागरण में सहायक है।

(4) शीतली प्राणायाम

इस प्राणायाम में शरीर में अत्यधिक शीतलता की अनुभूति होती है।

पद्मासन में स्थित होते हैं व हाथों को अन्जली मुद्रा में रखते हैं। कमर व गर्दन सीधा रखते हैं। दृष्टि सम रहती है। तत्पश्चात् जीभ को मुख से बाहर निकालते हैं और नली के समान गोलाकार बनाते हैं। गोलाकार बना लेने के पश्चात् जीभ से ही आवाज के साथ साँस का पूरक करते हैं। ज्यों-ज्यों साँस का पूरक करते हैं, त्यों-त्यों पेट बाहर की ओर घड़े की आकृति की तरह फूलता जाता है। पूरक के पश्चात्, जालन्धर बन्ध एवं मूल बन्ध लगाते हैं। आँख बन्द करते हैं। यथाशक्ति कुम्भक करते हैं। साँस न रोक पाने की स्थिति में जालन्धर बन्ध हटाते हैं। मूलबन्ध ढीला छोड़ते हैं। आँखें खोलते हैं और बिना आवाज किये दोनों नासारन्ध्रों से श्वास का रेचन कर देते हैं। रेचन की स्थिति में उड्डियान बन्ध लगाते हैं। इस प्रकार उपरोक्त विधि से यथाशक्ति इनका अभ्यास करते हैं।

लाभ :– इस प्राणायाम के अभ्यास से बल एवं सौन्दर्य बढ़ता है। अनेक रोगों की निवृत्ति होती है। रक्त शुद्ध होता है। भूख-प्यास पर विजय प्राप्त होती है। ज्वर तथा तपेदिक रोग को दूर करता है। जहर के विकार को दूर करने के लिए सर्वोत्तम प्राणायाम माना जाता है। इसके सिद्ध हो जाने पर सर्प के डसने का भी असर नहीं होता। अभ्यासी व्यक्ति में अपनी त्वचा को बदलने की

शक्ति आ जाती है। जल तथा अन्न के बिना रहने की शक्ति आ जाती है। निरन्तर अभ्यास करने से पित्त विकार उत्पन्न होते ही नहीं। यह प्राणायाम यकृत (Liver) व प्लीहा (Spleen) के लिए अच्छा माना जाता है और उनसे उत्पन्न रोगों को दूर करने में लाभप्रद है। कुण्डलिनी जागरण में सहायक है।

सावधानियाँ–इस प्राणायाम का अभ्यास शीतकाल या अत्यन्त शीत में नहीं करते। यह कफ प्रकृति वालों के लिए हितकर नहीं है।

(5) भस्त्रिका प्राणायाम

भस्त्रिका+सूर्यभेदी = भस्त्रिका प्राणायाम।

जिस प्राणायाम के अभ्यास काल में पूरक या रेचक लौहार की धोंकनी के समान आवाज के साथ किया जाये, उसे ही भस्त्रिका कहते हैं।

पद्मासन में स्थित होकर दांये हाथ की मुद्रा बनाकर, किसी भी एक नासिका से आवाज के साथ रेचक करके, उसी नासिका से पूरक करते हैं और दूसरी नासिका से रेचक करते हैं, फिर उसी से पूरक करके पहली नासिका से रेचक करते हैं। इस प्रकार एक चक्र पूर्ण होता है। इसमें साँस लम्बा गहरा तथा गति से लेते हैं तथा साँस के साथ ही पेट फुलाते और पिचकाते हैं। एक बार में 20-25 बार भस्त्रिका का अभ्यास करते हैं। तदुपरान्त दायें नासारन्ध्र से बिना आवाज किये साँस का पूरक करते हैं (पूरक करते समय पेट फूलता है) जालन्धर बन्ध व मूल बन्ध लगाते हैं। आँखें बन्द करते हैं और कुम्भक करते हैं। साँस न रोक पाने की स्थिति में पुनः दांये हाथ की मुद्रा बनाते हैं। जालन्धर बन्ध हटाते हैं, मूलबन्ध ढीला छोड़ते हैं और आँखें खोल देते हैं। बायें नासारन्ध्र से बिना आवाज किए साँस का रेचन कर देते हैं और उड्डियान बन्ध लगाते हैं। इस प्रकार इस प्राणायाम का एक चक्कर पूरा होता है और यथाशक्ति इस प्राणायाम का अभ्यास किया जाता है।

लाभ :– यह सर्वश्रेष्ठ प्राणायाम है। सर्दी जन्य समस्त रोगों को दूर करता है। पुरुष एवं नारी के समस्त गुप्त रोगों को दूर करता है। अजीर्ण, कब्ज, वायु विकार आदि को दूर करता है। कुण्डलिनी जागरण के लिये इसे सर्वश्रेष्ठ माना गया है। पेट के कृमि तथा मधुमेह के लिए सर्वश्रेष्ठ है।

निषेध :– उच्च रक्तचाप, हृदय रोगियों को नहीं करना चाहिये। इसका अभ्यास किसी भी मौसम में किया जा सकता है।

(6) भ्रामरी प्राणायाम

इस के अभ्यास काल में पूरक भ्रमर (भँवरा) के शब्द में और रेचक भ्रामरी के शब्द में होता है, इसलिए इसे भ्रामरी प्राणायाम कहते हैं।

पद्मासन में स्थित होते हुए कमर व गर्दन सीधा रखते हैं एवं दृष्टि सम रहती है। हाथों को अन्जली मुद्रा में रखते हैं। भ्रमर की आवाज करते हुए दोनों नासारन्ध्रों से साँस का पूरक करते हैं। ज्यों-ज्यों साँस का पूरक करते हैं, त्यों-त्यों पेट घड़े की आकृति की तरह फूलता जाता है। पूरक करने के पश्चात् जालन्धर बन्ध मूलबन्ध लगाते हैं। आँखें बन्द करते हैं। यथाशक्ति साँस का कुम्भक करते हैं। साँस न रोक पाने की स्थिति में जालन्धर बन्ध हटाते हैं। मूलबन्ध ढीला छोड़ते हैं। आँखें खोलते हैं और दोनों नासारन्ध्रों से भ्रामरी की आवाज करते हुए साँस का रेचन कर देते हैं। रेचन की स्थिति में उड्डियान बन्ध लगाते हैं। यथाशक्ति उपरोक्त विधि से इस प्राणायाम का अभ्यास करते हैं।

लाभ :– इस प्राणायाम के निरन्तर अभ्यास से मन शान्त एवं एकाग्र होता है। रक्त दोष दूर होता है। मानसिक तनाव को दूर करने के लिए सर्वोत्तम है। मन विषय से दूर हो जाता है। साधक की समाधि में योग्यता आ जाती है।

सावधानियाँ :– उच्च रक्तचाप और हृदयरोगी को नहीं करना चाहिए।

(7) मूर्च्छा प्राणायाम

किसी भी प्राणायाम के उपरान्त जालन्धर बन्ध हटाकर, धीरे-धीरे रेचक के पश्चात् यदि मूर्च्छा अवस्था की अनुभूति हो तो उसे मूर्च्छा प्राणायाम कहते हैं। योगियों के अनुसार किसी भी प्राणायाम के द्वारा 5 से 10 मिनट तक कुम्भक किया जाये और साँस का रेचन करते समय मूर्च्छा की अनुभूति हो तो वह मूर्च्छा प्राणायाम कहलाता है।

लाभ :– इसके निरन्तर अभ्यास से तनाव एवं भय से मुक्ति मिलती है। यह प्राणायाम समाधि की ओर जाने का प्रथम सोपान है। मन को आनन्द व सुख देता है। इस प्राणायाम के अभ्यास से साधक आध्यात्मिक जगत में विचरण करने लगता है। इसका अभ्यास किसी योग्य गुरु के समक्ष ही करना चाहिए।

(8) केवली प्राणायाम

किसी भी प्राणायाम की जिस अवस्था में साधक बाहर की साँस को बाहर ही और अन्दर की साँस को अन्दर ही रोक देता है तथा प्राण को ब्रह्मरन्ध्र में पहुँचा देता है तो इसी स्थिति विशेष को केवली प्राणायाम कहते हैं।

साधक रेचक व पूरक को त्याग कर सुख पूर्वक वायु को धारण करता है। इसमें न तो पूरक की आवश्यकता होती है और न ही रेचक की।

लाभ :– केवली कुम्भक के सिद्ध हो जाने पर योगी के लिए तीनों लोकों की कोई भी वस्तु दुर्लभ नहीं होती। पसीने से दुर्गन्ध नहीं आती। शरीर कामदेव की तरह सुन्दर हो जाता है। अष्ट सिद्धियों की प्राप्ति होती है। पृथ्वी पर रहने वाले सभी जीव–जन्तुओं पर वश हो जाता है। योगी का शरीर लुप्त हो जाता है अर्थात् अदृश्य होने की शक्ति आ जाती है। दूरदर्शी हो जाता है। वाक–सिद्धि आ जाती है। उसके द्वारा दिये गये श्राप व वरदान सिद्ध होते हैं। योगी के मल–मूत्र के लेपन से लोहा भी स्वर्ण में परिवर्तित हो जाता है। राजयोग के समस्त गुण आ जाते हैं।

मुद्रा

योग के परम लक्ष्य को प्राप्त करने के लिये आसनों के साथ-साथ प्राणायामों की जो क्रिया की जाती है, उसे मुद्रा कहते हैं।

घेरण्ड ऋषि ने 25 मुद्राओं का वर्णन किया है। उनमें से 3 मुद्राओं (मूल बन्ध, उड्डियान बन्ध एवं जालन्धर बन्ध) का वर्णन पृष्ठ संख्या 156 पर किया जा चुका है तथा पाँच विशेष मुद्राओं का यहाँ वर्णन किया जा रहा है।

(1) महामुद्रा

इसे योग महर्षियों ने इसलिए महामुद्रा कहा है क्योंकि इसके द्वारा पंच क्लेशों जैसे (राग, द्वेष, अविद्या, अहंकार एवं मृत्यु भय) का अति-शीघ्र नाश होता है और कालों पर अतिशीघ्र विजय प्राप्त की जा सकती है।

सर्वप्रथम आसन पर स्थित होते हुए दोनों पैरों को सामने लाते हैं। तत्पश्चात् बांये पैर को घुटने से मोड़ते हुए एड़ी को सिवनी नाड़ी से लगाते हैं। इस स्थिति में बांये पैर का तलवा दांये पैर की जंघा को स्पर्श करता रहेगा। उसके बाद बांये हाथ में दांये पैर का अंगूठा पकड़ते हैं। दांये हाथ की अपान मुद्रा बनाकर जो पाँव सामने स्थित है, उसी नासारन्ध्र से बिना आवाज किये हुए साँस को पूरा करते हैं। पेट बाहर की ओर फुलाते हैं। पूरक के बाद जालन्धर बन्ध लगाते हैं। मूलबन्ध लगाते हैं। आँख बन्द करते हैं। आगे झुकते हुए सिर को घुटने से लगाते हैं। मुद्रा वाले हाथ से भी फैले हुए पैर का अँगूठा पकड़ लेते हैं। इस स्थिति में दोनों घुटने एवं कोहनियाँ जमीन पर स्पर्श करती रहती हैं। यथासम्भव साँस रोकने के पश्चात् मुद्रा वाला हाथ पैर से हटाते हैं। मुद्रा बनाकर नासिका पर स्थित करते हैं। कमर एवं गर्दन सीधी करते हुए मूलबन्ध ढीला छोड़ते हैं। जालन्धर बन्ध हटाते हैं। उसके बाद मुड़े हुए पैर की ओर से साँस का रेचन कर देते हैं। उड्डियान बन्ध लगाते हैं। तत्पश्चात् विपरीत पाँव से उपरोक्त विधि द्वारा इस मुद्रा का अभ्यास करते हैं। मात्रा का भी ध्यान रखा जाता है।

लाभ :– महामुद्रा के अभ्यास से क्षयरोग, गुदा संबंधी रोग, बवासीर, खूनी बवासीर, भगन्दर, अजीर्ण आदि बीमारियाँ नष्ट हो जाती हैं। इसके साथ ही साथ पंच क्लेशों का नाश होता है। इस मुद्रा के निरन्तर अभ्यास से पूर्ण ब्रह्म की प्राप्ति होती है। वीर्य ऊर्ध्वगामी होता है। गुप्त रोगों के निदान में सहायक है। स्वप्नदोष के निदान के लिए सहायक है। श्वेत प्रदर, डिसमिनोरिया, मासिक धर्म में रंगभेद आदि बीमारियों का निदान होता है। चेहरा कान्तिमान होता है। कुण्डलिनी जागरण में सहायक है। अल्सर, कोलाईटिस, वायु विकार आदि रोग दूर होते हैं। शारीरिक, मानसिक एवं आध्यात्मिक अनुशासन की

प्राप्ति होती है। फेफड़ों से सम्बंधित रोग जैसे दमा, कफ आदि रोग दूर होते हैं। फेफड़ों, आमाशय एवं गुर्दे की कार्य क्षमता बढ़ जाती है। हर्निया, हाइड्रोसील एवं मानसिक रोगियों के लिए लाभदायक है। कील–मुंहासों एवं ग्रीवा संबंधी बीमारियों को दूर करता है। संक्रामक ज्वर को ठीक करता है। चर्म रोग के लिए लाभप्रद है।

सावधानियाँ–उच्च रक्तचाप, हृदय रोगियों के लिए, कमर दर्द रोगियों के लिए वर्जित है। इसका अभ्यास दोनों अंगों से बराबर मात्रा में किया जाता है।

(2) महाबन्ध

गोमुखासन में स्थित होकर दोनों हाथों को आपस में क्रास करते हुए भुजबन्धों को पकड़ते हैं। कमर व गर्दन सीधा रखते हुए सामने देखते हुए दोनों नासारन्ध्रों से बिना आवाज के साथ साँस का पूरक करते हैं। साँस भरने के साथ–साथ पेट बाहर की ओर फुलाते हैं। जालन्धर बन्ध लगाते हैं, आँखें बन्द करते हैं। कुम्भक करते हैं। मूलबन्ध स्वतः ही लग जाता है। यथासम्भव साँस को रोकने के पश्चात् आँखें खोलते हैं। जालन्धर बन्ध हटाते हैं। दोनों नासारन्ध्रों से साँस का रेचन कर देते हैं। उड्डियान बन्ध लगाते हैं। इसमें भी मात्रा का अनुपात 1:4:2 है। तत्पश्चात् पाँव की स्थिति को बदलकर इस क्रिया को दोहराते हैं। विवेकशील प्राणी प्रायः इस मुद्रा का अभ्यास करते हैं।

लाभ :– महाबन्ध मृत्यु के भय से छुटकारा दिलाने में अद्‌भुत है। इड़ा, पिंगला एवं सुषुम्ना का संगम होने से मन एकाग्र होता है। शक्ति शिव से मिलती है। यह मुद्रा चित्त की एकाग्रता में सहायक है। साथ–ही–साथ यह मुद्रा कुण्डलिनी जागरण में सहायक है। प्राण का प्रवेश मूलाधार चक्र में होने लगता है जिससे चक्र भेदन का मार्ग खुल जाता है अर्थात् प्राण चक्रों का भेदन करता हुआ ब्रह्मरन्ध्र में पहुँच जाता है। फेफड़े संबंधित रोग जैसे–दमा आदि दूर होते हैं। गले से संबंधति रोगों के लिए अच्छा है। मानसिक तनाव दूर होता है। यह सबसे बड़ा बन्ध है। इसलिए इसे महाबन्ध कहते हैं। गुदा संबंधित सभी बीमारियों के निदान में लाभदायक है।

सावधानियाँ–इसका अभ्यास उच्च रक्तचाप एवं हृदय रोगियों को नहीं कराते हैं। कमर हमेशा सीधी रखनी चाहिए। दोनों बगल से समान रूप से अभ्यास करना चाहिए।

(3) महावेध

महावेध दो शब्दो के मेल से बना है महा+वेध, अर्थात् महा का अर्थ श्रेष्ठ है और वेध का अर्थ भेदन। जिस मुद्रा के अभ्यास काल में प्राणरूपी

बाण के द्वारा ब्रह्मा ग्रन्थि, विष्णु ग्रन्थि और रुद्र ग्रन्थि अर्थात् सुषुम्ना द्वार का भेदन किया जाये, उसे महावेध कहते हैं।

पद्मासन में स्थित होते हैं। दोनों हथेली जंघाओं के बगल में रखते हैं। कमर व गर्दन सीधा रखते हुए बिना आवाज के साथ दोनों नासिका रन्ध्रों से साँस का पूरक करते हैं। जालन्धर बन्ध लगाते हैं। आँखें बन्द करते हैं। मूलबन्ध लगाते हैं। दोनों भुजाओं पर समस्त शरीर का भार लेते हुए अर्थात् सम्पूर्ण शरीर को उठाकर साँस की रुकी हुई स्थिति से नितम्ब पृष्ठ को बार-बार ताड़ना देते हैं। सांस न रोक पाने की स्थिति में ताड़ना देना बन्द करते हैं। जालन्धर बन्ध हटाते हैं। मूलबन्ध ढीला छोड़ते हैं। आँखें खोलते हैं। बिना आवाज किये दोनों नासारन्ध्रों से साँस का रेचन करते हैं। इसी प्रकार उपरोक्त विधि से इस क्रिया को बार-बार दोहराते हैं।

लाभ :– महावेध के अभ्यास से महान सिद्धियों की प्राप्ति होती है। अभ्यासी के शरीर में झुर्रियाँ नहीं पड़ती। बाल सफेद नहीं होते। बुढ़ापा एवं मृत्यु पर अधिकार हो जाता है। महाबन्ध और महामुद्रा का अभ्यास महावेध के बिना निष्फल है। टांसिल व हकलाहट के लिए अच्छा है। बालों का झड़ना दूर होता है। प्राण सुषुम्ना में होता है जिससे कुण्डलिनी जागृत होती है।

सावधानियाँ–इस मुद्रा का अभ्यास उच्च रक्तचाप, हृदय रोग, कमर दर्द एवं दमा रोगी को नहीं करना चाहिए।

(4) खेचरी

खेचरी शब्द दो शब्दों का संगम है। 'ख' का अर्थ आकाश और 'चरी' से तात्पर्य विचरण करने से है। इसमें जिह्वा को उल्टी लिटाकर कपाल कुहर में प्रवेश कराकर भ्रूमध्य दृष्टि रखते हैं। योग ग्रन्थ के अनुसार पहले दोहन क्रिया करते हैं।

सेंधा नमक, बड़ी हरड़, काली मिर्च और सौंफ इन चारों वस्तुओं को बराबर मात्रा में लेकर पीसकर चूर्ण बनाते हैं और कपड़छान कर जिह्वा के नीचे लगाकर जिह्वा को लम्बी करने के लिए बारी-बारी दोनों हाथों से खींचते हैं।

जिह्वा तीन प्रकार की होती है।

(1) सर्प जिह्वा (2) माण्डुकिय (3) गौ जिह्वा

जिनकी सर्प जिह्वा होती है, उनकी तीन दिन में, जिनकी माण्डुकिय जिह्वा होती है, उनकी तीन महीने में और जिनकी गौ जिह्वा होती है, उन्हें छः महीने में खेचरी की सफलता मिलती है।

खेचरी सिद्ध हो जाने पर अथवा कपाल कुहर में जिह्वा प्रविष्ट हो जाती है तो साधक को छः रसों की अनुभूति होती है। ये रस हैं–लवण (नमक), कटु, अम्लीय (खट्टा), दुग्ध, घृत और मधु जैसे स्वाद का अनुभव होता है।

महत्व–खेचरी के सिद्ध हो जाने पर देवता के समान सुन्दर शरीर हो जाता है तथा अलौकिक गुणों से युक्त हो जाता है। बिन्दु स्थिर हो जाता है। संसार में रहते हुए भी सांसारिक बन्धनों से मुक्त रहता है। जिस प्रकार सम्पूर्ण सृष्टि का मूल धारक परमात्मा है, उसी प्रकार खेचरी मुद्रा सभी मुद्राओं में सर्वश्रेष्ठ है। खेचरी मुद्रा के निरन्तर अभ्यास से साधक समाधिष्ट मुद्रा को प्राप्त करता है। सप्त द्वारों को बंध करने का प्रमुख साधन है, खेचरत्व की सिद्धि आ जाती है। हकलाहट के लिए दोहन तानन की क्रिया लाभप्रद है।

(5) विपरीतकरणी

ऊर्ध्व सर्वांगासन में स्थित होकर पैरों को इतना सीधा करते हैं कि ठुड्डी कण्ठकूप से लग जाये अर्थात् सूर्य (नाभि) और चन्द्र (ब्रह्मरन्ध्र) की स्थिति विपरीत हो जाती है। इसलिए इसे विपरीतकरणी मुद्रा कहते हैं।

लाभ–कपाल कुहर में स्थित चन्द्र से टपकने वाले रस की बचत होती है। जठराग्नि प्रदीप्त होती है। गले से सम्बन्धित सभी प्रकार के रोग दूर होते हैं। उच्चारण में मधुरता आ जाती है। चेहरा कान्तिमान होता है। अखण्ड ब्रह्मचर्य की प्राप्ति होती है। गुप्त रोगों के निदान में सहायक है। हर्निया एवं हाइड्रोसील के लिए लाभप्रद है। बालों का पकना, झड़ना, आदि दूर होता है। चर्म रोगों के लिए सहायक, साधक एवं मृत्युंजय हो जाता है। मस्तिष्क से संबंधित रोगों के लिए यह मुद्रा अच्छी है।

सावधानियाँ–हृदय रोगी, उच्च रक्तचाप एवं कमर दर्द के रोगी नहीं करें।

(5) प्रत्याहार

जब इन्द्रियाँ अपने स्वाद को प्राप्त करने के लिये अपने विषय की ओर दौड़ती हैं तो उस समय इन्द्रियों को उस ओर न जाने देने को ही प्रत्याहार कहते हैं।

सुन्दर रूप-स्वरूप का उपयोग आँखें करती हैं और नाक का विषय है सुगन्ध। छः रसों का भोग जीभ करती है और सुरीले शब्दों का उपभोग कान करते हैं और स्पर्श का उपभोग त्वचा करती है। इन्द्रियों को अपने-अपने विषयों से अलग कर लेना ही प्रत्याहार है।

ज्यों-ज्यों प्राण वश में होता है त्यों-त्यों मन वश में होता जाता है। जब इन्द्रियाँ वश में हो जाती हैं तब विषय की महत्ता समाप्त हो जाती है। इसलिए पहले प्राणायाम करना चाहिए।

(6) धारणा

स्थूल या सूक्ष्म किसी भी एक विषय में चित्त की एकाग्रता करना ही धारणा है। धारणा में क्रमशः स्थूल से प्रारम्भ करके सूक्ष्म की ओर जाना चाहिए।

(7) ध्यान

चित्त को निरन्तर एकाग्र करने की क्रिया को ध्यान कहते हैं।

विधि :- ध्यान किसी भी ध्यानात्मक आसन में बैठकर कर सकते हैं। यदि किसी आसन में बैठने में असमर्थ हों तो पैर लटकाकर कुर्सी इत्यादि पर भी बैठ सकते हैं। रीढ़ की हड्डी एवं गर्दन को सीधा रखना चाहिए।

ध्यान कई प्रकार से किया जा सकता है। जिसे जिस ध्यान विधि में आस्था हो, करना चाहिए पर स्मरण रहे, गीता के अनुसार आहार-विहार बहुत ही नियमित करना चाहिए।

सर्वप्रथम ध्यान को नासिका के अग्रभाग पर केन्द्रित करके साँस की वायु का स्पर्श महसूस करें। इसके अभ्यास के बाद इस वायु के तापमान का अन्तर महसूस करें। बाहर आने वाली हवा अन्दर जाने वाली हवा से हल्की गर्म होगी। इसके अभ्यास के बाद ध्यान को भृकुटी के मध्य ले आयें, वहाँ पर संवेदना महसूस करें, इसके अभ्यास के बाद ध्यान जहाँ चाहें, लगा सकते हैं।

घेरन्ड संहिता के अनुसार ध्यान तीन प्रकार के होते हैं।

(1) स्थूल ध्यान (बड़ा ध्यान) किसी स्थान, वन, उपवन इत्यादि का।

(2) ज्योर्तिमय ध्यान (तेज का ध्यान) दोनों भौंहों के बीच।

(3) सूक्ष्म ध्यान (छोटा ध्यान) उनके लिए जो योग की पराकाष्ठा पर पहुँच गये हैं।

भक्ति सागर के अनुसार ध्यान चार प्रकार के होते हैं।

(1) पदस्थ ध्यान–अपने हृदय में अपने इष्टदेव का पैर के नाखूनों से शिखा तक की छवि का ध्यान करके उनके चरणों में ध्यान लगाते हैं।

(2) पिन्डस्थ ध्यान–इसके अन्तर्गत यम, नियम, आसन, प्राणायाम, प्रत्याहार, धारणा के द्वारा चित्त को शुद्ध करके षट चक्रों से होते हुए ब्रह्म रन्ध्र में मन को एकाग्र करते हैं।

ईडा, पिंगला एवं सुषुम्ना नाड़ियों के संगम स्थल ही चक्र कहलाते हैं।

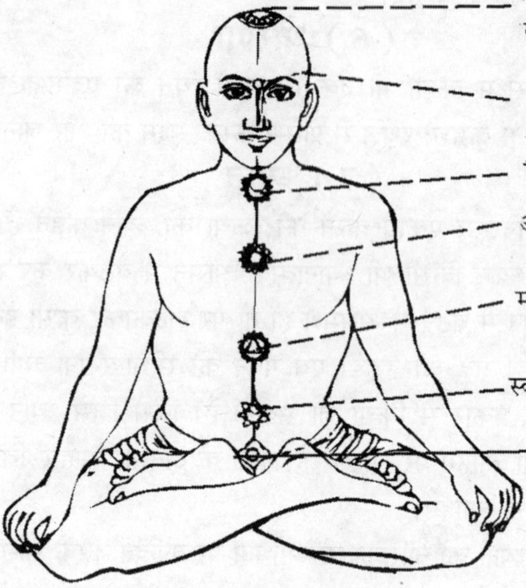

षट्चक्र द्योतक चित्र

मूलाधार चक्र–यह गुदा और जननांगों के मध्य में स्थित है। यह स्थूल तत्व पृथ्वी का स्थान है। इस स्थान पर ध्यान करने से मूलाधार चक्र जागृत होता है जिससे शारीरिक शक्ति उन्नत होती है।

स्वाधिष्ठान चक्र–यह जननेन्द्रिय के मूल में स्थित है। यह जल तत्व का स्थान है। इस पर ध्यान करने से यह चक्र जागृत होता है और जिससे अहंकार, लोभ, ईर्ष्या, क्रोध आदि विकार नष्ट होते हैं। व्यक्ति कर्मशील होता है।

मणिपूरक चक्र–इसका स्थान नाभि की सीध में है। यह अग्नि तत्व का स्थान है। इस पर ध्यान करने से यह चक्र जागृत होता है जिससे उत्साह और प्रगति के गुण आते हैं।

अनाहत चक्र–इसका स्थान हृदय की सीध में है। यह वायु तत्व का स्थान है। इसके जागृत होने से सकाम साधक को भौतिक उपलब्धियाँ और निष्काम साधक को योग सिद्धि प्राप्त होती है।

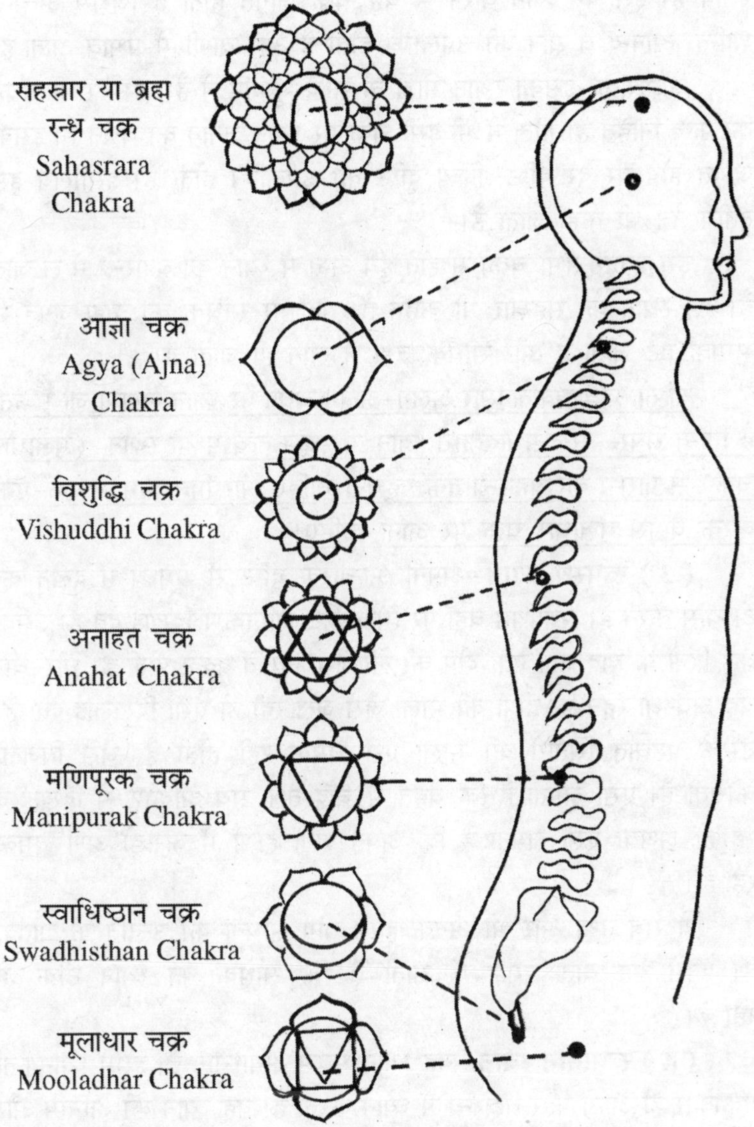
सहस्त्रार या ब्रह्म
रन्ध्र चक्र
Sahasrara
Chakra
आज्ञा चक्र
Agya (Ajna)
Chakra
विशुद्धि चक्र
Vishuddhi Chakra
अनाहत चक्र
Anahat Chakra
मणिपूरक चक्र
Manipurak Chakra
स्वाधिष्ठान चक्र
Swadhisthan Chakra
मूलाधार चक्र
Mooladhar Chakra

चक्रों की स्थिति

विशुद्ध चक्र–इसका स्थान कंठ की सीध में है। यह आकाश तत्व का स्थान है। इस पर ध्यान करने से यह चक्र जागृत होता है जिससे अत्यन्त शान्ति, आनन्द व ज्ञान की उपलब्धि होती है और वाणी में प्रभाव आता है।

आज्ञाचक्र–इसका स्थान भौंहों के मध्य भृकुटि में है। इसमें सभी चक्रों का फल निहित है। गीता में भी इसी चक्र पर ध्यान लगाने का वर्णन है। इसके जागृत होने पर दूर दृष्टि, दिव्य दृष्टि की उपलब्धि होती है। इसीलिये इसे तृतीय नेत्र भी कहा जाता है।

इस प्रकार सभी चक्रों से होते हुये अन्त में ध्यान को ब्रह्मरन्ध्र में ले जाते हैं। इस स्थान को सहस्त्रार भी कहते हैं। यहाँ पर साधक का बाह्य जगत से सम्पर्क हट जाता है और साधक ब्रह्म में लीन हो जाता है।

यों तो आवश्यकतानुसार अलग-अलग चक्रों पर ध्यान लगाया जा सकता है किन्तु सबसे सरल प्रभावकारी ध्यान तो स्थूल तत्व पृथ्वी स्थान (मूलाधार चक्र) से प्रारम्भ कर ब्रह्मरन्ध्र तक पहुँचना चाहिए और फिर क्रमशः एक-एक करके वापस मूलाधार चक्र पर आना चाहिए।

(3) रूपस्थ ध्यान–अपनी आन्तरिक दृष्टि से भ्रूमध्य में देखने का अभ्यास करते हैं। सर्वप्रथम वहाँ पर छोटे-छोटे अग्निकण दिखाई देते हैं। उसके कई दिनों के बाद वहाँ एक दीप की लौ जैसी ज्योति प्रकट होती है। धीरे-धीरे यह अवस्था रहने पर दीपों की माला जैसे जल रही हो ऐसा दिखलाई देता है। उसके पश्चात् सितारों की माला ऐसे चमक रही होती है, जैसे बिजली कौंधती है। ऐसा लगता है कि बहुत से चाँद तथा सूर्य आकाश में दिखाई दे रहे हों अथवा ऐसा लगता है कि अपने दोनों हाथों में करोड़ों अणु चमक रहे हों।

ये सब तथा और भी अनेक दृश्य योग साधना की उन्नति के द्योतक हैं। इनसे यह बात समझ में आती है कि साधक का ध्यान ठीक हो रहा है।

(4) रूपातीत ध्यान–यह ध्यान सबसे अयोध्यान है। इसमें ध्यानकर्ता एकाकार हो आठों पहर ब्रह्मरन्ध्र में ध्यान करता है। यह ध्यान की अन्तिम और समाधि की प्रथम अवस्था है।

इनके अतिरिक्त भगवान बुद्ध ने विपश्यना ध्यान की खोज की है।

विपश्यना ध्यान–किसी भी कारण से जब कभी मन में कोई विकार जागता है, तब एक तो साँस की गति में अस्वाभाविकता आ जाती

है और दूसरे शरीर के अंग-प्रत्यंग में सूक्ष्म स्तर पर किसी-न-किसी प्रकार की जीव-रासायनिक क्रिया होने लगती है। यदि इन दोनों को देखने का अभ्यास किया जाये तो परोक्ष रूप से अपने मन के विकार को देखने का काम होने लगता है और विकार स्वतः क्षीण होते-होते निर्मूल होने लगता है। साँस को देखने का अभ्यास आना-पान कहलाता है और शरीर में होने वाली जीव-रासायनिक प्रतिक्रियाओं को साक्षीभाव से देखने का अभ्यास विपश्यना कहलाता है।

प्रथम आना-पान से आरम्भ करते हैं। अपनी नाक से आती-जाती सांस को देखना और उस पर मन केन्द्रित करना। उस समय अनुभूति होती है कि जो साँस अन्दर जाती है, वह ठंडी और जो बाहर निकलती है, वह गर्म होती है। क्रमशः आती-जाती साँस की जो टकराहट नाक के ऊपरी भाग पर महसूस होती है, वहाँ की रोमावली सिहरने लगती है तथा स्पर्श स्थान बहुत छोटा होता जाता है। इसके बाद मन को उस सूक्ष्म स्थान पर एक सूक्ष्म प्रक्रिया में केन्द्रित करते हैं।

3-4 दिन के बाद विपश्यना प्रारम्भ करते हैं। नासिका से आती जाती साँस पर केन्द्रित मन को शिरोभाग पर ले जायें और सारे सिर पर उसे धीरे-धीरे फिरायें। फिर क्रमशः मुख पर, गर्दन पर, हाथों और पैरों पर फिरायें और इसी प्रकार क्रमशः पैरों से सिर तक जहाँ से प्रारम्भ किया था, वापस लायें।

इस दौरान अनेक अनुभूतियाँ, वेदना, स्फुरण एवं कम्पन के रूप में होती हैं। अनुभूतियों को प्रिय अप्रिय नहीं मानना चाहिए, केवल दृष्टा की भाँति महसूस करते रहें। यह नदी के बहाव एवं समुद्र के ज्वार-भाटा की भाँति आती और चली जाती है।

विपश्यना राग-द्वेष और मोह से विकृत हुए चित्त को निर्मल बनाने की एवं अध्यात्म की ऊँची साधना है।

ध्यान के लाभ :- ध्यान द्वारा मन एकाग्र होता है और उसकी चंचलता धीरे-धीरे समाप्त हो जाती है। ध्यान के क्षणों में मिलने वाला आत्मिक सुख एवं गहन शक्ति मन की सारी ग्रंन्थियों को तोड़ देता है और व्यक्ति अपने आपको हल्का-फुल्का महसूस करने लगता है। इसके नियमित अभ्यास से

स्नायु दुर्बलता दूर हो जाती है एवं याददास्त बढ़ जाती है। दूरदर्शिता, रचनात्मक सोच एवं समस्याओं को हल करने की कुशलता आ जाती है।

नियमित ध्यान का अभ्यास करने वालों का व्यक्तित्व आकर्षक हो जाता है। उससे संपर्क में आने वाला व्यक्ति उसकी मृदुवाणी, प्रभावकारी वचनों, आँखों की चमक, स्वस्थ शरीर, सद्व्यवहार से प्रेरित हो जाता है।

(8) समाधि

समाधि हठयोग की अंतिम साधना है और इसमें आत्मा का परमात्मा में लय होकर मोक्ष पद प्राप्त होता है।

जब तक साधक को पंच ज्ञानेन्द्रियों की वृत्तियों का तनिक भी आभास होता है, तब तक ध्यानावस्था ही रहती है और उन वृत्तियों के सम्पूर्ण रूप से लय हो जाने पर ध्यान की अवस्था ही समाधि अवस्था में बदल जाती है।

समाधि में लीन हो जाने पर स्पर्श, रस, गंध, रूप एवं शब्द पंच विषयों की भूख-प्यास, गरमी-सर्दी, मान-अपमान एवं सुख-दुःख की अनुभूति नहीं होती।

समाधिस्थ को कोई भी अस्त्र-शस्त्र काट या छेद नहीं सकता, कोई मनुष्य हिंसक पशु एवं विषैले जीव उसका कुछ बिगाड़ नहीं सकते। उस पर मारण-उच्चाटन मंत्र-तंत्र का भी प्रभाव नहीं होता और किसी भी प्रकार की वासना उसे फँसा नहीं सकती। योग से अष्ट सिद्धियाँ भी प्राप्त हो जाती हैं।

(समाधि के लिए यम, नियम, आसन, प्राणायाम, प्रत्याहार, धारणा एवं ध्यान की सिद्धि एवं युक्ताहार-विहार अनिवार्य है। एकाएक समाधि लगाना उचित नहीं है।)

योग निद्रा

अशांत मन को शांत करने का सरल उपाय ध्यान है। योग निद्रा ध्यान की वह अवस्था है जिसके अभ्यास से शारीरिक व मानसिक तनाव दूर होकर मन शांति का अनुभव करता है।

शवासन में लेट जाइए। बदन को बिल्कुल ढ़ीला छोड़ दीजिए ताकि कोई हलचल न हो। इसके बाद श्वास प्रश्वास पर ध्यान केन्द्रित कीजिए। श्वास लम्बा और गहरा होता जाएगा। इसके बाद एक पाँव के अँगूठे पर ध्यान केन्द्रित करते हुए धीरे-धीरे हृदय की तरफ आइये। इसी प्रकार दूसरे पाँव के अँगूठे पर ध्यान केन्द्रित करते हुए धीरे-धीरे हृदय की तरफ आइये। इसी प्रकार एक हाथ की अँगुलियों पर ध्यान केन्द्रित करते हुये हृदय की तरफ आइये, फिर दूसरे हाथ की अँगुलियों पर ध्यान केन्द्रित करते हुये हृदय की तरफ आइये। फिर शरीर के अन्य भागों पर एक-एक करके ध्यान केन्द्रित करते हुये हृदय की तरफ आयें। शरीर धीरे-धीरे शिथिल होता जाता है, इससे शारीरिक विश्राम मिलता है।

अब मानसिक कल्पनाओं द्वारा मन को शरीर से बाहर लाया जाता है। जैसे - पहाड़, झरने, नदी, हरियाली, बाग, विभिन्न प्रकार के पेड, सूर्योदय, पक्षियों का चहचहाना, अपने इष्ट देवता की पूजा आराधना इत्यादि का काल्पनिक ध्यान करके। इससे मन शांत हो जाता है तथा मानसिक विश्राम मिलता है।

अब पूर्ण आराम की स्थिति का अनुभव करते हुए वापस आ जायें। योग निद्रा से अनिद्रा, तनाव इत्यादि रोगों से छुटकारा मिल जाता है।

नाभि चक्र

नाभि परिचय :- शरीर के समस्त अंग अपने में महत्पूर्ण हैं जिनमें से एक अत्यंत महत्वपूर्ण अंग नाभि है। इसको सम्पूर्ण शरीर का केन्द्र माना जाता है। यदि शरीर को दो भागों में विभक्त किया जाये तो नाभि शरीर के मध्य भाग में ही आयेगी। इसी नाभि के लगभग 7 से. मी. नीचे अण्डाकृति का एक मांसपिण्ड़ होता है जिसमे से 72864 नाडियाँ सम्पूर्ण शरीर में फैली हुई हैं। नाभि साधारणतया कुछ तन्तुओं से खींचा हुआ होता है जिसके कारण नाभि अपने स्थान पर सुस्थिर रहती है। किसी कारण से यदि इन तन्तुओं में से किसी एक पर खिंचाव पड़ता है तो नाभि अपने स्थान से टल जाती है। यह नाभि जिस भी तन्तु के कारण खिंचती है तो वह अपना स्थान छोड़कर उसी की ओर चली जाती है जिसके परिणामस्वरूप व्यक्ति विभिन्न रोगों का शिकार हो जाता है।

नाभि टलने के कारण :- प्रायः यह बाल्यावस्था में अधिक देखने में मिलती है। इसके टल जाने के विभिन्न कारण हैं। जैसे - खेलते-कूदते समय, दौडते समय, सीढ़ी चढ़ते उतरते समय एवं झटके से बोझ उठाने के कारण नाभि टल जाती है। जो व्यक्ति एक पैर पर ज्यादा बोझ देकर चलते हैं या खड़े रहते हैं या एक तरफ ज्यादा बोझ देकर कोई पदार्थ उठायें तो नाभि उस तरफ टल जाने की सम्भावना रहती है। विभिन्न कारणों से किसी भी पैर में झटका आये तो उसके दूसरी तरफ नाभि टल जाने की सम्भावना रहती है। नाभि क्षेत्र में विजातीय तत्वों का जमा होना ही इसका मुख्य कारण है। साधारणतया देखा गया है कि पुरुषों की नाभि बांयी ओर तथा स्त्रियों की नाभि दांयी ओर टल जाती है। इसके कारण का कोई पुष्ट आधार नहीं है।

नाभि टलने के लक्षण :- यदि किसी व्यक्ति की नाभि ऊपर की ओर टल जाती है तो निम्न रोग दिखाई देते हैं जैसे :- कब्ज, हृदयरोग, दिल में अतिरिक्त धड़कन आदि और नीचे की तरफ नाभि टलने पर पतला दस्त, स्वप्नदोष, अपच (अजीर्ण) आदि रोग हो जाते हैं और बगल में नाभि टलने पर पेट में दर्द होता है।

इसी प्रकार से महिलाओं की नाभि टल जाने पर विभिन्न रोगों से ग्रसित हो जाती हैं। जैसे - विभिन्न स्त्री रोग (लिकोरिया, डिसमिनोरिया, गर्भाशय तथा मासिकधर्म की गड़बड़ी सम्बधित रोग) जिसके कारण अंगहीन, अल्पायु संतान, बांझपन आदि विभिन्न तकलीफें दिखाई देती हैं। साधारणतया नाभि

टलने को सामान्य माना जाता है परन्तु कई बार भीषण रूप भी ले लेती हैं जिसको ठीक करने में आधुनिक चिकित्सा शास्त्र भी असमर्थ हो जाता है। किन्तु यौगिक उपचार के द्वारा इसे आसानी से ठीक किया जा सकता है।

नाभि परीक्षण के तरीके :- (1) यदि किसी भी पुरुष या स्त्री की नाभि टली हो तो सर्वप्रथम उसे उत्तानपादासन करवाकर शवासन में लिटा दें। परीक्षांक को उस व्यक्ति के दाहिने पक्ष में कागासन में बैठना चाहिए। तत्पश्चात् अपने हाथों की पाँचों उंगलियों को परस्पर मिलाते हुए उंगलियों के अग्र भाग को उस व्यक्ति की नाभि पर रखते हैं। यदि नाभि के ऊपर धड़कन अनुभव हो तो समझें कि नाभि अपने स्थान पर है और धड़कन ऊपर नीचे या दांये बांये जिस स्थान पर अनुभव हो तो समझें कि नाभि उस स्थान पर ही टली हुई है।

(2) एक धागा लेकर अपने दांये हाथ की तर्जनी उँगुली में लपेटते हुए नाभि चक्र पर स्थित करें तथा दूसरे तरफ बांये हाथ से पकड़कर बांये स्थान के स्तन की घुंडी (Nipple) पर स्थित करें। उसके पश्चात् हाथ को सावधानी से घुमाते हुए उसी परिणाम से दांये स्तन की कर्निका (Nipple)को नापें यदि धागा छोटा पड़ता है तो समझना चाहिए कि नाभि ऊपर की ओर टल गई है, यदि धागा बड़ा पड़ता है तो नाभि नीचे की ओर समझनी चाहिए।

नोट :- महिलाओं की नाभि परीक्षा के लिये धागे का दूसरा सिरा स्तन की बजाय पाँव के अँगूठों पर लगायें। (दोनों पाँवों की एँड़ियाँ मिली रहेंगी तथा पंजे खुले रहेंगे।)

(3) रोगी को पीठ के बल लेटाकर हाथों को बगल में रखते हुए पैर के अंगूठे मिलाने को कहें। दोनों टांगे सीधी रहेंगी। यदि नाभि टली होगी तो पैर के अंगूठे छोटे-बड़े मालूम होंगे।

(4) दोनों हाथों की हथेलियाँ खोल कर अँगुलियाँ मिलायें। दोनों हथेलियों की छोटी अँगुली से लेकर कलाई तक का भाग परस्पर सटाकर रखें। (1) यदि उनकी रेखायें एक सीध में नहीं है तो नाभि टल गई है। (2) यदि दोनों हथेलियों की सबसे छोटी अँगुलियाँ एक समान दिखाई न देकर छोटी बड़ी प्रतीत हों और उनमें अन्तर हुआ तो भी नाभि टली हुई है।

नाभि ठीक करने की विधियाँ :

1. इसके लिए सर्वप्रथम उत्तानपादासन करें फिर धनुरासन करें फिर चक्रासन करें फिर मत्स्यासन करें।

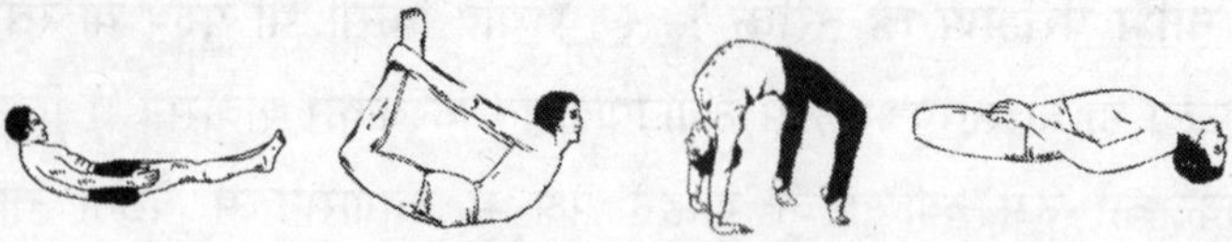

उत्तानपादासन धनुरासन चक्रासन मत्स्यासन

नोट :- उत्तानपादासन का अभ्यास करने वालों की नाभि हमेशा ठीक रहती है।

2. निम्नलिखित शारीरिक क्रियाएँ करें :-

कमर के बल लेट जायें। पैरों में लगभग एक फुट का अन्तर देकर घुटने मोड़ लें। दोनों हाथ पंख की तरह फैला दें। अब दोनों घुटनों को बाई तरफ जमीन पर लगायें। इस स्थिति में दांये पैर का घुटना बांये पैर की एड़ी को छू लेगा। इसके साथ-साथ सिर को दांई तरफ घुमाकर जमीन पर लगायें। अब इसका उल्टा करें अर्थात् दोनों घुटने मोड़कर दांये तरफ लगायें इस प्रकार बांये पैर का घुटना दांये पैर की एड़ी को छू लेगा तथा साथ-साथ सिर बांये तरफ

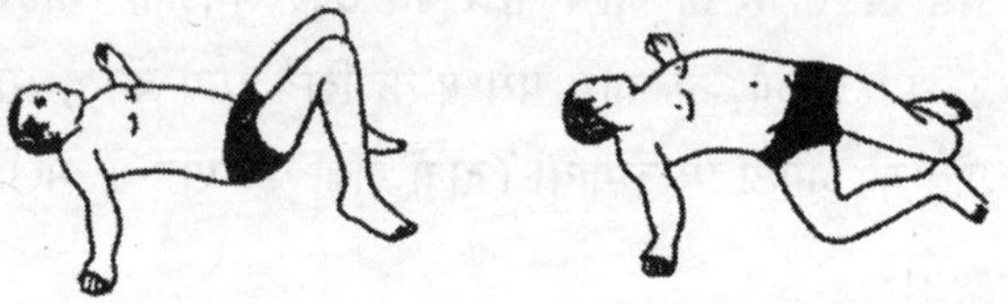

घुमाकर जमीन पर लगायें। इसे दस-दस बार करें।

उपरोक्त क्रिया अब दोनों घुटने और पैर मिलाकर करें।

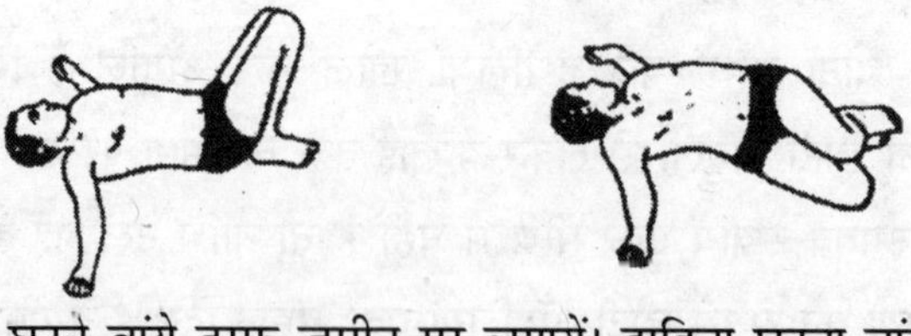

अर्थात् दोनों घुटने बांये तरफ जमीन पर लगायें। दाहिना घुटना बांये घुटने

के ऊपर रहेगा तथा सिर दांये तरफ पर लगायें। अब इसका उल्टा करें अर्थात् दोनों घुटने दांये तरफ जमीन पर लगायें, बांया घुटना ऊपर रहेगा तथा सिर बांये तरफ जमीन पर लगायें, इसे भी दस–दस बार करें।

(3) जमीन पर दरी या कम्बल बिछाकर बच्चों के खेलने की प्लास्टिक की गेंद लेकर पेट के बल लेट जायें तथा गेंद को नाभि के नीचे रख लें तथा पाँच मिनट तक लेटे रहें। उसके बाद करबट लेकर बैठ जायें तथा एक फल खाकर खड़े हो जायें।

(4) प्रातः खाली पेट पीठ के बल लेटकर पैरों को साईकल चलाने की तरह (Cycling) सीधे व उल्टे घुमायें।

(5) रोगी को खाली पेट पीठ के बल लिटायें। जो अँगूठा नीचे हो उसे हाथ से खींचे। इसी प्रकार हाथ की छोटी अँगुली जो छोटी हो, उसे खीचें।

(6) रोगी को खाली पेट पीठ के बल सीधा लिटायें। एक छोटा तेल का दीपक या मोमबत्ती जलाकर नाभि पर रख दें। ऊपर से काँच का गिलास थोड़ा दबाव देकर रखें। थोड़ी देर बाद दीपक बुझ जायेगा तथा गिलास पेट से चिपक जायेगा। अब गिलास को ऊपर की तरफ सीधा उठायें।

वैज्ञानिक मालिश

लाभ :-

1. इससे नाड़ी संस्थान सशक्त होता है और उसे आराम मिलता है।

2. इससे पाचन संस्थान को नई जागृति एवं ऊर्जा मिलती है।

3. इससे शरीर के सभी अंगों में रक्त संचालन प्रक्रिया तेज होकर शरीर के विकार पसीना एवं मूत्र के साथ बाहर निकल जाते हैं।

4. इससे फेफडों, गुर्दे, लीवर, त्वचा इत्यादि को बल मिलता है।

5. इससे शरीर की चर्बी कम होती है।

6. माँसपेशियों की कसरत होती है जिससे वे सुडोल तथा सजग रहती हैं।

7. इससे थकावट दूर होती है, शरीर पुष्ट होता है, दृष्टि बढ़ती है एवं अच्छी नींद आती है।

8. इससे शरीर को रोगनाशक शक्ति, शीतलता व चिकनाई मिलती है।

9. नियमित मालिश करवाने वाले की वृद्धावस्था दूर होती है।

नियम :-

1. शौच इत्यादि से निवृत होकर एकान्त, शान्त, हवादार कमरे में अथवा खुले स्थान पर मालिश करनी चाहिए।

2. यह मालिश प्रात:कालीन धूप में करायें तो अच्छा है अन्यथा मालिश के बाद 15-20 मिनट का सूर्य स्नान करें।

3. प्रसन्न एवं एकाग्र मन से मालिश करें एवं करायें।

4. मालिश खाली पेट ही करायें।

5. मालिश के लिये सरसों, नारियल, तिल, अरंड़ी, अलसी, बादाम, जैतून इत्यादि का कोई भी तेल हो सकता है लेकिन विशुद्ध सरसों का तेल सबसे अधिक लाभप्रद है।

6. मालिश करने वाला स्वस्थ एवं प्रसन्नचित होना चाहिए क्योंकि मालिश करने वाले की मन:स्थिति एवं स्वास्थ्य का भी मालिश करवाने वाले पर सूक्ष्म प्रभाव पड़ता है।

7. मालिश के समय वार्तालाप नहीं करना चाहिए।

8. बुखार, कब्ज, चर्मरोग, पीलिया, सूजन, मासिक धर्म इत्यादि में मालिश नहीं करवानी चाहिए।

9. मालिश इस ढंग से की जाये जिससे रक्त का प्रवाह ह्रदय की ओर रहे। लेकिन उच्च रक्तचाप एवं ह्रदय रोग वालों की मालिश इसके विपरीत रहेगी।

10. मालिश करते समय हाथों की क्रिया सदैव नीचे से ऊपर की ओर होनी चाहिए।

विधि :- पीठ के बल लिटाकर मालिश एक पैर के तलुए पर तेल लगाकर आरम्भ करें। पाँव के तलुए को अँगूठों से दबायें। पाँव की उँगलियों की मालिश करें, दबायें, सीधे व उल्टे घुमायें और खींचें।

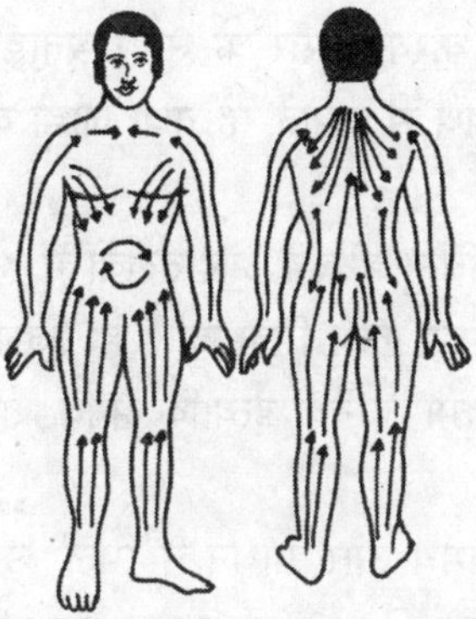

एँड़ी के ऊपर चारों तरफ अच्छी तरह रगड़ें। पिंडली की मालिश के लिये घुटना ऊपर करें।

जाँघ की मालिश के लिये टाँगों को सीधा करें। इसी प्रकार दूसरे पैर की मालिश पैर के तलुए से प्रारम्भ कर पाँव की उँगलियों, एँड़ी, पिण्डली तथा जँघा तक करें।

इसी प्रकार हाथों की मालिश हथेली से प्रारम्भ करके कन्धे तक आयें।

पेट की मालिश के लिये घुटनों को मोड़ लें। नाभि के चारों तरफ गोलाकार में पूरे पेट को दबाते हुये बीच में लायें।

पूरी छाती पर तेल लगाकर छाती की प्रत्येक हड्डी की मालिश करें। हड्डियों के बीच भी अँगूठे या उँगलियों से दबाकर रगड़े।

महिलाओं की स्तनों की मालिश पर विशेष ध्यान देना चाहिए। स्तन के मूल से लेकर दोनों हाथों से गोल घुमाते हुए स्तन की नोक तक हाथ चलायें। ऐसा करने से स्तनों का आकार ठीक हो जाता है।

पीठ की मालिश करने के लिए पेट के बल लिटायें। पूरी पीठ पर तेल लगाकर रीढ़ की हड्डी पर नीचे से गर्दन की तरफ अँगूठे से दबाते हुये तथा घर्षण करते हुए जायें। फिर रीढ़ की हड्डी के दोनों तरफ अँगूठों से दबाते हुये और घर्षण करते हुये ऊपर की तरफ जायें। पाँचों अँगुलियों के सीरों को इकट्ठा करके रीढ़ की हड्डी पर गोलाकार घुमाते हुये गर्दन की तरफ जायें।

गर्दन तथा सिर की मालिश बैठाकर की जाती है। गर्दन व कंठास्थि की मालिश करें। अँगूठों को आँखों की चारों तरफ घुमायें। भौहों की मालिश करें। भौहों की हड्डियों को आँख की तरफ धीरे-धीरे अँगुलियों से दबायें। आँखों के नीचे की हड्डियों को भी धीरे-धीरे दबायें। कानों के पास दबायें और मालिश करें। माथे की मालिश करें। कपाल की मालिश करें।

केवल तेल लगाकर घर्षण करना ही पर्याप्त नहीं है। इसके लिए मालिश के दौरान अंगों पर भी उचित दबाव देते रहें तथा धीरे-धीरे ठोकते रहें आटे को गूंधने की तरह पेशियों को उंगुलियों से पकड़ कर हिलाते रहें। अँगुलियों के सिरे (नाखून न हों) इच्छित स्थान पर अच्छी तरह चलाते रहें और दबाते रहें।

कटोरीनुमा आकार देकर हथेलियों को इच्छित स्थान पर ठोकते रहें (इससे आवाज भी निकलती है।) मुट्ठी बंद करके शरीर के ऊपर प्रताड़ना करते रहें, अंगों को एक हाथ से पकड़ दूसरे हाथ से घुमाते रहें तथा जोड़ों को घुमाते रहें।

नोट :- शरीर के अधिकतम एक्यूप्रेशर बिन्दु हथेली और तलवों में होते हैं। तलवों की मालिश करने से एक्यूप्रेशर का सारा लाभ मिल जाता है, जिससे मोटापा, हार्मोन का असुंतलन, जोड़ों का दर्द, दमा, हर्निया इत्यादि अनेक रोगों में लाभ होता है।

मालिश करवाने वाले के लिये जिन्हें समय और साधन न मिले, उन्हें नहाने से पहले पूरे शरीर में तौलिये इत्यादि से दस मिनट सूखा घर्षण कर लेना चाहिए एवं नहाते समय पैर का तलुवा अच्छी तरह रगड़ लेना चाहिए।

हस्त मुद्रा विज्ञान

स्वास्थ्य नियन्त्रण कक्ष आपके हाथ की अँगुलियों में है और यहीं से सम्पूर्ण शरीर का संचालन होता है। जिस तत्व के कारण आप अस्वस्थ हैं, उस तत्व की कमी नियन्त्रण कक्ष के अनुकूल स्विच को दबाकर, अभाव की पूर्ति कर, स्वास्थ्य प्राप्त कर सकते हैं।

हाथ की अँगुलियों को परस्पर विभिन्न विधि द्वारा स्पर्श करना हस्त मुद्रा कहलाता है। हमारे हाथ की पाँच अँगुलियों से पाँच तत्वों का बोध निम्न प्रकार होता है।

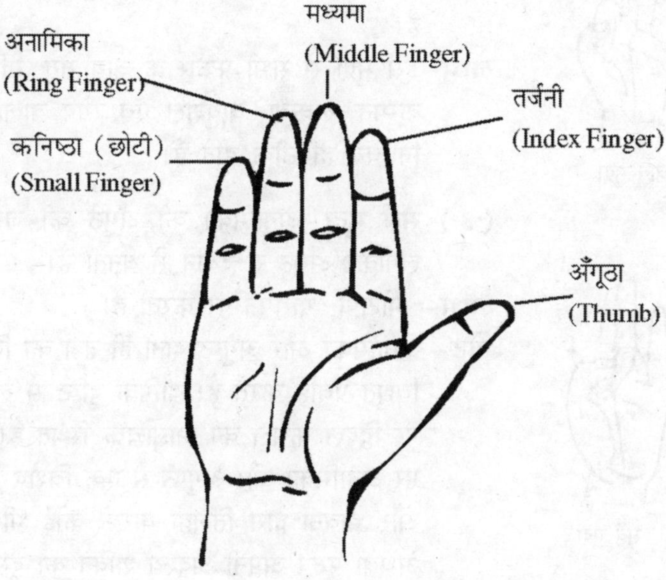

(1) अँगूठा (Thumb)–अग्नि तत्व।
(2) तर्जनी (Index Finger)–वायु तत्व।
(3) मध्यमा (Middle Finger)–आकाश तत्व।
(4) अनामिका (Ring Finger)–पृथ्वी तत्व।
(5) कनिष्ठा (छोटी) (Small Finger)–जल।

हस्त मुद्रा द्वारा शरीर की पाँच भौतिक स्थिति को संतुलित रखकर स्वास्थ्य कायम रखा जा सकता है एवं खोये हुए स्वास्थ्य को प्राप्त किया जा सकता है।

(1) **ज्ञान मुद्रा**–अँगूठा और तर्जनी को मिलाने से बनती है।

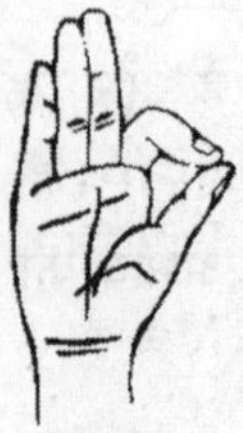

ज्ञान मुद्रा

लाभ–स्मरण शक्ति तेज होती है, मानसिक रोग चिड़चिड़ापन एवं अनिद्रा दूर होती है। इससे होने वाली स्मरण शक्ति विद्यार्थियों एवं बुद्धिजीवियों के लिए वरदान एवं मानसिक रोगों के लिए रामबाण है।

(2) **वायु मुद्रा**–तर्जनी अँगुली को अँगूठे की जड़ में लगाकर उसे अँगूठे से दबाने पर यह मुद्रा बनती है।

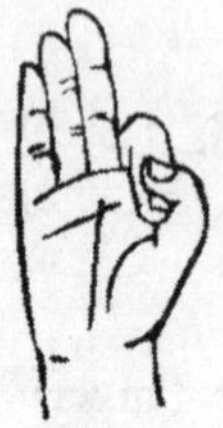

वायु मुद्रा

लाभ–इस मुद्रा से सभी प्रकार के वायु रोग, गठिया, कम्पन, लकवा, वायुशूल एवं रेंगने वाला दर्द निश्चय ही ठीक होते हैं।

(3) **सूर्य मुद्रा**–अनामिका को अँगूठे की जड़ में लगाकर अँगूठे से दबाने से बनती है।

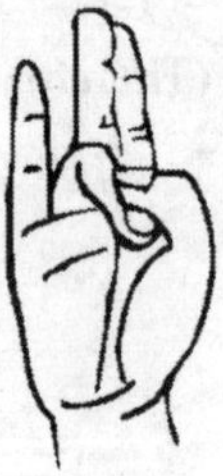

सूर्य मुद्रा

लाभ– मोटापा, भारीपन दूर करता है।

नोट– अनामिका और अंगुष्ठ दोनों ही तेज का विशेष विद्युत प्रवाह करते हैं। यौगिक दृष्टि से ललाट पर द्विदल कमल का आज्ञाचक्र स्थित है। उस पर अनामिका और अंगुष्ठ से एक विशेष विधि और भावना द्वारा तिलक करके कोई भी स्त्री अथवा पुरुष अपनी अदृश्य शक्ति को दूसरे में पहुँचाकर उसकी शक्ति द्विगुणित कर सकता है।

(4) **लिंग मुद्रा**–दोनों हाथों की अंगुलियों को परस्पर फँसाकर बायें हाथ के अंगूठे को सीधा रखें।

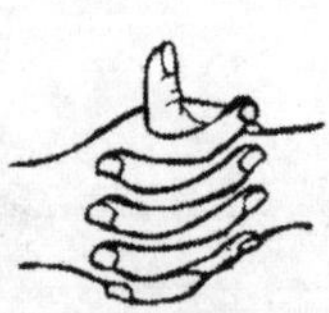

लिंग मुद्रा

लाभ-सर्दी के रोग, नजला, जुकाम इत्यादि दूर होते हैं।

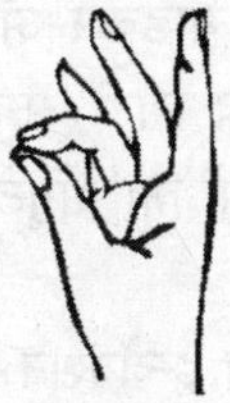

पृथ्वी मुद्रा

(5) **पृथ्वी मुद्रा**–अनामिका और अंगुष्ठ के अग्र भाग को मिलायें।

लाभ–दुबले-पतले व्यक्ति के लिए एवं कान्ति और तेज की कमी में लाभ देता है। संकुचित विचारों में परिवर्तन होता है।

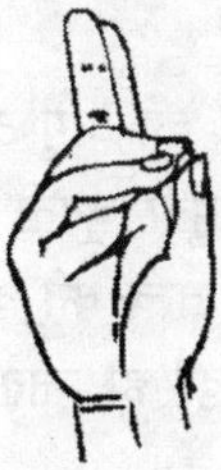

प्राण मुद्रा

(6) **प्राण मुद्रा**–कनिष्ठ एवं अनामिका दोनों को मोड़कर अँगूठे से स्पर्श करें।

लाभ–शरीर शारीरिक-मानसिक दृष्टि से इतना शक्तिशाली हो जाता है कि कोई भी बीमारी आक्रमण नहीं कर सकती। रक्त संचार उन्नत होकर रक्त नलिकाओं की रुकावट को दूर करता है। तन-मन में स्फूर्ति, आशा एवं उत्साह प्रदान करता है। नेत्र दोष दूर होते हैं।

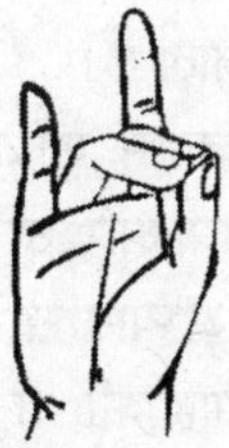

अपान मुद्रा

(7) **अपान मुद्रा**–मध्यमा एवं अनामिका को एक साथ मिला कर एवं मोड़कर अँगूठे से स्पर्श करें।

लाभ–उदर की वायु को कम कर वहाँ के दर्द एवं अन्य उपद्रव को दूर करता है।

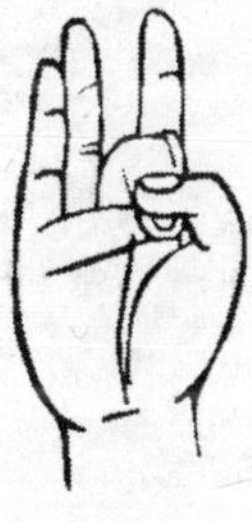

शून्य मुद्रा

(8) **शून्य मुद्रा**–मध्यमा अँगुली को मोड़कर अँगूठे से दबायें।

लाभ–कान के दर्द में लाभ मिलता है। निरन्तर अभ्यास से कान के रोग से बचाव होता है। बहरा है तो सुनाई देगा। (जन्म से गूँगा-बहरा है तो असर नहीं होगा।)

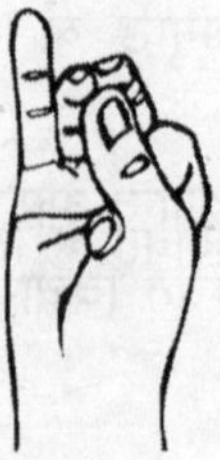

हृदय मुद्रा

(9) हृदय मुद्रा–तर्जनी अँगुली को मोड़कर अँगूठे की गद्दी पर लगा देवें और तब छोटी अँगुली को छोड़कर बाकी दोनों अँगुलियों को अँगूठे से छुवा देवें।

लाभ–यह मुद्रा दिल का दौरा रोकने में इन्जेक्शन की भाँति काम करती है। नियमित अभ्यास से हृदय रोग ठीक हो सकता है।

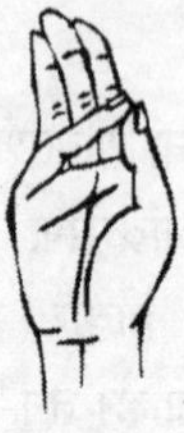

वरुण मुद्रा

(10) वरुण मुद्रा–सबसे छोटी अँगुली को अंगुष्ठ के अग्र भाग से मिलाने पर वरुण मुद्रा बनती है।

लाभ–इसके अभ्यास से शरीर में जल तत्व की कमी से उत्पन्न होने वाले सभी रोग दूर हो जाते हैं। त्वचा एवं रक्त विकार दूर होते हैं।

(11) अंजलि मुद्रा (ध्यान मुद्रा)–इसमें बांये हाथ पर दांया करके गोद में रखा जाता है।

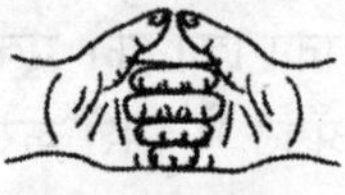

अंजलि मुद्रा

लाभ–इसे करने से मन और मस्तिष्क में शांति का अवतरण होता है। दिमागी तनाव और उलझनों का शमन होने लगता है। इसके अभ्यास से अपने अन्दर एक नई ऊर्जा और उत्साह की अनुभूति होती है।

एक्यूप्रेशर (Accupressure)

इस पद्धति में रोग का निदान (Diagnosis) और उपचार दबाब बिन्दु (Pressure Point) द्वारा किया जाता है। ये दबाब बिन्दु प्रत्येक व्यक्ति के हाथों और पैरों के तलवों में पाये जाते हैं जिनका संबंध सारे शरीर से है।

कुछ दबाब बिन्दु हाथों और पावों के ऊपरी भाग में एवं शरीर के अन्य भागों में भी पाये जाते हैं।

निर्धारित दबाब बिन्दुओं पर दबाब देने के लिए हाथ के अँगूठे और अँगुलियों का उपयोग होता है। तलवे की चमड़ी कोमल न होने पर कभी कभी जीमी (खूंटी) का उपयोग भी किया जाता है।

एक्यूप्रेशर से तात्कालिक आराम हो जाता है लेकिन रोग के वास्तविक कारण विषाक्ता (Toxicity) से मुक्ति नहीं मिलती है। उसके लिए भोजन सुधार इत्यादि की भी आवश्यकता है।

निदान (Diagnosis) विधि - रोगों का निदान (Diagnosis) करने के लिए हाथों या पैरों के तलवों पर एक के बाद एक दबाब बिन्दुओं पर दबाना शुरू कीजिये। जिस बिन्दु पर असहनीय दर्द हो तो समझ लीजिये उस बिन्दु से सम्बंधित अंग रोग से प्रभावित हैं।

उपचार विधि - उपचार करने के लिये रोग ग्रस्त भाग के बिन्दु पर चार-पाँच सेकेण्ड दबाब डालिये फिर एक-दो सेकेण्ड रुक जाइये फिर पुनः इसी तरह दो-तीन मिनट तक दोहराते रहें। इस तरह दिन में तीन-चार बार तक कर लेना चाहिए। दबाब देते समय अँगूठे या अँगुली को दबाकर गोल परिधि में बांये से दांये (Clock wise) घुमायें तो अधिक असर होगा।

सावधानियाँ :-

(1) दबाब उतना ही दें जितना रोगी सहन कर सके।

(2) हृदय रोग के रोगियों को बहुत हल्का दबाब देना चाहिए।

(3) नहाने के आधा घंटे पहले या आधा घंटे बाद तक एक्यूप्रेशर उपचार नहीं करना चाहिए।

(4) मासिक धर्म के समय एवं गर्भवती महिलाओं का एक्युप्रेशर उपचार नहीं करना चाहिए।

(5) एक्यूप्रेशर टूटे हुये अंगों का न करें।

(6) किसी भी दवा के सेवन के बाद दो घंटे इन्तजार करें।

दबाब बिन्दुओं की पहचान

इसके लिये शरीर को विभिन्न तरीकों से बाँटा गया है।

(1) शरीर को दांये एवं बांये दो भागों में विभक्त करने पर जो अंग दांये भाग में आयेंगे, उनके दबाव बिंदु दांये हाथ-पैर में होंगे। जो अंग बांये भाग में आयेंगे, उनके अंग बायें हाथ-पैर में होंगे। जो अंग दोनों भागों में आयेंगे उनके दबाब बिन्दु दोनों हाथों और दोनों पैरों में पाये जायेंगे।

(2) हाथों और पैरों की अँगुलियों को आधार मानकर शरीर को लम्बाई के रुख में दस समानान्तर भागों में बाँटा जाये (पाँच भाग दांयी तरफ तथा पांच भाग बांयी तरफ) तो जो अंग जिस क्षेत्र (Zone) में पड़ेगा उससे संबन्धित दबाब बिन्दु भी उसी क्षेत्र के हाथों एवं पैरों में होगा।

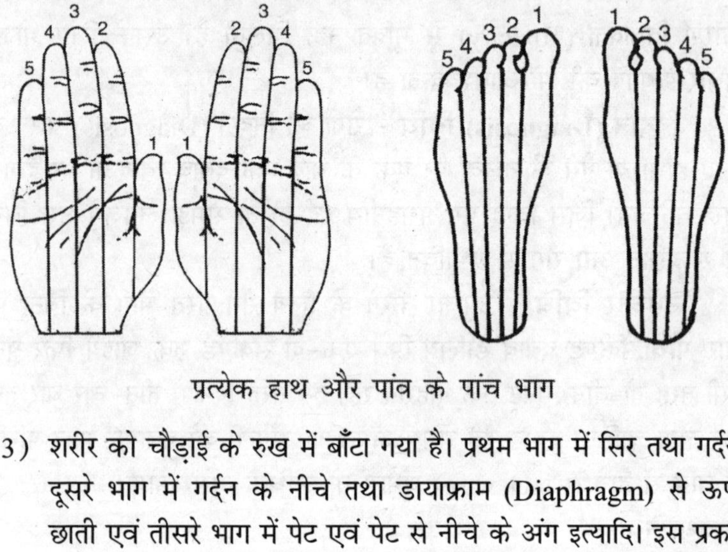

प्रत्येक हाथ और पांव के पांच भाग

(3) शरीर को चौड़ाई के रुख में बाँटा गया है। प्रथम भाग में सिर तथा गर्दन, दूसरे भाग में गर्दन के नीचे तथा डायाफ्राम (Diaphragm) से ऊपर छाती एवं तीसरे भाग में पेट एवं पेट से नीचे के अंग इत्यादि। इस प्रकार हाथ और पैरों को बाँटा जाये तो जो अंग जिस भाग में आयेगा वहीं पर उसका दबाब बिन्दु होगा।

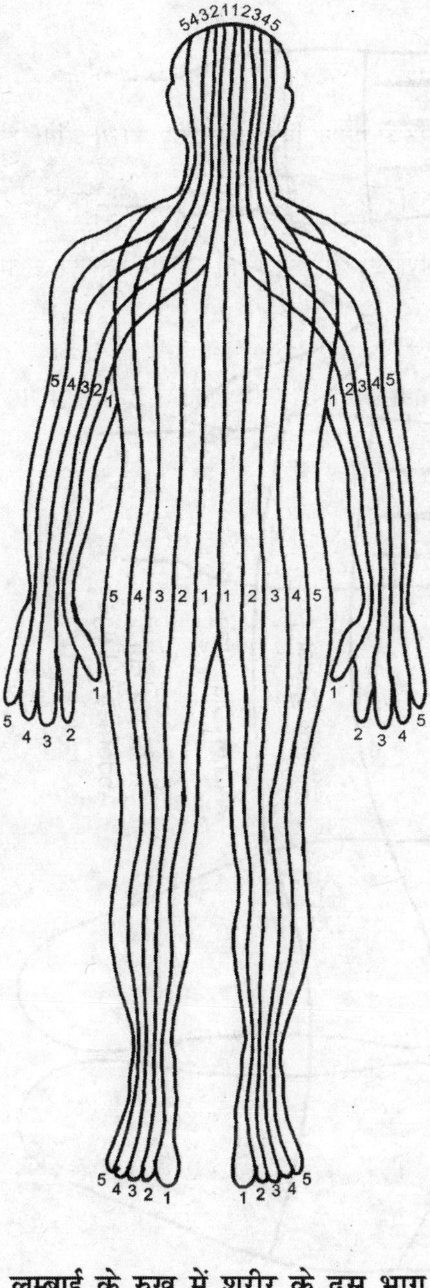

लम्बाई के रुख में शरीर के दस भाग

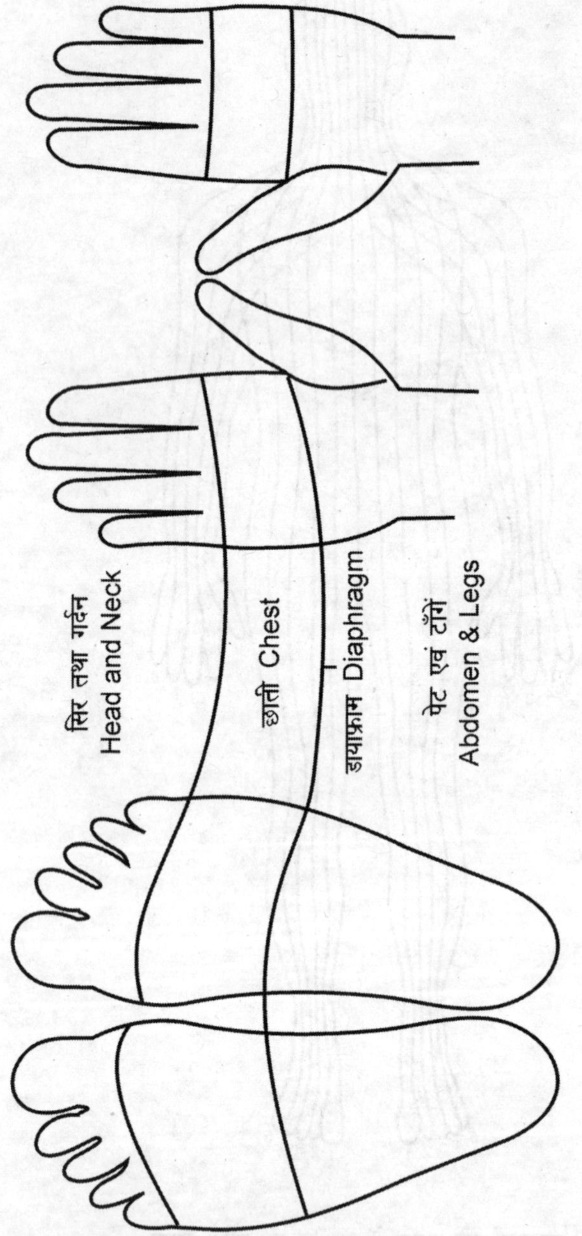

चौड़ाई के रुख में शरीर के तीन भाग

विभिन्न चित्रों में दबाव बिन्दु दर्शाये गये हैं।

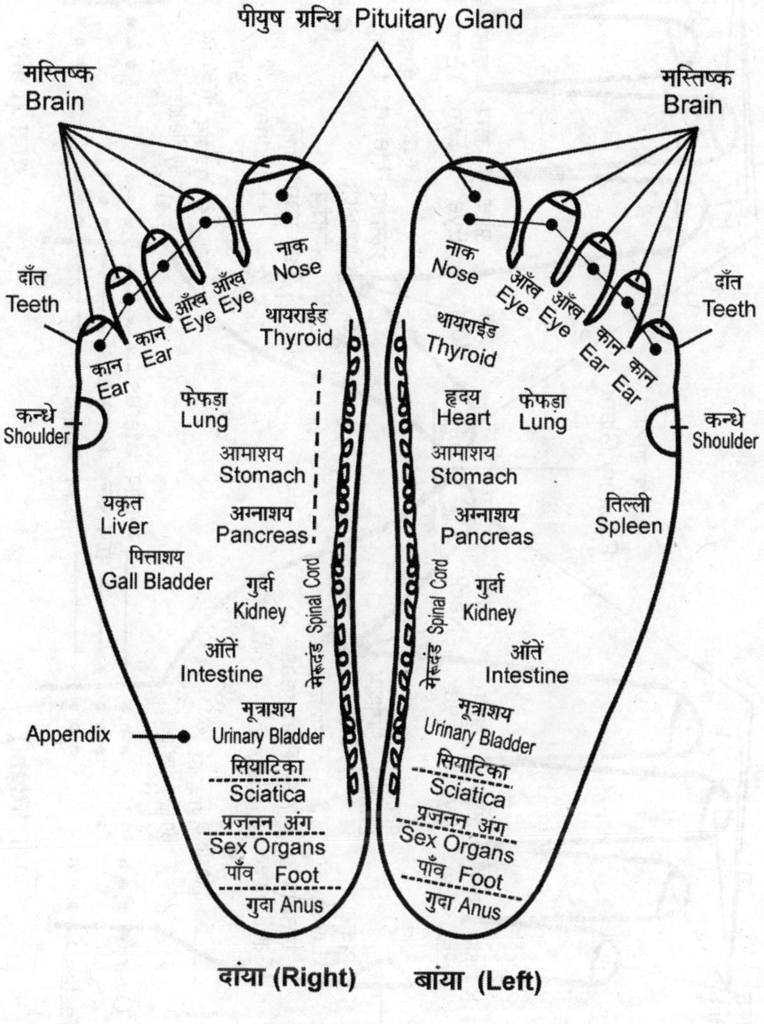

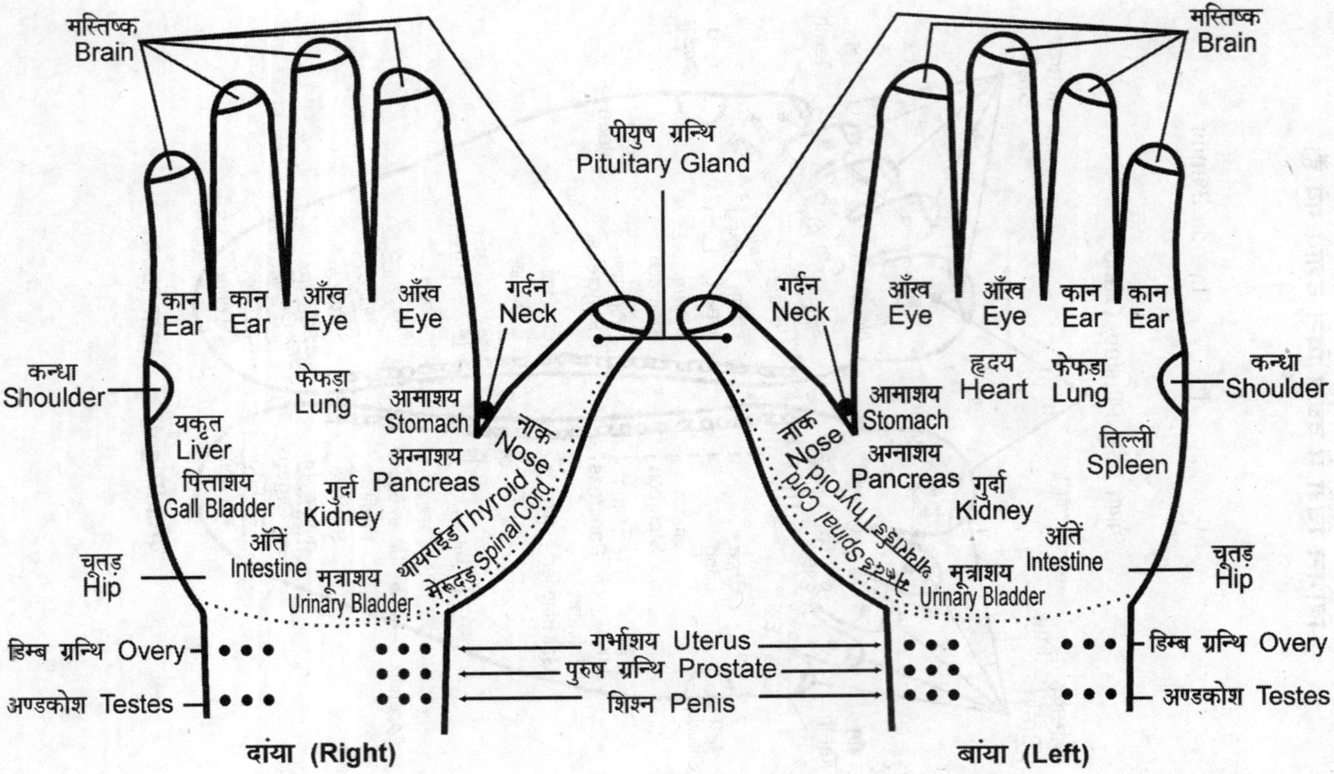
मस्तिष्क
Brain
पीयुष ग्रन्थि
Pituitary Gland
मस्तिष्क
Brain
कान
Ear
कान
Ear
आँख
Eye
आँख
Eye
गर्दन
Neck
गर्दन
Neck
आँख
Eye
आँख
Eye
कान
Ear
कान
Ear
कन्धा
Shoulder
फेफड़ा
Lung
आमाशय
Stomach
नाक
Nose
हृदय
Heart
फेफड़ा
Lung
कन्धा
Shoulder
यकृत
Liver
पित्ताशय
Gall Bladder
अग्नाशय
Pancreas
गुर्दा
Kidney
थायराईड Thyroid
मेरूदंड Spinal Cord
नाक
Nose
आमाशय
Stomach
अग्नाशय
Pancreas
तिल्ली
Spleen
थायराईड Thyroid
मेरूदंड Spinal Cord
गुर्दा
Kidney
आँतें
Intestine
चूतड़
Hip
मूत्राशय
Urinary Bladder
आँतें
Intestine
मूत्राशय
Urinary Bladder
चूतड़
Hip
डिम्ब ग्रन्थि Overy
अण्डकोश Testes
गर्भाशय Uterus
पुरुष ग्रन्थि Prostate
शिश्न Penis
डिम्ब ग्रन्थि Overy
अण्डकोश Testes
दांया (Right)
बांया (Left)

Outside of Foot

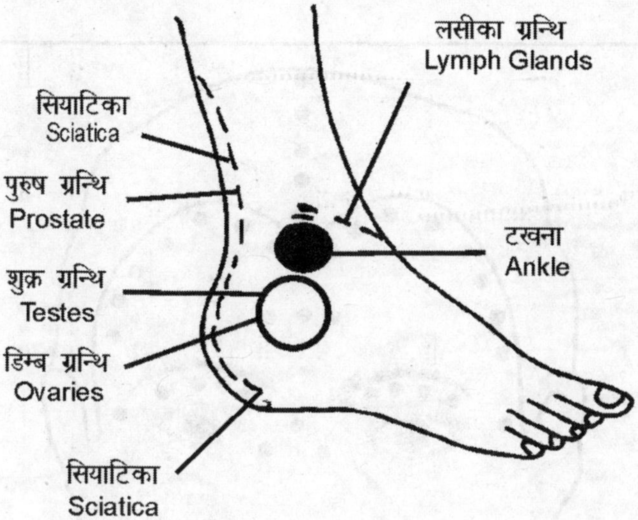

Inside of Foot

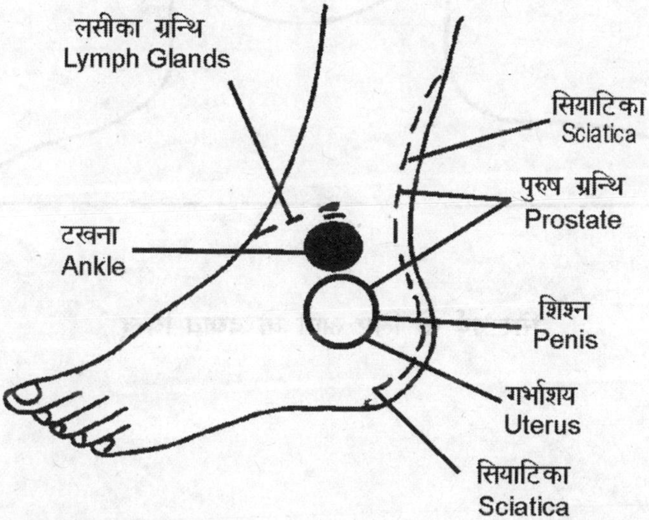

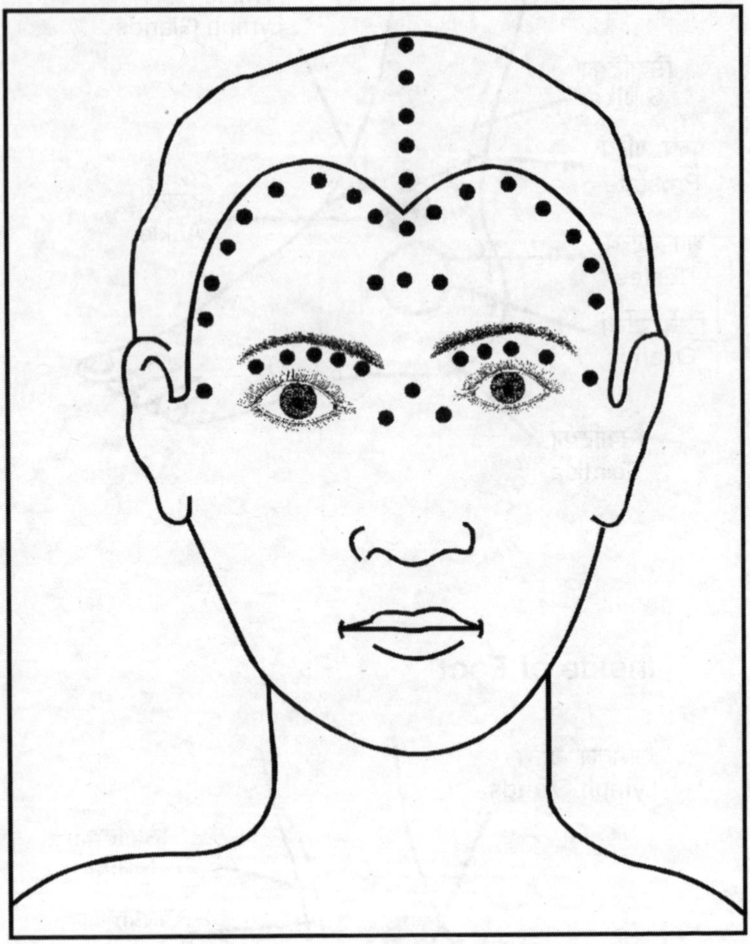

सिर दर्द के लिए आगे के दबाव बिन्दु

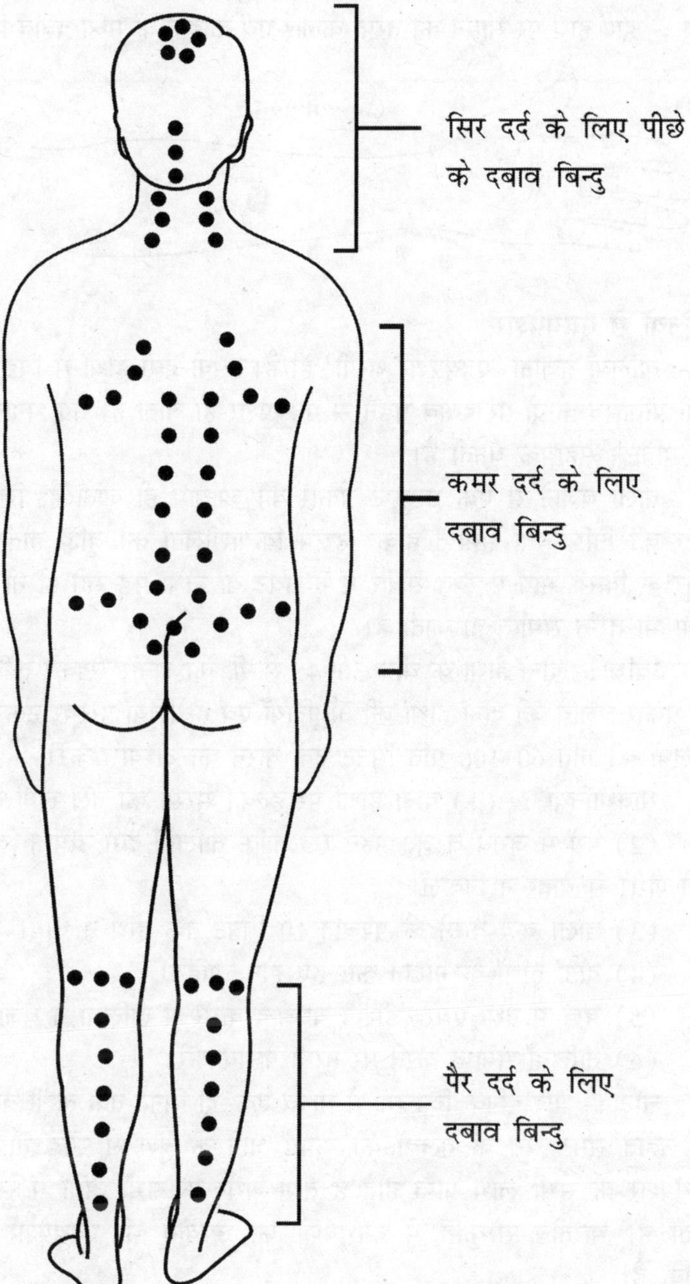
सिर दर्द के लिए पीछे
के दबाव बिन्दु
कमर दर्द के लिए
दबाव बिन्दु
पैर दर्द के लिए
दबाव बिन्दु

लम्बे समय तक युवा रहने के लिए एवं बुढ़ापे को विलंब करने के लिए :- दाएं हाथ पर सामने की तरफ कलाई एवं कोहनी के मध्य दबाव बिन्दु

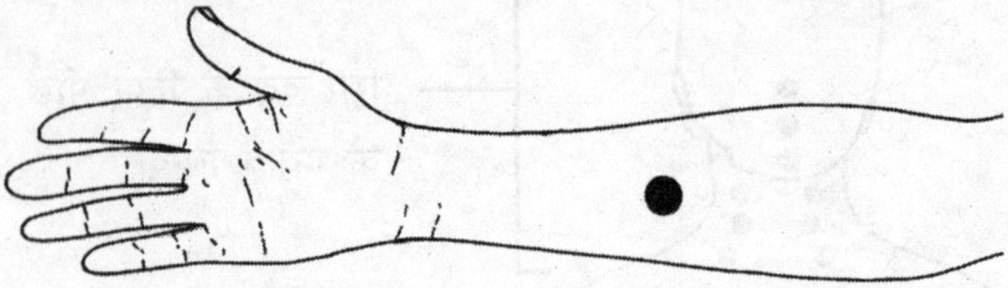

तालियों से एक्यूप्रेशर

तालियाँ बजाना 'एक्यूप्रेशर थेरेपी' ही है। इसके द्वारा हाथों में विद्यमान सभी प्रतिबिंब केन्द्रों पर दबाव पड़ने से एक्यूप्रेशर हो जाता है। रोग भगाने में यह प्रक्रिया सहायक बनती है।

ताली बजाने से एक उत्कृष्ट प्रकार का व्यायाम हो जाता है, जिससे शरीर की निष्क्रियता समाप्त होकर उसमें क्रियाशीलता की वृद्धि होती है। शरीर के किसी भाग में रक्त संचार में रुकावट या बाधा पड़ रही हो तो वह बाधा भी तुरन्त समाप्त हो जाती है।

विधि :- दोनों हाथों के बीच 30-45 से.मी. का अन्तर रखकर तालियाँ इस प्रकार बजायें की दोनों हाथों की अँगुलियाँ एवं हथेलियाँ परस्पर टकरायें। तालियों की गति 60-100 प्रति मिनट तक करने का अभ्यास करें।

सावधानियां :- (1) दोनों हाथों पर हल्का सरसों का तेल लगा लें।

(2) पैरों में जुराबें व जूते पहने रखें ताकि तालियों द्वारा उत्पन्न विद्युत तरंगें शरीर से बाहर न निकलें।

(3) ताली बन्द करने के पश्चात् 10 मिनट तक हाथ न धोयें।

(4) दोनों हाथों के नाखून कटे हुए होने चाहिये।

(5) पंखें में तथा एयरकंडीशन या बन्द कमरे में तालियाँ न बजायें।

(6) तालियाँ समाप्त करने पर तुरन्त पेशाब करें।

नोट :- यदि दैनिक दिनचर्या में मानव एक-दो मिनट तक ताली बजाये एवं नहाते समय पैरों के तलवों को कपड़े धोने के ब्रुश से रगड़ें तो उसे एक्यूप्रेशर के सभी लाभ प्राप्त होते हैं तथा शरीर के सभी अंगों में स्फूर्ति आती है। भारतीय संस्कृति में आभूषणों का उपयोग भी एक्यूप्रेशर का प्रतीक है।

भाग – 3

शरीर रचना विज्ञान
एवं
शरीर क्रिया विज्ञान

शरीर रचना विज्ञान एवं शरीर क्रिया विज्ञान

(Anatomy and Physiology)

शरीर रचना विज्ञान (Anatomy)- इसमें शरीर की रचना एवं उसके विभिन्न अंगों के पारस्परिक संबधों का अध्ययन किया जाता है।

शरीर क्रिया विज्ञान (Physiology)- इसमें शरीर में उत्पन्न होने वाली क्रियाओं का अध्ययन किया जाता है।

हमारा शरीर असंख्य सूक्ष्म कोशिकाओं (Cells)से मिलकर बना है जिन्हें सूक्ष्मदर्शक यन्त्र (Microscope)के द्वारा ही देखा जा सकता है। इन्हें जीवन की इकाई भी कहा जाता है क्योंकि प्रत्येक कोशिका(Cell)में जीवन की सभी क्रियाएँ सम्पन्न होती हैं।

शरीर में कोशिका(Cell)विभाजन के फलस्वरूप अनेक कोशिकायें बन जाती हैं। समान गुणों वाली, एक ही आकार की तथा एक ही कार्य करने वाली कोशिकाओं (Cells)के समूह को उत्तक (Tissue) कहते हैं।

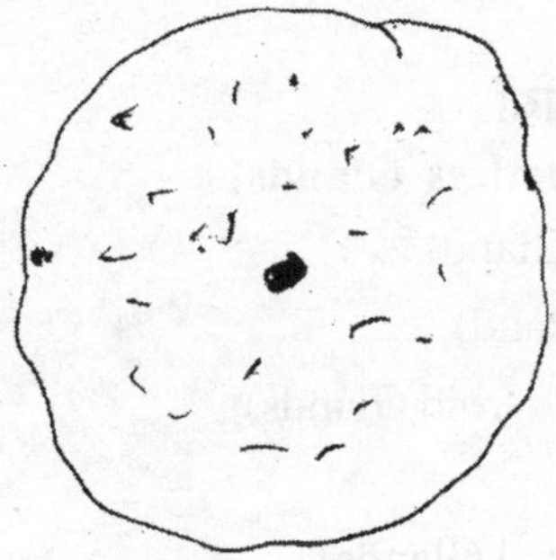

कोशिका (Cell)

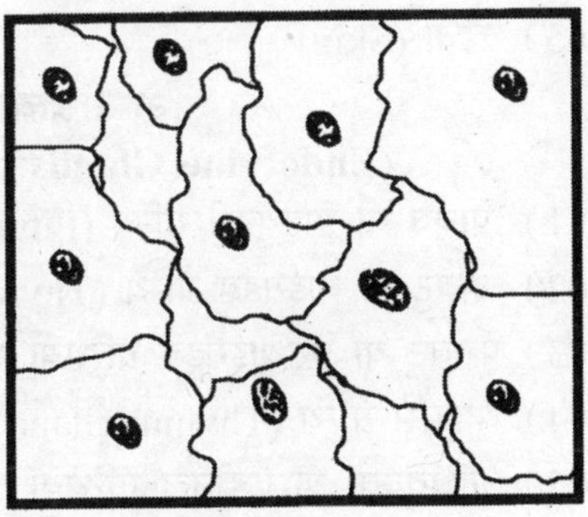

उत्तक (Tissue)

विभिन्न प्रकार के उत्तकों (Tissues) से अंगों का निर्माण होता है। शरीर के बहुत से अंग एक-सा कार्य करते हैं। इन्हें सामूहिक रूप से संस्थान या तंत्र (System)कहते हैं।

हमारे शरीर में 9 संस्थान (System), 5 ज्ञानेन्द्रियाँ (Sense Organs) एवं 9 प्रकार की अन्तः स्रावी ग्रन्थियाँ (Endocrine Glands) होती हैं।

संस्थान या तन्त्र (Systems)

(1) पाचन संस्थान (Digestive System)
(2) रक्त परिसंचरण संस्थान (Blood Circulatory System)
(3) लसीका-संस्थान (Lymphatic System)
(4) श्वसन-संस्थान (Respiratory System)
(5) अस्थि संस्थान या कंकाल तन्त्र (Skeletal System)
(6) माँस-पेशीय संस्थान (Muscular System)
(7) नाड़ी संस्थान या तन्त्रिका तन्त्र (Nervous System)
(8) मूत्रीय संस्थान (Urinary System)
(9) प्रजनन संस्थान (Reproductive System)

ज्ञानेन्द्रियाँ (Sense Organs)

(1) आँखें (Eyes)
(2) कान (Ears)
(3) नाक (Nose)
(4) जीभ या जिह्वा (Tongue)
(5) त्वचा (Skin)

अन्तःस्रावी ग्रन्थियाँ (Endocrine Glands or Ductless Glands)

(1) पीयूष या पिट्युट्री ग्रन्थि (Pituitary Gland)
(2) अबटु या थाईराइड ग्रन्थि (Thyroid Gland)
(3) पराबटु या पैराथाइराइड ग्रन्थियाँ (Parathyroid Glands)
(4) थाईमस ग्रन्थि (Thymus Gland)
(5) अधिवृक्क या एड्रीनल ग्रन्थियाँ (Adrenal Glands)
(6) अग्नाशय में लैगरहैन्स की द्वीपिकाएँ (Islets of Langerhans in the Pancreas)
(7) प्लीहा या तिल्ली (Spleen)
(8) पीनियल ग्रन्थि (Pineal Gland)
(9) जनन ग्रन्थियाँ (Gonads or Sex Glands-Testes and Ovaries)

(1) पाचन संस्थान (Digestive System)

पाचन संस्थान का कार्य भोजन को अर्न्तग्रहण (Ingestion) करके उसका पाचन (Digestion) करना एवं अवशोषण (Absorption) करके रक्त में मिलाना तथा अपचित एवं अनावशोषित भोज्य पदार्थों को मल के रूप में गुदा द्वार से बाहर निकालना (Excretion of Waste Products) है।

पाचन संस्थान में मुख्य रूप से **पाचक नली (Alimentary Canal)** होती है जो लगभग 10 मीटर लम्बी होती है। इसके निम्नलिखित भाग होते हैं।

(1) मुख (Mouth)
(2) ग्रसनी (Pharynx)
(3) ग्रासनली (Oesophagus)
(4) आमाशय (Stomach)
(5) छोटी आँत (Small Intestine)
(6) बडी आँत (Large Intestine)
(7) मलाशय (Rectum)
(8) गुदीय नली (Anal Canal)

पाचक नली के अतिरिक्त कुछ सहायक अंग भी होते हैं।

3 जोडी लार ग्रन्थियाँ (Salivary Glands)
अग्नाशय (Pancreas)
यकृत या जिगर (Liver)
पित्ताशय (Gall-Bladder)

क्रमाकुचेक गतियाँ (Peristaltic Movements) – ये धीरे-धीरे आगे बढ़ने वाली तरंग के समान गतियाँ होती हैं जिनसे भोजन आगे को खिसकता है।

मुख (Mouth) – इसमें पाचन क्रिया संबन्धी मुख्य तीन भाग होते हैं।

(1) जिह्वा (Tongue) – यह स्वाद ग्रहण करने का मुख्य अंग है यह भोजन को चबाने, निगलने तथा बोलने में भी भाग लेती है।

(2) दाँत (Teeth) – ये भोजन को काटने, चबाने और पीसने का कार्य करते हैं।

(3) लार ग्रन्थियाँ (Salivary Glands) – ये तीन जोड़ी होती हैं। इनसे निकलने वाला स्राव थूक या लार (Saliva) कहा जाता है।

यह भोजन के स्टार्च को घुलनशील माल्टेज में परिवर्तित कर देता है।

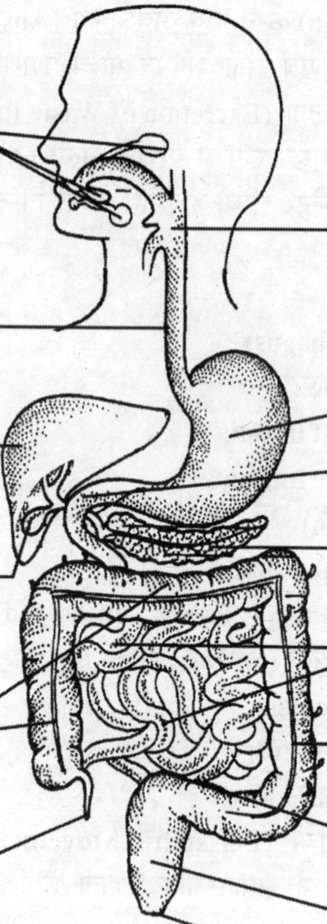

पाचन संस्थान (Digestive System)

लार क्षारीय माध्यम में ही कार्य करती है। इससे भोजन चिकना हो जाता है जिससे आसानी से निगल लिया जाता है। ये मुख एवं जिह्वा को साफ रखती है तथा मुख के ऊतकों को कोमल बनाये रखती है।

(2) ग्रसनी (Pharynx)–यह भोजन को मुख से ग्रास नली में स्थान्तरित करने वाली लगभग 12 से.मी. लम्बी नली होती है। इसी से वायु भी नासा गुहा से होकर स्वरयन्त्र (Larynx) में जाती है।

(3) ग्रासनली (Oesophagus) – यह ग्रसनी से जुड़ी तथा नीचे आमाशय में खुलने वाली नली होती है जिससे होकर भोजन आमाशय में पहुँच जाता है।

(4) आमाशय (Stomach) –यह भोजन के लिए अस्थाई भंडार के रूप में कार्य करता है। आमाशय के श्लेष्मिक अस्तर में विद्यमान जठरीय ग्रन्थियों (Gastric Glands) से गैस्ट्रिक जूस (Gastric Juice) स्रावित होता है जिसमें हाइड्रोक्लोरिक एसिड होता है। इससे आमाशय में विद्यमान भोजन अम्लीय हो जाता है और भोजन में विद्यमान सूक्ष्म जीव मर जाते हैं। गैसट्रिक ग्रन्थियों से स्रावित होने वाले तीन प्रकार के एन्जाइम होते हैं।

(i) पैप्सीनोजन (Pepsinogen) – यह हाइड्रोक्लोरिक एसिड़ की विद्यमानता में पैपसिन (Pepsin) में परिवर्तित हो जाता है। पैपसिन प्रोटीन का पाचन करता है जिससे प्रोटीन पैप्टोन में परिवर्तित हो जाती है। पैप्टोन अमीनो अम्लों से बने सरल घुलनशील पदार्थ होते हैं।

(ii) रेनिन (Rennin) - यह एन्जाइम दूध को दही बना देता है। ये घुलनशील प्रोटीन केसीनोजन (Caseinogen) को केसीन (Casein) में परिवर्तित कर देता है जो अघुलनशील दुग्ध प्रोटीन होती है। इस प्रकार अलग की हुई केसीन पर पैपसीन की क्रिया हो सकती है।

(iii) गैस्ट्रिक लाइपेस (Gastric Lipase) - यह वसा को विघटित करने वाला एन्जाइम होता है। इससे वसा का जल अपघटन (Hydrolysis) शुरू हो जाता है।

यहाँ प्रोटीन का पाचन प्रारम्भ हो जाता है। यहाँ से भोजन छोटी आँत डियोडिनल द्वार से धकेला जाता है। कार्बोहाइड्रेट भोजन होने पर आमाशय दो-तीन घंटे में खाली हो जाता है परन्तु प्रोटीन भोजन होने पर आमाशय को खाली होने में अधिक समय लगता है तथा वसीय (Fatty) भोजन होने पर आमाशय को खाली होने में सबसे अधिक समय लगता है।

(5) छोटी आँत (Small Intestine) - यह आमाशय से लेकर बड़ी आँत तक खुलने वाली 5-7 मीटर लम्बी नली होती है जो नाभि क्षेत्र में बड़ी आँत से घिरी हुई पाई जाती है। इसका घोड़े की नाल के आकार का लगभग 25 से. मी. लम्बा पहला भाग अग्नाशय (Pancreas) के शीर्ष को चारों ओर से घेरे होता है, उसे ग्रहणी या डयोडिनम (Duodenum) कहते हैं। इसके मध्य सामान्य पित्त वाहिनी (Common Bile Duct) एवं अग्नयाशयिक वाहिनी (Pancreatic Duct) दोनों आकार खुलती हैं।

इसी तरह छोटी आँत में पहुँचकर भोजन अग्नयाशयिक रस (Pancreatic Juice) तथा यकृत द्वारा उत्पन्न पित्त या वाईल एवं आन्त्रीय भित्तियों (Intestinal Walls) से उत्पन्न होने वाले आन्त्रीय रस (Intestinal Juice) के साथ मिश्रित हो जाता है।

अग्न्याशयिक रस में तीन प्रकार के एन्जाइम होते हैं।

(1) एमाइलेस (Amylase) - यह कार्बोहाइड्रेट का पाचन करता है जिससे कार्बोहाइड्रेट को माल्टोज में परिवर्तित कर देता है।

(2) ट्रिप्सिन (Trypsin) - यह प्रोटीनों का पाचन करता है जिससे वे अमीनो अम्ल (Amino Acid) में परिवर्तित हो जाती है। (यह ट्रिप्सिनोजन (Trypsinogen) के रूप में विद्यमान होता है जो आन्त्रीय रस (Intestinal Juice) में विद्यमान एन्ट्रोकाइनेस (Enterokinase) एन्जाईम के प्रभाव से ट्रिप्सिन में परिवर्तित हो जाता है)।

(3) लाइपेस (Lipase) - इसके द्वारा वसाओं (Fats) का पाचन होता है जिससे वे वसीय अम्लों (Fatty Acid) तथा ग्लिसराल (Glycerols) में परिवर्तित हो जाती है।

आमाशय से डयोडिनल में आया अम्लीय भोजन अग्न्याशिक रस एवं पित्त के साथ मिश्रित होकर क्षारीय हो जाता है।

पित्त (Bile) में पाचक एन्जाइम नहीं होते परन्तु ये वसाओं को छोटी आँत में सूक्ष्म कणों में विभाजित (Emulisified) कर देते हैं जिससे अग्न्याशयिक एन्जाईम लाईपेस की उन पर क्रिया ठीक प्रकार से हो सके।

आन्त्रीय रस (Intestinal Juice) में निम्नलिखित एन्जाईम होते हैं जो भोजन के सभी अवयवों के पाचन को पूर्ण करते हैं।

एन्ट्रोकाईनेस (Enterokinase) - यह अग्न्याशिक रस (Pancreatic Juice) में विद्यमान निष्क्रिय ट्रिप्सिनोजन (Trypsinogen) को सक्रिय एन्जाईम ट्रिप्सिन में परिवर्तित कर देता है जो प्रोटीन विघटनकारी है।

इरिप्सिन (Erepsin) – यह प्रोटीन को अमीना अम्लों में परिवर्तित कर देता है।

सकरेज (Sucrase), लेक्टेज (Lactase) एवं माल्टेज (Maltase) सभी कार्बोहाईड्रेट का पाचन करते हैं तथा उन्हें ग्लूकोज (Glucose), फ्रकटोज (Fructose), गैलेक्टोज (Galactose) एवं डैक्सट्रोज (Dextrose) में परिवर्तित कर देते हैं।

(6) बड़ी आँत (Large Intestine or Colon) – छोटी आँत का अंतिम भाग इलियम (Ileum) बड़ी आँत में विलीन हो जाता है। यहाँ पर इलियोसीकल कपाट (Ileocaecal valve) होता है जिससे भोजन छोटी आँत से बड़ी आँत में पहुँच जाता है लेकिन बड़ी आँत से छोटी आँत में वापस नहीं आता। यह मलाशय (Rectum) एवं गुदीय नली (Anal Canal) तक पहुँचने वाली लगभग 1.5 मीटर लम्बी नली होती है जो छोटी आँत की अपेक्षा अधिक चौड़ी होती है।

बड़ी आँत में भोजन का पाचन एवं अवशोषण नहीं होता। बड़ी आँत में प्रवेश करने वाला भोजन का शेष भाग तरल अवस्था में होता है। जब यह बड़ी आँत से होकर गुजरता है तो जल का अवशोषण होता जाता है जिसमें यह ठोस होता जाता है। बड़ी आँत के श्लेष्मिक अस्तर से स्रावित होने वाला श्लेषमा मल को आगे को खिसकने के लिये उसे चिकना बना देता है।

(7) मलाशय (Rectum) – मलाशय के मल से भर जाने पर मल विसर्जित करने की इच्छा होती है।

(8) गुदीय नली (Anal Canal) – इसके द्वारा मल विसर्जन होता है।

अग्नाशय (Pancreas) :– यह एक 12–15 से.मी. लम्बी ग्रन्थि होती है जो आमाशय (Stomach) के पीछे ड्योडिनम (Duodenum) से प्लीहा (Spleen) तक फैली होती है।

अग्नाशय के कार्य –

(1) यह एक बाह्यस्रावी ग्रन्थि (Exocrine Gland) है जो भोजन का पाचन करने के लिए अग्न्याशयिक रस (Pancreatic Juice) बनाता है।

(2) अग्न्याशय में कुछ कोशिकाएँ गुच्छों के रूप में छितरी हुई पाई जाती हैं जिन्हें लैंगरहैन्स की द्वीपिकाएँ (Islets of Langehans) कहा जाता है। ये अन्तःस्रावी ग्रन्थियाँ (Endocrine Glands) होती हैं जो इन्सुलिन हार्मोन उत्पन्न करती हैं।

यकृत या जिगर (Liver)–यकृत शरीर के सबसे बड़े अंगों में से एक है। यह उदर–गुहा (Abdominal Cavity) के नीचे स्थित है। इसका अधिकांश भाग पसलियों एवं मध्यपट द्वारा सुरक्षित रहता है।

यह शरीर में चयपचयी क्रियाशील (Metabolically Active) अंग एवं बहुत बड़ी जैव रासायनिक फैक्ट्री है।

यकृत या जिगर के कार्य –

(1) यह लगभग 800–1000 मि.ली. पित्त का निर्माण करता है।

(2) यह कार्बोहाइड्रेट के उत्पाद ग्लूकोज़ को ग्लाईकोजन में परिवर्तित करता है। ग्लाईकोजन अस्थाई रूप से यकृत में संचित हो जाता है तथा शरीर में आवश्यकता पड़ने पर पुनः ग्लूकोज में परिवर्तित हो जाता है।

(3) यह प्रोटीन के उत्पाद एमीनोएसिड से अमीनो ग्रुप (NH_2) को पृथक् करके उन्हें अमोनिया में बदल देता है जिससे फिर यूरिया में बदल जाता है। यूरिया को गुर्दों द्वारा मूत्र में विसर्जित किया जाता है।

(4) यह वसा (Fats) को संचित करता है और आवश्यकता पड़ने पर उसका उपयोग कर लेता है।

(5) यह लोहा तथा विटामिन बी–12 (जो लाल रक्त कणों को बनने के लिए आवश्यक है) को संचित करता है।

(6) यह विटामिन ए, डी एवं के को भी संचित करता है।

(7) यह प्लाज्मा प्रोटीन (एल्ब्यूमिन एवं ग्लोब्युलिन) बनाता है।

(8) यह प्रोथाम्बिन एवं फाइब्रिनोजन (Prothrombin and Fibrinogen) का निर्माण करता है जो खून के जमाव के लिए आवश्यक है।

(9) यह हिपेरिन (Heparin) का निर्माण करता है जो प्राकृतिक स्कंदनरोधी यानि खून जमने से रोकने वाली (Anticoagulent) है।

(10) यह शरीर में ऊष्मा उत्पन्न करने वाला मुख्य अंग है।

(11) यह विषैले पदार्थों (Toxic substances) को निर्विषीकृत करता है।

(12) यह गर्भाशय में भ्रूण विकास के समय रक्त निर्माण भी करता है।

(13) यह हीमोग्लोबिन के टूटे हुए पदार्थों बिलीरूबीन (Bilirubin) एवं बिलीवरदीन (Biliverdin) को पित्त में विसर्जित करती है जो मल के साथ निकल जाता है।

(14) यह शरीर के दूसरे ऊतकों में वसा को पहुँचाने के लिए कोलस्ट्रॉल और लिपोप्रोटीन का निर्माण करता है।

पित्ताशय (Gall Bladder)—यह नाशपाती के आकार की तरह का अंग है जो यकृत (Liver) के नीचे स्थित है। यह लगभग 8–10 से.मी. लम्बा होता है तथा इसके अंदर 60–100 मि.ली. की क्षमता होती है।

पित्ताशय के कार्य–

पित्ताशय पित्त का भंडार करता है तथा उसे गाढ़ा बनाता है। पित्त यकृत की कोशिकाओं द्वारा उत्पन्न होने वाला तरल होता है। पित्त का मुख्य कार्य चिकनाई को सूक्ष्म कणों में विभाजित करना एवं उनके पाचन में मदद करना है।

(2) रक्त परिसंचरण संस्थान
(Blood Circulatory System)

इसमें हृदय (Heart), रक्त वाहिनियों (Blood Vessels) एवं रक्त (Blood) का समावेश होता है। हृदय एक पम्प के रूप में कार्य करता है जिसकी पम्पिंग क्रिया द्वारा रक्त धमनियों से होता हुआ सम्पूर्ण शरीर की कोशिकाओं में पहुँचता है तथा शिराओं से होता हुआ हृदय में वापस आ जाता है। इस प्रकार रक्त का परिसंचरण होता रहता है।

हृदय :- यह एक खोखला, माँसपेशीय एवं संकुचनशील, मुट्ठी के आकार का अंग होता है जो छाती की हड्डी (Sternum) के पीछे दोनों फेफड़ों के बीच कुछ बांयी तरफ को हटा हुआ तथा कुछ तिरछेपन के साथ स्थित रहता है।

हृदय की दीवार तीन परतों से मिलकर बनी है, बाहर की परत को पैरीकार्डियम (Pericardium) कहते हैं, बीच की परत को मायोकार्डियम (Myocardium) कहते हैं एवं भीतरी परत को एन्डोकार्डियम (Endocardium) कहते हैं।

हृदय में चार कक्ष (Chambers) होते हैं। इन कक्षों को दांया आट्रियम (Right Atrium), दांया वैन्ट्रिकल (Right Ventricle), बांया आट्रियम (Left Atrium) एवं बांया वैन्ट्रिकल (Left Ventricle) कहा जाता है। दांये आट्रियम एवं दांया वैन्ट्रिकल के बीच एक ट्राईकसपीड वाल्व (Tricuspid Valve) होता है एवं बांया आट्रियम एवं बांया वैन्ट्रिकल के बीच एक माईट्रल वाल्व (Mitral Valve) होता है। हृदय एवं पलमोनरी धमनियों के मध्य एवं हृदय एवं महाधमनी (Aorta) के मध्य भी वाल्व होते हैं। ये वाल्व रक्त के उल्टे प्रवाह को रोकते हैं।

हृदय की कार्य-विधि - हृदय एक मिनट में लगभग 72 बार सिकुडता (Systole) और फैलता (Diastole) है। इसी सिकुड़ने (Contraction) एवं फैलने (Relaxation) की क्रिया द्वारा शरीर के विभिन्न भागों से आये अशुद्ध रक्त को दो बड़ी शिराओं सुपीरियर महाशिरा (Superior Venae Cava) एवं इन्फीरियर महाशिरा (Inferior Venae Cava) द्वारा दांये आट्रियम (Right Atrium) में ग्रहण करता है। वहाँ से रक्त ट्राईकस्पीड वाल्व (Tricuspid Valve) से होता हुआ दांये वैन्ट्रिकल में आता है, फिर यहाँ से यह पलमोनरी धमनियों द्वारा फेफड़ों में जाता है। फेफड़ों से शुद्ध रक्त पलमोनरी शिराओं द्वारा

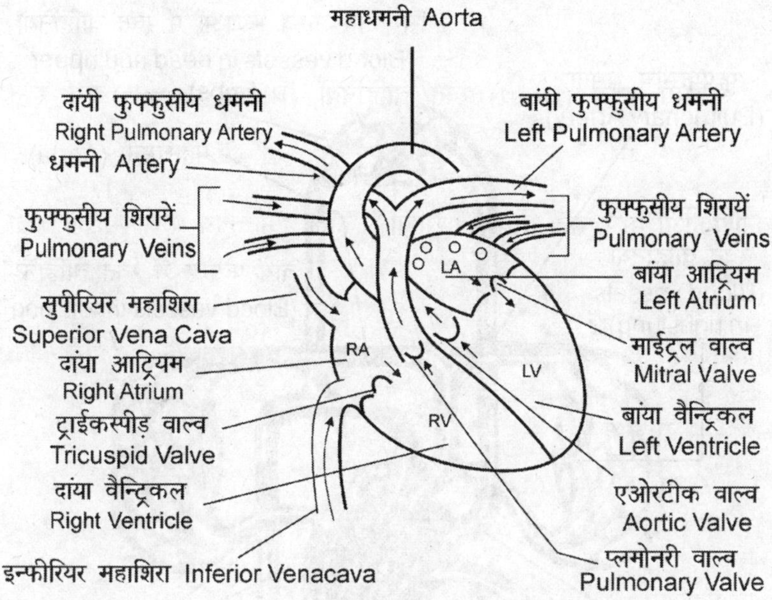

हृदय (Heart)

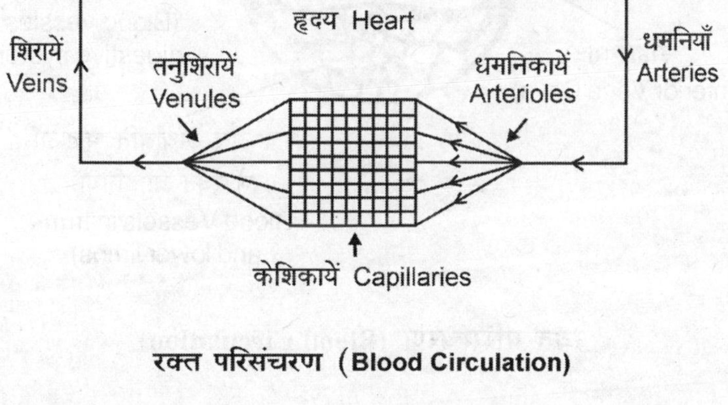

रक्त परिसंचरण (Blood Circulation)

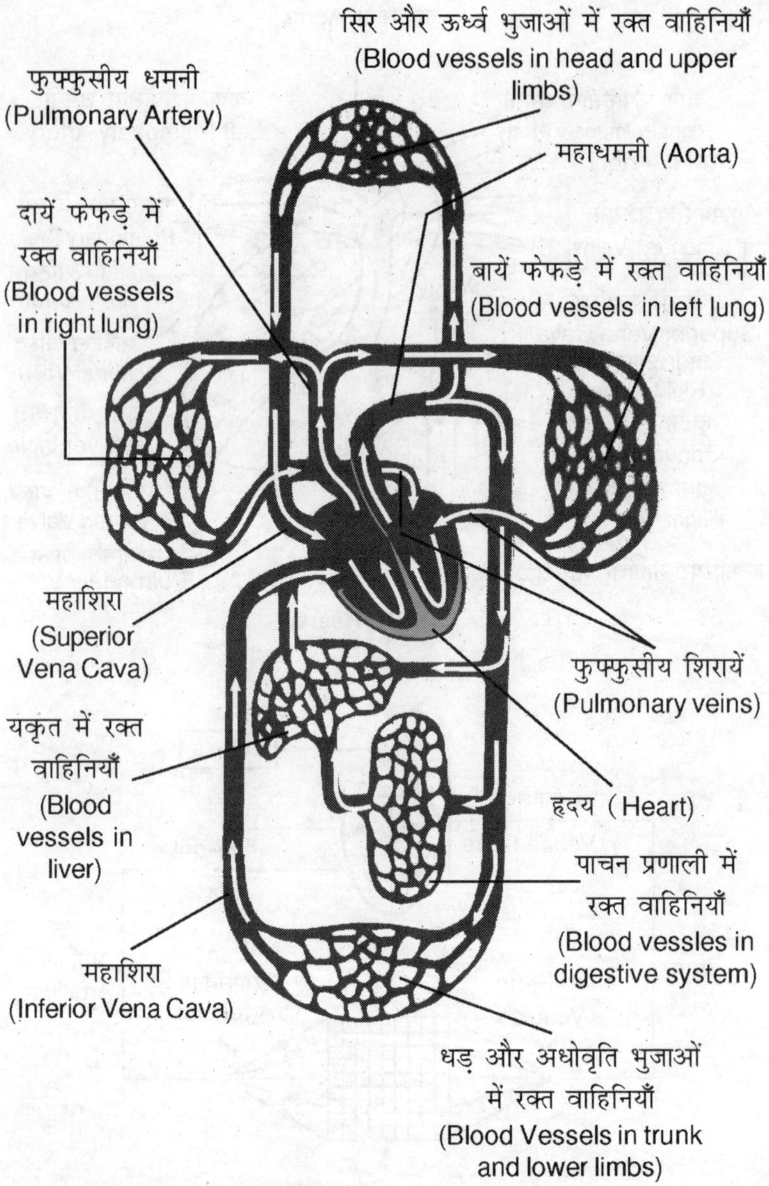

रक्त परिसंचरण (Blood Circulation)

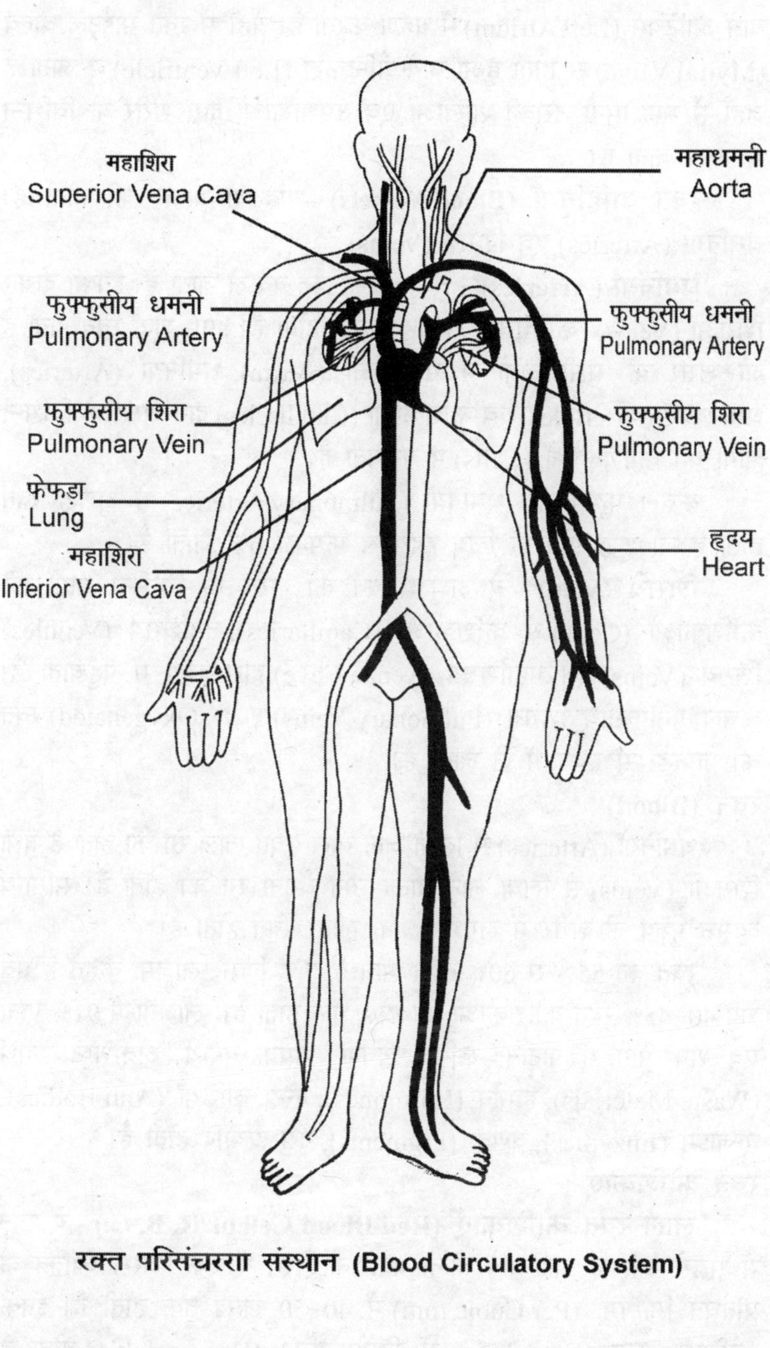

रक्त परिसंचरण संस्थान (Blood Circulatory System)

बायें आट्रियम (Left Atrium) में ग्रहण करता है। यहाँ से रक्त माईट्रल वाल्व (Mytral Valve) से होता हुआ बायें वैन्ट्रिकल (Left Ventricle) में जाता है जहाँ से महाधमनी उसकी शाखाओं एवं उपशाखाओं द्वारा शरीर के विभिन्न भागों में जाता है।

रक्त वाहिनियाँ (Blood Vessels) – यह दो प्रकार की होती हैं। धमनियाँ (Arteries) एवं शिरायें (Veins)

धमनियाँ (Arteries) - ये हृदय से रक्त को ले जाती हैं। इनकी दीवारें शिराओं (Veins) की दीवारों से बहुत मोटी होती हैं। इनमें शुद्ध रक्त होता है जो शरीर के सभी अंगों में महाधमनी (Aorta), धमनियाँ (Arteries), धमनिकाएँ (Arterioles) एवं केशिकाओं (Capillaries) द्वारा शरीर के विभिन्न भागों की कोशिकाओं (Cells) में पहुँचता है।

केवल फुफ्फुसीय धमनियों (Pulmonary Arteries) में अशुद्ध रक्त होता है जो शुद्ध होने के लिये हृदय से फेफड़ों तक जाता है।

शिरायें (Vein) – ये अशुद्ध रक्त को शरीर के विभिन्न भागों की कोशिकाओं (Cells) से केशिकाओं (Capillaries), तनुशिरायें (Venules) शिरायें (Veins) एवं महाशिरायें (Venae Cave) द्वारा हृदय में पहुँचाती हैं। केवल फुफ्फुसीय शिरायें (Pulmonary Veins) शुद्ध (Oxygenated) रक्त को फेफड़ों से हृदय में ले जाती हैं।

रक्त (Blood)

धमनियों (Arteries) से लिया जाने वाला रक्त लाल रंग का होता है तथा शिराओं (Veins) से लिया जाने वाला रक्त बैंगनी रंग का होता है। सामान्य व्यस्क पुरुष के शरीर में लगभग 5-6 लीटर रक्त होता है।

रक्त का 55% से 60% तरल भाग होता है जिसे प्लाजमा कहते हैं एवं शेष 40-45% रक्त कोशिकाओं का ठोस भाग होता है। प्लाजमा में 91% पानी एवं शेष भाग में प्रोटीन, खनिज लवण, पोषक पदार्थ, अवशिष्ट पदार्थ (Waste Materials), हार्मोन (Harmones), एन्टी बाडियाँ (Anti Bodies), एन्जाईम (Enzymes), वर्णक (Pigments), गैस इत्यादि होती है।

रक्त कोशिकाएँ :-

लाल रक्त कोशिकाएँ (Red Blood Cell or R. B. C.) - ये रक्त में सबसे अधिक पाई जाने वाली कोशिकाएँ हैं। ये एक स्वस्थ व्यक्ति के प्रतिघन मि. मि. (Per Cubic mm) में 40-50 लाख तक होती हैं। इनके कोशिका द्रव्य (Cytoplasm) में हिमोग्लोबिन (Haemoglobin) होता है

जिसके कारण रक्त का रंग लाल होता है। लोहा इसका मुख्य घटक होता है। लाल रक्त कोशिकाओं का सर्वाधिक महत्वपूर्ण कार्य आक्सीजन का वहन करना है।

हिमोग्लोबिन का सामान्य मान पुरुषों में 11-16 ग्राम प्रति 100 मि. ली. रक्त तथा स्त्रियों में 11-14 ग्रा. प्रति 100 मि. ली. होता है।

श्वेत रक्त कोशिकाएँ (White Blood Cells or W. B. C.) - ये तीन प्रकार की रक्त कोशिकाओं में सबसे बड़ी होती है लेकिन संख्या में कम होती है। एक स्वस्थ मनुष्य के प्रतिघन मि. मी. रक्त में 5000 से 10000 तक होती हैं। ये सक्रिय रूप से गतिशील होती हैं जिससे इनकी आकृति में परिवर्तन होता रहता है और ये भक्षक कोशिका क्रिया (Phagocytosis) द्वारा जीवाणुओं एवं अन्य कार्बनिक कणों को निगल लेती है तथा उन्हें नष्ट कर देती है। ये निम्न कई प्रकार की होती है।

न्यूरोट्रोफिलज़	(Neurotrophils)	60-70%
बोसोफिलज़	(Bosophils)	0-1 %
एसीनोफिलज़	(Eosinophil)	3-4%
लिम्फोसाईटज़	(Lymphocytes)	25-30%
मोनोसाईटज़	(Monocytes)	5-10%

प्लेटलेट अथवा थ्राम्बोसाइट (Platelets or Thrombocytes) - ये रक्त में बेतरतीव (Irregular) आकार की बहुत ही छोटी-छोटी कोशिकाएँ होती हैं। ये प्रति घन मि. मी. रक्त में 1.5 लाख से 5.5 लाख तक पाई जाती हैं। ये प्लाजमा में स्थित स्कन्दनकारकों (Coagulation Factors) के सहयोग से रक्तस्राव को रोकने में सहायता करते हैं।

रक्त के कार्य :- आक्सीजन को फेफडों से शरीर के विभिन्न अंगों की कोशिकाओं में पहुँचाना एवं कोशिकाओं से कार्बन डाइआक्साईड को फेफडों में पहुँचाना, जहाँ से वह साँस द्वारा बाहर निकल जाती है।

यह पचे हुए भोजन को शरीर के विभिन्न भागों की कोशिकाओं में पहुँचाता है।

एन्टिवाडियों द्वारा रोगों से शरीर की रक्षा करता है। रक्त शरीर के तापमान को एक-सा बनाये रखता है जो सामान्य 98.6°F होता है। रक्त अन्तःस्रावी ग्रंथियों के उत्पन्न हार्मोन का वाहन करता है।

रक्त शरीर के विभिन्न भागों से त्याज्य पदार्थों (Waste Materials) को एकत्रित करके गुर्दे इत्यादि निष्कासन अंगों तक पहुँचाता है।

रक्त वर्ग (Blood Group)

जब किसी रोगी को खून चढ़ाने की आवश्यकता होती है तो रोगी तथा रक्तदाता दोनों के रक्त के वर्ग का मेल खाना आवश्यक है।

(A B O) रक्त वर्ग-

मानव रक्त को चार वर्गों A, B, A B तथा O में विभाजित किया गया है।

लेने वाले और देने वाले का रक्त वर्ग वही होना चाहिए। केवल O वर्ग वाला दाता सभी वर्ग वाले रोगियों को रक्त दे सकता है अतः उसे सार्वत्रिक दाता (Universal Donor) कहते हैं। इसी तरह A B रक्त वाला रोगी किसी भी वर्ग वाले व्यक्ति का रक्त ले सकता है। अतः उसे सार्वत्रिक प्रापक (Universal Recipient) कहा जाता है।

Rh रक्त वर्ग -

इसमें दो वर्ग होते हैं Rh Postive (Rh +) एवं Rh Negative (Rh –)

नाड़ी (Pulse)

नाड़ी से हृदय निकास (Cardial Output) का संकेत मिलता है। नाड़ी की गति सामान्यतः दिल की धड़कन के बराबर ही होती है। नाड़ी देखने के लिये कलाई (Wrist) ही उचित स्थान है क्योंकि यहाँ पर रेडियल धमनी (Redial Artery) ऊपरी सतह पर होती है। बुखार के समय शरीर का तापमान सामान्य 98.6^0 F से प्रति 1^0 F बढ़ने पर नाड़ी की गति 10 बढ़ जाती है। एक व्यस्क व्यक्ति में सामान्य नाड़ी की गति 72 प्रति मिनट होती है।

रक्तचाप (Blood Pressure) -

रक्त का रक्त वाहिनियों पर पड़ने वाला दबाव रक्तचाप कहलाता है। यह दो प्रकार का होता है।

सिस्टोलिक ब्लडप्रेशर (Systolic Blood Pressure)- हृदय के संकुचित होने पर उत्पन्न अधिकतम रक्तचाप सिस्टोलिक ब्लडप्रेशर कहलाता है। यह सामान्य 120 होता है।

डायस्टोलिक ब्लडप्रेशर (Diastolic Blood Pressure) - हृदय के अगुशिथिलन की अवस्था में पड़ने वाला न्यूनतम दबाब डायस्टोलिक ब्लडप्रेशर कहलाता है। यह सामान्य 80 होता है।

Blood Analysis

Test	Normal	Result	Disease
Sugar (F)	80-120 mg/100ml	More	Diabetes
Sugar PP	140 mg/100ml	More	Diabetes
Uric Acid	2-6 mg/100ml	More	Arthritis
Urea	15-45 mg/100ml	More	Kidney disorder
Creatinine	0.5-1.4 mg%	More	Kidney disorder
Calcium	9-11 mg/100ml	More	Parathyroid disorder
RBC	4-5 Million/mm^3	Less	Anaemia
Haemoglobin	11-16 gm/100ml Male	Less	Anaemia
	11-14 gm/100ml Female	Less	Anaemia
Platelates	1.5-5.5 lac/mm^3	Less	Clotting System Decreases
TLC (WBC)	5000-10000 /mm^3	Less	Malaria, Measles
		More	Infection
DLC			
(A) Neurotrophil	60-70%	More	Infection
(B) Bosophils	0.1%	More	Allergy
(C) Eosinophil	3-4%	More	Allergy
(d) Lymphocytes	25-30%	More	T.B. (Tuberculosis)
(e) Monocytes	5-10 %	More	Infection
ESR			
Male	1-10 mm/1st hr.	More	Infection
Female	3-15 mm/1st hr	More	Infection
Clotting Time	upto 10 minutes	More	Bleeding Disorder
Prothombin Time	1 : 3	More	Jaundice
Bilirubin	1.0 mg/100 m.	More	Jaundice
Total Cholestrol	130 to 200 mg/dl	More	Heart Attack possibility increases
HDL Cholestrol	30-65 mg/dl	Less	
LDL Cholestrol	50-120mg/dl	More	
VLDL Cholestrol	12-35 mg/dl	More	
Triglycerides	60-160 mg/dl	More	

(3) लसीका संस्थान
(Lymphatic System)

लसीका संस्थान रक्त परिसंचरण के समान ही होता है तथा इसका रक्त परिसंचरण संस्थान के साथ घनिष्ठ संबंध होता है। इसमें लसीका (Lymph), लसीका वाहिनियों (Lymph Vessels), लसीका पर्वो (Lymph Nodes) तथा अन्य लसीका ऊतकों (Lymph Tissues), प्लीहा (Spleen) एवं थाईमस ग्रन्थि (Thymus Glands) का समावेश होता है।

लसीका (Lymph) - यह रंगहीन तरल होता है जिसमें रक्त प्लाजमा एवं लिम्फोसाईट्स (Lymphocytes) होते हैं। इसमें प्रोटीन की मात्रा कम होती है। त्याज्य पदार्थों से युक्त उत्तक (Tissues) तरल का भाग रक्त कोशिकाओं में चला जाता है तथा जो शेष बच जाता है वह लसिका कोशिकाओं में चला जाता है जिससे लसिका (Lymph) बनता है।

लसीका वाहिनियाँ (Lymphatic Capillaries)- छोटी लसीका वाहिनियाँ (Lymphatic Capillaries) आपस में जुड़कर बड़ी लसीका वाहिनियाँ (Lymphatic Vessels) बनती चली जाती हैं जो क्षेत्रीय लसीका पर्व (Regional Lymph Nodes) में खुलती हुई अन्त में दो बड़ी नलियों, वक्षीय नली (Thoracic Duct), दायीं लसीका नली (Right Lymphatic Duct) में खुलती है जो लसीका (Lymph) को सबक्लेवियन शिराओं (Subclavian Vein) में डाल देती है।

लसीका पर्व (Lymph Nodes)- ये 1-25 मि. मि. के आकार के होते हैं। सामान्य रूप से ये समूहों में व्यवस्थित रहते हैं। ये मुख्य रूप से गर्दन में, बगल में, कोहनी के मोड़ पर, छाती में, पेट और जाँघ के बीच में तथा टांगों में घुटनों के जोड़ के पीछे पाये जाते हैं।

अन्य लसीका उत्तक (Lymphatic Tissues)

लसीका पर्व (Lymph Nodes) के अतिरिक्त निम्न लसीका उत्तक (Lymphatic Tissues) पाये जाते हैं।

(1) टान्सिल (Tonsils)

(2) थाइमस (Thymus)

(3) प्लीहा या तिल्ली (Spleen)

(4) बड़ी आँत का अन्डूकपुच्छ (Vermiform Appendix)

(5) आँतों में लसीका पुटियाँ (Peyer's Patches in Intestine)

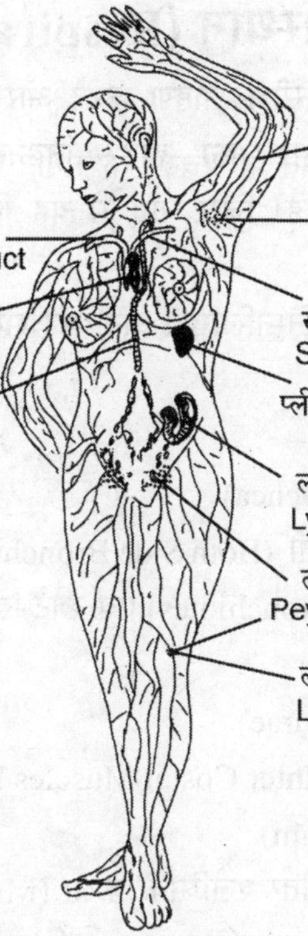

लसीका संस्थान (Lymphatic System)

लसीका संस्थान के कार्य :- यह शरीर के तरलों (Fluids) को सामान्य बनाये रखता है। यह उत्तकों (Tissues) से त्याज्य (Waste) पदार्थ को रक्त में ले जाता है।

लसीका पर्वों (Lymph Nodes) में लिम्फोसाईट (Lymphocytes) बनते हैं।

लसीका पर्व (Lymph Nodes) फिल्टर के रूप में कार्य करते हैं जिससे बाह्य हानिकारक पदार्थ एवं जीवाणु अलग हो जाते हैं तथा लिम्फोसाईट (Lymphocytes) इत्यादि द्वारा रोगोत्पादक जीवाणु नष्ट हो जाते हैं। एक बार संक्रमण होने पर लसीका पर्वो (Lymph Nodes) में लिम्फो साईट उत्पन्न हो जाती है जिससे इनके द्वारा भविष्य में उस संक्रमण से शरीर की रक्षा हो जाती है।

(4) श्वसन संस्थान (Respiratory System)

वायुमण्डल से ऑक्सीजन ग्रहण करने और त्याज्य पदार्थ के रूप में कार्बन डाइआक्साईड गैस को बाहर निकालने की क्रिया श्वसन (Respiration) कहलाती है। जिस मार्ग से यह क्रिया होती है वह श्वसन संस्थान कहलाता है।

श्वसन-संस्थान में निम्नलिखित अंगों का समावेश होता है।

नासिका (Nose)

स्वरयंत्र (Larynx)

श्वास प्रणाली (Trachea)

दोनों तरफ श्वासनली (Both Side Bronchus)

श्वास नलिकाएँ (Bronchioles) एवं छोटे-छोटे वायुपथ

दो फेफडे (Lungs)

फुफ्फुसावरण (Pleurae)

श्वसनीय पेशियाँ (Inter Costal Muscles between ribs)

मध्यपट (Diaphragm)

सभी वायुपथ के भीतर श्लेष्मिक कला (Mucous Membrane) होता है जिससे श्लेष्मा (Mucus) स्रावित होता है जिसमें साँस के साथ खिंचकर आये धूल के कण तथा जीवाणु आदि चिपक जाते हैं। साँस लेने की क्रिया को अन्तःश्वसन (Inspiration) कहते हैं तथा साँस निकालने की क्रिया को निःश्वसन (Expiration) कहते हैं। अन्तःश्वसन (Inspiration) में फेफड़ों में वायु के साथ पहुँची आक्सीजन फेफड़ों की रक्त कोशिकाओं की भित्तियों को पार करके कोशिकीय रक्त में मिल जाती है तथा कोशिकीय रक्त में घुली हुई कार्बनडाइआक्साइड कोशिकाओं की भित्तियों को पार करके बाद में फेफड़ों में आ जाती है। जहाँ से यह निःश्वसन (Expiration) में शरीर से बाहर आकर वायुमंडल में मिल जाती है।

श्वसन संस्थान अन्य उड़ने वाले त्याज्य द्रव्यों जलवाष्प इत्यादि को भी शरीर से बाहर निकालता है। श्वसन क्रिया में श्वसनीय पेशियों (Inter Costal Muscle) एवं मध्यपट (Diaphragm) की संकुचन क्रिया, धोंकनी का काम करती है।

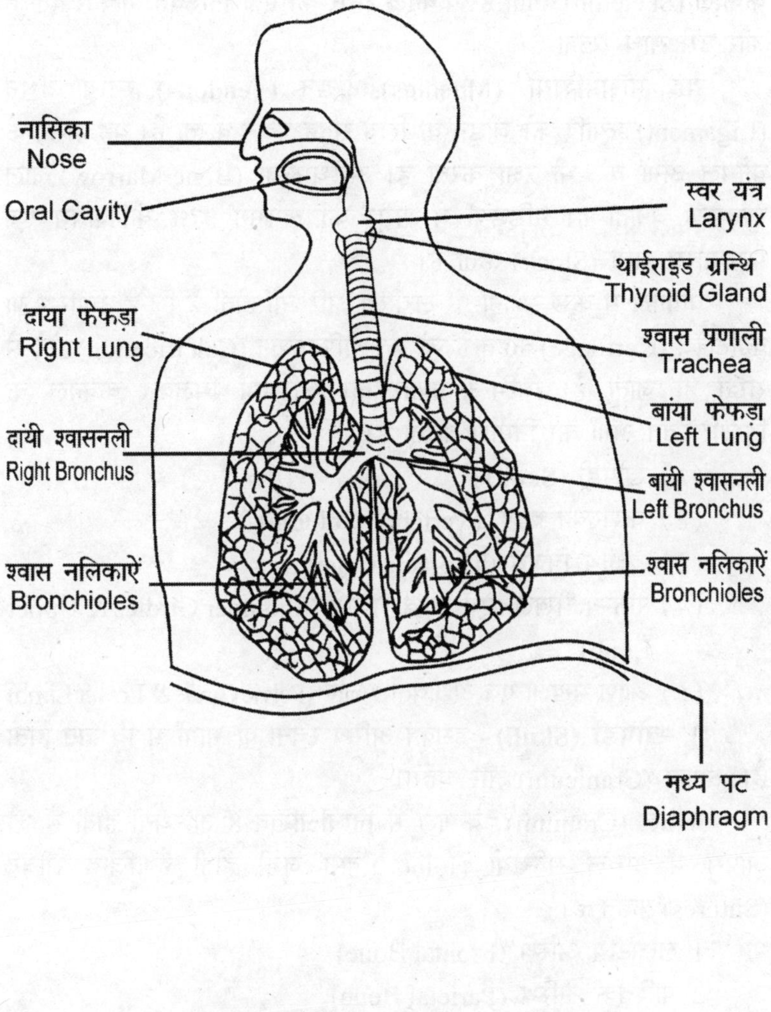

श्वसन संस्थान (Respiratory System)

(5) अस्थि संस्थान या कंकाल तन्त्र
(Skeletal System)

अस्थियों (Bones) एवं उनकी सन्धियों (Joints) से मानव शरीर का कंकाल (Skeleton) बनता है। कंकाल शरीर को एक निश्चित आकार देता है और उसे साधे रखता है।

यह माँसपेशियों (Muscles), टैन्डन (Tendons), स्नायु बंधन (Ligament) इत्यादि को जोड़ने के लिये सतह प्रदान करता है। यह शरीर के कोमल अंगों की भी रक्षा करता है। अस्थिमज्जा (Bone Marrow) लाल रक्तकण बनाता है। हड्डियों में शरीर का लगभग 97% कैल्शियम एवं फास्फोरस जमा (Stock) रहता है।

कंकाल में कुछ स्थानों पर लचीली अस्थियाँ होती हैं जिन्हें उपास्थि या कार्टिलेज (Cartilage) कहते हैं जो कैल्शीफिकेशन (Calcification) होने से सख्त हो जाती है। विभिन्न प्रकार की अस्थियाँ मिलकर कंकाल के निम्नलिखित अंगों का निर्माण करती हैं।

(1) खोपड़ी (Skull)

(2) कशेरुका दण्ड (Vertebral Column)

(3) वक्षीय पिंजरा (Thoracic Cage)

(4) स्कन्ध मेखला एवं ऊर्ध्व भुजायें (Shoulder Girdles & Upper Limb)

(5) श्रोणि मेखला एवं अद्योवर्ती भुजाएँ (Pelvic Girdle & Lower Limb)

1. खोपड़ी (Skull) - इसकी अस्थि रचना दो भागों में विभक्त होती है। कपाल (Cranicum) और चेहरा।

कपाल (Cranium) - कपाल में निम्नलिखित 8 अस्थियाँ होती हैं जो आपस में अचल सन्धियों (Joints) द्वारा जुड़ी होती हैं जिन्हें सीवन (Sutures) कहते हैं।

1 ललाटीय अस्थि (Frontal Bone)

2 पार्श्विक अस्थि (Parietal Bone)

1 पश्चक पालिक अस्थि (Occipital Bone)

2 कर्णपटी की अस्थियाँ या शंखास्थियाँ (Temporal Bone)

1 जतुकाम अस्थि (Sphenoid Bone)

1 झर्झरिका अस्थि (Ethmoid Bone)

चेहरा :- चेहरे के निर्माण में निम्नलिखित मुख्य 14 अस्थियाँ होती हैं।

2 कपोलस्थियाँ या गालों की हड्डियाँ (Zygomatic or Cheek Bone)

2 हन्बास्थियाँ या ऊपरी जबड़े की हड्डियाँ-जो जुड़कर एक हो जाती हैं (Maxilla Bones)

1 अधोहन्बास्थि या निचले जबड़े की हड्डी (Mandible Bone)

2 अश्रुवाही अस्थियाँ (Lacrimal Bones)

2 नासिका अस्थियाँ (Nasal Bones)

1 सीरिका या नाक की एक हड्डी (Vomer Bone)

2 ताल्बास्थियाँ या तालू की हड्डियाँ (Palatine Bones)

2 शंखाकार या लडडू के आकार की अस्थियाँ (Turbinae Bones)

इनके अतिरिक्त एक जिह्वा मूलीय अस्थि (Hyoid Bone) जो जिह्वा के आधार पर स्थित घोड़े की नाल की तरह तथा छः श्रवणीय अस्थिकाओं (Auditory Ossicles) का भी खोपड़ी के निर्माण में योगदान रहता है यदि इन्हें भी कंकाल मे जोड़ा जाये तो कंकाल की कुल 213 हड्डियाँ होती हैं।

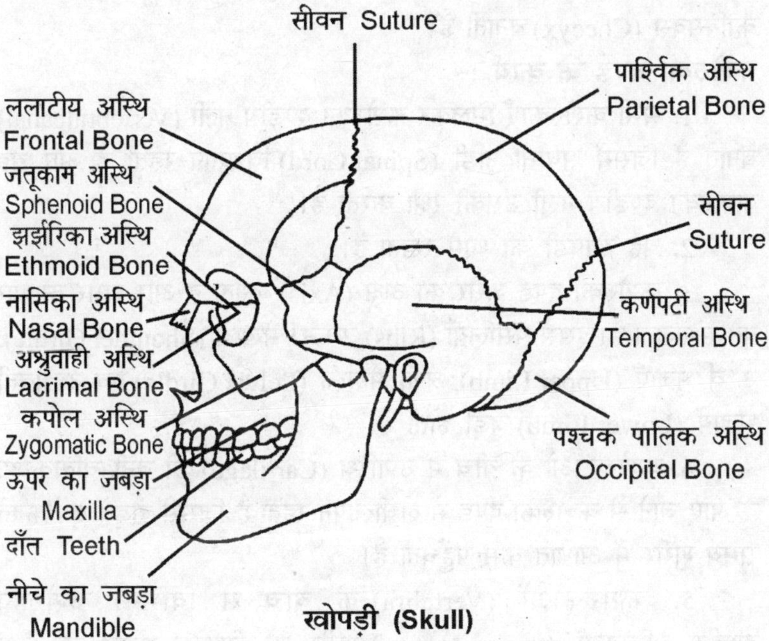

खोपड़ी (Skull)

2. कशेरुका दण्ड (Vertebral Column) - यह 33 अस्थियों से जुड़कर बना लचकदार ढ़ाँचा है जिसे रीढ़ की हड्डी या मेरूदंड कहा जाता है। कशेरुका दण्ड की अस्थिओं को कशेरुका (Vertebrae) कहा जाता है जो निम्न प्रकार की होती हैं।

ग्रैव कशेरुकाएँ (Cervical Vertebrae) - ये गर्दन की 7 कशेरूकाएँ होती हैं।

वक्षीय कशेरुकाएँ (Thoracic Vertebrae) - ये गर्दन के नीचे वक्ष का पिछला भाग बनाने वाली 12 कशेरुकाएँ होती हैं।

कटि कशेरुकाएँ (Lumbar Vertebrae) - ये वक्षीय कशेरुकाओं के नीचे कटि-प्रदेश बनाने वाली 5 कशेरुकाऐं होती हैं।

त्रिकास्थियाँ (Sacral Vertebrae) - ये कटि कशेरुकाओं के नीचे स्थित 5 कशेरुकाऐं होती हैं जो युवा व्यक्ति में जुड़कर एक सैक्रम (Sacrum) बनाती हैं।

अनुत्रिक अस्थियाँ (Coccygeal Vertebraes) - ये कशेरुका-दण्ड में सबसे नीचे स्थित 4 कशेरुकाएँ होती हैं जो युवा व्यक्ति में जुड़कर एक काक्सिक्स (Coccyx) बनाती हैं।

कशेरुका दण्ड के कार्य :-

1. सभी कशेरुकाएँ मिलकर कशेरुका दण्डीय नली (Vertebralcanal) बनाते हैं जिसमें सुषुम्ना नाडी (Spinal Cord) विद्यमान रहती है और यह कशेरुका दण्डीय नली उसकी रक्षा करती है।

2. यह खोपड़ी को थामे रखता है।

3. कशेरुका दण्ड शरीर का अक्ष (Axis) बनाता है और शरीर के भार को संभालता है। इससे पसलियाँ (Ribs), स्कन्ध मेखला (Shoulder Girdle), ऊर्ध्व भुजाएँ (Upper Limb), श्रेणी मेखला (Pelvic Girdle) एवं अद्योवर्ती भुजायें (Lower Limb) जुड़ी होती है।

4. कशेरुकाओं के बीच में उपास्थि (Cartilage) की बनी चक्रिकाओं के पाए जाने से कशेरुका दण्ड में लचीलापन रहता है जिससे दौड़ते एवं कूदते समय शरीर में आघात कम पहुँचता है।

5. कशेरुकाओं (Vertebra) के बीच से विभिन्न कशेरुका दण्डीय तन्त्रिकाएँ (Spinal Nerves) शरीर के विभिन्न भागों के लिए निकलती हैं।

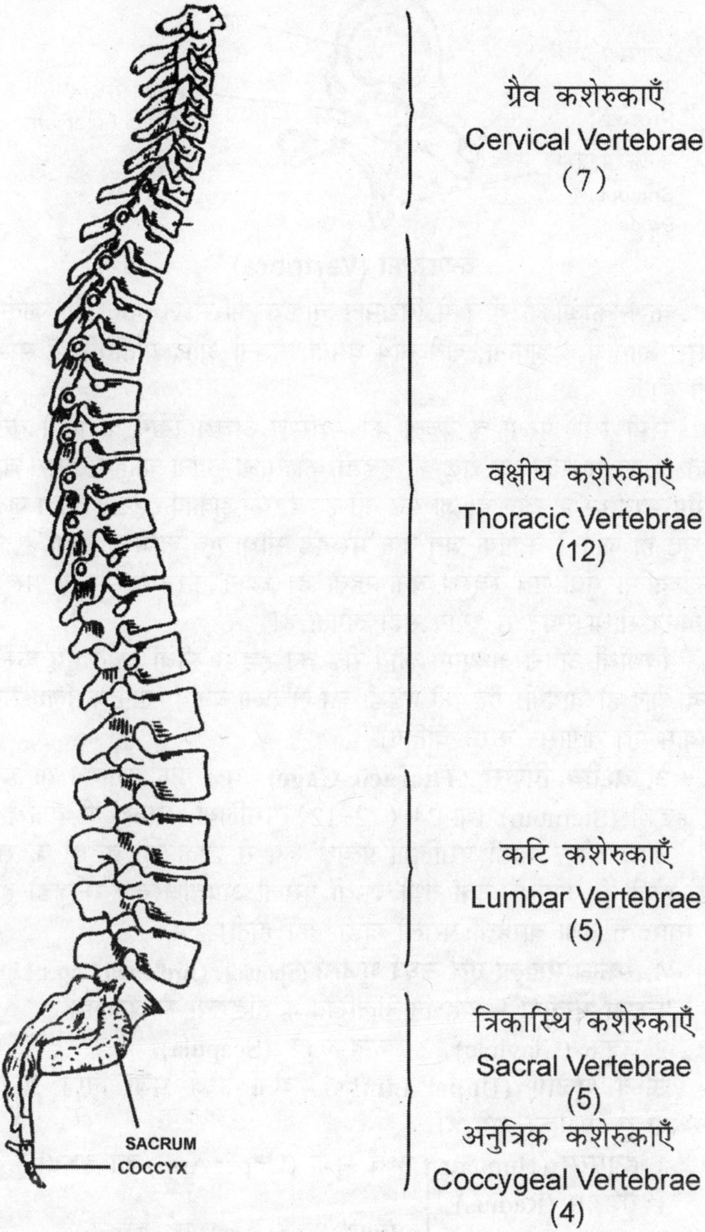

मेरूदण्ड (Vertebral Column)

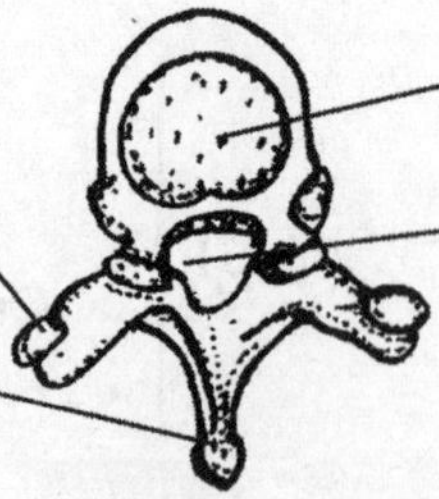

कशेरुका (Vertebra)

कशेरुकाओं के बीच में विद्यमान चक्रिकाओं से लचकता आ जाती है जिससे आगे पीछे झुकना, दांये बांये घूमना, मुड़ना आदि गतिविधियाँ सम्भव होती हैं।

सभी स्त्री, पुरुषों व बच्चों का स्वास्थ्य अच्छा रखने के लिये बैठते, उठते, चलते या सोते हुए रीढ़ की हड्डी को सीधा रखना चाहिए। इससे बहुत से रोग स्वयं दूर हो जाते हैं। जो रीढ़ की हड्डी को झुकाकर रखते हैं, वे जल्दी ही बूढ़े हो जाते हैं क्योंकि जब तक मेरूदंड सीधा एवं लचीला रहता है, तब तक व्यक्ति युवा एवं स्वस्थ बना रहता है। ध्यान करने के समय मेरूदंड बिल्कुल सीधा रखने से ध्यान सही लगता है।

विद्यार्थी अपना अध्ययन कार्य रीढ़ की हड्डी सीधी रखते हुए करें तो जल्दी याद हो जायेगा। रीढ़ की हड्डी को लचीला बनाये रखने के लिए सरल व्यायाम एवं योगासन करने चाहिए।

3. वक्षीय पिंजरा (Thoracic Cage) - वक्ष एक उरोस्थि या छाती की हड्डी (Sternum) तथा 24 (12+12) पसलियों (Ribs) से बना है।

ऊपर की 7 जोड़ी पसलियाँ प्रत्यक्ष रूप से छाती की हड्डी के साथ जुड़ी होती हैं। आठवीं, नवीं तथा दसवीं पसली अप्रत्यक्ष रूप से जुड़ी होती है। ग्यारहवीं तथा बारहवीं पसली जुड़ी नहीं होती।

4. स्कन्ध मेखला एवं ऊर्ध्व भुजायें (Shoulder Girdle and Upper Limb)

स्कन्ध मेखला - यह निम्नलिखित 4 हड्डियों से बना है।

2 जत्रुक (Clavicle), 2 स्कन्दफलक (Scapula)

ऊर्ध्व भुजाएँ (Upper Limbs) - दोनों उर्ध्व भुजा निम्न 30-30 अस्थियों से मिलकर बनी है।

1 हयुमेरस (Humerus) उर्ध्व भुजा (Upper Arm) की हड्डी
1 रेडियस (Radius)
1 अलना (Ulna) अग्रबाहु (Fore Arm) की हड्डियां
8 कार्पल अस्थियाँ (Carpal Bones) – कलाई (Wrist) की हड्डियाँ
5 मेटाकार्पल अस्थियाँ (Meta Carpal Bones) – हथेली (Palm) की हड्डियाँ

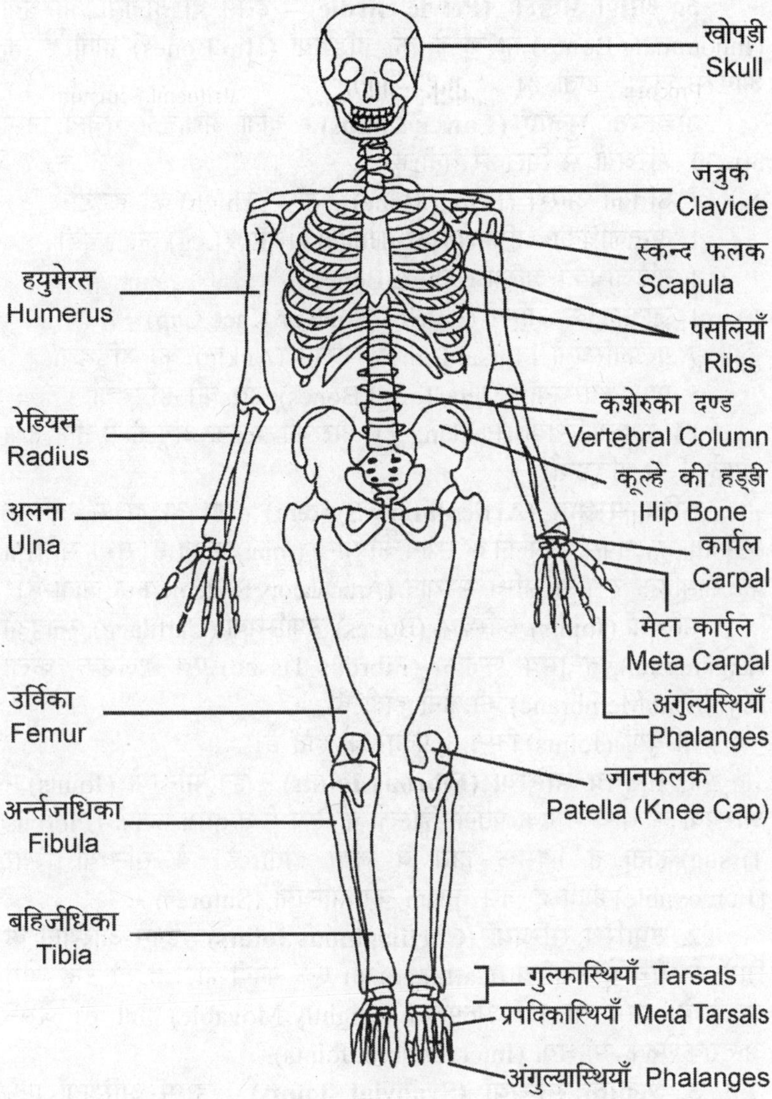

अस्थि संस्थान (Skeletal System)

14 अंगुल्यस्थियाँ (Phalanges)– प्रत्येक अँगुली में तीन तथा अँगूठे में दो

5. श्रोणि मेखला (Pelvic Girdle) – इसमें दो अनामी अस्थियाँ (Innominate Bones) या कूल्हे की हड्डियाँ (Hip Bones) होती हैं जो आगे से जुड़ी होती हैं।

अद्योवर्ती भुजाएं (Lower Limbs) - दोनों अद्योवर्ती भुजायें निम्न 30-30 अस्थियों से मिलकर बनी हैं।

1 उर्विका अस्थि (Femur Bone) – जाँघ (Thigh) की हड्डी

1 अन्तर्जधिका अस्थि (Tibia Bone) – टाँग (Leg) की हड्डी

1 बहिर्जधिका अस्थि (Fibula Bone)

1 जानफलक अस्थि (Patella Bone or Knee Cap)

7 गुल्फास्थियाँ (Tarsal Bone) – टखने (Ankle) की हड्डियाँ

5 प्रपदिकास्थियाँ (Meta Tarsal Bones) पांव की हड्डियाँ

14 अगुल्यास्थियाँ (Phalanges) – पैर की प्रत्येक अँगुली में तीन तथा अँगूठे में दो हड्डियाँ

सन्धि संस्थान (Articulatory System) – दो या दो से अधिक अस्थियों के आपस में मिलने के स्थान को सन्धि (Joint) कहते हैं। सभी सन्धियों को सामूहिक रूप से सन्धि संस्थान (Articulatory System) कहा जाता है।

सन्धियाँ (Joints), अस्थियाँ (Bones), उपास्थियों (Cartilage), स्नायुओं (Ligaments), तन्तुमय ऊतक (Fibrous Tissue) एवं श्लेषक कला (Synovial Membrane) की बनी होती है।

सन्धियाँ (Joints) निम्न 3 प्रकार के होते हैं।

1. तन्तुमय सन्धियाँ (Fibrous Joints) - इन सन्धियों (Joints) में अस्थियों के बीच में एक पतली झिल्ली के रूप में तन्तुमय ऊतक (Fibrous Tissue) होता है जिसके द्वारा वे जुडी होती हैं। ये सन्धियाँ स्थिर (Immovable) होती हैं जैसे कपाल की सन्धियाँ (Sutures)

2. उपास्थि सन्धियाँ (Cartilaginous Joints) – इनमें अस्थियों के सिरों के बीच में उपास्थि (Cartilage) की एक गद्दी होती है जो उन्हें जोड़े रखती है। ऐसी सन्धियाँ अल्पचल (Slightly Movable) होती हैं। जैसे- अन्तराकशेरुक सन्धियाँ (Intervertebral Joints)

3. श्लेषक सन्धियाँ (Synovial Joints) – इसमें अस्थियाँ एक पतली झिल्ली श्लेषक कला (Synovial Membrane) द्वारा आपस में जुड़ी होती हैं। श्लेषक कला एक पतली चिकनी झिल्ली होती है जिससे एक चिपचिपा तैलीय तरल उत्पन्न होता है जो सन्धियों को चिकना बनाये रखता है। जिससे सन्धियों के बीच स्वच्छन्दता पूर्वक गतियाँ होती हैं जैसे कन्धों, कोहनियों, कूल्हों, घुटनों, हाथ, पाँव एवं अँगुलियों की सन्धियाँ ।

(6) मांसपेशीय संस्थान
(Muscular System)

शरीर का सम्पूर्ण ढ़ाँचा माँसपेशियों से ढ़ँका होता है। जिन्हें सामूहिक रूप से माँसपेशीय संस्थान (Muscular System) कहा जाता है। पेशियाँ संकुचित होने वाले ऊतक (Tissues) होते हैं जो गतिविधि (Movements) लाते हैं। ये शरीर को रूप और आकार प्रदान करती हैं। ये शरीर के कोमल अंगो की भी रक्षा करते हैं। ये सन्धियों (Joints) को उचित स्थान पर रखते हैं। ये शरीर को हलचल (Movements) प्रदान करते हैं।

पेशियाँ निम्न तीन प्रकार की होती है :-

(1) ऐच्छिक (Voluntary) या कंकालीय (Skeletal) पेशियाँ :-

इस प्रकार की पेशियाँ हड्डियों से जुड़ी होती हैं तथा इन्हें अपनी इच्छानुसार संकुचित एवं प्रसारित किया जा सकता है जिससे इनसे संबंधित अंगों में गतियाँ होती हैं। ये पेशियाँ गर्दन, कन्धों, हाथ, वक्ष, पीठ, कूल्हों तथा पैरों आदि में पाई जाती हैं।

(2) अनैच्छिक (Involuntary) या अन्तरागी (Visceral) पेशियाँ :-

इन्हें अपनी इच्छानुसार संकुचित एवं प्रसारित नहीं किया जा सकता। ये शरीर के ठोस आन्तरिक अंगों जैसे फेफड़ों, यकृत, प्लीहा, वृक्कों आदि से संलग्न रहती हैं तथा खोखले अंगो जैसे आमाशय तथा आँतों की दीवारों का निर्माण करती हैं। ये त्वचा तथा रक्तवाहिनियों की दीवारों में होती है।

(3) हृदय पेशी (Cardiac Muscle) :-

यह केवल हृदय की दीवार में ही पाई जाती है। इस पर इच्छा का नियंत्रण नहीं होता। यह एक विलक्षण पेशी है जो विश्राम किये बिना 24 घंटे जीवन पर्यन्त संकुचित एवं शिथिल होती रहती है।

नोट :- पेशियों को शक्तिशाली एवं युवा बनाये रखने के लिये सदा उनसे काम लेना चाहिए। पेशियों के निष्क्रिय हो जाने से हमारे शरीर के अंदर शनैः -शनैः विष संचित होकर एक दिन वह भयंकर रोग का रूप ले लेता है।

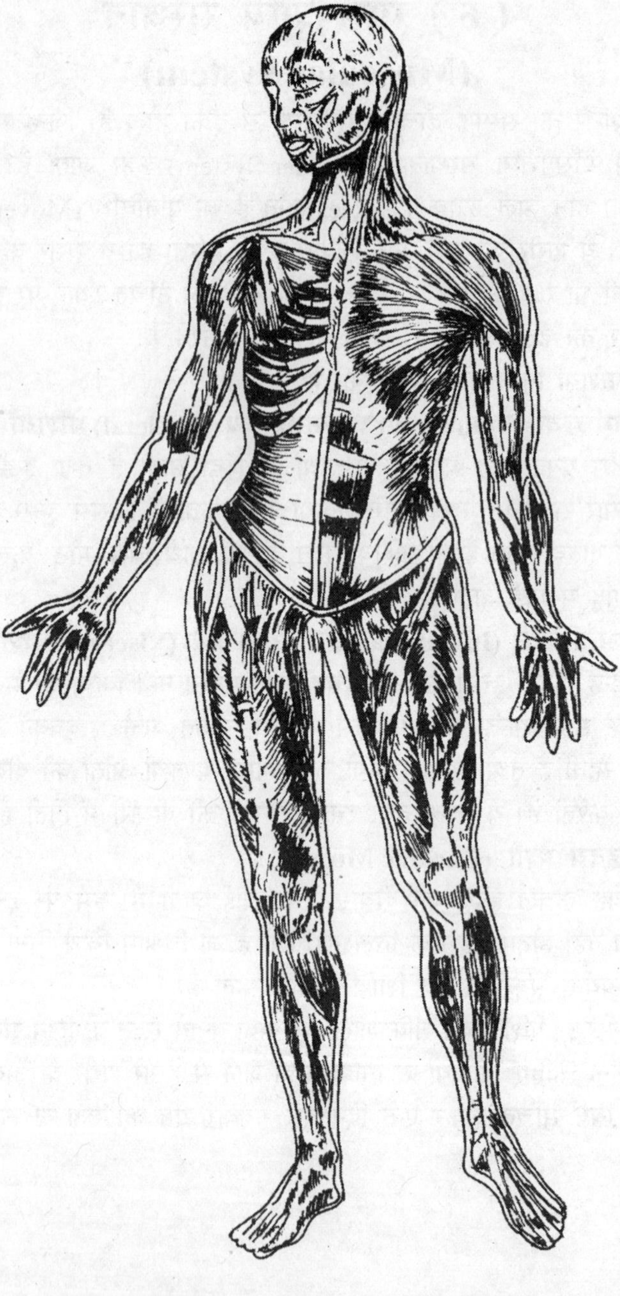

मॉँसपेशीय संस्थान (Muscular System-Front)

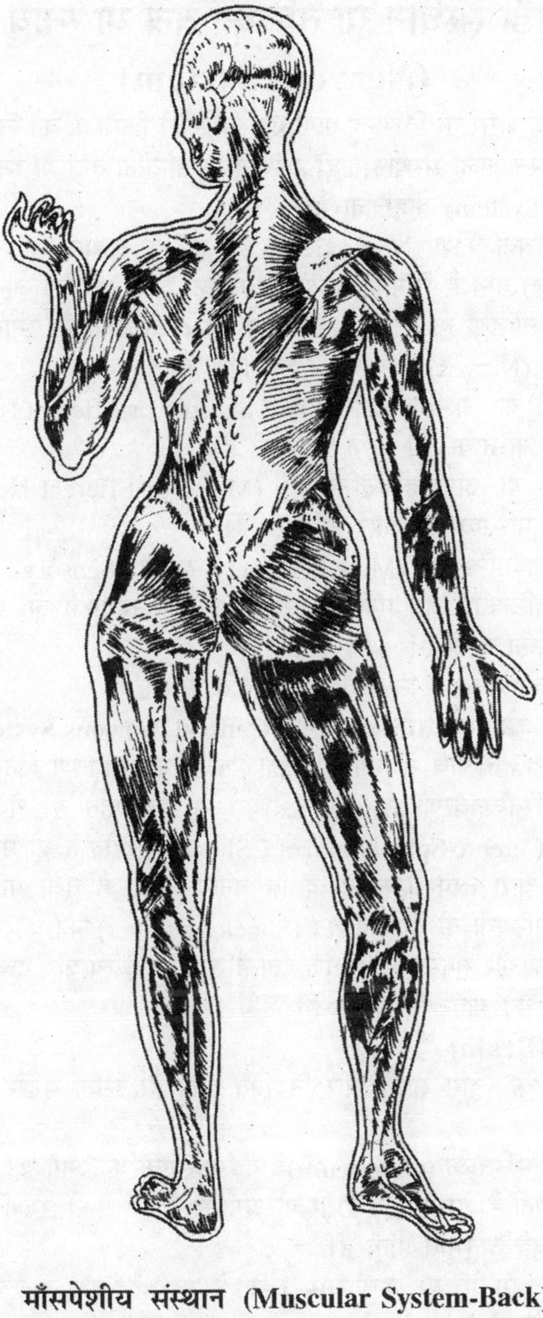

माँसपेशीय संस्थान (Muscular System-Back)

(7) नाड़ी संस्थान या तन्त्रिका तन्त्र या स्नायु संस्थान (Nervous System)

सम्पूर्ण शरीर के विभिन्न भागों एवं अंगों की क्रियाओं को नियमित और संयोजित करने वाला संस्थान नाड़ी संस्थान या तन्त्रिका तन्त्र या स्नायु संस्थान (Nervous System) कहलाता है।

स्नायविक कोश (Nerve Cells) इस तंत्र के आधार हैं। इन कोशों में रेशे (Fibres) होते हैं जिनका कार्य आवेगों को लाना तथा ले जाना होता है। ये मिलकर नाडियाँ या स्नायु या तन्त्रिका (Nerve) बनाते हैं। स्नायु या नाड़ी या तन्त्रिका (Nerves) तीन प्रकार की होती है।

संवेदी या अभिवाही तन्त्रिकाएँ (Sensory or Afferent Nerves)-ये आवेगों को मस्तिष्क की तरफ ले जाती हैं।

प्रेरक या अपवाही तन्त्रिकाएँ (Motor or Efferent Nerves) -ये आवेगों को मस्तिष्क से बाहर ले जाती हैं।

मिश्रित तन्त्रिकाएँ (Mixed Nerves)-संवेदी (Sensory) तथा प्रेरक (Motor) तन्त्रिकाएँ जब एक ही आवरण में बंद रहती हैं तो उन्हें मिश्रित तन्त्रिकाएँ कहा जाता है।

तन्त्रिका तन्त्र के निम्न तीन भाग होते हैं।

(1) केन्द्रीय तन्त्रिका तन्त्र (Central Nervous System)–इसमें मस्तिष्क (Brain) एवं सुषुम्ना (Spinal Cord) का समावेश होता है।

ये मस्तिष्कावरणों (Meninges) से सुरक्षित रहते हैं। ये प्रमस्तिष्क मेरु-तरल (Cerebro Spinal Fluid or CSF) से घिरे होते हैं जो मस्तिष्क एवं सुषुम्ना के चारों तरफ एक-सा दबाब बनाये रखता है तथा मस्तिष्क एवं कपालीय अस्थियों के बीच कुशन (Shock Absorber) का कार्य करता है। यह मस्तिष्क और सुषम्ना को पोषण देता है तथा उनके त्याजीय द्रव्यों (Waste Products) को बाहर निकालता है।

मस्तिष्क (Brain)

मस्तिष्क द्वारा सारा शरीर नियंत्रित होता है। इसके मुख्य निम्न भाग होते हैं।

बृहत् मस्तिष्क (Cerebrum)– यह मस्तिष्क का आगे का और सबसे बड़ा भाग होता है। इसके द्वारा शरीर के अंगों से देखने, सुनने, स्पर्श, स्वाद एवं गंध आदि की अनुभूति होती है।

इसके द्वारा ऐच्छिक कार्य सम्पन्न होते हैं। यह बुद्धि तथा ज्ञान का केन्द्र है। इसके द्वारा सोचने, समझने, स्मृति, उत्तरदायित्व एवं नैतिकता का ज्ञान होता है।

इसमें क्रोध, प्यार, घृणा, भय, दुख, प्रसन्नता आदि मनोवेग (Emotions) उत्पन्न होते हैं।

इसका दांया भाग शरीर के बांये भाग को तथा बांया भाग शरीर के दांये भाग को नियंत्रित करता है।

लघु मस्तिष्क (Cerebellum)– यह मस्तिष्क का पीछे का भाग होता है। यह पेशियों की गतियों में समन्वय स्थापित करता है। शरीर की मुद्रा एवं संतुलन को बनाये रखता है।

मध्य मस्तिष्क (Mid Brain)– यह लघु मस्तिष्क के नीचे का भाग है। इसमें शारीरिक संतुलन, देखने एवं सुनने सम्बन्धित महत्वपूर्ण प्रतिवर्त केन्द्र (Reflex Centres) होते हैं।

पोन्स वैरोलाई (Pons Varolli)– यह मध्य मस्तिष्क के नीचे स्थित है। यह मुख्य रूप से तांत्रिक तन्तुओं से बना होता है जो सेरीबेलम के दो खंड़ों को जोड़ते हैं।

मेडुला आब्लांगेटा (Medulla Oblongata)– यह ऊपर पोन्स वैरालाई से आरम्भ होकर नीचे सुषम्ना में विलीन हो जाता है।

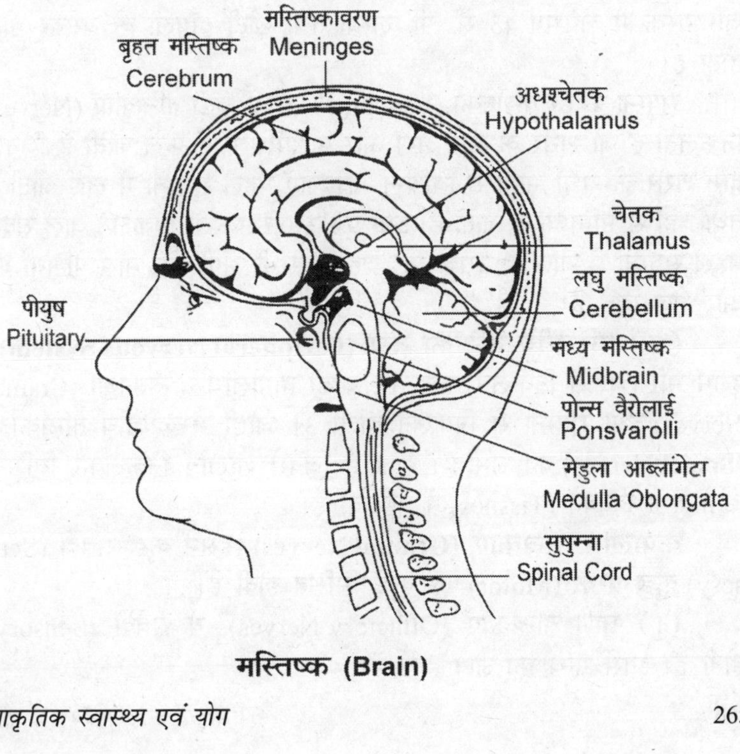

मस्तिष्क (Brain)

इसमें हृदय केन्द्र (Cardiac Centre) होता है जो हृदय-संकुचन की गति एवं बल को नियंत्रित करता है।

इसमें श्वसनीय केन्द्र (Respiratory Centre) होता है जो श्वसन की गति एवं गहनता को नियंत्रित करता है।

इसमें वाहिका प्रेरक केन्द्र (Vasomotor Centre) होता है जो रक्त वाहिनियों के व्यास को नियंत्रित करता है।

इसमें प्रतिवर्त केन्द्र (Reflex Centres) होता है जो प्रतिवर्ती क्रिया (Reflex Action) अर्थात् अपने आप एकदम से हो जाने वाली क्रिया जैसे तीव्र प्रकाश में नेत्रों की पुतलियों का सिकुड़ जाना, धूल आदि के कण गिर जाने पर आँख का तुरंत बंद हो जाना, धमाका सुनते ही चौंक जाना, किसी गर्म वस्तु से छू जाने पर तुरंत हाथ खींच लेना आदि को नियंत्रित करता है।

मध्य मस्तिष्क, पोन्स वैरोलाई तथा मेडुला आब्लांगेटा मिलकर मस्तिष्क स्तम्भ (Brain Stem) बनाते हैं।

सुषुम्ना अथवा मेरूरज्जु (Spinal Cord)– यह मेडूला आब्लांगेटा से शुरू होकर केशेरुका दन्डीय नली (Vertebral Canal) में लटका हुआ नीचे प्रथम कटि कशेरुका (Lumber Vertebra) के निचले किनारे तक पहुँचता है जो व्यस्क में लगभग 45 सें. मी. लम्बा तथा छोटी अँगुली के बराबर मोटा होता है।

सुषुम्ना के हर कशेरुका (Vertebra) से छोटी-बड़ी तन्त्रिकाएँ (Nerves) निकलती हैं जो शरीर के सारे अंगों और माँसपेशियों में फैल जाती हैं जिनके द्वारा शरीर के सभी भागों से विभिन्न संवेदनाएँ पहले सुषुम्ना में लाई जाती हैं तथा वहाँ से मष्तिष्क में जाती हैं। इसी प्रकार मस्तिष्क से निकलने वाले संदेश पहले सुषुम्ना में जाते हैं, उसके बाद वहाँ से सभी अंगों और माँस पेशियों की ओर भेजे जाते हैं।

(2) परिसरीय तन्त्रिका तन्त्र (Peripheral Nervous System)– इसमें मस्तिष्क से निकलने वाली 12 जोड़ी कपालीय तन्त्रिकाओं (Cranial Nerves) तथा सुषुम्ना से निकलने वाली 31 जोड़ी मेरूदण्डीय तन्त्रिकाओं (Spinal Nerves) का समावेश होता है जिनसे शाखायें निकलकर विभिन्न अंगों तथा ऊतकों (Tissues) में पहुँचती है।

कपालीय तन्त्रिकाऐं (Cranial Nerves)– इसमें कुछ संवेदी (Sensory) कुछ प्रेरक (Motor) एवं कुछ मिश्रित होती हैं।

(1) घ्राण तन्त्रिकाएँ (Olfactory Nerves) ये संवेदी (Sensory) होती हैं। इनसे गन्ध का ज्ञान होता है।

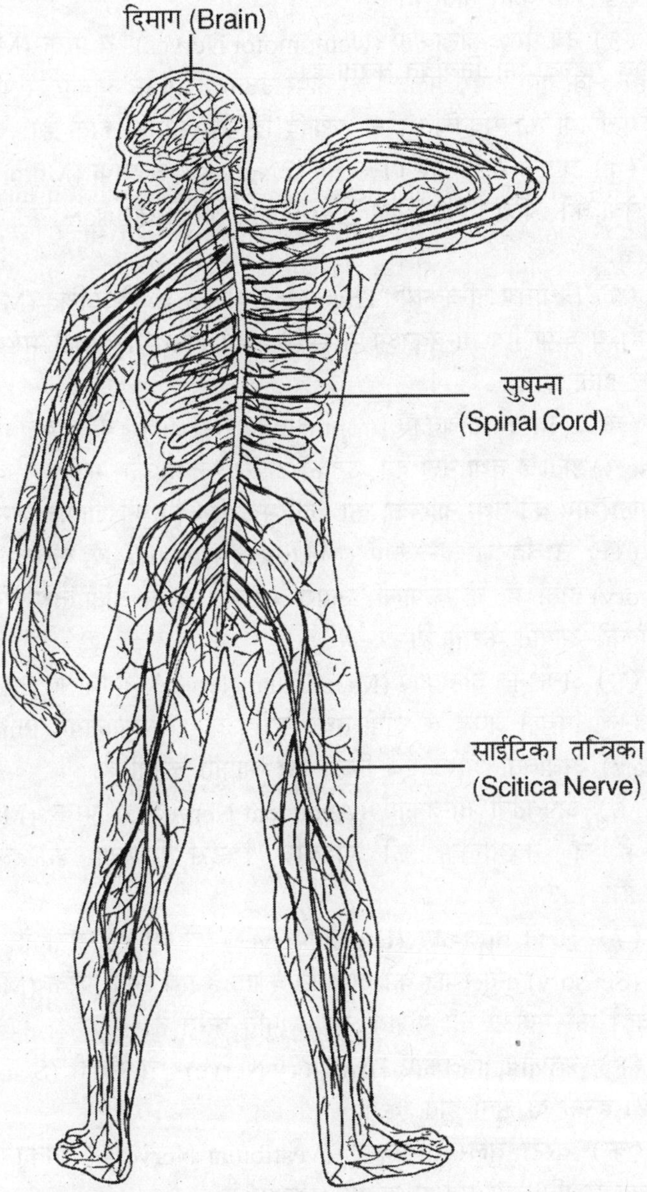

स्नायु संस्थान (Nervous System)

(2) दृष्टि तन्त्रिका (Optic Nerves)- ये संवेदी (Sensory) होती हैं। इनसे देखने का कार्य होता है।

(3) नेत्र प्रेरक तन्त्रिकाएँ (Oculomotor Nerves)– ये प्रेरक (Motor) होती हैं। इनके द्वारा ऊपरी पलकों का ऊपर उठना, लैंसों के आकार में परिवर्तन होना, पुतलियों का संकुचित होना इत्यादि क्रियायें सम्पन्न होती हैं।

(4) चक्रक तन्त्रिकाएँ (Trochlear Nerves)– ये प्रेरक (Motor) होती हैं। ये नेत्रों की बाह्य तिर्यक पेशी (External Oblique Muscle) की आपूर्ति करती हैं।

(5) त्रिधारीय तन्त्रिकायें (Trigeminal Nerves)– ये मिश्रित (Mixed) होती हैं। ये कपालीय तन्त्रिकाओं में सबसे बड़ी होती है। इसकी मुख्य तीन शाखायें होती हैं।

(क) नेत्रीय तन्त्रिकाएँ (Opthalmic Nerves)– ये केवल संवेदी (Sensory) होती है तथा नेत्रों की, उनकी ऊपरी पलकों की, माथे की, कपाल के अगले भाग की तथा नासिका की श्लेष्मिक झिल्ली की आपूर्ति करती है।

(ख) उर्ध्वहनुज तन्त्रिकाएँ (Maxillery Nerves)– ये केवल संवेदी (Sensory) होती हैं जो कपोलों, ऊपरी मसूड़ों, ऊपरी दाँतों तथा निचली पलकों की आपूर्ति करती हैं।

(ग) अधोहनुज तन्त्रिकाएँ (Mandibular Nerves)– ये मिश्रित (Mixed) होती हैं जो निचले जबड़े के दाँतों तथा मसूड़ों की, कर्णपालियों (Pinna of the Ears), अधोवर्ती ओष्ठ एवं जिह्वा की आपूर्ति करती हैं।

(6) अपवर्तनी तन्त्रिकाएँ (Abducent Nerve)– ये प्रेरक (Motor) होती हैं जो नेत्रगोलक की पार्श्वीय रेक्ट्स पेशियों की आपूर्ति करती हैं।

(7) आनन तन्त्रिकाऐं (Facial Nerves)– ये मिश्रित होती हैं, इनके संवेदी (Sensory) तन्तु स्वाद की अनुभूति कराते हैं एवं इनके प्रेरक (Motor) तन्तु चेहरे की मुद्राओं की पेशियों की आपूर्ति करते हैं।

(8) श्रवणीय तन्त्रिकाएँ (Auditory Nerve)– ये संवेदी (Sensory) होती हैं। इनके दो भाग होते हैं–

(क) वेस्टी बुलर तन्त्रिकाएँ (Vestibular Nerves)- इनका संबंध शरीर की स्थिति तथा संतुलन बनाये रखने से है।

(ख) का़कलियर तन्त्रिकाएँ (Cochlear Nerves) - ये ध्वनि का बोध कराती हैं।

(9) जिह्वा-ग्रसनीय तन्त्रिकाएँ (Glosso Pharyngeal Nerves) - ये मिश्रित (Mixed) होती हैं। इनके संवेदी तन्तु जिह्वा के पिछले भाग टान्सिलों, ग्रसनी (Pharynx) से जिह्वा एवं ग्रसनी में विद्यमान स्वाद-कलिकाओं के आवेग पहुँचाते हैं तथा प्रेरक तन्तु ग्रसनी के पेशियों तथा पेरोटिड (Parotid Glands) की स्रावी कोशिकाओं को उद्दीप्त करते हैं।

(10) वेगस तन्त्रिकाऐं (Vagas Nerves)– ये मिश्रित (Mixed) होती हैं। ये मेडुला आब्लांगेटा से उत्पन्न होकर गर्दन से होती हुई नीचे वक्ष तथा उदर में चली जाती हैं। ये अन्य कपालीय तन्त्रिकाओं से अधिक फैली होती हैं। इनके संवेदी (Sensory), तन्तु ग्रसनी (Pharynx), स्वर यंत्र (Larynx), श्वासप्रणाली (Trachea), हृदय (Heart), ग्रासनली (Oesophagus), आमाशय (Stomach), आँतों (Intestines) से एवं पिताशय (Gall Bladder), पित्त वाहिनियाँ (Bile Ducts), अग्नाशय (Pancreas), प्लीहा (Spleen), वृक्क (Kidneys), मूत्रनलियों एवं रक्त वाहिनियों के आन्तरिक अस्तरों से आवेगों को ग्रहण करके मस्तिष्क में पहुँचाती हैं तथा प्रेरक तंतु इन्हीं की चिकनी पेशियों तथा स्रावी ग्रन्थियों की आपूर्ति करते हैं।

(11) सहायक तन्त्रिकायें (Accessory Nerves) - ये प्रेरक (Motor) होती हैं। ये मैडुला आब्लांगेटा एवं सुषुम्ना के ऊपरी भाग से उत्पन्न होती हैं। इसका एक भाग स्वरयंत्र (Larynx) और ग्रसनी (Pharynx) को जाता है तथा दूसरा भाग गर्दन की पेशियों की आपूर्ति करता है।

(12) अधोजिह्वा तन्त्रिकायें (Hypo Glossel Nerves)- प्रेरक (Motor) होती हैं जो जिह्वा की पेशियों की पूर्ति करता है।

सुषुम्ना तन्त्रिकाएँ (Spinal Nerves)- सुषुम्ना से 31 जोड़ी तन्त्रिकायें निकलती हैं जिन केशेरुकाओं (Vertebra)से वे संबंधित होती है, उसी के अनुसार इनके नाम रखे गये हैं।

8 जोड़ी ग्रैव (Cervical)

12 जोड़ी वक्षीय (Thoracic)

5 जोड़ी कटिपरक (Lumbar)

5 जोड़ी त्रिकास्थिज (Sacral)

1 जोड़ी अनुत्रिकीय (Coccygeal)

सुषुम्ना (Spinal Cord) - प्रथम कटि-कशेरुका (Lumbar Vertebra) तक ही होता है। अतः कटिपरक(Lumbar) त्रिकास्थिज

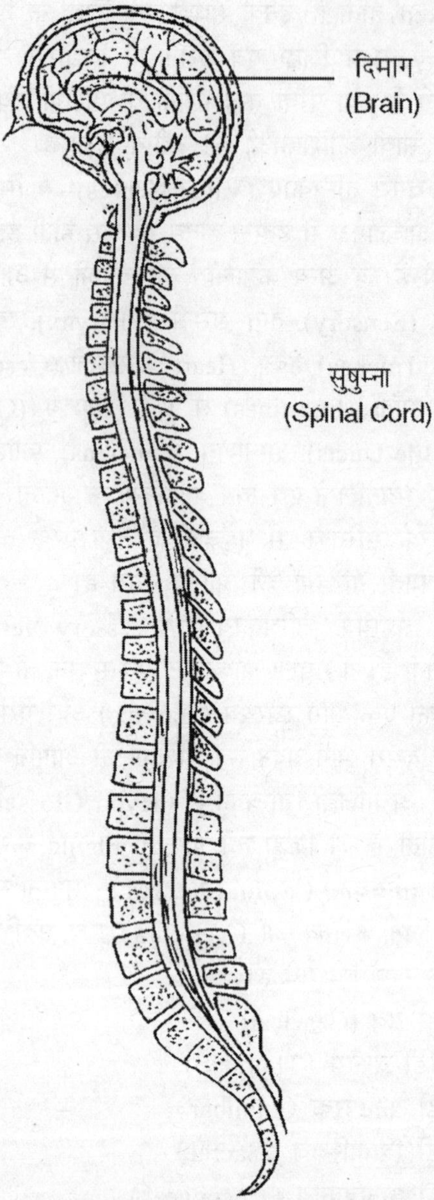

दिमाग और सुषुम्ना (Brain & Spinal Cord)

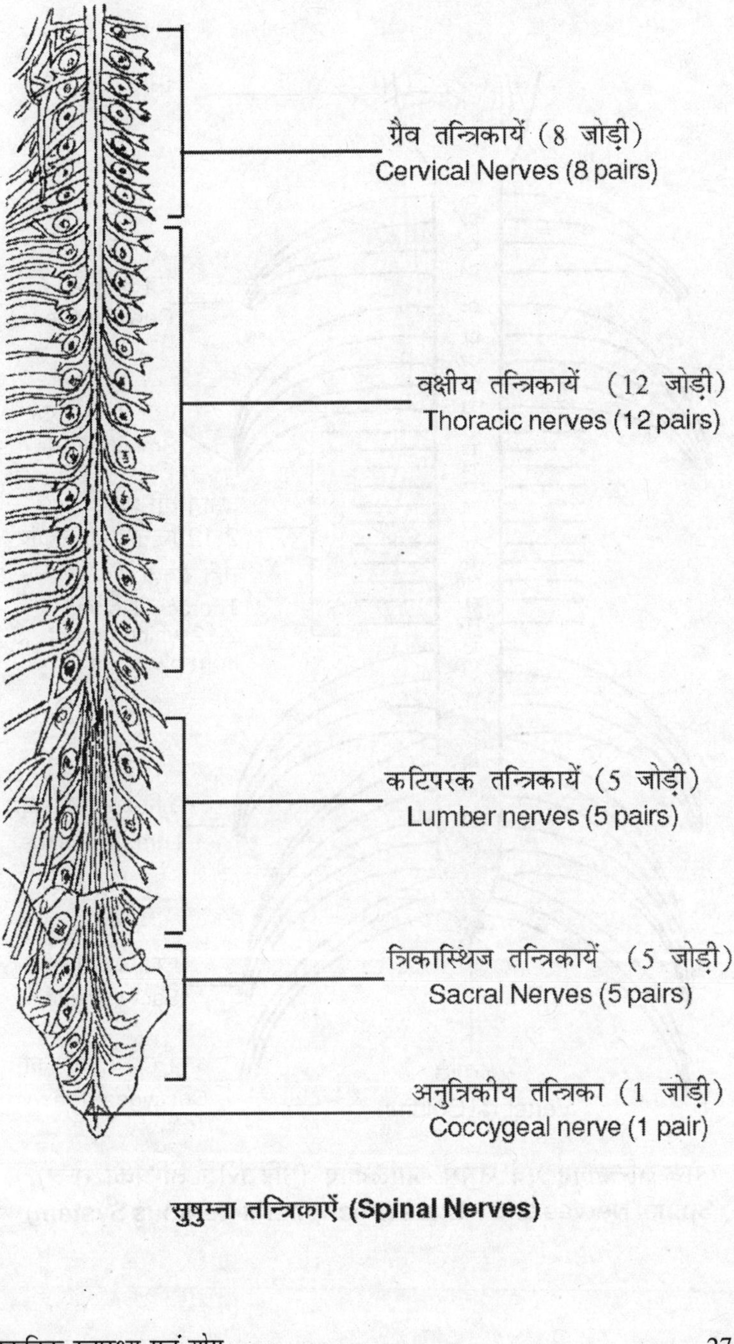

सुषुम्ना तन्त्रिकाऐं (Spinal Nerves)

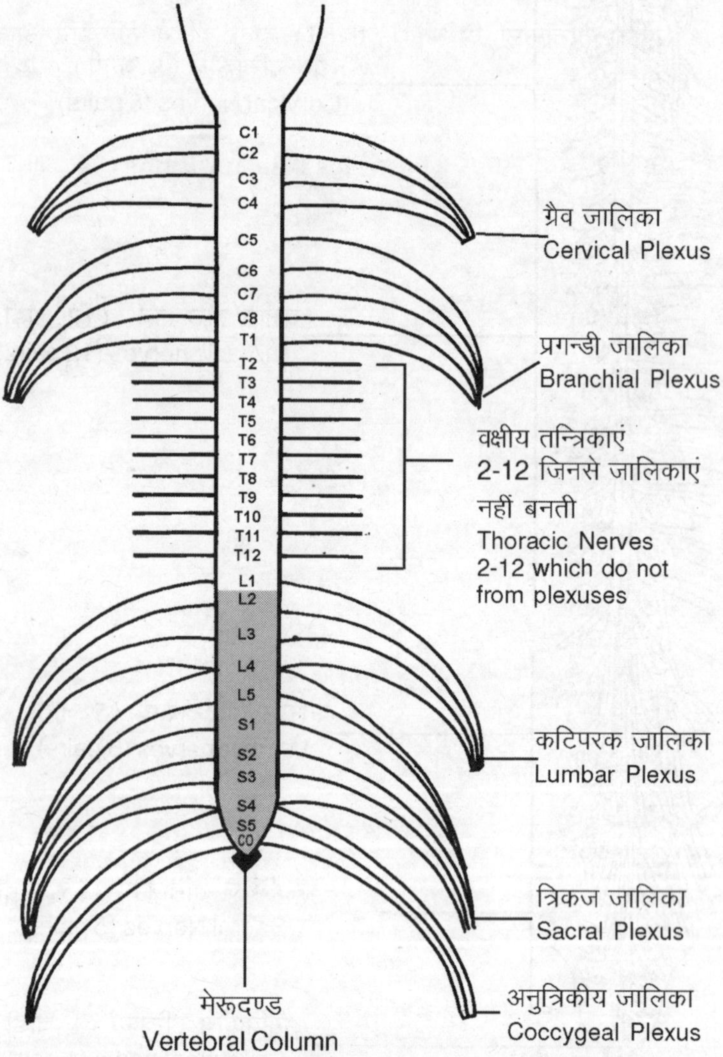

मेरू-तन्त्रिकाएं एवं उनमें जालिकाएं (परिसरीय तन्त्रिका तन्त्र)
Spinal Nerves and Plexus (Pheripheral Nervous System)

(Sacral) एवं अनुत्रिकीय (Coccygreal)तंत्रिकाएँ सुषुम्ना (Spinal Nerve) के अंत से गुच्छे के रूप में निकलती हुई नीचे अपनी-अपनी कशेरुकाओं (Vertebra) से निकलती है।

सुषुम्ना तन्त्रिकायें मिश्रित (Mixed) होती हैं। ये तंत्रिकायें अन्तरा कशेरुका रन्ध्र (Intervertebral Foramina) से बाहर निकलकर दो भागों में बँट जाती हैं।

(1) पश्चज शाखा (Posterior Primary Ramus) - जो पीठ की पेशियों एवं त्वचा की आपूर्ति करती हैं।

(2) अग्रज शाखा (Anterior Primary Ramus) - ये समूहों में अन्त:ग्रंथित (Unites) हो जाती हैं जिनसे पाँच तंत्रिका जालिकायें (Nervous Plexuses) बन जाती हैं। वक्षीय क्षेत्र में वक्षीय तन्त्रिकाओं की अग्रज शाखाओं से जालिकाएँ नहीं बनती, वक्षीय तंत्रिकायें वक्ष एवं उसकी दोनों तरफ की पेशियों एवं त्वचा की आपूर्ति करती हैं।

(क) ग्रैव जालिका (Cervical Plexus) - यह प्रथम चार ग्रैव तन्त्रिकाओं (Cervical Nerves) की अग्रज शाखाओं द्वारा बनती है। इससे निकलने वाली शाखायें गर्दन की पेशियों एवं त्वचा की आपूर्ति करती हैं तथा इसकी एक शाखा फ्रेनिक तंत्रिका (Phrenic Nerve), डायाफ्राम (Diaphragm) की आपूर्ति करती है।

(ख) प्रगन्डी जालिका (Branchial Plexus) - यह अंतिम चार ग्रैव तन्त्रिकाओं(Cervical Nerves) एवं प्रथम वक्षीय तंत्रिका (Thoracic Nerve) की अग्रज शाखाओं द्वारा बनती है। इससे निकलने वाली शाखायें कुछ गर्दन की पेशियों, छाती की पेशियों, त्वचा एवं भुजाओं की आपूर्ति करती है।

(ग) कटिपरक जालिका (Lumbar Plexus) - यह प्रथम तीन कटिपरक तंत्रिकाओं (Lumbar Nerves) की अग्रज शाखाओं एवं चौथी कटिपरक तन्त्रिका की अग्रज शाखा के एक भाग से बनी है। इससे निकलने वाली शाखाएँ जाँघ (Thigh) के सामने वाले भाग की पेशियों एवं त्वचा की आपूर्ति करती है।

(घ) त्रिकज जालिका (Sacral Plexus) - यह चौथी (एक भाग) एवं पाँचवी कटिपरक तन्त्रिकाओं (Lumbar Neves) तथा त्रिकज तन्त्रिकाओं (Sacral Nerves) की प्रथम तीन एवं चौथी के एक भाग की अग्रज शाखाओं द्वारा बनती है। इससे निकलने वाली बहुत-सी शाखाओं में एक मुख्य शाखा

सियाटिक तन्त्रिका (Sciatic Nerve) होती है जो जाँघ के पिछले हिस्से से होती हुई पैरों तक जाती है। त्रिकज जालिका से निकलने वाली शाखाएँ जाँघ के पिछले भाग की पेशियों एवं त्वचा तथा टाँगों की आपूर्ति करती है।

(ड) अनुत्रिकीय जालिका (Coccygeal Plexus) - यह चौथी त्रिकज (Sacral) तन्त्रिका के एक भाग तथा पाँचवी त्रिकज तन्त्रिका एवं अनुत्रिकीय तन्त्रिका (Coccygeal Nerves) से बनने वाली छोटी जालिका होती है। यह काक्सिक्स (Coccyx) के क्षेत्र की त्वचा श्रोणीतल (मलाशय, मूत्राशय, जननांग आदि) के अंगों की पेशियों की आपूर्ति करती है।

(3) स्वायत या स्वसंचालित तन्त्रिका तन्त्र (Autonomic Nervous System) यह तन्त्रिका तन्त्र का स्वायत या अनैच्छिक भाग होता है। यह शरीर में स्वत: होने वाली क्रियाओं जैसे दिल धड़कने इत्यादि को नियंत्रित करता है। इसे अनैच्छिक (Involuntary)तंत्रिका तंत्र भी कहा जाता है। स्वायत तन्त्रिका तन्त्र में बहुत-सी गण्डिकाएँ (Ganglion) भी होती हैं।

इसके निम्न दो भाग होते हैं।

(1) अनुकम्पी स्वायत तन्त्रिका तन्त्र (Sympathetic Nervous System or Thoraco Lumbar Outflow) - इसकी कार्य प्रणाली विस्तृत एवं फैली हुई है तथा तुरंत आपातकालीन अवस्थाओं का मुकाबला करती है।

अनुकम्पी तन्त्रिकाएँ (Sympathic Nerves)- प्रथम वक्षीय कशेरुका (1st Thoracic Vertebra or T1) से लेकर द्वितीय कशेरुका (2nd Lumbar Vertebra or L2) तक से निकलती है।

(2) परानुकम्पी स्वायत तन्त्रिका तन्त्र (Parasympathetic Nervous System or Craniosacral Out Flow) - इसकी कार्य प्रणाली विभाजित एवं दीर्घ आपातकालीन स्थिति का मुकाबला करती है। इसमें चार जोड़ी (तीसरी, सातवीं, नौवीं तथा दसवीं) कपालीय तन्त्रिकाओं (Cranial Nerves) के भाग होते हैं जिनका वर्णन किया जा चुका है तथा त्रिकज सुषुम्ना-तन्त्रिकाएँ (Sacral Spinal Nerves) होती हैं, जो बडी आँत, मलाशय, मूत्राशय तथा जननांगों आदि की आपूर्ति करते हैं।

नोट :- शरीर के अधिकांश अंगों में अनुकम्पी एवं परानुकम्पी तन्त्रिका तन्त्र की आपूर्ति होती है। ये एक-दूसरे के विपरीत कार्य करती हैं। अनुकम्पी तन्त्रिकाएँ अंगों की क्रिया को त्वरित (Accelerate) करती हैं तथा परानुकम्पी तन्त्रिकाएँ अंगों की क्रिया को शमन करती हैं। इस प्रकार दो परस्पर विरोधी प्रभावों के परिणाम-स्वरूप अंग अत्यधिक क्रियाशील होने या अत्यधिक विश्राम की स्थिति में होने के बीच की स्थिति में रहते हैं।

(8) मूत्रीय संस्थान (Urinary System)

भोजन के चयापचय (Metabolism) के अन्तिम त्याज्य उत्पाद (Waste Products) रक्त में प्रवेश करते हैं। रक्त द्वारा वे उत्सर्गी अंगों (Excretory Organs) में पहुँच जाते हैं जिनके द्वारा वे शरीर से बाहर निकाल दिये जाते हैं। गुर्दे (Kidneys), त्वचा (Skin) एवं फेफडे (Lungs) उत्सर्गी अंग होते हैं जिनमें गुर्दे मुख्य होते हैं। इसी कारण मूत्रीय संस्थान (Urinary System) मुख्य उत्सर्गी संस्थान (Excretory System) कहलाता है।

मूत्रीय संस्थान निम्न चार प्रकार के अंगों से मिलकर बना होता है।

वृक्क या गुर्दे (Kidneys) :- इनकी संख्या दो होती है। इनका मुख्य कार्य रक्त को छानना तथा छने हुये तरल पदार्थों से शरीर के लिये आवश्यक पदार्थ जैसे ग्लूकोज, अमीनो एसिड आदि का पुन: अवशोषण (Reabsorption) करके शेष त्याज्य भाग (Waste Product), हानिकारक पदार्थ एवं पानी इत्यादि से मूत्र का निर्माण करना है।

मूत्रनलियाँ (Ureters) :- इनकी संख्या भी दो होती है। इनके द्वारा मूत्र वृक्कों से मूत्राशय में पहुँचता है।

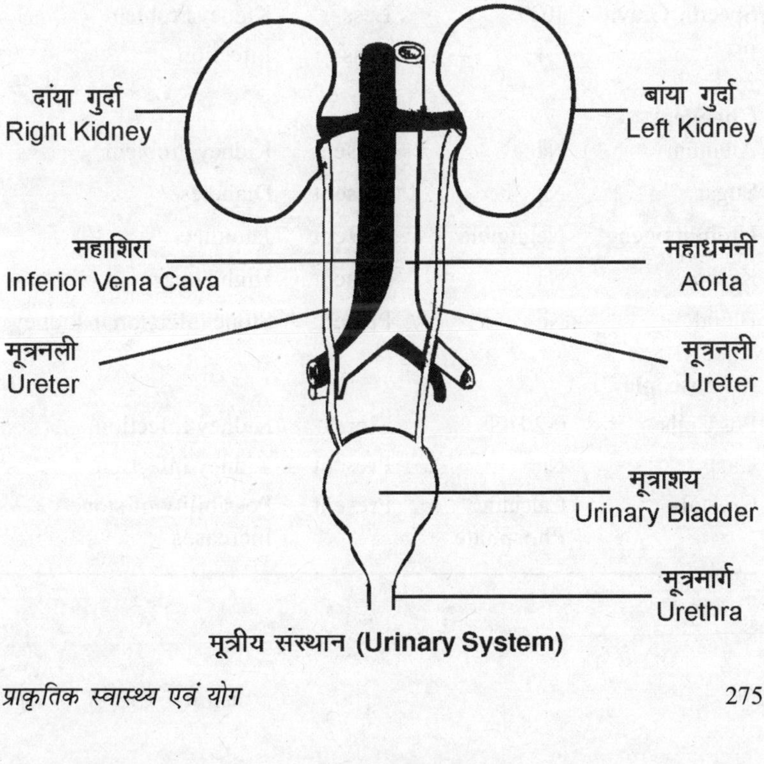

मूत्रीय संस्थान (Urinary System)

मूत्राशय (Urinary Bladder) :- यह संख्या में एक होता है। इसमें मूत्र अस्थाई रूप से संचित रहता है।

मूत्रमार्ग (Urethra) :- यह संख्या में एक होता है। इसके द्वारा मूत्राशय से मूत्र शरीर से बाहर निकलता है।

मूत्र का संघटन

मूत्र में 95% जल तथा शेष 5% ठोस पदार्थ होते हैं जो जल में घुले रहते हैं। 5% ठोस पदार्थों में से 2% यूरिया होता है तथा 3% कार्बनिक (यूरिक एसिड, अमोनिया, क्रियाटिनोन, प्रोटीन, एल्ब्यूमिन इत्यादि) एवं अकार्बनिक [सोडियम क्लोराईड (नमक), पोटेशियम क्लोराईड, कैल्शियम फास्फेट, सल्फेट, आक्जेलेट इत्यादि] होते हैं।

Urine Analysis

Test	Normal	Result	Disease
Physical			
Colour	Light Yellow	Red	Kidney Disease
		Black	Destruction of RBC
Transparency	Clear	opaque	Infection
Specific Gravity	1020	Less	Kidney Problem
PH	7.4	Less	Infection
Chemical			
Albumin	Nil	Present	Kidney Problem
Sugar	Nil	Present	Diabetes
Urobilinogen	Negligible	Present	Jaundice
Ketone	Nil	Present	High Sugar
Blood	Nil	Present	Stone infection in kidney
Microscopic			
Pus Cells	0-2/HPF	More	Kidney Infection
Casts	Nil	Present	Kidney Infection
Crystals	Calcium/ Phosphate	Present	Possibility of stone Increases

(9) जनन संस्थान (Reproductive System)

पुरुष और स्त्री के जननांग (Reproductive Organs) रचना एवं कार्य में भिन्न होते हैं।

पुरुष के जननांग

(Male Reproductive Organs or Genitalia)

इन्हें निम्न दो भागों में विभाजित किया गया है।

बाह्य जननांग (External Reproductive Organs)-

(1) शिश्न या लिंग (Penis) - इसमें अनैच्छिक पेशियां भी होती हैं जिनकी रचना स्पंज की भाँति होती है। क्योंकि इनके भीतर बहुत से कोष्ठ होते हैं, जो शिश्न की शिथिलन अवस्था में तो खाली रहते हैं, परंतु लैंगिक उत्तेजना के दौरान रक्त से भरकर फूल जाते हैं जिसके परिणाम स्वरूप लम्बाई, मोटाई एवं कठोरता आ जाती है।

(2) अण्डकोष (Scrotum) - शिश्न के नीचे लटकने वाली त्वचा की थैली को अण्डकोष कहते हैं। बांया भाग दांये भाग की अपेक्षा अधिक नीचे को लटका होता है। इसके प्रत्येक भाग में एक शुक्र ग्रन्थि (Testis) एवं एक इपिडीडिमस (Epididymis) होते हैं।

आन्तरिक जननांग (Internal Reproductive Organs) -

(1) शुक्रग्रन्थियां (Testes) - ये अण्डकोश में होती हैं और इनकी संख्या दो होती हैं। इनमें हजारों छोटी-छोटी नलिकायें होती हैं जिनमें शुक्राणु बनते हैं।

(2) इपिडीडिमस (Epididymis) - प्रत्येक शुक्रग्रन्थि के पीछे उससे चिपटी हुई एक छोटी-सी रचना होती है जिसे इपिडीड़िमस (Epididymis) कहते हैं। शुक्राणु शुक्र ग्रन्थियों से निकलकर इसमें इकट्ठा होकर यहाँ पर एक तरल से मिलकर शुक्ररस कहलाते हैं।

(3) वृषण-रज्जू (Spermatic Cords)- अंडकोश में दोनों ओर एक-एक वृषण-रज्जू (Spermatic Cord) द्वारा एक एक शुक्र ग्रन्थि लटकी होती है।

(4) शुक्र वाहिनियाँ (Vas Deferenses) - यह दोनों तरफ इपिडीडिमस के निचले सिरे से निकलती हुई एक एक नली होती है। इसके द्वारा शुक्र ग्रन्थि में बनने वाले शुक्राणु तथा तरल अर्थात् शुक्र रस मूत्रमार्ग में पहुँचता है। ऊपर पहुँचकर यह प्रोस्टेट ग्रन्थि के पास स्थित शुक्राशय (Seminal Vesicle) की विसर्जन नली से सयुंक्त हो जाती है।

(5) शुक्राशय (Seminal Vesicles) - ये दोनों तरफ प्रोस्टेट ग्रन्थि के पास 4-5 से. मी. लम्बी एक-एक लम्बोतरी थैली होती है। इसमें शुक्र ग्रन्थियों से शुक्रवाहिनियों द्वारा आने वाला शुक्र रस जमा होता है तथा इसमें भी एक तरल पदार्थ (Seminal Fluid) उत्पन्न होता है जो चिपचिपा होता है और शुक्ररस में विद्यमान शुक्राणुओं के लिए पोषण का कार्य करता है, उन्हें जीवित रखने के लिए सहायक होता है, उन्हें गतिशील बनाये रखता है और शुक्ररस के साथ मिलकर वीर्य निर्माण में भाग लेता है। स्खलन होने तक शुक्राणु इसी शुक्राशय में जमा रहते हैं। प्रत्येक शुक्राशय अपने निचले सिरे पर एक छोटी-सी स्खलनीय वाहिनी में खुलता है।

(6) स्खलनीय वाहिनियां (Ejaculatory Ducts) - शुक्राशयों (Seminal Vesicles) से निकली छोटी वाहिनियों के अपनी तरफ की शुक्रवाहिनी से मिल जाने पर बनने वाली लगभग 5 से. मी. लंबी नलियां होती हैं। ये प्रोस्टेट ग्रन्थि से होकर गुजरती हैं और उसके मूत्र मार्ग (Prostatic Urethra) में खुल जाती हैं जिनसे होकर शुक्राशय तरल एवं शुक्राणु रस मूत्र मार्ग में पहँच जाता है।

(7) प्रोस्टेट ग्रन्थि (Prostate Gland) - यह मूत्राशय (Urinary Bladder) की ग्रीवा और मूत्र मार्ग के प्रथम भाग को चारों ओर से घेरने वाली एक कठोर ग्रन्थि होती है। प्रोस्टेट ग्रन्थि से एक पतला, चिकना, अम्लीय तरल स्रावित होता है जो बहुत-सी वाहिनियों द्वारा मूत्रमार्ग में पहुँचता है और शुक्ररस के साथ मिलकर वीर्य का निर्माण करता है। यह वीर्य को दूधिया बनाता है।

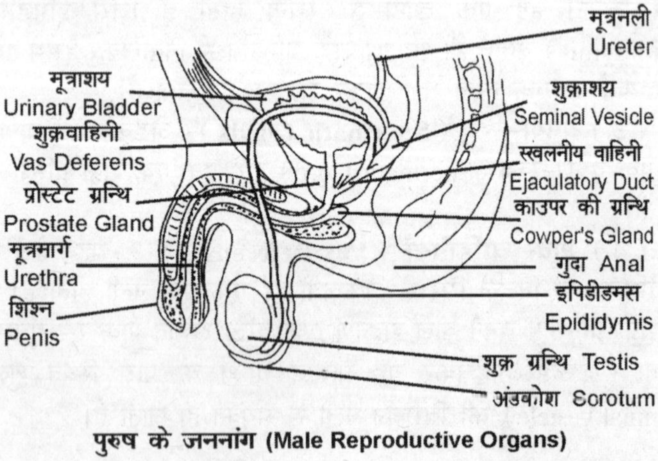

पुरुष के जननांग (Male Reproductive Organs)

(8) काउपर की ग्रन्थियाँ (Cowper's Glands) - यह प्रोस्टेट ग्रन्थि के नीचे तथा मूत्र मार्ग के दोनों तरफ एक-एक छोटी ग्रन्थि होती है। इनमें भी नलिकाएँ होती हैं जो मूत्रमार्ग में खुलती हैं। इन ग्रन्थियों से भी एक तरल स्रावित होता है जो वीर्य के निर्माण में भाग लेता है। सम्भोग से पूर्व कामोत्तेजित हो जाने पर शिश्न में से एक गन्धहीन, रंगहीन एवं कुछ गाढ़ा-सा चिपचिपा तरल निकलता है। वह इन्हीं का स्राव होता है जो क्षारीय होता है। मूत्रमार्ग (Urethra) अम्लीय होता है जिससे शुक्राणु नष्ट हो सकते हैं। अतः सम्भोग से पूर्व इन ग्रन्थियों से निकलने वाला स्राव मूत्रमार्ग को क्षारीय बना देता है जिससे शुक्राणु नष्ट न हों।

स्त्री के जननांग (Female Reproductive Organs)

इन्हें निम्न दो भागों में विभाजित किया गया है।

बाह्य जननांग (External Reproductive Organs)

जघन शैल (Mons Pubis)- प्युबिक हड्डियों के मिलने के स्थान के ऊपर स्थित त्वचा से ढके उभार को जघन शैल कहते हैं जिस पर तरूणावस्था के आरम्भ होते ही बाल उगने लगते हैं।

वृहत भगोष्ठ (Labia Majora) - ये जघन शैल के नीचे स्थित त्वचा की दो मोटी और लम्बी परतें होती हैं। कम आयु में वृहत भगोष्ठ एक-दूसरे से सटे हुए रहते हैं। इनमें कई प्रकार की ग्रन्थियाँ होती हैं। इन पर भी रोम होते हैं।

लघु भगोष्ठ (Labia Minora) - बृहत भगोष्ठों के भीतर दोनों ओर त्वचा तथा श्लेष्मिक झिल्ली की बनी दो छोटी-छोटी, पतली, कोमल एवं गुलाबी रंग की परतें होती हैं जिन्हें लघु भगोष्ठ कहते हैं। ये बहुत संवेदनशील होते हैं। ऊपर की तरफ से भगनासा (Clitoris) को ढके रहते हैं। बालिकाओं में दोनों लघु भगोष्ठ बृहत भगोष्ठों के बीच छिपे रहते हैं जिन्हें बृहत भगोष्ठों को अलग किये बिना नहीं देखा जा सकता।

भगनासा (Clitoris) - यह बाह्य मूत्रमार्ग के लगभग 2.5 से. मी. ऊपर मांस का छोटा-सा तिकोना उभार होता है जिसमें उच्छायी ऊतक (Eractile Tissue) होता है। यह कामोत्तेजना का मुख्य केन्द्र होता है तथा कामोत्तेजना के समय शिश्न की भांति तन जाता है।

योनी प्रघाण (Vestibule of the Vagina) - यह लघु भगोष्ठों से घिरा 4.5 से. मी. लम्बा 2 से. मी. चौड़ा त्रिकोणाकार क्षेत्र होता है जिसके ऊपरी सिरे पर भगना (Clitoris) स्थित रहती है। नीचे फूर्शे (Fourchette) होता

है जो योनि छिद्र के नीचे लघु भगोष्ठों के जुडने का स्थान होता है। इस क्षेत्र में बाह्य मूत्रमार्ग, योनि छिद्र, बार्थोलिन की ग्रन्थियों तथा असंख्य श्लेष्मक ग्रन्थियों की वाहिनियाँ खुलती हैं।

बार्थोलिन की ग्रन्थियाँ (Bartholin's Glands) - ये बृहत भगोष्ठों के आधार पर योनि छिद्र के निकट लाल रंग की एक-एक ग्रन्थि होती है। ये योनि छिद्र के पीछे योनि प्रघाण में खुलती है। कामोत्तेजना के समय इनसे पीले रंग का स्राव निकलता है जो योनि और उसके आस-पास के स्थान को चिकना बनाये रखता है।

योनिच्छद (Hymen) - यह श्लेष्मिक कला की पतली परत होती है जो योनि छिद्र के थोडा अन्दर की ओर योनि को ढके होती है। इसके बीच में एक छिद्र होता है जिससे मासिक स्त्राव बाहर आता है। यह प्रथम सहवास में फट जाती है।

योनि छिद्र (Vaginal Orifice) - यह योनिच्छिद (Hymen) से लेकर बाहर तक का भाग योनिछिद्र कहलाता है।

बाह्य मूत्र मार्गीय मुख (Externel Urethral Opening) - योनि छिद्र के ऊपर एक छोटा सा छिद्र होता है जिससे होकर मूत्र बाहर आता है।

आन्तरिक जननांग (Internal Reproductive Organs)

योनि (Vagina) - यह 8-10 से. मी. लम्बी घुमावदार स्तरित उपकला (Stratified Epithelium) से आस्तरित तन्तुपेशीय नली होती है जो योनिछिद्र से लेकर गर्भाशय तक पहुंचती है। योनि की प्राचीरों में फैलने का गुण बहुत अधिक होता है।

गर्भाशय (Uterus) - यह मलाशयों के आगे तथा मूत्राशय के पीछे लगभग 7.5 से. मी. लम्बी एवं ऊपरी भाग लगभग 5 से. मी. चौडा एक

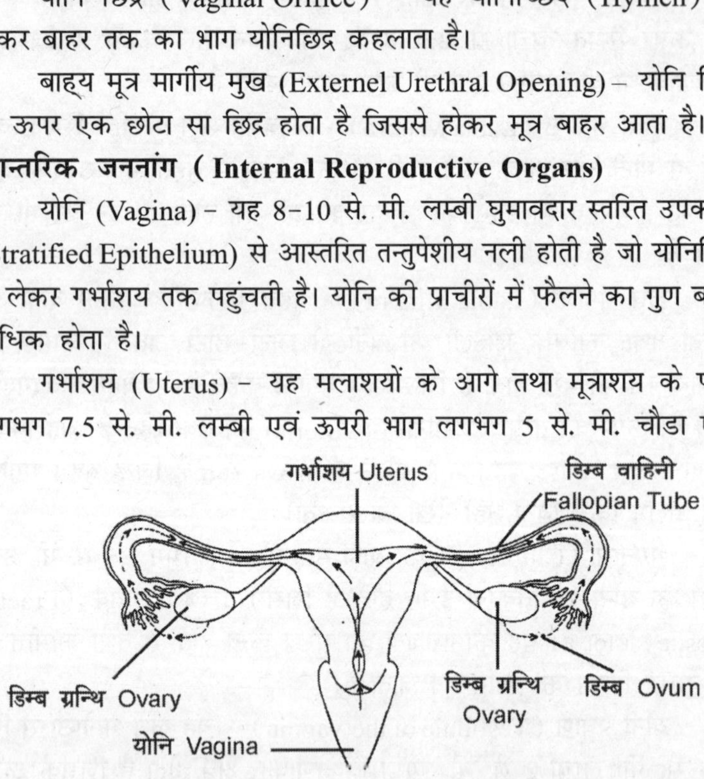

स्त्री के जननांग (Female Reproductive Organs)

खोखली पेशीय रचना होती है जो आगे की ओर झुकी होती है। इसकी अग्रज सतह मूत्राशय पर स्थित रहती है। गर्भाशय का ऊपरी भाग गर्भाशय काय (Body of the Uterus) कहलाता है तथा नीचे का संकीर्ण भाग गर्भाशय ग्रीवा (Cervix of the Uterus) कहलाता है। इसका कुछ भाग योनि में निकला होता है। गर्भ स्थापना के पश्चात् शिशु गर्भाशय में ही रहता है।

डिम्ब वाहिनियाँ (Fallopian Tubes or Uterine Tubes) - गर्भाशय के ऊपरी भाग से लगभग 10-12 से. मी. लम्बी 1 से. मी. चौड़ी एक-एक नली निकलती है जो डिम्ब ग्रन्थि के पास खुलती है। डिम्ब ग्रन्थि के पास खुलने वाला सिरा कीप (Funnel) के समान चौड़ा होता है और लहरदार झालरों में विभाजित रहता है। इनका कार्य डिम्ब ग्रन्थि से उस डिम्ब को गर्भाशय में लाना है जो प्रतिमाह किसी-न-किसी डिम्ब ग्रन्थि से परिपक्व होता है। यदि शुक्राणु डिम्ब में प्रवेश करके उसे गर्भित (Fertilized) कर देता है तो डिम्ब गर्भाशय की दीवार को भेदकर वहीं पर स्थापित हो जाता है अन्यथा मासिक धर्म के समय से रक्तस्राव से बाहर निकल जाता है।

डिम्ब ग्रन्थियाँ (Overies) - गर्भाशय के दोनों ओर बादाम के आकार की हल्के भूरे रंग की एक-एक जनन ग्रन्थि होती है जिन्हें डिम्ब ग्रन्थियाँ कहा जाता है।

स्तनीय ग्रन्थियाँ (Mammary Glands)—स्त्री के जनन-संस्थान में स्तनीय ग्रन्थियाँ अतिरिक्त ग्रन्थियों के रूप में पायी जाती हैं। ये पुरुषों में केवल अल्पवर्धित रूप (Rudimentary form) में होती हैं। ये वक्षस्थल में पायी जाती हैं। स्त्रियों में ये यौवनारम्भ में बढ़ जाती हैं। गर्भावस्था के दौरान एवं प्रसव के बाद और बड़ी हो जाती हैं। ये बुढ़ापे में क्षीण हो जाती हैं।

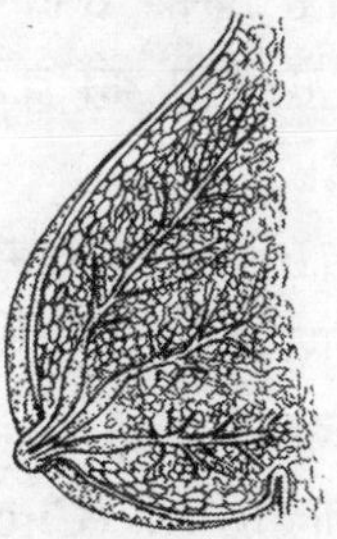

स्तनीय ग्रन्थि (Mammary Gland)

स्तनों के कार्य—स्तनीय ग्रन्थियों का कार्य बच्चे का जन्म हो जाने के पश्चात् दुग्ध का निर्माण करना एवं स्तनपान कराते समय दुग्ध को मुक्त करना है।

ज्ञानेन्द्रियाँ (Sense Organs)

मानव शरीर में निम्न पाँच ज्ञानेन्द्रियाँ (Sense Organs) होती हैं।

1. दृश्येन्द्रियाँ या नेत्र या आँखें (Eyes)
2. श्रवणेन्द्रियाँ या कर्ण या कान (Ears)
3. घ्राणेन्द्रियाँ या नासिका या नाक (Nose)
4. स्वादेन्द्रिय या जिह्वा या जीभ (Tongue)
5. स्पर्शेन्द्रिय या त्वचा (Skin)

(1) दृश्येन्द्रियाँ या नेत्र या आँखें (Eyes)

इनसे संसार की वस्तुओं को देखा जाता है। ये लगभग 2.5 से. मी. व्यास की होती हैं जिन्हें नेत्रगोलक (Eye Ball) भी कहते हैं। ये दायीं तथा बायीं तरफ खोपड़ी (Skull) में नेत्रकोटरीय गुहा (Orbital Cavity) में स्थित होती है। यह हड्डियों का ढ़ाँचा आँखों को बाहरी चोटों से बचाता है। आँखें एक कैमरे के समान हैं जिसके मुख्य अंग निम्न प्रकार हैं।

श्वेतपटल (Sclera) - यह नेत्रों का बाहर से दिखाई देने वाला सफेद भाग होता है। यह एक श्वेत परत होती है। यह परत नेत्र के कोमल अवयवों की रक्षा करती है तथा नेत्र की आकृति बनाये रखती है।

स्वच्छ मंडल (Cornea) - यह आँख के आगे की ओर एक साफ पारदर्शक (Transparent) परत होती है जो बाहर की ओर उन्नोत्तर (Convex) होता है। इसमें रक्त-वाहिनियाँ नहीं होती लेकिन संवेदी तंत्रिका (Sensory Nerves) बहुत होती हैं।

उपतारा या परितारिका (Iris) - स्वच्छमन्डल (Cornea) के पीछे एक गोल लटकता-सा पर्दा होता है जिसे उपतारा (Iris) कहते हैं। इस पर्दे पर रंगीन द्रव्य (Pigment) रहता है, इसी की वजह से नेत्रों का रंग काला, नीला, भूरा इत्यादि दिखाई देता है।

पुतली (Pupil) - उपतारा (Iris) के बीच में स्थित गोल छिद्र को तारा या पुतली (Pupil) कहते हैं। प्रकाश की तीव्रता के अनुसार पुतली का व्यास घटता बढ़ता रहता है जिसे उपतारा (Iris) की दो प्रकार की माँसपेशियाँ (Muscles) नियंत्रित करती हैं। वृताकार पेशी (Circular Muscle) के संकुचित होने से पुतली संकुचित हो जाती है तथा विकीर्ण पेशी (Radia Muscles) के संकुचित होने पर पुतली बड़ी हो जाती है। उपतारा (Iris) एवं स्वच्छ मंडल (Cornea) के बीच के स्थान को अग्रज कक्ष (Anterior Chamber) तथा

उपतारा (Iris) और लैंस के बीच के स्थान को पश्चज कक्ष (Posterior Chamber) कहते हैं।

लैन्स (Lens)- यह पुतली के ठीक पीछे अत्यंत लचीली वृताकार दोनों तरफ उभरी हुई पारदर्शक रचना होती है जिनमें रक्त वाहिनियाँ नहीं होती। यह निलम्बक स्नायु (Suspensory Ligament) द्वारा सिलीयरी बाड़ी से लटका रहता है। विभिन्न दूरियों से देखने की आवश्यकतानुसार सिलीयरी पेशी से निलम्बक स्नायु द्वारा लैन्स की मोटाई घटती-बढ़ती रहती है। कोई वस्तु जितनी पास होती है, उसे देखने के लिए लैन्स की मोटाई उतनी ही अधिक हो जाती है। लैन्स एक पारदर्शक कैपसुल के भीतर बन्द रहता है। यह पुतली से प्रवेश होने वाले प्रकाश को दृष्टिपटल पर केन्द्रित करता है।

नेत्रोद (Aqueous Humour) - स्वच्छमंडल (Cornea) एवं लैंस के मध्य दोनों कक्षों में सिलीयरी बाड़ी द्वार स्रावित एक साफ तरल होता है जिसे

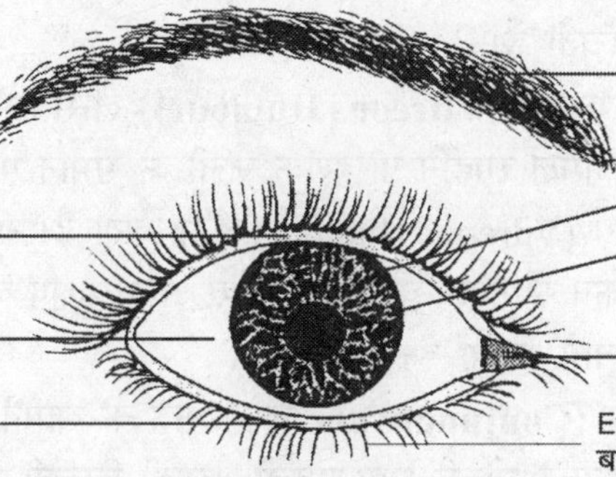

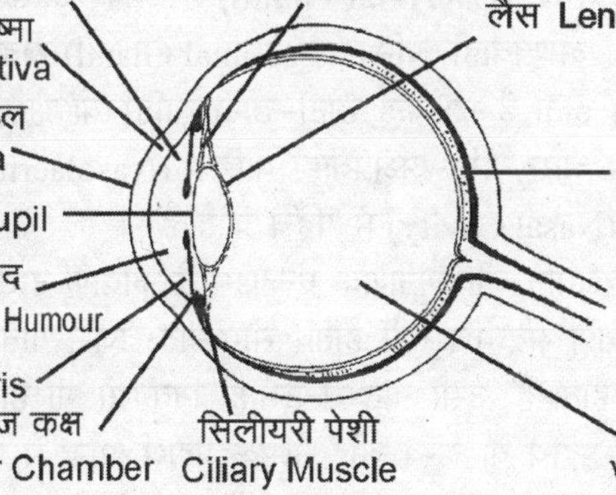

आँख (Eye)

नेत्रोद (Aqueous Humour) कहते हैं। इसका निरंतर उत्पादन तथा निकासी होती रहती है। नेत्रों के सामने वाली पारदर्शक रचनाओं (कोर्निया, लैन्स तथा लैन्स कैप्सूल) जिनमें रक्त-वाहिनियाँ नहीं होती, उनके पोषकों की आपूर्ति तथा त्याज्य पदार्थों की निकासी यह तरल करता है। नेत्रोद की उत्पत्ति एवं निकासन होता रहता है। यदि किसी रुकावट की वजह से निकासन बन्द हो जाये तो यह तरल बढ़ता जायेगा जिससे काला मोतियाबिन्द (Glaucoma) हो जाता है।

दृष्टिपटल (Retina) - यह नेत्र गोलक की तन्त्रिका ऊतकों (Nervous Tissues) से बनी आन्तरिक परत होती है तथा सिलीयरी बाड़ी तक फैली होती है। यह प्रकाश के प्रति अति संवेदनशील होती है। देखी जाने वाली वस्तुएँ रेटिना पर छोटी तथा उल्टी प्रकट होती हैं जो दिमाग में पहुँचकर सीधी दिखाई देती है। रेटिना के सभी तन्त्रिका तन्तु दृष्टि चक्रिका (Optic Disc) पर अभिसरित होकर दृष्टि तंत्रिका (Optic Nerve) में जा मिलती हैं जो दिमाग में पहुँचती है।

नेत्रका चाभ द्रव (Vitreous Humour) - लैन्स के पीछे नेत्र गोलक के शेष भाग में कोमल रंगहीन पारदर्शक जैली के समान पदार्थ भरा होता है जिसे नेत्र का भाग (Vitreous Humour) कहा जाता है। यह नेत्रगोलक की भित्तियों को पिचकने से रोकने के लिए पर्याप्त अन्तःचाक्षुष दबाव (Intraocular Pressure) बनाये रखता है।

नेत्र श्लेष्मा (Conjunctiva) - प्रत्येक नेत्र के सामने रक्षा के लिए दो पलकें होती हैं। इनका भीतरी भाग पतली गुलाबी झिल्ली का होती है जिसे नेत्र श्लेष्मा (Conjunctiva) कहते हैं।

अश्रुप्रवाही ग्रन्थि (Lacrimal Gland) - प्रत्येक आँख के ऊपरी कोनों में एक-एक अश्रुप्रवाही ग्रन्थि (Lacrimal Gland) होती है। इनमें आँसुओं का निर्माण होता है जो कई छोटी-छोटी वाहिनियों द्वारा पलकों के नीचे आ जाते हैं। ये आँसू नासा-अश्रुप्रवाही वाहिनी (Nasolacrimal Duct) द्वारा नासिका गुहा (Nasal Cavity) में पहुँच जाते हैं।

आँसुओं में विद्यमान जीवाणुनाशक एन्जाइम से जीवाणु नष्ट हो जाते हैं जिससे नेत्रों में जीवाणु संक्रमण नहीं होता। सामान्यतः जिस गति से नेत्रों में आँसुओं का स्रवण होता है, उसी गति से उसकी निकासी भी होती रहती है परंतु जब कोई बाह्य पदार्थ या अन्य कोई क्षोभक पदार्थ आँख में पड़ जाता है तो आँसुओं का स्रवण बहुत अधिक होने लगता है। भावावेगी अवस्थाओं में भी आँसू बहुत आने लगते हैं।

(2) श्रवणेन्द्रियाँ या कर्ण या कान (Ears)

कानों का कार्य सुनना तथा शरीर को संतुलन में रखना है। प्रत्येक कान में तीन भाग होते हैं।

बाह्य कर्ण (External Ear)

मध्य कर्ण (Middle Ear or Tympanic Cavity)

अन्तरकर्ण (Internal Ear)

(1) बाह्य कर्ण (External Ear) - इसके दो भाग होते हैं।

(i) कर्णपाली (Auricle or Pinna) - यह कान की रक्षा करती है तथा ध्वनि तरंगों को पकड़ने में मदद करती है।

(ii) बाह्य कर्ण कुहर (External Auditory Meatus) - यह कर्णपाली से भीतर कर्णपट्टी कला (Tympanic Membrane or Eardrum) तक जाने वाली लगभग 2.5 से. मी. घुमावदार नली होती है। इसमें कुछ ग्रन्थियाँ होती हैं जिनका स्राव धूल के कण, छोटे-छोटे कीटाणु इत्यादि को कान में जाने से रोकता है।

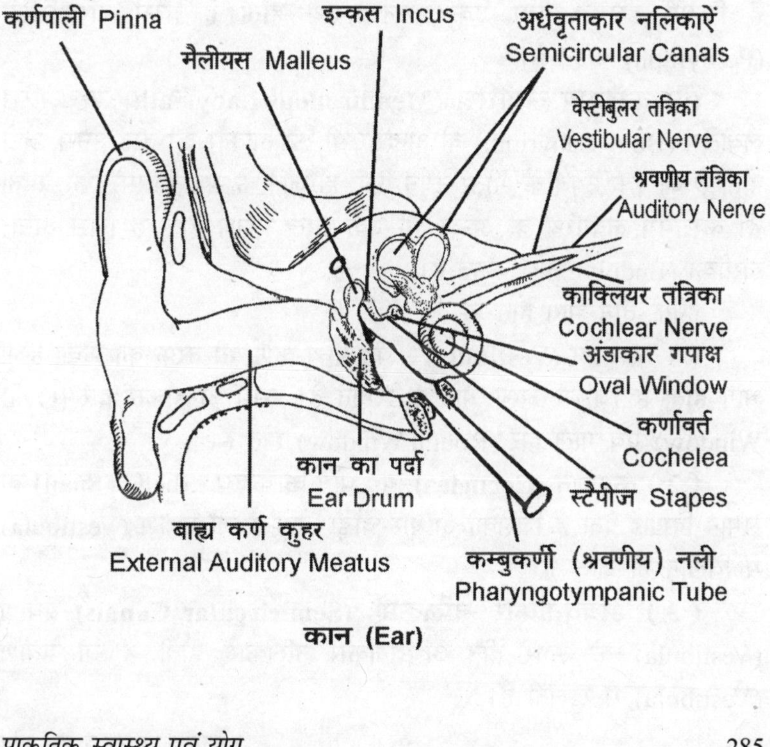

कान (Ear)

(2) मध्य कर्ण (Middle Ear or Tympanic Cavity)- इसमें निम्न भाग होते हैं।

(i) कर्णपट्ट या कान का पर्दा (Tympanic Membrane or Ear Drum)

(ii) श्रवणीय अस्थिकाएँ (Auditory Ossicles) – ये तीन प्रकार की होती हैं। (1) मैलीयस (Malleus) (2) इन्कस (Incus) (3)स्टैपीज (Stapes) जो कर्णपटह (Tympanic membrane) से लेकर अंडाकार गवाक्ष (Oval Window) Fenestra Vestibules तक एक-दूसरे के साथ जुड़कर गतिशील सन्धियों की एक श्रंखला बनाती हैं।

(iii) कम्बुकर्णी या श्रवणीय नली (Pharyngotympanic Tube) – इस नली द्वारा मध्य कर्ण (Tympanic cavity) का संबंध नासा ग्रसनी (Nasopharynx) से होता है। यह 3-4 से. मी. लम्बी होती है। इससे कर्णपट्ट पर दोनों ओर वायु का दबाब एक-सा बना रहता है।

(3) अन्तरकर्ण (Internal Ear) – इसमें सुनने तथा सन्तुलन के अंग होते हैं। इसके दो भाग होते हैं।

(i) अस्थि लैबीरिंथ (Bony Labyrinth) - यह नालियों की श्रंखला है जिसमें इसके भीतर एक तरल पदार्थ होता है जिसे परिलसिका (Perilymph) कहते हैं।

(ii) कलामय लैबीरिंथ (Membranous Labyrinth)-यह अस्थि लैबीरिंथ (Bony Labyrinth) के अन्दर उसी की आकार की तरह उनसे छोटी होती है जो एक ट्यूब के भीतर ट्यूब फिट हो जाने के समान इसमें फिट रहता है। कलामय लैबीरिंथ के अन्दर भी एक तरल पदार्थ होता है जिसे अन्तः लसीका (Endolymph) कहते हैं।

इनके तीन भाग होते हैं-

(1) प्रघाण (Vestibula) - यह मध्य कर्ण की तरफ का फैला हुआ भाग होता है जिससे अन्य भाग जुड़े होते हैं। इसमें अन्डाकार द्वार (Oval Window) एवं गोल द्वार (Round Window) होते हैं।

(2) कर्णवर्त (Cochelea)-यह घोघे के कवच (Shell of Snail) के समान दिखाई देता है जिसका आधार चौड़ा होता है जो प्रघाण (Vestibula) में विलीन हो जाता है।

(3) अर्धवृताकार नलिकाएँ (Semicircular Canals)-प्रघाण (Vestibula) के ऊपर तीन अर्धवृताकार नलिकाएँ होती हैं जो प्रघाण (Vestibula) में खुलती हैं।

श्रवण की क्रिया विधि - जब किसी प्रकार की ध्वनि उत्पन्न होती है तो उससे ध्वनि तरंगे निकलती है जो कर्णपट्ट (Tympanic Membrane) में कम्पन उत्पन्न करती है। कर्णपट्ट के कम्पन श्रवणीय अस्थिकाओं (Auditory Ossicles) से होते हुए अण्डाकार गपाक्ष (Oval window) तक पहुँचता है जिससे परिलसीका (Perylymph) में तरंगें उत्पन्न होती हैं। इससे कलामय लैबीरिंथ (Membranous Laby Rinth) दब जाता है जिससे अन्त:लसीका (Endolymph) में एक तरंग गति उत्पन्न होती है जो काक्लिया तन्त्रिका (Chochelea Nerve) से होकर वैस्टीबुलो काक्लियर तन्त्रिका (Vestibuloco Chochlear Nerve) या आठवीं कपालीय तन्त्रिका (8th Cranial Nerve) द्वारा मष्तिष्क में पहुँचती है।

शरीर को सन्तुलन में रखना (Mechanism of Equilibrium)

कानों का दूसरा मुख्य कार्य शरीर को संतुलन में रखना है। अर्धवृताकार नलिकाओं (Semicircular Canals) द्वारा श्रवणीय कार्य नहीं होता, ये शरीर को साम्यावस्था एवं संतुलन में बनाये रखने में सहायक होती है।

जब शरीर का संतुलन बिगड़ जाता है तो इन नलिकाओं में स्थित तरल परिलसीका (Perilymph) एवं अन्त:लसीका (Endolymph) में गति होती है जो आवेग को वैस्टी बुलोकाक्लियर तन्त्रिका (Vestibulo Chochlear Nerve) के वैस्टीवुलर (Vestibular) भाग द्वारा मष्तिष्क को जाता है तथा प्रतिवर्त क्रिया (Reflax Action) द्वारा तुरन्त शरीर का सन्तुलन हो जाता है।

(3) घ्राणेन्द्रिय या नासिका या नाक (Nose)

इनका कार्य श्वसन के साथ-साथ वस्तुओं की गन्ध का ज्ञान कराना भी है।

नाक की गुहा (Nasal Cavity) में ऊपर की अन्त:त्वचा के नीचे घ्राण-तन्त्रिकाओं (Olfactory Nerves) के छोर फैले हुए होते हैं। सभी गन्ध युक्त पदार्थों से अत्यंत सूक्ष्म रासायनिक कण निकलते हैं जो सांस के साथ ग्रहण की गई वायु के साथ नासिका में पहुँचते हैं और वहाँ पर स्नायु तन्तुओं के छोर को उद्दीप्त कर प्रेरणा उत्पन्न करते हैं जो नासिका के स्नायुतंत्र द्वारा मस्तिष्क को जाती हैं।

गंध की अनुभूति बहुत ही नाजुक होती है। यदि ज्यादा समय तक किसी एक गंध में रहा जाये तो उस गंध की अनुभूति समाप्त हो जाती है। नाक की

अन्तस्त्वचा के सूज जाने पर या सूख जाने पर गन्ध की अनुभूति नहीं होती या कम हो जाती है। गंध प्रिय या अप्रिय दोनों हो सकती हैं।

(4) स्वादेन्द्रिय या जिह्वा या जीभ (Tongue)

स्वाद ज्ञान हमें जिह्वा द्वारा मिलता है। जीभ पर बहुत से सूक्ष्म अंकुरक (Pappillae) रहते हैं। प्रत्येक अंकुरक के भीतरी भाग में स्वाद की अनुभूति करने वाले स्नायु तन्तुओं के छोर रहते हैं।

अंकुरक तीन प्रकार के होते हैं।

परिवृत अंकुरक (Vallete Papillae) – ये संख्या में लगभग 10-12 होते हैं। ये जिह्वा के आधार की तरफ सबसे बड़े और आसानी से दिखाई देने वाले अंकुरक होते हैं।

कवकरूप अंकुरक (Fungiform Papillae) - ये पहले की अपेक्षा छोटे लेकिन संख्या में बहुत अधिक होते हैं जो मुख्यतः जिह्वा के किनारे एवं छोर पर पाये जाते हैं।

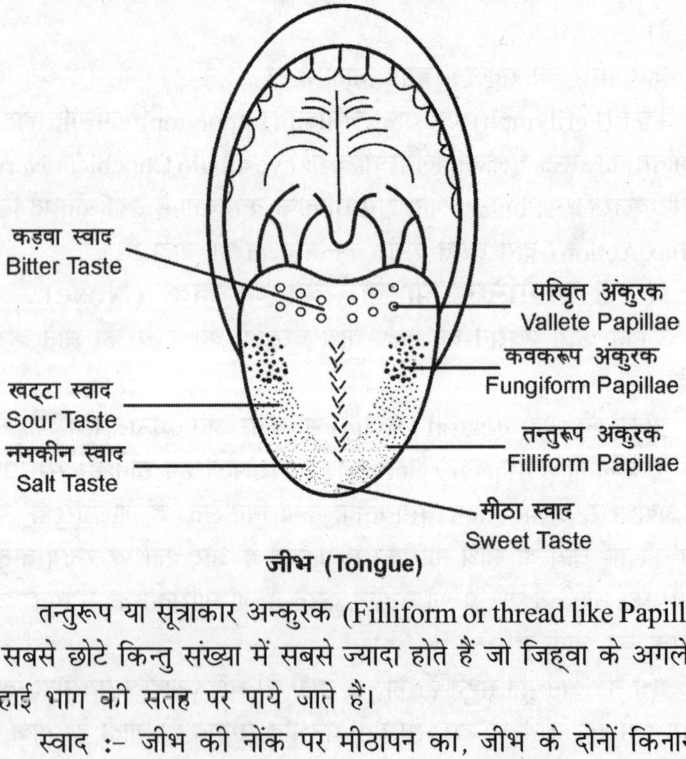

जीभ (Tongue)

तन्तुरूप या सूत्राकार अन्कुरक (Filliform or thread like Papillae) - ये सबसे छोटे किन्तु संख्या में सबसे ज्यादा होते हैं जो जिह्वा के अगले दो-तिहाई भाग की सतह पर पाये जाते हैं।

स्वाद :- जीभ की नोंक पर मीठापन का, जीभ के दोनों किनारों पर

खट्टेपन का, जीभ के मध्य भाग पर नमकीन का तथा जीभ के पिछले भाग पर कडवेपन का स्वाद ग्रहण किया जाता है।

जिह्वा से भोज्य पदार्थ के गर्म या ठंडे होने का पता भी चलता है। स्वाद ग्रहण करने के अतिरिक्त जिह्वा भोजन के चबाने, निगलने तथा बोलने में भी भाग लेती है।

(5) स्पर्शेन्द्रिय या त्वचा (Skin)

त्वचा मानव शरीर का बाह्य आवरण होता है। त्वचा निम्नलिखित दो परतों से मिलकर बनी है।

(1) बाह्य त्वचा (Epidermis)

(2) अन्तस्त्वचा (Dermis)

(1) बाह्य त्वचा (Epidermis) - यह शरीर के विभिन्न भागों में विभिन्न मोटाई की होती है यह हथेलियों एवं पावों के तलवों में सबसे अधिक मोटी होती है। इसमें कोई रक्त वाहिनियाँ एवं तन्त्रिकाएँ नहीं होती हैं।

इसकी अधिकतर सतह पर रोम पाये जाते हैं तथा इस पर स्वेद ग्रंथियों की वाहिनियाँ खुलती हैं। बाह्य त्वचा की सतह पर अनेक रेखायें तथा प्रक्षेय (Projections) होते हैं जिनकी स्थिति अन्तर त्वचा में विद्यमान अंकुरकों के अनुकूल होती हैं जो प्रत्येक व्यक्ति में अलग-अलग होता है। इसलिये अँगुलियों के निशान (Finger Print) का विशेष महत्व है।

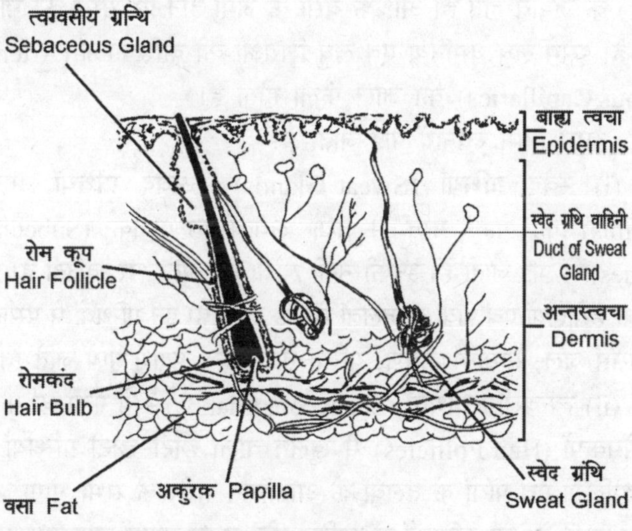

त्वचा (Skin)

बाह्य त्वचा में कोशिकाओं (Cells) की चार परतें होती हैं।

(i) शल्की अस्तर (Stratum Corneum) - यह बाह्य त्वचा की सबसे बाहरी सतह होती है। इसकी कोशिकाएँ निरन्तर झड़ती रहती हैं तथा बाह्य त्वचा की सबसे नीचे की अंकुरित परत (Geminative Layer) से उत्पन्न होकर धीरे-2 ऊपर सतह की ओर आने वाली कोशिकाओं से प्रति स्थापित होती रहती है।

(ii) स्वच्छ अस्तर (Stratum Lucidum) - त्वचा का यह अस्तर काफी साफ होता है।

(iii) कणिकामय अस्तर (Stratum Granulosum) - इसकी कोशिकाओं में कणिकायें (Granules) भी होते हैं।

(iv) अकुरंक परत (Germinative Layer)- इसमें नई कोशिकाओं की उत्पत्ति होती है जो धीरे-धीरे सतह की ओर चढ़ती जाती है और उनमें परिवर्तन होता जाता है। इसमें मैलेनिन कोशिकाएँ (Melanocytes) भी पाई जाती हैं जिनसे मैलेनिन वर्णक (Melanin Pigment) की उत्पत्ति होती है जिसके द्वारा त्वचा का विशिष्ट रंग बनता है।

(2) अन्तस्त्वचा (Dermis) - इसमें बड़ी संख्या में कोलेजन एवं इलास्टिक तन्तु होते हैं जिससे अन्तस्त्वचा कठोर एवं लचीली होती है। इसके नीचे अवत्वचीय ऊतक (Subcutaneous Tissues) होते हैं जिनमें वसा (Fats) के जमाव होते हैं। अधिक वसा के जमा होने पर शरीर की मोटाई बढ़ जाती है। इसमें लघु धमनियों एवं लघु शिराओं की केशिकाओं (Arterial and Venous Capillaries) का जाल फैला होता है।

इसमें निम्न रचनायें पाई जाती हैं।

(i) स्वेद ग्रंथियाँ (Sweat Glands) - स्वेद ग्रंथियाँ अन्तस्त्वचा (Dermis) की गहन परत में तथा अवत्वचीय ऊतक (Subcutaneous Tissues) में पाई जाती हैं। इनकी नली त्वचा की सतह पर खुलती हैं। ये सबसे अधिक हथेलियों एवं पाँवों के तलवों में पाई जाती है। इन ग्रन्थियों में पसीना बनता है जिसमें जल, सामान्य लवण, यूरिया तथा अन्य पदार्थ पाये जाते हैं।

(ii) त्वग्वसीय ग्रंथियाँ (Sebaceous Glands) - ये फ्लास्क के आकार की रोमकूपों (Hair Follicles) में खुलने वाली छोटी-छोटी ग्रन्थियाँ होती हैं जो हथेलियों एवं पाँवों के तलवों के अतिरिक्त शरीर के सभी भागों की त्वचा में पाई जाती हैं। इन ग्रन्थियों से स्रावित होने वाला पदार्थ त्वग्वसा (Sebum)

इन ग्रंथियों से रोमकूपों में पहुँचता है जो रोमों को तथा त्वचा को कोमल और चिकना बनाये रखता है। त्वग्वसा (Sebum) जीवाणुनाशक के रूप में भी कार्य करता है जिससे त्वचा पर संक्रमण नहीं होता। यह त्वचा को सूखने और फटने से भी बचाता है।

(iii) रोमकूप (Hair Follicles) - यह अवत्वचीय ऊतक (Subcutaneous Tissues) से लेकर बाह्य त्वचा तक नली नुमा होता है। इसके आधार में कोशिकाओं (Cells) का एक गुच्छा होता है जिसे रोम कन्द (Hair Bulb) कहा जाता है। इस बल्ब की कोशिकाओं में वृद्धि होने पर रोम बन जाता है। रोम कूप के तल में एक अकुरंक (Papilla) होता है जिसमें रक्त कोशिकाओं का एक गुच्छा होता है जिनसे बल्व की कोशिकाओं का पोषण होता है। जैसे-जैसे कोशिकाएँ रोम के रूप में ऊपर को धकेली जाती हैं तो वे पोषण से दूर होती जाती हैं, अतः मृत होती जाती हैं। रोमकूपों में त्वग्वसीय ग्रन्थियों (Sebaceous Glands) की वाहिनियाँ खुलती हैं। रोमकूपों के साथ रोमहर्षणी (Arrector Pilorum) नामक लघु अनैच्छिक पेशियाँ संलग्न रहती हैं जिनके संकुचन से बाल सीधा खड़ा हो जाता है। रोम या बालों का रंग एक विशेष वर्णक मैलेनिन की विद्यमान मात्रा पर निर्भर होता है। इसके लुप्त होने से बाल सफेद हो जाते हैं।

त्वचा के दो उपांग (Appendages) होते हैं।

रोम या बाल (Hair)

नाखून या नख (Nails)

त्वचा के कार्य :-

(1) यह स्पर्श का ज्ञान कराती है।

(2) त्वचा चोट आदि से शारीरिक अंगों की रक्षा करती है।

(3) यह जीवाणुओं आदि के शरीर में प्रवेश करने के प्रति अवरोधक की भांति कार्य करती है।

(4) यह उत्सर्गी अंग (Excretory Organs) की भांति भी कार्य करती है।

(5) त्वचा में एक वसीय पदार्थ (Dehydrocholesterol) होता है जिसे सूर्य का अल्ट्रावायलेट प्रकाश विटामिन D में परिवर्तित कर देता है।

(6) यह शरीर के तापमान का भी नियमन करती है। पसीना न आने से शरीर गर्म रहता है तथा पसीना आने से शरीर ठंडा हो जाता है।

अन्तःस्रावी ग्रंथियाँ
(Endocrine Glands or Ductless Glands)

किसी भी प्रकार का स्राव या रस उत्पन्न करने वाली रचनायें ग्रंथियाँ (Glands) कहलाती हैं। ये दो प्रकार की होती हैं।

(1) बहिःस्रावी ग्रन्थियाँ (Exocrine Glands) - इस प्रकार की ग्रंथियों में नलियाँ (Duct) होती हैं जिनसे होकर इनका स्राव शरीर के उपयुक्त स्थान पर पहुँचता है। जैसे- लार ग्रंथियाँ, स्वेद ग्रथियाँ, यकृत, अग्नाशय इत्यादि।

(2) अन्तःस्रावी ग्रन्थियाँ (Endocrine Glands) - इस प्रकार की ग्रन्थियों में नलियाँ (Duct) नहीं होती। इनमें उत्पन्न होने वाले स्राव को हार्मोन (Harmone) कहते हैं जो ग्रंथियों से निकलकर सीधे रक्त में मिल जाते हैं और रक्त के साथ भ्रमण करते हुए शरीर के उस भाग में पहुंचते हैं जिस पर उनकी क्रिया होती है। ये अति सूक्ष्म मात्रा में उत्पन्न होते हैं और प्रत्येक हार्मोन का एक निश्चित कार्य होता है। हार्मोनों का रक्त में सामान्य से कम होना अथवा अधिक होना दोनों ही स्वास्थ्य के लिए हानिकारक हैं।

मानव शरीर में निम्न 9 प्रकार की अन्तःस्रावी ग्रंथियाँ होती हैं।

(1) पीयूष ग्रन्थि या पिटयुटरी ग्रन्थि (Pituitary Gland) - यह एक मुख्य अन्तःस्रावी ग्रन्थि है जो मटर के दाने के आकार की भूरे रंग की मस्तिष्क के आधार पर होती है। इसके दो भाग होते हैं। अग्रज खण्ड (Anterior Lobe) तथा पश्चज खण्ड (Posterior Lobe)

(i) पिटयूटरी ग्रन्थि के अग्रज खण्ड (Anterior Lobe) से निम्नलिखित प्रमुख हार्मोन उत्पन्न होते हैं।

वृद्धि हार्मोन (Growth Hormone-GH) - यह शरीर की वृद्धि के लिए आवश्यक है। इसकी न्यूनता से शरीर में वृद्धि नहीं होती, अतः वह बौना रह जाता है। इसकी अधिकता से शरीर की लम्बाई बहुत अधिक बढ़ जाती है।

अधिवृक्क-प्रान्त स्थाप्रेरक हार्मोन (Adrenocorticotropic Hormone-ACTH) - यह एड्रीनल ग्रन्थि के कार्टेक्स की वृद्धि विकास एवं उसके निरंतर कार्य करने के लिए आवश्यक है। इस हार्मोन की कमी बहुत कम होती है। यदि हो जाती है तो उससे एड्रीनल ग्रन्थि की कार्य क्षमता कम हो जाती है।

इसकी अधिकता होने पर बाल बहुत उग आते हैं, स्त्रियों में असामान्य

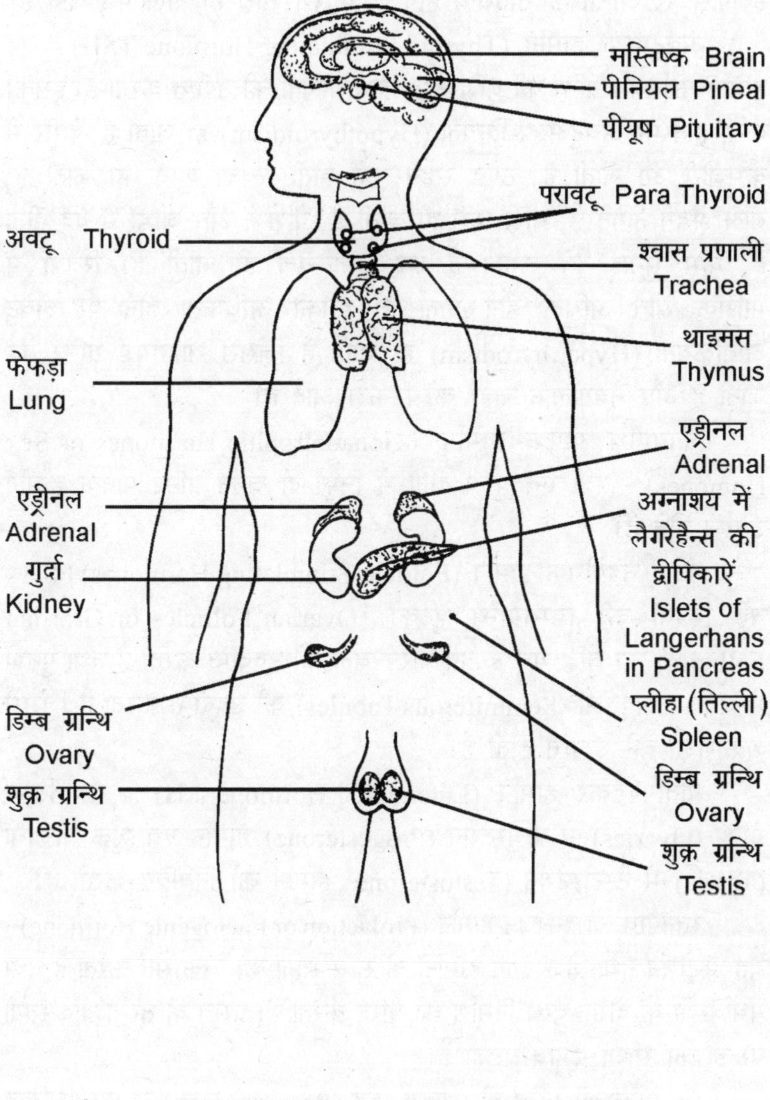

अन्तः स्रावी ग्रन्थियाँ (Endocrine Glands)

स्थानों पर बाल उग आते हैं, रक्तचाप बढ़ जाता है एवं त्वचा पतली हो जाती है जिस पर आन्तरिक रक्तस्राव होने के कारण शीघ्र ही नील पड़ जाते हैं।

अवटुप्रेरक हार्मोन (Thyroid Stimulating Hormone TSH) - यह हार्मोन थाईरायड ग्रन्थि की वृद्धि और क्रियाशीलता को उदीप्त करता है। इसकी कमी होने पर अवटुअल्प क्रियता (Hypothyroidism) हो जाती है, शरीर में कमजोरी आ जाती है, ठण्ड सहन नहीं होती, त्वचा शुष्क हो जाती है, बाल झड़ने लगते हैं, बुद्धि कम हो जाती है, पेशियों और जोड़ों में दर्द होता है, कम सुनाई देने लगता है एवं रक्ताल्पता हो जाती है। स्त्रियों में मासिक स्राव अधिक होने लगता है। इसकी अधिकता होने पर अवटु अतिक्रियता (Hyperthyrodism) हो जाती है जिससे थाइरायड ग्रन्थि बढ़ जाती है और नेत्रगोलक बाहर को निकल आते हैं।

जननग्रंथि पोषक हार्मोन (Gonadotrophic Harmones or Sex Homones) – स्त्री एवं पुरुष दोनों में निम्न दो जनन ग्रन्थि पोषक हार्मोन उत्पन्न होते हैं।

पुटक उद्दीयक हार्मोन (Follicle-Stimulating Harmones) FSH - यह स्त्रियों की डिम्बग्रन्थि पुटको (Ovarian Follicles or Graffian Follicles) की वृद्धि एवं उनकी परिपक्वता को उद्दीप्त करता है तथा पुरुषों में जनन नलिकाओं (Seminiferous Tubules) को उद्दीप्त करता है जिससे शुक्राणुओं की उत्पत्ति होती है।

पीतपिण्डकर हार्मोन (Luteinizing Hormone–LH) - यह डिम्ब ग्रन्थि (Ovaries) में प्रोजेस्टेरोन (Progesterone) हार्मोन एवं शुक्र ग्रंन्थियों (Testes) में टैस्टोस्टेरोन (Testosterone) हार्मोन को नियंत्रित करता है।

स्तनप्रेरक या दुग्धजन हार्मोन (Prolaction or Lactogenic Hormone)– यह इस्ट्रोजन तथा प्रोजेस्टेरोन हार्मोनों के साथ स्तनों को विकसित करता है तथा गर्भावस्था के दौरान दुग्ध निर्माण को प्रेरित करता है। प्रसव के तुरन्त बाद स्तनों पर इसका सीधा प्रभाव पड़ता है।

(ii) पिटयुट्री ग्रन्थि के पश्चज खंड (Posterior lobe) से निम्नलिखित प्रमुख हार्मोन उत्पन्न होते हैं।

प्रतिमूत्रल या वासोप्रेसिन हार्मोन (Antidiuretic Hormone– ADH or Vasopressin) यह गुर्दों गें जल के पुनः अवशोषण को बढ़ाता है जिससे कम मात्रा में मूत्र विसर्जित होता है। इसकी कमी से बहुत अधिक मूत्र विसर्जित

होता है तथा रक्तचाप कम हो जाता है। इसकी अधिकता से बहुत कम मात्रा में मूत्र विसर्जित होता तथा रक्तचाप बढ़ जाता है।

आक्सीटोसिन हार्मोन (Oxytocin Hormone)- स्त्रियों में इसकी क्रिया स्तनों एवं गर्भाशय तक सीमित है। पुरुष में इसकी क्रिया अज्ञात है। यह स्त्री के स्तनों की मायोईपीथीलियमी कोशिकाओं (Myoepithelial Cells) को संकुचित करता है जिससे एकदम से दूध बाहर आ जाता है। यह गर्भाशय-पेशी (Myometrium) को संकुचित करके प्रसव में मदद पहुँचाता है।

(2) अवटु ग्रन्थि (Thyroid Gland) - यह गर्दन के निचले भाग में श्वास प्रणाली (Trachea) के सामने स्थित एक ग्रंथि है। इसके दोनों खण्ड (Lobes) श्वास प्रणाली के दोनों तरफ तक फैले हुए होते हैं। इससे ट्राईआयडोथाईरोनीन (Triiodothyronine-T3) तथा थाईराक्सीन (Thyroxine-T4) हार्मोन उत्पन्न होते हैं जो चयापचय (Metabolism) तथा ऊतकों (Tissues) विशेष रूप से तन्त्रिका तन्त्र (Nervous System) के ऊतकों की वृद्धि एवं विकास को नियंत्रित करते हैं। इन हार्मोनों को बनने के लिये आयोडीन की आवश्यकता होती है जो भोजन एवं जल के साथ उपलब्ध होती हैं।

इसके हार्मोन की कमी से अवटु अल्पक्रियता (Hypothyrodism) हो जाता है जिससे चयापचय दर (Metabolic Rate) कम हो जाता है। वजन बढ़ने लगता है, शरीर का तापमान सामान्य से कम हो जाता है, ठन्ड सहन नहीं होती, त्वचा शुष्क हो जाती है, बाल झड़ने लगते हैं एवं नाडी गति मंद हो जाती है। स्त्रियों में मासिक धर्म अनियमित हो जाता है।

इसके हार्मोन की अधिकता से अवटु अतिक्रियता (Hyperthyroidism) हो जाता है जिससे चयापचय दर (Metabolic Rate) बढ़ जाता है। शरीर का तापमान सामान्य से अधिक हो जाता है, नाडी गति बढ़ी हुई होती है, वजन घटने लगता है, तन्त्रिका तन्त्र की उत्तेजना बढ़ जाने से अँगुलियों में कम्पन होने लगता है और दिल की धडकन बढ़ जाती है। ऐसा लम्बे समय तक रहने पर गलकण्ड या घेंघा (Goiter) बन जाता है जिसमें थाईरायड ग्रन्थि बढ़ जाती है जिससे गर्दन फूली हुई दिखाई देती है तथा आँखें बाहर को निकल आती हैं।

(3) परावटु ग्रंथियाँ (Parathyroid Glands) - ये चार छोटी-छोटी ग्रन्थियाँ होती हैं जिनमें से दो-दो थाइरायड ग्रन्थि की प्रत्येक खण्ड के पश्चज (Posterior) सतह से संलग्न रहती है जिनमें से एक ऊपर की तरफ तथा दूसरी नीचे की तरफ होती है। इस प्रकार ऊपरी दोनों ग्रंथियों को उर्ध्ववर्ती

(Superior) एवं नीचे की दोनों ग्रंथियों को अधोवर्ती (Inferior) कहा जाता है। इनसे पैराथार्मौन हार्मोन (Paratharmone Harmone-PTH) उत्पन्न होता है। यह हार्मोन छोटी आँत से कैल्शियम एवं फास्फोरस के अवशोषण को बढ़ाता है। यह हड्डियों से कैल्शियम एवं फास्फोरस के पुनः अवशोषण को बढ़ाता है। यह रक्त में कैल्शियम के स्तर को सामान्य पर बनाये रखता है तथा मूत्र में फास्फोरस के विसर्जन को बढ़ाता है। यह स्त्री की दोनों दुग्ध स्रावी ग्रंथियों से दुग्ध को बढ़ाता है।

इसकी कमी से रक्त में कैल्शियम की कमी हो जाती है। परिणाम-स्वरूप हाथ-पैर ऐंठ जाते हैं और आक्षेप (Convulsions) आने लगते हैं। इसकी अधिकता से रक्त में कैल्शियम की मात्रा बढ़ जाती है जिसके कारण गुर्दों में कैल्शियम जमा होने लगता है तथा पथरी बन जाती है एवं हड्डियों में कैल्शियम की कमी हो जाने से वे कोमल और विकृत हो जाती हैं।

(4) थाइमस ग्रन्थि (Thymus Gland)- यह श्वास प्रणाली के विभाजन के स्तर पर स्थित होती है। इसमें दो खंड (Lobes) होते हैं। थाइमस ग्रन्थि में असंख्य लिम्फोसाइट होती है। यह मुख्य रूप से बचपन में सक्रिय होती है। तरुणावस्था तक पहुँचते-पहुँचते इसका विकास हो जाता है। उसके बाद ग्रन्थि पुनः सिकुड जाती है। एन्टिबाड़ी (Antibody) उत्पन्न करने तथा शरीर की रोगक्षमता (Immunity) बनाये रखने में थाईमस ग्रन्थि की महत्वपूर्ण भूमिका होती है। लैंगिक परिपक्वता से पूर्व बचपन में थाईमस ग्रन्थि, लिंग ग्रंथियों (Sex Glands) को परिपक्व नहीं होने देती।

(5) एड्रीनल या सुप्रारीनल ग्रन्थियाँ (Adrenal or Suprarenal Glands) - ये कटि प्रदेश (Lumbar Region) में प्रत्येक गुर्दे के ऊपरी किनारे से सलंग्न रहती है। इसके दो भाग होते हैं।

एड्रीनल कार्टेक्स (Adrenal Cartex)–इससे कई हार्मोन उत्पन्न होते हैं जिन्हें सामूहिक रूप से कार्टिको स्टैरायड (Corticosteroids) कहा जाता है। इनकी न्यूनता से खून की कमी, निम्न रक्तचाप, पेट में गडबड़ी, भूख नहीं लगना, वजन घटना, कमजोरी तथा त्वचा परवर्णकता (Pigmentation) हो जाता है।

इसकी अधिकता से अस्थियाँ पोली हो जाती हैं, विशेष रूप से मेरूदंड की। कमर दर्द रहता है। स्त्रियों में मासिक धर्म न होना, पुरुषों में नपुंसकता, हो जाती है तथा बाल बहुत उग आते हैं। मधुमेह हो जाता है। उच्च रक्तचाप

हो जाता है। रक्त में पोटाशियम की कमी हो जाती है जिससे शरीर सुन्न हो जाना, शरीर पर कीड़ों-सा रेंगना और सुई जैसी चुभन, रात्रि में बहुमूत्रता इत्यादि हो जाती है। स्त्री में दाढ़ी-मूँछे आ जाती है।

यह तीन मुख्य वर्गों में विभाजित किया गया है।

ग्लूको कर्टिकायड (Glucocorticoids) - ये कार्बोहाइड्रेट, प्रोटीन एवं वसा के चयापचय (Metabolism) को नियंत्रित करते हैं। इनके द्वारा एलर्जीजन्य प्रतिक्रियायें (Allergic Reactions) समाप्त हो जाती हैं। ये शोथरोधी (Antiinflammatory) होते हैं।

मिनरलोकर्टिकायड (Mineralocoricoids) - इसका कार्य खनिजों के चयापचय (Metabolism) को नियंत्रित करना है। यह गुर्दे की नलिकाओं द्वारा सोडियम के पुनरावशोषण (Reabsorption) को बढ़ाता है।

लिंग स्टैरायड (Sex Steroids)-इसका सम्बंध जनन (Reproduction) तथा लैंगिक विकास से होता है।

एड्रीनल मेडुला (Adrenal Medulla)-यह बाह्य रोगाक्रमणों से शरीर की रक्षा करने के लिए अत्यंत महत्वपूर्ण है। इसकी न्यूनता से रक्तचाप कम हो जाता है तथा अल्प ग्लूकोजरक्तता (Hypoglycaemia) हो जाती है। इसकी अधिकता से उच्च रक्तचाप होता है, सिर में दर्द रहता है, पसीना बहुत आता है एवं दिल की धड़कन बढ़ जाती है। अतिग्लूकोजरक्तता (Hyperglycaemia) हो जाती है।

(6) अग्न्याशय में लैंगरेहैन्स की द्वीपिकाएँ (Islets of langerhans in the pancreas) – अग्न्याशय (Pancreas) वाहिनी (Duct) युक्त ग्रन्थि होती है जिसमें पाचक रस उत्पन्न होकर अग्न्याशिक वाहिनी (Pancreatic Duct) द्वारा ड्योडिनम में पहुँचता है। लेकिन अग्न्याशय (Pancreas) में कुछ कोशिकाएँ गुच्छों के रूप में छितरी हुई पाई जाती हैं जिन्हें लैंगरहैन्स की द्वीपिकाएँ (Islets of Langerhans) कहा जाता है। ये अन्तःस्रावी ग्रंथियाँ होती हैं।

इससे ग्लूकैगान (Glucagon), इन्सुलिन (Insulin) इत्यादि हार्मोन उत्पन्न होते हैं। इनकी न्यूनता से मधुमेह (Diabetes) रोग हो जाता है। इनकी अधिकता से अल्पग्लूकोजरक्तता (Hypoglycaemia) हो जाती है।

(7) प्लीहा या तिल्ली (Spleen) - यह ग्रन्थि आमाशय के पास गहरे बैंगनी रंग की होती है। यह अधिकांश लसीका ऊतक (Lymph Tissues) से बनी हुई होती है। यह श्वेत रक्त कणों का उत्पादन करती है।

अपना कार्यकाल समाप्त कर चुके रक्ताणुओं को शरीर से बाहर निकालती है। रोगाणुओं से शरीर की रक्षा करती है।

(8) पीनियल ग्रन्थि अथवा पीनियल पिण्ड (Pineal Gland or Pineal Body) - यह मस्तिष्क के नीचे एक छोटा-सा लाल भूरे रंग का पिण्ड होता है इसके कार्य का ठीक से पता नहीं है। इस ग्रन्थि का यौवनारम्भ के पश्चात् अपक्षय (Trophy) हो जाता है।

(9) लिंग ग्रन्थियाँ या जनन ग्रन्थियाँ (Sex Glands or Gonads) -

डिम्ब ग्रंथियां (Ovaries) :– महिलाओं में गर्भाशय के दोनों ओर बादाम के आकार की हल्के भूरे रंग की होती है जिनसे इस्ट्रोजन (Oestrogen) तथा प्रोजेस्टेरोन (Progesterone) हार्मोन उत्पन्न होते हैं।

इनका कार्य मासिक धर्म को नियमित करना, स्तनीय ग्रंथियों की वृद्धि करना, गर्भाशय में तबदीली लाकर प्रजनन कार्य में मदद करना है।

शुक्रग्रंथियाँ (Testes) :– पुरुषों में दोनों अण्डकोश में होती है, इनमें एन्ड्रोजन (Androgen) हार्मोन उत्पन्न होता है। इनका कार्य वीर्य की उत्पत्ति, जननेन्द्रिय का विकास, स्वर में पुरुषत्व, दाढ़ी, मूँछ एवं छाती पर बाल, वक्षस्थल में दृढ़ता तथा यौन क्रियाओं के योग्य बनाना है।

चयापचय (Metabolism)

शरीर में होने वाले सभी भौतिक (Physical) एवं रासायनिक (Chemical) परिवर्तनों का योग चयापचय (Metabolism) कहलाता है। इसमें निम्न दो क्रियायें होती है।

(1) उपचय (Anabolism) - यह एक निर्माण क्रिया है जिसमें ग्रहण किये गये भोजन से जीवद्रव्य (Protoplasm) का निर्माण होता है जिससे शरीर की कोशिकाओं, ऊतकों एवं अंगों का निर्माण तथा उनका विकास होता है। शरीर की मरम्मत तथा वृद्धि होती है।

(2) अपचय (Catabolism) - इसमें उन सभी क्रियाओं का समावेश होता है जिनसे जटिल पदार्थ सरल पदार्थों में विघटित हो जाते हैं एवं उत्सर्गी अंगों (Excretary Organs) द्वारा शरीर से बाहर हो जाते हैं। इसमें शरीर का निर्माण नहीं, बल्कि क्षय होता है।

सामान्यावस्था में उपचय (Anabolism) तथा अपचय (Catabolism) के बीच सदैव सन्तुलन बना रहता है।

वृद्धि के दौरान या रोग निवृति काल में उपचय (Anabolism) की प्रधानता होती है। उपवास के दौरान या बीमारी में अपचय (Catabolism) की प्रधानता होती है।

ऊर्जा (Energy) - शरीर के सामान्य कार्यों के लिए कोशिकाओं में विद्यमान पोषक तत्वों का आक्सीकरण होने से ऊर्जा (Energy) प्राप्त होती है। कार्बोहाइड्रेट एवं चिकनाई ऊर्जा के साधन हैं। प्रोटीन शारीरिक वृद्धि एवं मरम्मत का साधन है।

कैलोरी (Calorie) - शरीर में उत्पन्न ऊर्जा को ऊष्मा की इकाइयों में मापा और व्यक्त किया जाता है। एक कैलारी ऊष्मा की वह मात्रा है जो एक लीटर जल का तापमान 1^0C बढ़ाने के लिए आवश्यक होती है। प्रतिदिन शारीरिक श्रम करने वाले व्यक्ति जैसे मजदूर इत्यादि को लगभग 3500 कैलोरियों की, बैठकर कार्य करने वाले व्यक्ति को लगभग 2500 कैलोरियों की, विश्राम के समय लगभग 1500 कैलोरियों की तथा बिस्तर पर लेटे हुये रोगी के लिए लगभग 1000 कैलोरियों की आवश्यकता होती है। शिशु एवं विकसित होते हुये बच्चों में वयस्कों की अपेक्षा अधिक कैलोरियों की आवश्यकता होती है।

उपरोक्त कैलोरियों की आवश्यकताएँ केवल अनुमानित हैं। किसी व्यक्ति

को वास्तविक कैलोरी की आवश्यकता उसके वजन, आयु, लिंग, व्यवसाय, जलवायु, स्वास्थ्य, आहार आदि पर निर्भर होती है।

1 ग्राम कार्बोहाइड्रेट के चयापचय में 4 कैलोरी होती हैं।

1 ग्राम प्रोटीन के चयापचय में 4 कैलोरी होती हैं।

1 ग्राम चिकनाई (Fat) के चयापचय में 9 कैलारी होती हैं।

आधारी चयापचय (Basal Metabolism)

भोजन के 12 घंटे बाद तक पूर्ण शारीरिक तथा मानसिक विश्राम की स्थिति में अर्थात केवल प्राणाधार क्रियाओं जैसे श्वसन, हृदय स्पन्दन, परिसंचरण आदि को कायम रखने के लिये न्यूनतम ऊर्जा की आवश्यकता होती है जो सामान्य शरीर के व्यक्ति में 1000 कैलारी ऊर्जा की आवश्यकता होती है।

भाग - 4

विभिन्न रोगों के प्राकृतिक उपचार

विभिन्न रोगों के प्राकृतिक उपचार

विभिन्न रोगों को दो भागों में बाँटा गया है।

(1) तीव्र रोग (Acute Disease)

(2) जीर्ण रोग (Chronic Disease)

तीव्र रोग

जब प्रकृति शरीर के अन्दर जमा विजातीय द्रव्यों को असाधारण ढ़ंग से बाहर निकालना आरम्भ करती है तो उसे तीव्र रोग कहा जाता है जैसे ज्वर, दस्त, उल्टी, खाँसी, जुकाम इत्यादि-इत्यादि। तीव्र रोगों में भूख न लगना, मुँह का कड़वा होना, जीभ गंदी होना, गला खराब होना, मुँह में छाले होना, हरारत होना, सिरदर्द होना इत्यादि लक्षण भी प्रकट हो जाते हैं।

तीव्र रोग हमारे मित्र हैं, शत्रु नहीं, क्योंकि ये शरीर की सफाई करके हमें जीर्ण रोगों से बचाते हैं। अतः हमें तीव्र रोगों में उपवास, एनिमा, पेट की पट्टी, विश्राम इत्यादि करके प्रकृति के सफाई अभियान में सहयोग देना चाहिए।

यदि तीव्र रोगों को दवाओं इत्यादि से दबाया जाये तो भविष्य में शरीर जीर्ण रोगों से ग्रसित हो जाता है।

जीर्ण रोग

विजातीय द्रव्यों के शरीर से बाहर न निकलने से शरीर में इनकी मात्रा बढ़ती रहती है। वे शरीर के जिस भाग में इकट्ठा होते हैं और जिस अंग को प्रभावित करते हैं, उसी के अनुसार बीमारियों का नाम दे दिया जाता है। जबकि सभी रोगों का कारण एक ही होता है।

इसी प्रकार सभी रोगों का उपचार भी एक ही होता है, वह है, शरीर को विजातीय द्रव्यों से मुक्त करना। उसके लिए उपवास, रसाहार, फलाहार, अपक्वाहार इत्यादि पर रहकर तथा अन्य प्राकृतिक साधनों द्वारा शरीर की सफाई करना।

इस प्रकार जब तक हम रोगों के कारण को बाहर नहीं निकालेंगे, तब तक विश्व की किसी भी अन्य चिकित्सा पद्धति द्वारा रोगी सम्पूर्ण ठीक नहीं हो सकता।

यदि रोगी को चिकित्सक या चिकित्सा पद्धति पर विश्वास न हो तो उसे पूर्ण लाभ नहीं मिलता।

प्राकृतिक चिकित्सा द्वारा प्रत्येक रोग ठीक हो सकता है लेकिन प्रत्येक रोगी का ठीक होना उसकी आंतरिक अवस्था पर निर्भर करता है।

उपचार में सावधानियाँ :-

(1) कोई भी ठंडा उपचार लेने से पूर्व शरीर को हथेली से रगड़-रगड़कर गर्म कर लें। उपचार के बाद टहलकर या हल्के व्यायाम द्वारा शरीर को गर्म कर लें।

(2) कोई भी गर्म उपचार लेने से पहले पानी पीना चाहिए और सिर पर गीला तौलिया रखना चाहिएँ।

(3) अधिक लाभ पहुंचने की आशा से ज्यादा देर तक उपचार कराना वास्तव में हानिकारक है।

(4) ठंडे पानी से उपचार करने के तीस से पैंतीस मिनट बाद ही स्नान करना चाहिए।

(5) भोजन करने के कम-से-कम ढ़ाई घंटे बाद ही उपचार करना चाहिए।

(6) उपचार के आधा घंटे बाद ही कुछ खायें।

अम्लता (Acidity)

लक्षण :- पेट में जलन, मिचली, उल्टी एवं खट्टी डकार।

कारण :- कब्ज का रहना, मानसिक तनाव, चिन्ता, तला भुना, तेज मसालेदार भोजन, भूख से अधिक खाना, काफी, चाय, मदिरा, धूम्रपान, तंबाकू, गुटका आदि का सेवन, चीनी एवं नमक का अधिक उपयोग।

उपचार :- गाजर, खीरा, पत्ता गोभी, लौकी, पेठा इत्यादि सब्जियों के रस पर साप्ताहिक उपवास करें एवं आवश्यकतानुसार एक सप्ताह से तीन सप्ताह तक केवल फल, सलाद एवं अंकुरित अन्न खायें। चीनी एवं नमक का प्रयोग न करें। भोजन अच्छी तरह चबाकर खायें।

प्रतिदिन नारियल पानी, नींबू शहद का पानी, फलों का रस, सब्जियों का रस इत्यादि लें जिनमें गाजर, पत्तागोभी व गेहूँ के जवारे का रस विशेष उपयोगी है।

इलायची का प्रयोग करें।

ताजे आँवले का रस या आँवले का चूर्ण एवं थोड़ी हल्दी शहद में मिलाकर चाटें। पर्याप्त मात्रा में गुनगुना पानी पीयें। पाँच तुलसी के पत्ते रोज खायें। सूर्य किरणों में रखा हुआ आसमानी बोतल का पानी दो-दो घंटे पर पियें।

भोजन के बाद पेशाब करके वज्रासन में बैठें।

प्रत्येक भोजन के पश्चात् एक इलायची और एक लोंग खायें।

नित्य एनिमा, कुंजल, स्नान से पहले सूखा घर्षण (सूखे तौलिये से शरीर को रगड़ना) करें, खुली हवा में लम्बी गहरी साँस लें, पेट पर मिट्टी पट्टी, कटिस्नान, पेट पर गर्म ठंड़ा सेंक, गर्म पाद स्नान तथा सप्ताह में एक बार गीली चादर की लपेट लें तथा उपरोक्त कारणों को दूर करें।

छाती में ज्यादा जलन हो तो तकिया ऊँचा करें।

नोट :- दूध का प्रयोग न करें क्योंकि दूध एक बार तो जलन को शांत कर देता है लेकिन दूध को हजम करने के लिये पेट को अधिक तेजाब बनाना पड़ता है। दवाईयों द्वारा अस्थाई रूप से दबाया गया अम्लता का रोग बाद में अल्सर बन जाता है तथा नेत्र रोग एवं हृदय रोग का मुख्य कारण बन जाता है।

एड्स (AIDS)

एक्वायर्ड इम्यूनो डेफिसियेन्सी सिन्ड्रोम (Acquired Immuno Deficiency Syndrome) का लघु रूप एड्स (AIDS) है।

कारण–यह एच.आई.वी. नामक विषाणु के संक्रमण से उत्पन्न होने वाला ऐसा रोग है जिसमें शरीर की रोग-प्रतिरोधक क्षमता समाप्त हो जाती है जिससे शरीर विभिन्न रोगों से ग्रसित होकर लाईलाज हो जाता है।

लक्षण–

(1) लम्बे समय तक बुखार का रहना।

(2) लम्बे समय तक दस्त होना।

(3) मुँह में छाले पड़ना।

(4) वजन कम होना

(5) साधारण बीमारियों का भी लगातार दवाई लेने पर भी ठीक नहीं होना।

एच.आई.वी.–ह्यूमन इम्यूनो डैफिसियन्सी वायरस (Human Immunodeficiency Virus) एक विषाणु है जिसके संक्रमण से व्यक्ति एड्स नामक बीमारी से ग्रस्त हो जाता है। यह इतना सूक्ष्म होता है कि इसे नंगी आँखों से नहीं देखा जा सकता है।

यह विषाणु मानव शरीर में प्रवेश कर उसकी रोगों से बचाव करने वाली, रोग-प्रतिरोधक क्षमता को धीरे-धीरे नष्ट कर देता है।

एच.आई.वी. संक्रमित व्यक्तियों में एड्स के लक्षण उत्पन्न होने में 5-10 वर्षों तक का समय भी लग सकता है। एच.आई.वी. संक्रमित (एच.आई.वी. पॉजिटिव) व्यक्ति कई वर्षों तक बिना किसी बीमारी के लक्षण के रह सकता है।

यह अभी तक निश्चित नहीं है कि प्रत्येक एच.आई.वी. संक्रमित व्यक्ति को एड्स हो ही जायेगा।

सूखी अवस्था (dry state) कुछ ही सेकन्ड में विषाणु निष्क्रिय हो जाता है। नम अवस्था (wet state) में यह घन्टों तक जिंदा रहता है।

केवल रक्त जाँच से ही इसका पता लग सकता है, जिसे एच.आई.वी. एंटीबोडी टैस्ट कहते हैं।

एच.आई.वी. कैसे फैलता है–

(1) असुरक्षित यौन संबंधों से

(2) संक्रमित सुई/सिरिंजों के प्रयोग से

(3) संक्रमित रक्त से

(4) संक्रमित गर्भवती स्त्री से होने वाले नवजात शिशु को

किन कारणों से एच.आई.वी. नहीं फैलता–

(1) सामान्य संपर्क से

(2) हाथ मिलाने से

(3) आलिंगन से

(4) साथ खाने-पीने या एक ही बरतन के प्रयोग से

(5) खाँसने या छींकने से

(6) गले लगाने से

(7) किसी कीड़े या मच्छर के काटने से

उपचार–आधुनिक विज्ञान में इस रोग का कोई उपचार नहीं है। केवल सतर्कता और सावधानी इससे बचने के उपाय हैं। किन्तु यौगिक क्रियाओं की मदद से और प्राकृतिक चिकित्सा द्वारा ऐसे रोगियों के जीवन में नई रोशनी लाई जा सकती है।

भोजन में रसाहार तथा अपक्वाहार (फल, सब्जियों, अंकुरित अन्नकण इत्यादि) बहुत ही आवश्यक है।

तुलसी, नीम, हल्दी, अश्वगंधा, गिलोय, गेहूँ का ज्वारा इत्यादि का सेवन रोग प्रतिरोधक शक्ति बढ़ाता है।

संक्रमण का आधार है - शरीर में विजातीय द्रव्यों का इकट्ठा होना। अतः शरीर में विजातीय द्रव्यों का निकालना भी आवश्यक है। उसके लिये पेट पर मिट्टी पट्टी, एनीमा, कटि स्नान, वाष्प स्नान, गीली चादर लपेट इत्यादि करें।

व्यायाम एवं योगासन करें।

कपाल भाति, लोम-विलोम एवं भस्त्रिका प्राणायाम करें।

सभी व्यसनों का त्याग करें।

ध्यान करें।

एलर्जी (Allergy)

लक्षण :- त्वचा में चुभन, खुजली, दाने, दाफड़ या चकते पड़ना, आँखे लाल होना, नाक का बहना, घबराहट, बैचेनी, अधिक छींक आना, नाक में खुजली, नाक से अधिक स्राव, खाँसी, साँस लेने में कष्ट, सिर दर्द, आधा सिर दर्द इत्यादि। एलर्जी कई अन्य बीमारियों (मधुमेह, डिप्रेशन, हृदयरोग, अल्सर, दमा, एक्जिमा इत्यादि) की जननी है।

कारण :- एलर्जी रोग निरोधक शक्ति (Resistance Power) का कम होना भी दर्शाती है। पेट में कीड़े होना, नशीले पदार्थो का उपयोग, हानिकारक एवं रसायन मिले खाद्यों का सेवन, सौन्दर्य प्रसाधन, सिंथेटिक कपड़े, किसी विशेष आहार एवं औषधियाँ, चीनी का अधिक सेवन, मानसिक तनाव इत्यादि।

उपचार :- तीन-चार दिनों तक नींबू पानी, नारियल पानी तथा फल एवं सब्जियों के रस पर उपवास करें उसके बाद एक सप्ताह तक अपक्वाहार लें। डिब्बाबंद खाद्यों, नमक तथा चीनी का उपयोग न करें। सोयाबीन के दूध का इस्तेमाल करें।

कुछ रोज तक प्रातः खाली पेट 40-50 नीम के पत्तों का पानी पीयें तथा उसके आधे घंटे तक कुछ भी खायें-पीयें नहीं।

इसी तरह प्रातः खाली पेट पाँच बूँद अरंडी का तेल (Castor Oil), फलों के रस या पानी में डालकर लेना भी बहुत लाभकारी है। दिन में आँवले का चूर्ण थोड़ी हल्दी मिलाकर पानी के साथ सेवन करें।

सूर्यतप्त नीली बोतल का पानी पियें।

नाड़ी शोधन प्राणायाम तथा अर्धमत्स्येन्द्रासन, सर्वांगासन, शवासन इत्यादि करें।

अर्जुन की छाल रात भर पानी में भिगोकर प्रातः मसलकर छानकर काढ़ा बनाकर पियें।

रक्तहीनता/रक्ताल्पता (Anaemia)

रक्त में लाल कणों (Haemoglobin) का कम होना रक्तहीनता कहलाता है।

लक्षण :- शरीर में रक्त कम हो जाना, कमजोरी, कमजोर याददास्त, आलस्य, थकान, साँस का छोटा हो जाना, सिर चकराना, उदासी, नाखून का रंग सफेद हो जाना तथा चेहरे की कान्ति नष्ट हो जाना।

कारण :- लोह तत्व, प्रोटीन एवं विटामिन की कमी या किसी अन्य विकार की वजह से लाल रक्तकण का न बनना। किसी चोट, बवासीर, मासिक धर्म इत्यादि की वजह से अधिक खून का निकल जाना।

पेट में कृमियों की वजह से भी रक्तहीनता हो जाती है। मानसिक तनाव एवं चिन्ता जो पाचन रसों को प्रभावित करते हैं, जिनकी वजह से आवश्यक तत्वों और विटामिन का आत्मसात नहीं हो पाता।

उपचार :- पालक का रस शहद मिलाकर, अनार का रस, गाजर का रस, चुकंदर, पत्तागोभी का रस एवं अंगूर, संतरा, मौसमी, अमरूद, केला, टमाटर, सेब का रस लें। पालक, पोदीना एवं हरी पत्तेदार सब्जियाँ लें। अंजीर बहुत ही उपयोगी है।

सूर्य तप्त बैंगनी रंग का पानी पीयें।

खजूर, मुनक्का, हल्दी एवं मेथी बहुत लाभकारी है। गेहूँ के जवारे का रस लें। नीम की दो-तीन पत्तियाँ रोज खायें।

कुंजल, एनीमा, पेट का गर्म ठंडा सेक, सूखा घर्षण एवं लंबी गहरी साँस लें तथा प्राणायाम, धूप स्नान, सूर्य नमस्कार, ज्ञानमुद्रा एवं प्राणमुद्रा करें।

योगमुद्रासन, सर्वांगासन, पश्चिमोत्तानासन, उत्तानपादासन, शवासन, ध्यान व योगनिद्रा का अभ्यास करें।

प्रतिदिन वैज्ञानिक मालिश करायें।

आंत्र पुच्छ प्रदाह (Appendicitis)

लक्षण :- छोटी और बड़ी आँत जहाँ मिलती है, वहीं उसी के पास जो आंत्र-पुच्छ (Appendix) होती है उसमें सूजन आ जाती है। पेट के दाहिनी तरफ जोर का दर्द होता है तथा उसी जगह पर गांठ की तरह फूलकर कड़ा हो जाता है। इस स्थान पर थोड़ा-सा भी दबाने से बहुत तेज दर्द होता है। इसमें उल्टी, उल्टी का उद्वेग (Nausea), श्वास में दुर्गन्ध, कब्ज, बुखार इत्यादि भी हो जाते हैं। इसका समय पर इलाज न करने से सूजन बढ़ती रहती है जिससे यह फटकर खतरनाक हो सकती है।

कारण :- इसका मूल कारण पुरानी कब्ज है। कठिनाई से पचने वाला भोजन तथा तले-भुने पदार्थों का अधिक सेवन करने वाले एवं मांसाहारी व्यक्तियों को प्राय: यह रोग अधिक होता है।

उपचार :- कब्ज को दूर करने के साथ-साथ शरीर को विषमुक्त करना ही इसकी चिकित्सा है। इसमें पूर्ण विश्राम करना बहुत जरूरी है। खाना-पीना बिल्कुल छोड़कर केवल पानी थोड़ा-थोड़ा और धीरे-धीरे पीजिए। दो तीन बार पानी का एनिमा देकर पेट साफ करें। दिन में कई बार पेट पर गर्म-ठंड़ा सेंक देकर मिट्टी की पट्टी रखें। अधिक दर्द की वजह से यदि मिट्टी की पट्टी का भार सहन न हो तो गीली पट्टी रखें। तीसरे दिन से फल, सब्जियों का रस एवं नींबू पानी देना शुरू करें। गाजर चुकन्दर का रस मिलाकर या खीरे का रस विशेष उपयोगी है।

उसके बाद अपक्वाहार (फल, सब्जियाँ, अंकुरित इत्यादि) एक सप्ताह तक लें। रोग ठीक होने के पश्चात् सामान्य संतुलित भोजन पर आ जायें। भविष्य में कब्ज न होने दें।

संधिवात (Arthritis) / गठिया (Gout)

प्रभावित स्थानों के आधार पर गठिया की 100 से भी अधिक किस्मों में नीचे दी गई किस्में अधिक पाई जाती हैं।

(1) ऑस्टियो आर्थराईटिस (Osteo Arthritis) :- यह आयु बढ़ने के साथ-साथ होने वाला एक सामान्य रोग है जो जोड़ों में उपास्थियों (Cartilage) के घिस जाने के कारण होता है। इसमें आमतौर पर घुटने, नितम्ब (Hip) रीढ़ की हड्डी (Vertebral Column) प्रभावित होते हैं। कभी कभी यह अँगुलियों में भी हो जाता है।

(2) रूमेटाइड आर्थराईटिस (Rheumatoid Arthritis) :- इस रोग के होने पर विशेष रूप से छोटे जोड़ों, अँगुलियों, कलाइयों, कुहनियों, घुटनों, टखनों इत्यादि में दर्द होने लगता है और ये अकड़ जाते हैं। जोड़ों में सूजन आ जाने से उपास्थियाँ (Cartilage) तो क्षतिग्रस्त हो ही जाती है, साथ में यह माँसपेशियों (Muscles), कंड़राऐं (Tandons) एवं कोशिकाओं (Tissues) वाली विकृतियां व्यक्ति को विकलांग बना देती हैं। यह पुरुषों की अपेक्षा महिलाओं में अधिक पाया जाता है।

(3) गाउटी आर्थराईटिस (Gouty Arthritis) :- समय-समय पर इस रोग की वजह से पंजों में काफी दर्द हो जाता है और यह इतना अधिक होता है कि हल्के से छू देने पर से रोगी अपना पंजा एक ओर को हटाने लगता है। इसके पुराना पड़ जाने पर Cartilage से संबंधित हड्डी धीरे धीरे क्षतिग्रस्त होने लगती है जिससे विकलांगता आने लगती है। गाऊट के दस प्रतिशत मरीजों में पथरी हो जाती है। यह पुरुषों में अधिक पाया जाता है।

(4) सर्वाईकल स्पोंडिलाईसिस (Cervical Spondylosis) :- इसमें गर्दन की हड्डियाँ और कमर का निचला भाग प्रभावित होता है।

आर्थराईटिस के लक्षण :- जोड़ों में दर्द, सूजन एवं अकडन। ये प्राय: मौसम में बदलाव आने के समय ज्यादा दिखाई पड़ते हैं। बालों का अधिक गिरना।

कारण :- जोड़ों में यूरिक एसिड का संचित हो जाना इसका मुख्य कारण है। यह रोग अधिक प्रोटीन युक्त आहार के सेवन करने वालों को ज्यादा होता है। अधिक अम्लोत्पादक भोजन विशेषकर सभी प्रकार के मांस, मछली,

अंडा, अधिक दाल एवं दूध तथा दूध जन्य खाद्य, नमक, मिर्च मसालों का अधिक सेवन, गैस, कब्ज और श्रम तथा व्यायाम की कमी, अधिक दवाओं का सेवन।

उपचार :- शरीर में संचित यूरिक एसिड को घुलाकर निष्कासित करने के लिए पोटाशियम प्रधान खाद्य खीरा, लौकी, ककड़ी, तरबूज, पत्तागोभी, पालक, सफेद पेठा आदि के रस पर दो-तीन दिन का उपवास रखना चाहिए। अनानास, आँवला, संतरा एवं नींबू का रस भी लिया जा सकता है।

उसके बाद कुछ सप्ताह अपक्वाहार (मौसम के फल एवं सलाद) इत्यादि पर रहें। हरी सब्जियों का सूप लें। रसाहार नियमित लेते रहें। नारियल पानी लें। फलों में अंगूर तथा शरीफा लें। गेहूँ के जवारे का रस या कच्चे आलू का रस पीना भी अति उत्तम है। रात को भिगोई हुई दो-तीन अंजीरें, दस पन्द्रह मुनक्का एवं एक खुबानी प्रातः प्रतिदिन लें।

दालें, दूध, दही, तली भुनी चीजें, चीनी इत्यादि न लें।

पानी खूब पियें। रातभर तांबे के बर्तन में रखा पानी पीना विशेष लाभकारी है। लहसुन भी बहुत उपयोगी है। नित्य अंकुरित मेथीदाना एवं शहद अवश्य लें। खजूर एवं तिलों के लड्डू बनाकर खाएं। अदरक एवं तुलसी का रस हल्का गर्म पानी डालकर पियें। साप्ताहिक उपवास रसाहार पर करें।

नित्य प्रातः सायं 250-250 मि. ली. सूर्यतप्त हरी बोतल का पानी पियें तथा प्रभावित भाग पर सूर्य की लाल किरणें दें।

मिट्टी पट्टी, एनीमा, कटिस्नान, मेहनस्नान, भापस्नान, धूपस्नान, सूखा घर्षण, गर्म पाद स्नान, गर्म पट्टी, गर्म मिट्टी की पट्टी, गर्म ठंडी सेक, योगनिद्रा अति उत्तम है।

जोड़ों की हल्की शुष्क मालिश, नींबू के रस की मालिश एवं अधिक सूजन में बर्फ के ठंडे पानी की पट्टी करें।

प्रभावित भाग पर नारियल या सरसों के तेल में कपूर मिलाकर मालिश करने से जोड़ों की अकड़न कम हो जाती है।

एक चुटकी हल्दी की फांकी पानी के साथ लें। हरसिंगार की चार-पाँच पत्तियाँ पीसकर एक गिलास पानी से सुबह-शाम दो-तीन सप्ताह तक पीने से रोग समाप्त हो जाता है।

टब के पानी में नमक डालकर तीस मिनट तक लेटें। श्वास प्रश्वास की प्रक्रिया, प्राणायाम में भस्त्रिका, नाड़ीशोधन, सूर्यभेदी, उज्जायी तथा आसनों में पद्मासन, वज्रासन, सिद्धासन, गोमुखासन, भुजंगासन, गोरक्षासन, सिंहासन, लाभदायक हैं। हाथ और पैरों की साईकल चलाने की क्रिया करें।

दमा (Asthma)

सूक्ष्म श्वास नलियों में विकारों के भर जाने से साँस लेने में कठिनाई व खाँसी होने को दमा कहते हैं। यह केवल प्राकृतिक चिकित्सा से दूर होता है।

लक्षण :- दमा की शुरुआत खाँसी, सरसराहट और सांस उखड़ने के दौरे के रूप में होती है। सामान्यत: दमा का वेग रात को दो बजे के बाद होता है। किंतु कभी-कभी यह अन्य समयों पर भी हो सकता है। कफ सख्त, बदबूदार एवं डोरी की भाँति निकलता है।

दमा दो प्रकार का होता है-

(1) फेफड़ों से संबंधित दमा (Bronchial Asthma)-इसमें श्वास नलिकायें सिकुड़ जाती है, साँस कठिनाई से आता है।

(2) हृदय से संबंधित दमा (Cardiac Asthma)-इसमें हृदय की दुर्बलता आती है जिसके कारण हृदय पर्याप्त मात्रा में रक्त परिसंचरण नहीं कर पाता है, अत: आक्सीजन कम मात्रा में मिलता है। साँस खींचने से रोगी का चेहरा लाल हो जाता है। यह पुरुषों में अधिक पाया जाता है।

कारण :- श्वास नली में औषधियों द्वारा सुखाया गया कफ, गलत आहर विहार, अशुद्ध वायु, मानसिक तनाव, भय, क्रोध, रक्तदोष, मादक पदार्थों का सेवन, खांसी, जुकाम, नजला में सम्भोग, ठूँस-ठूँस कर खाना, गरिष्ठ भोजन, मिर्च मसाले, तले-भुने खाद्य पदार्थों का प्रयोग, धूल इत्यादि।

उपचार :- एक दिन नींबू शहद के पानी पर उपवास, एक सप्ताह फलों के रस अथवा हरी सब्जियों के रस एवं सूप पर रहें। नारियल पानी, सफेद पेठा रस, पत्ता गोभी रस, गाजर एवं चुकंदर रस, अंगूर का रस, दूब का रस एवं गेहूँ के जवारे का रस अति उत्तम है। फिर दो सप्ताह अपक्वाहार (केवल फल, सलाद, अंकुरित इत्यादि) पर रहें। उसके बाद सामान्य आहार पर आ जायें एवं गरिष्ठ भोजन से दूर रहें। मेथी भिगोकर खायें तथा उसका पानी थोड़ा शहद मिलाकर पियें। दूध या दूध से बने पदार्थ न लें।

यदि आवश्यक हो तो सोयाबीन या तिलों का दूध ले सकते हैं। तुलसी और अदरक का रस शहद मिलाकर लें। एक चम्मच त्रिफला नींबू पानी के साथ लें। एक कप गर्म पानी में शहद डालकर पियें।

दमे के रोगी को रात का भोजन जल्दी कर लेना चाहिए तथा रात को गर्म पानी पीकर सोना चाहिए। अजवायन के पानी की भाप लें।

पेट पर मिट्टी पट्टी, एनीमा, छाती लपेट एवं भाप स्नान बहुत ही उपयोगी है। रीढ़ की हड्डी की मालिश करें। छाती के पीछे कमर पर सरसों के तेल में कपूर डालकर मालिश करें। गर्म लेकिन हवादार कमरे में आराम करें।

जब दमे का जोर हो तो जो स्वर (श्वास) चल रहा हो, उसे बदल लें तथा गर्म पाँव स्नान लें।

नाड़ी शोधन, कपालभाति, बिना कुम्भक के प्राणायाम, उड्डीयान बंध, महामुद्रा, श्वास, प्रश्वास, गोमुखासन, मत्स्यासन, उत्तानमन्डूकासन, उत्तान कूर्मासन, ताड़ासन, अश्वस्थासन, चक्रासन, शलभासन, मकरासन, योगमुद्रासन, भुजंगासन, धनुरासन आदि करें।

चश्मे से मुक्ति (Avoid Spectacle)

आज के युग में चश्मा लगाना तेजी से बढ़ रहा है। कम आयु में ही चश्मा लग जाता है और चश्मे का नंबर बढ़ता ही जाता है। चश्मे की वजह से आँखों का प्राकृतिक व्यायाम भी बंद-सा हो जाता है। चश्मा लगाने से दृष्टिदोष केवल ढ़ँक-सा जाता है और नजर की कमजोरी बढ़ती ही रहती है।

दृष्टिदोष के कारण :- अप्राकृतिक आहार विहार, असंतुलित भोजन, अम्लकारी उत्तेजक खाद्य, मैदा, मिर्च मसालों, खटाई एवं तली भुनी चीजों का प्रयोग, खाने में अत्यधिक गर्म एवं ठंडी चीजों का प्रयोग, छिलका रहित दाल एवं चोकर रहित आटे का प्रयोग, जल्दी-जल्दी खाना, खाना खाते ही सो जाना, रात को देर से सोना, प्रातः देर से उठना, उठते ही चाय (Bed Tea) लेना, ऊँची एँड़ी का जूता पहनना एवं अधिक टेलीविजन देखना। उचित व्यायाम की कमी, विटामिन ए की कमी, प्राकृतिक भोजन की कमी, कोई चोट या अन्य रोग (कब्ज, मधुमेह, उच्च रक्तचाप, तनाव आदि)।

उपचार :- अधिकतम अपक्वाहार ही इसका उपचार है। अतः आहार में अधिकतम विटामिन ए, बी, सी, प्रधान अपक्वाहार अंकुरित गेहूँ, मूंग, चना, हरी सब्जी, दूध, दही एवं फल लेना चाहिए। रात में भिगोया मुनक्का, किशमिश, अंजीर, छोहारा एवं खजूर प्रातः पानी सहित लेना चाहिए। आँखों के लिए गाजर एवं आँवला का रस विशेष उपयोगी है। पालक और गाजर का रस मिलाकर लेने से रतौंधी में आराम होता है तथा नेत्र ज्योति बढ़ती है। दस या पन्द्रह मुनक्का और दो अंजीर धोकर पानी में रात्रि में भिगो दें तथा प्रातः खायें एवं उसका पानी पी लें। प्रातः संतरा, अंगूर, पत्तागोभी व हरी सब्जियों का रस विशेष लाभकारी है। नाश्ते पर काली मिर्च और बादाम खाकर गाय का दूध या गाजर का रस पियें। चार बादाम दस मिनट तक चबायें। शहद में इलायची मिलाकर लें।

रोजाना प्रातः जलनेति करें और जब भी प्रातः सोकर उठें, मुँह में पानी भरकर पचास बार आँखों में पानी के छीटें मारें।

1 चम्मच त्रिफला रात को मिट्टी या कांच के एक गिलास में पानी में भिगो दें। प्रातः छानकर थोड़ा पानी पी लें बाकी पानी से आँखें धोयें।

प्रातः खुली हवा में गहरी साँस लें तथा नंगे पैर घास पर टहलें।

नित्य प्रातः क्रमशः एक मिनट से बढ़ाते हुए पाँच मिनट तक आँखों को बंदकर आँखों पर धूप लेना चाहिए। सूर्य रश्मियों में रखी हरी बोतल के पानी से आँखों को धोना बहुत ही उत्तम है। हरी बोतल का पानी पीना भी चाहिए।

एनिमा, जलनेति, सूत्रनेति, पेट पर मिट्टी पट्टी, कुंजल, कटि स्नान, मेहन स्नान, रीढ़ स्नान।

सिंहासन, भस्त्रिका प्राणायाम, त्राटक करें।

नित्य पैरों में तेल मालिश एवं दोनों पाँव के अँगूठे में तेल लगाइए। दाँत साफ करते समय जीभ एवं तालू को भी साफ करें।

नेत्र ज्योति :- आँखों में नित्य नेत्र ज्योति डालें।

नेत्र ज्योति बनाने की विधि :- नौ भाग शहद, एक भाग नींबू का रस, एक भाग प्याज का रस एवं एक भाग अदरक का रस मिलाकर छानकर शीशी में रख लें। नित्य रात को एवं प्रातः शीशी हिलाकर एक-एक बूंद आँख में डालना चाहिए। इसके नित्य प्रयोग से मोतिया बिन्द हो ही नहीं सकता और यदि है तो अपक्वाहार के साथ इसका प्रयोग करने से निश्चय ही मोतियाबिन्द चला जायेगा। यह बीस दिन से ज्यादा पुराना काम में न लें तथा गर्मियों में फ्रिज में रखें।

आँखों का विश्राम :-

पामिंग (Palming) :- आराम कुर्सी, सोफा या अन्य कुर्सी पर रीढ़ सीधा करके बैठें। सामने इतनी ऊँची मेज हो कि कुहनी उस पर आसानी से टिक सके और रीढ़ सीधी रहे। दाहिनी हथेली से दाहिनी आँख एवं बायीं हथेली से बायीं आँख को ढँक लेना चाहिए। आँखें बंद रहेंगी दोनों हाथ की अँगुलियाँ ललाट पर, एक-दूसरे पर तिरछी पड़नी चाहिए। आँखों में न तो जरा भी प्रकाश जाना चाहिए और न दबाव ही पड़ना चाहिए।

पामिंग करते समय सोचना चाहिए कि आँख की समस्त पेशियाँ एवं तंतु शिथिलीकरणावस्था में हो रही हैं। पामिंग के दौरान किसी भी काली चीज का ध्यान करना चाहिए।

तन-मन विशेषकर आँखें स्वस्थ हों तो पामिंग के दौरान प्रगाढ़ अंधकार की अनुभूति होगी किंतु आँखों के कमजोर होने एवं तन-मन पर जोर पड़ने से विभिन्न प्रकार के रंग या हल्के कालेपन की अनुभूति होगी। आँखों की रोशनी एवं शक्ति बढ़ने के साथ ही अधिक गहरे काले रंग की अनुभूति भी होने लगेगी।

पामिंग जब भी सुविधा हो, दिन में दो बार या ज्यादा भी की जा सकती है।

भूख, थकान, मानसिक अस्थिरता, चिंता एवं क्रोध के समय पामिंग नहीं करनी चाहिए।

आंखों का व्यायाम :-

1. कसकर एक आँख को बंद कीजिए। इस पर और शक्ति लगाकर और अधिक कसकर आँख बंद कर लीजिए। दूसरे शब्दों में जब आँख बंद हो तो जितना अधिक जोर से कस सकते हो आँखों को कसिए। फिर यही क्रिया दूसरी आँख पर करें। कुछ देर बाद दोनों आँखों पर यही क्रिया करें। कसकर बंद आँखों को यकायक नहीं बल्कि धीरे-धीरे खोलना चाहिए।

2. सिर और गर्दन को सीधा रखें और सामने देखें, उसके बाद दाहिने देखें, फिर बायें देखें, फिर आसमान की तरफ एवं फिर पृथ्वी की तरफ देखें। फिर आँखों को गोलाकार घुमाते हुए पहले घड़ी की सुईयों की तरह (Clockwise) फिर विपरीत (Anti Clockwise) घुमायें।

(3) नाक की दोनों ओर के आंखों के कोनों को मसलें फिर हल्का दबाते हुए पहले गोलाई में और फिर नीचे की ओर मसलें।

(4) कुछ समय तक किसी दूर की चीज को ध्यान से देखें, फिर वहाँ से नजर हटाकर उसी दिशा में किसी नजदीकी चीज को देखें, इसी तरह पाँच बार करें।

कमर दर्द (Back Ache)

लक्षण :- कमर का दर्द ज्यादातर मध्यभाग या निचले भाग में होता है। कमर के निचले भाग में होने वाले दर्द को लोवर स्पोन्डलाईसिस (Lower Spondylosis) भी कहा जाता है।

कारण :- बैठने, उठने, लेटने या चलने में सही स्थिति (Posture) की कमी, ऊँची एँड़ी की चप्पल या जूते पहनना, आलस्य पूर्ण जीवन, माहवारी में गड़बड़ी, पोषक तत्वों की कमी, माँसपेशियों की कमजोरी, मोटापा, रीढ़ की हड्डी का विकार, विश्राम एवं व्यायाम की कमी, संधिवात (Arthritis), हड्डियों का खोखलापन (Osteoporosis) या अन्य रोग, ज्यादा नरम एवं गद्देदार बिस्तर पर सोना, भारी सामान उठाना या कोई चोट, स्टेरायड्स इत्यादि दवाओं का सेवन।

उपचार :- भोजन में फल, सलाद, अंकुरित इत्यादि लें। रसाहार लें। चिकनाई युक्त तलाभुना, दही, चीनी, मिर्च-मसाले, चाय, काफी न लें। कैल्शियम, विटामिन सी एवं विटामिन डी प्रधान खाद्य लें। इसके लिए सबसे उत्तम है तिल का दूध।

प्रतिदिन कम-से-कम 2-5 लीटर पानी अवश्य पीयें।

सूर्य स्नान करें एवं सूर्य तप्त सफेद बोतल का पानी पीयें।

अधिक दर्द में बर्फ की मालिश करें।

पेट पर मिट्टी की पट्टी, एनीमा, वाष्प स्नान, कमर पर गर्म ठंडा सेंक, रीढ़ स्नान (Spinal Bath), रोग स्थान पर मालिश। तख्त बिस्तर (Hard Bed) पर लेटकर पूर्ण विश्राम। मेरूदंड (रीढ़ की हड्डी) सीधी एवं लचीली रहनी चाहिए।

पीछे झुकने वाले आसन भुजंगासन, धनुरासन, शलभासन, नौकासन इत्यादि करें। आगे झुकने वाले कोई भी व्यायाम नहीं करने चाहिएँ।

कैंसर (Cancer)

कैसर एक भयानक रोग है जो शरीर के किसी भी भाग में दिनों दिन बढ़ने वाली गाँठ (Tumour) इत्यादि के रूप में पैदा हो सकता है। जब तक इस रोग का पता चलता है, तब तक तो यह शरीर में बहुत फैल चुका होता है। अच्छी जीवन शैली अपनाकर इस रोग से बचा जा सकता है। कैंसर की जानकारी होने पर तुरंत प्राकृतिक चिकित्सा का सहारा लें।

लक्षण :-

1. मलमूत्र की आदत में परिवर्तन होना।
2. घाव का ना भरना।
3. अस्वाभाविक रक्तस्राव (Bleeding) या स्राव (Discharge) होना।
4. स्तन या शरीर के किसी अन्य भाग में गाँठ बन जाना।
5. अपच या निगलने में कठिनाई होना।
6. तिल या मस्से में विशेष परिवर्तन होना।
7. खाँसी या गले में बार-बार घरघराहट (Hoarseness) होना।
8. बिना कारण वजन का गिरना।
9. त्वचा के रंग में परिवर्तन होना।
10. माहवारी में परिवर्तन या बीच में रक्तस्राव होना।
11. भूख न लगना।
12. शौच के साथ खून या मवाद जाना।
13. किसी हिस्से में लगातार खुजली या संक्रमण (Infection) होना।
14. लगातार बुखार रहना।
15. हमेशा मुँह का स्वाद खराब रहना।
16. वक्षस्थल (Breast) में कहीं भी लगातार दर्द।
17. एक वक्षस्थल पर खून की नलियाँ ज्यादा साफ दिखना।
18. स्तन का अगला भाग भीतर को खिंचना या उसमें से दूध के अलावा कोई भी तरल निकलना।

(जरूरी नहीं है कि इनमें से एक या अनेक लक्षण होने पर कैंसर ही हो।)

कारण :- इस रोग का कोई भी कारण हो सकता है जैसे-

1. दूषित आहार विहार।
2. धूम्रपान करना या धूम्रपान करने वालों के संग रहना।

3. पान मसाला, गुटका, तम्बाकू, शराब इत्यादि का सेवन।
4. चाय, काफी, चीनी, नमक, डिब्बाबंद खाद्य पदार्थ, मांस इत्यादि का अधिक सेवन।
5. भय, चिन्ता एवं तनाव।
6. अत्यधिक औषधियों का सेवन एवं अधिक एक्सरे।
7. रेशेरहित एवं अप्राकृतिक भोजन का सेवन।
8. मिलावटी खाद्य पदार्थ।
9. तेल मसालों का प्रयोग।
10. भोजन बनाने और खाने के गलत ढंग।
11. रासायनिक पदार्थों एवं रंगों का प्रयोग।
12. कृत्रिम (Synthetic) व तंग वस्त्रों का अधिक प्रयोग।
13. अधिक खाना।
14. कब्ज रहना।
15. विटामिन ए और सी की कमी।
16. श्रम व विश्राम की कमी।
17. बासी भोजन तथा काफी समय तक फ्रिज में रखा पका भोजन।
18. तेल घी को पुनः पुनः गर्म करके इस्तेमाल करना।
19. त्वचा, दाँत, कान, आँख, मल एवं मूत्रद्वार की सफाई की कमी।
20. बारीक आटा, रिफाइंड, पालिश किये चावल, मैदा, इत्यादि।
21. प्रदूषित पानी।
22. प्लास्टिक एवं एल्युमिनियम के बर्तनों का प्रयोग।

उपचार :- यद्यपि कैंसर रोग शरीर के किसी एक अंग में दिखाई देता है तो भी यह सारे शरीर का रोग है। इसलिये स्थानीय उपचार के साथ-साथ सारे शरीर को दोषमुक्त करना चाहिए।

यथाशक्ति कुछ दिन नींबू-रस-पानी पर उपवास करें। इसके बाद कुछ दिन केवल अंगूर के रस पर रहें। यदि कैंसर का मरीज छः सप्ताह तक केवल अंगूर के रस पर रहे (अगूंरकल्प) तो भी ठीक हो सकता है। अंगूर न मिलने पर दूसरे रसों पर भी रखा जा सकता है। जैसे-नारियल पानी, अन्नास रस, संतरा रस, गाजर रस, तुलसी के पत्तों का रस, दूर्बाघास रस, गेहूँ के जवारे का रस, पालक रस, टमाटर रस, पत्तागोभी का रस, पुदीना का रस, खीरा या लौकी का रस, पेठा का रस, पालक का रस एवं हरी सब्जियों का रस।

रस चिकित्सा के बाद भोजन में केवल अपक्वाहार (बिना आग पर पकाये भोजन) जैसे सभी प्रकार के मौसम के ताजा फल, सब्जियाँ, कच्चा नारियल, अंकुरित अन्न (मूँग, मोठ, अल्फाल्फा इत्यादि), भीगी हुई किशमिश, मुनक्का, अंजीर इत्यादि लें।

विभिन्न रंगों के फल सब्जियाँ विशेष लाभकारी हैं, क्योंकि इनमें कैंसर विरोधी फाईटोन्यूट्रीएंट (Phytonutrients) होते हैं।

इस रोग में यदि लम्बे समय तक भी अपक्वाहार पर रहना पड़े तो प्रसन्नतापूर्वक रहना चाहिए। अपक्वाहार भी ठूँस-ठूँस कर न खायें।

प्रतिदिन एक ग्राम हल्दी खाने से भी कैंसर रोग दूर रहता है।

एक चम्मच तुलसी का रस एवं एक चम्मच शहद प्रातः सायं लेते रहना चाहिए।

पाँच पत्ते तुलसी के एवं पाँच पत्ते नीम के प्रतिदिन खायें।

गले के कैन्सर में छोटी हरड का टुकड़ा दिन में दो बार भोजन के उपरान्त चूसना चाहिए।

पेट पर गर्म ठंडा सेक देकर मिट्टी पट्टी व एनिमा करें। इसके बाद पाँच-दस मिनट तक कटिस्नान। सप्ताह में दो बार शरीर की चादर लपेट तथा सप्ताह में एक बार पूरे शरीर का भाप स्नान।

प्रतिदिन थोड़े समय के लिये खुले बदन धूप का सेवन।

रोग के स्तर के अनुसार थोड़ा टहलना या हल्के आसन करना चाहिए यदि रोगी करने की स्थिति में हो तो।

प्रभावित अंग पर सूजन तथा पीड़ा कम करने हेतु बर्फ के पानी की ठण्ड़ी पट्टी रखें।

खुली हवा, शारीरिक एवं मानसिक विश्राम भी आवश्यक है।

मनोबल के साथ मानसिक स्थिति शांत रखने पर रोग जरूर दूर हो जाता है।

गोमूत्र भी इस रोग के लिये लाभदायक है।

पशु जनित दूध की बजाय सोयाबीन के दूध का सेवन करें।

श्वेत मोतिया बिंद (Cataract)

इसमें आँख के लैंस में धुंधलापन (Claudyness) आ जाता है। यह बाल्यावस्था, किसी भी आयु एवं वृद्धावस्था में होने वाला रोग है। यह धीरे - धीरे अंधेपन की तरफ बढ़ता है।

लक्षण :- धुंधला दिखाई देना, फोकस से देखने में कठिनाई, अधिक रोशनी में देखने में कठिनाई, चश्मे के नम्बर में जल्दी से बदलाव, दो या दो से अधिक चीजें दिखाई देना। परिपक्व अवस्था में पुतली का सफेद या मटमैली नजर आना।

कारण :- शरीर में विजातीय द्रव्यों (Toxins) का बढ़ जाना, कब्ज, हीनपोषण, विटामिन ए, बी और सी का अभाव, नमक, चीनी, शराब, धूम्रपान का अधिक सेवन, रक्त की कमी, सूक्ष्म अक्षरों को बहुत देर तक लेटकर या कम प्रकाश में पढ़ना। मधुमेह, थायराईड, पैराथायराईड इत्यादि अन्य रोग। स्टेरॉयड्स इत्यादि दवाओं का उपयोग।

उपचार :- मोतिया बिन्द पक जाने पर प्राकृतिक चिकित्सा में इसका कोई उपचार नहीं है। लेकिन प्रारंभिक अवस्था में अथवा मोतिया बिन्द होनें ही न पाए या दोबारा न हो, इसके लिए प्राकृतिक चिकित्सा का सहारा अवश्य ही लेना चाहिए।

अतः सर्वप्रथम मोतिया बिन्द के कारण को दूर करें। पहले दो या तीन दिन रसाहार (गाजर का रस, आँवले का रस, संतरे का रस और अनानास का रस, सफेद पेठा का रस, नींबू पानी या नींबू शहद का पानी, नारियल पानी इत्यादि) लें। फिर तीन सप्ताह अपक्वाहार (फल, सब्जियाँ एवं अंकुरित)। फिर तीन सप्ताह संतुलित आहार एवं साप्ताहिक उपवास।

गेहूँ के जवारे का रस लें।

रोग समाप्ति तक इस क्रम को दोहराते रहें। विटामिन ए, बी, सी प्रधान खाद्य पदार्थ एवं हरी सब्जियों का अधिक सेवन करें। प्रतिदिन सात बादाम भिगोकर पीसकर काली मिर्च मिलाकर शहद के साथ चाटें।

मैदा, चीनी, रिफाइन्ड चावल, चाय, काफी, एल्कोहलिक खाद्य, मिर्च मसाले, माँस इत्यादि का सेवन न करें।

प्रातः सायं आँवले का रस शहद के साथ चाटें। तुलसी का रस या पत्तों का सेवन करें।

जलनेति, आँख पर हल्का गर्म ठंडा सेंक, दिन गें कई बार गुँह में पानी भरकर आँखों में छींटे मारना, साप्ताहिक धूपस्नान, आँखों पर दो बार गर्म ठंडा

सेंक एवं मिट्टी पट्टी, एनीमा, मिट्टी पट्टी, कटिस्नान, रीढ़ पर भी मिट्टी पट्टी या गीली पट्टी, प्रातः सायं नेत्रज्योति (नौ भाग शहद, एक भाग नींबू का रस, एक भाग अदरक का रस, एक भाग प्याज का रस मिलाकर रख लें। गर्मियों में फ्रिज में रखें तथा बीस दिन से ज्यादा पुराना हो जाये तो उसे फेंककर नया बना लें।) प्रातः-सायं दोनों समय अच्छी तरह हिलाकर एक-एक बूँद आँखों में डालें।

प्रातः नंगे पाँव हरी घास पर टहलें। बहुत ज्यादा रोशनी से बचें। आँखों के व्यायाम (पामिंग, त्राटक, पुतली का दाहिने, बायें, ऊपर-नीचे करना तथा गोलाई में घुमाना इत्यादि।) गर्दन के व्यायाम एवं कंधों के व्यायाम करें।

मानसिक तनाव से दूर रहें। शवासन एवं योगनिद्रा करें।

सूर्यतप्त हरा पानी पियें एवं उससे आँखों को धोयें।

गर्दन का दर्द (Cervical Spondylosis)

रीढ़ की हड्डी के ऊपरी भाग (Cervical Region) की सात गुरिये (Vertebra) में सिकुड़न, घिसावट, गुरियों के बीच की जगह का सकरी हो जाना, इनके बीच विजातीय द्रव्यों का इकट्ठा हो जाना इत्यादि से यह रोग उत्पन्न हो जाता है।

लक्षण :- गर्दन में दर्द, अकड़न, सिर में चक्कर आना, मस्तिष्क में दर्द और बेचैनी, हाथों की पकड़ कमजोर होना, गर्दन घुमाने में अवरोध या तकलीफ होना इत्यादि एक्सरे से भी मालूम हो जाता है।

कारण :- गर्दन के गलत इस्तेमाल करने, फोम के गद्दे एवं तकिये पर सोना, अधिक या ऊँचे तकियों का इस्तेमाल, अधिक देर तक झुके रहना या अधिक देर तक गर्दन उठाए रखना, गलत ढंग से बैठना (Wrong Posture), चिंता, मानसिक तनाव, गलत आहार विहार, व्यायाम की कमी, अधिक दवाओं का सेवन, चोट एवं वे सभी कारण जो आर्थराइटिस के हैं।

उपचार :- उपरोक्त कारणों को दूर करें। योगाभ्यास एवं विशेष व्यायाम से इस रोग से पूर्णतः छुटकारा पाया जा सकता है। पद्मासन, वज्रासन, सिद्धासन, गोमुखासन, ग्रीवाशक्ति विकासक तथा अन्य व्यायाम जैसे :-

(1) कंधों को ऊपर-नीचे करना।

(2) कंधों को सामने तथा पीछे की ओर गतिशील रखना।

(3) कंधों को घडी की तरह सीधी एवं उल्टी दिशा में घुमाना।

(4) अँगुलियों को गर्दन के पीछे आपस में फंसाना और गर्दन को फंसी अंगुलियों की तरफ दबाव देते हुए कोहनी को आगे पीछे करना।

नोट :- आगे झुकने वाला कोई काम न करें।

अन्य उपचार :- जो आर्थराइटिस के हैं।

चिकन पाक्स (Chicken Pox)

लक्षण :- यह वायरस द्वारा फैलाया गया तीव्र संक्रामक रोग है। यह हल्के बुखार से शुरू होता है, साथ में उल्टी, कमर दर्द, ठंड, सिरदर्द इत्यादि भी हो जाते हैं। चौबीस घंटे के अंदर त्वचा पर फुंसी आने लग जाती है। लगभग दो दिनों में इनमें मवाद (Pus) भर जाती है जो सूखकर गहरे भूरे रंग के छिलके में परिवर्तित होकर निशान छोड़ते हुए गिर जाती है।

कारण :- विजातीय द्रव्यों (Toxins) का अधिक इकठ्ठा होना, आहार संबंधी गड़बड़ी, दूध पीते बच्चे की माँ के आहार में गड़बड़ी, भूख से अधिक खाना, सफेद चीनी, रिफाईन्ड खाद्य, मैदा, आइसक्रीम, सफाई की कमी, जीवनी शक्ति कम होना इत्यादि।

उपचार :- हवादार कमरे में पूर्ण आराम करना चाहिए।

नाखून काट देने चाहिएँ ताकि अनजाने में खुजाया न जा सके क्योंकि खुजलाने से ज्यादा गहरे निशान पड़ जाते हैं।

पहले दो दिन रसाहार विशेषकर नारियल पानी व नींबू पानी दें।

शहद पानी में मिलाकर दें। भीगे हुए मुनक्का एवं किशमिश का पानी दें तथा ज्यादा-से-ज्यादा पानी पिलायें। धनिया और गाजर का सूप बहुत लाभदायक है।

उसके बाद फल, सलाद, अंकुरित इत्यादि एवं विटामिन ई प्रधान खाद्य दें।

टॉफी, चाकलेट, तली भुनी, चीनी, मिठाई एवं मैदा की चीजों से परहेज रखें।

सूर्यतप्त हरी बोतल का पानी पीयें।

गर्म पानी का एनिमा, पेट पर मिट्टी पट्टी एवं प्रतिदिन दो बार छाती की लपेट।

किसी भी रूप में तुलसी का सेवन अवश्य करें।

हैजा (Cholera)

लक्षण :- इसमें उल्टी एवं पतले दस्त लग जाते हैं। पेट एवं पैरों में ऐंठन व कभी-कभी बुखार भी हो जाता है। लेकिन ऊपर से शरीर ठंडा रहता है। नाड़ी (Pulse) मंद पड़ जाती है। हैजा से शरीर में नमक व पानी की कमी (Dehydration) हो जाती है जिससे स्थिति खतरनाक हो सकती है।

कारण :- यह एक संक्रामक रोग है जो मक्खियों या संक्रमित पानी से फैलता है। लेकिन इसका असली कारण गलत आहार विहार से शरीर में विजातीय द्रव्य का इकठ्ठा हो जाना है।

उपचार :- थोड़ा-थोड़ा करके पानी, नींबू पानी या नारियल पानी अवश्य देते रहें, चाहे वह उल्टी द्वारा बाहर आ जाये।

पुदीने का पानी पिएँ । लौंग को पानी में उबालकर उस पानी को पीना। तुलसी की पत्ती और काली मिर्च पीसकर सेवन करें। नींबू रस व प्याज रस गर्म जल में डालकर पिलायें।

पेट पर गीली पट्टी, एनिमा, कुंजल, कटिस्नान इत्यादि उपचार करें।

जब तक रोग बिलकुल ठीक न हो जाए, नींबू पानी पर उपवास करें। फिर रसाहार, फलाहार एवं सामान्य आहार पर आयें।

जुकाम (Cold)

लक्षण :- नाक से पानी बहना, छीकें आना, ठंड लगना व सिर भारी -भारी प्रतीत होना। साँस लेने में कठिनाई होती है। कभी-कभी हल्का-सा बुखार भी हो जाता है, काम करने का मन नहीं करता तथा बात-बात पर गुस्सा आता है।

कारण :- गलत आहार विहार, अपच, कब्ज, ज्यादा दिमागी काम करना, धुँआ, ठूँस-ठूँसकर खाना, अधिक घी, तेल, सफेद चीनी, तली भुनी चीजें, मैदाजन्य खाद्य, डिब्बाबंद खाद्य, अधिक पकाये गये खाद्य, अनमेल खाद्य का प्रयोग, व्यायाम का अभाव, रात्रि जागरण, प्रदूषण, ठंड लगना इत्यादि।

परंतु जुकाम तो वास्तव में शरीर में जमा हुए विजातीय द्रव्यों को बाहर निकालने की प्रकृति की सरलतम प्रक्रिया है।

उपचार :- एक दिन पूरा उपवास केवल गर्म पानी पर रहें। गुनगुना नींबू शहद का पानी ले सकते हैं। पानी में अदरक का रस, तुलसी का रस व शहद मिलाकर लें। पानी में नींबू का रस मिलाकर पीना चाहिए। उसके बाद दस भीगे हुए मुनक्का एवं दो भीगी हुई अंजीर खायें। विटामिन सी प्रधान भोजन का सेवन लाभदायक है।

पेट पर मिट्टी पट्टी, एनिमा, जलनेति, कुंजल, गर्म पाद स्नान, भाप स्नान, धूपस्नान एवं सूखा घर्षण लाभदायक है। नमक के पानी के गरारे करें।

सूर्यतप्त हरी बोतल का पानी पीयें। यदि जुकाम पुराना हो तो पीली बोतल का पानी पीयें।

श्वास प्रश्वास, गोमुखासन, सर्वांगासन, पश्चिमोत्तानासन, सूर्यभेदन प्राणायाम आदि आसन करें और खुली हवा में रहें।

बड़ी आँत की सूजन (Colitis)

लक्षण–बड़ी आँत की सूजन दो प्रकार की होती है–

(1) **श्लेष्मिक बृहद आंत्र प्रदाह** (Mucous Colitis)–कब्ज, उदर में बेचैनी, अनियमित शौच एवं आँव का आना।

(2) **क्षतयुक्त बृहद आंत्र प्रदाह** (Ulcerative Colitis)–आँव एवं मवाद के साथ खूनी दस्त का आना।

कारण–पुरानी कब्ज, अम्ल प्रधान खाद्य, मिर्च मसाले, शराब एवं अन्य नशा, तनाव इत्यादि।

उपचार–गर्म पानी एवं रसाहार पर 2–7 दिन रहें। गाजर का रस, पत्ता गोभी का रस, कच्चे पपीते का रस बहुत ही उपयोगी है। खट्टे फलों के रसाहार से परहेज करें।

उसके बाद कुछ दिनों तक अपक्वाहार पर रहें।

गेहूं के ज्वारे का रस लें।

नित्य मिट्टी पट्टी एनीमा अवश्य करें। छाछ का एनीमा विशेष उपयोगी है।

कटि स्नान करें। गहरी साँस लें। सूर्य तप्त नीली बोतल का पानी बहुत लाभदायक है।

आँखें आना (Conjuctivitis)

लक्षण :- आँखों में सूजन, आँखों का लाल होना, आँखों में जलन, आँखों में पानी आना व सुबह सोकर उठने पर आँखें चिपकी हुई मिलना।

कारण :- ठंड लगना, धुंआ, उत्तेजक वस्तु का आँखों में प्रवेश, विजातीय द्रव्य युक्त संस्थान में संक्रमण इत्यादि।

उपचार :- रोगी की अवस्थानुसार एक से तीन दिन तक रसाहार (गाजर एवं पालक का रस, संतरे का रस, अनानास का रस, नारियल पानी इत्यादि) पर उपवास करें। उसके बाद एक सप्ताह तक केवल अपक्वाहार लें।

उत्तेजक खाद्य, चाय, चीनी एवं मिर्च मसालों का त्याग करें।

विटामिन ए, बी, सी प्रधान खाद्य पदार्थ लें।

आँखों पर मिट्टी पट्टी या गीली पट्टी रखें।

चिपकी आँखों को भी भीगे कपड़े से पोंछकर खोलें।

नींबू या नीम के पानी का एनिमा, गर्मपाद स्नान एवं जलनेति।

आँखों में गुलाब जल डालें।

सूर्य किरणों द्वारा तैयार हरी बोतल के पानी से आँखों को धोयें।

कब्ज (Constipation)

लक्षण :- समय पर मल त्याग न होना, कठिनाई से होना, कम होना या मल में गाँठे निकलना। पखाना जाने के बाद पेट में हल्कापन एवं मलशुद्धि की अनुभूति न होना। जीभ का सफेद तथा मटमैली हो जाना।

इसके फलस्वरूप विभिन्न प्रकार के रोगों के लक्षण (बदबूदार गैस, मुँह में दुर्गन्ध, भूख न लगना, सिरदर्द, आलस्य, आँखों के नीचे कालापन, मन में ग्लानि, मिचली, मुंहासे, मुँह में छाले, अम्लता, चिड़चिड़ापन, गठिया, आँखों का मोतियाबिन्द, उच्च रक्तचाप इत्यादि) उत्पन्न होते हैं।

कारण :- गलत आहार विहार, समय पर भोजन न करना, बासी एवं गरिष्ठ भोजन करना, अधिक चिकनाई एवं मैदा का उपयोग, रेशेदार भोजन की कमी, शारीरिक व्यायाम की कमी, पर्याप्त भाग में तरल पदार्थों का सेवन न करना, दवाईयों का उपयोग, चिन्ता, भय, मानसिक तनाव, अनिद्रा, शौच जाने में आलस्य, इत्यादि। कब्ज लगभग सभी रोगों की जननी है।

उपचार :- कभी भी दस्तावर औषधि नहीं लेनी चाहिए। कब्ज के उपरोक्त कारणों को दूर करना चाहिए।

चोकर सहित मोटा आटा की रोटी एवं हरी पत्तेदार सब्जियाँ चबा चबाकर खायें। अपक्व फल, सब्जियाँ एवं अंकुरित अन्नकण अधिक खायें। जैसे–अमरूद, अंगूर, पपीता, संतरा, खजूर, नारियल, पालक, मेथी, पत्तागोभी, सेब, खीरा, गाजर, चकुन्दर, टमाटर, बेल, अखरोट, अंजीर इत्यादि।

नींबू पानी, नारियल पानी, फल एवं सब्जियों (खीरा, लौकी, पेठा, गाजर एवं पालक) के रस इत्यादि पर साप्ताहिक उपवास करें। कच्चे पालक का रस प्रातः पीते रहने से पुरानी कब्ज भी कुछ दिनों में ठीक हो जाती हैं।

रात को भिगोई हुई 20–25 किशमिश या 8–10 मुनक्का नित्य प्रातः खायें और उसका पानी पीयें।

गेहूँ के पौधों का रस लेने से पुरानी से पुरानी कब्ज भी दूर हो जाती है।

नींबू का रस गर्म पानी के साथ रात्रि में लेने से शौच साफ होता है।

त्रिफला चूर्ण लेने से भी पेट साफ रहता है।

प्रातः उठते ही दो–चार गिलास तांबे या चांदी के बर्तन में रात्रि का रखा हुआ पानी पियें तथा दिन में पर्याप्त मात्रा में पानी पियें।

खाली पेट पर 20–25 मिनट मिट्टी की पट्टी अथवा गीली पट्टी रखें। कुछ रोज तक नियमित रूप से एनिमा लें एवं कटिस्नान करें।

भिगोई हुई अमलतास का पानी पीयें।

प्रातःकाल तीन-चार किलोमीटर तक भ्रमण करें एवं थोडी-सी दौड लगायें तो और भी अच्छा है।

प्रातः-सायं हरे रंग की बोतल का सूर्यतप्त पानी पीना कब्ज के लिये रामबाण औषधि है। तत्काल आराम के लिये ईसबगोल की भुसी ली जा सकती है। लेकिन इसमें कोई खाद्य गुण नहीं है।

मैदा, बेसन, तला-भुना एवं मिर्च मसालों से परहेज करें।

भोजन के बाद पाँच मिनट तक व्रजासन में बैठें। प्रातः उठते ही व्रज्रासन में बैठने से भी शौच जल्दी हो जाता है।

पानी पीकर सर्पासन, उर्ध्वहस्तोत्तानासन, कटिचक्रासन उदराकर्षासन, पादहस्तासन करें या पानी पीकर नाभि ठीक करने की प्रक्रिया करें।

खाँसी (Cough)

लक्षण :- जब गला, श्वासनली अथवा फेफडों में कफ इत्यादि विजातीय द्रव्य इकट्ठा हो जाता है और प्रकृति उस कफ को बाहर निकालने के लिये जो प्रयत्न करती है, उसका नाम ही खाँसी है जिसमें व्यक्ति खाँ-खाँ करके खाँसता है। उस खाँसने के साथ ही कफ बाहर आता है।

कुकुर खाँसी (Whooping Cough) जो बच्चों में ही होती है उसमें हुप हुप की आवाज आती है तथा मुँह और नाक से लार-सी टपकती है। यह खाँसी कई दिन तक तंग करती है।

कारण :- गलत आहार विहार, गरिष्ठ भोजन, भोजन में फलों व सब्जियों का अभाव, अधिक दवाओं का सेवन, पाचन क्रिया की गडबड़ी, अधिक मिठाईयों का प्रयोग, शुद्ध वायु की कमी, धुँआ, धूल इत्यादि।

उपचार :- एक दिन का पूर्ण उपवास करें, फिर दो-तीन दिन अपक्वाहार लें। सफेद पेठा, लौकी का रस इत्यादि बहुत उपयोगी है। तुलसी व अदरक का रस शहद के साथ मिलाकर दिन में दो-तीन बार चाटें। अनार का छिलका मुंह में रखकर चूसें। एक चम्मच नींबू के रस में चार चम्मच शहद मिलाकर लें। हल्दी के टुकड़े मुँह में रखकर चूसें। ताजे आँवले का रस एक-एक चम्मच दिन में तीन-चार बार पियें। एक चौथाई चम्मच शहद को इलायची व सोंठ के चूर्ण में मिलाकर दिन में तीन बार चाटें।

सूखी खाँसी में बड़ी हरड का छिलका मुँह में रखकर चूसें। चिकनाई का प्रयोग न करें। हरी सब्जियों का सूप लें। काली मिर्च पीसकर शहद के साथ लें।

कुकर खाँसी में लहसुन का रस शहद मिलाकर दें। सूर्य तप्त बैंगनी बोतल का पानी दें। संतरे का रस गुनगुने पानी में मिलाकर दें। दो-तीन लौंग को मुँह में रखें एवं चबायें। तुलसी का काढ़ा लें।

नमक के पानी के गरारे, गले एवं छाती के ऊपरी भाग पर गीली पट्टी।

सूर्यभेदन प्राणायाम, सर्वांगासन, पश्चिमोत्तानासन, एनिमा, जलनेति, कुंजल करें एवं दाहिने स्वर से साँस लें।

रूसी (Dandruff)

लक्षण :- खोपड़ी पर विशेष खुश्की होकर सफेद बारीक रूसी निकलती है। बालों में ब्रुश या कंघा करने एवं अधिक रगड़ने पर अधिक निकलती है। यह खोपड़ी पर दाने अथवा पपड़ी के रूप में भी निकल सकती है। यदि साफ न किया जाए तो वहाँ के रोमकूपों को बंद कर देती है।

कारण :- गलत आहार विहार, विजातीय द्रव्यों का इकठ्ठा हो जाना, हीन रक्तसंचार, सिर की ठीक से सफाई न होना, रोग प्रतिरोधक शक्ति का अभाव, भावनात्मक तनाव इत्यादि।

उपचार :- पानी में नींबू का रस निचोड़कर एक सप्ताह तक प्रतिदिन बालों की जड़ों में अँगुलियों से अच्छी तरह से मसलें, फिर थोड़ी देर बाद बाल धोयें। नारियल के तेल में चार प्रतिशत कपूर मिलाकर रख लें तथा स्नान के बाद सूख जाने पर इस तेल की सिर पर खूब मालिश करें। रीठा, आँवला एवं शिकाकाई को पानी में भिगोकर उस पानी से सिर धोयें। नित्य अंगुलियों से खोपड़ी की सूखी मालिश करें। दही में थोड़ा सरसों का तेल मिलाकर सिर धोयें। आधा घंटा अंगुलियों से खोपड़ी पर दही की मालिश करें फिर सिर धोयें। मेथी के बीज रात को भिगो दें। प्रातः उन्हें पीसकर लेप बनाकर खोपड़ी पर लगायें तथा आधा घंटे बाद धो लें।

नारियल के तेल में नींबू का रस मिलाकर बालों में लगायें।

खोपड़ी को हल्का सूर्य का प्रकाश भी देना चाहिए। यदि संभव हो तो सिर को उस्तरे से साफ कराकर मिट्टी का लेप करें तथा एक घंटे बाद सिर धो लें या फिर मुल्तानी मिट्टी से सिर धोयें।

सूर्यतप्त नीले तेल की मालिश करें। शरीर को विजातीय द्रव्यों से मुक्त करने के लिए साप्ताहिक उपवास रखें जिसमें पत्ता गोभी का रस, पालक का रस एवं अनानास का रस का सेवन करें। एक सप्ताह तक अपक्वाहार उसके बाद सामान्य आहार जिसमें भरपूर मात्रा में फल, सलाद एवं अंकुरित दालें लें।

चाय, काफी, मिर्च मसाले, रिफाइन्ड खाद्य, मैदा इत्यादि न लें। कब्ज न रहने दे। आवश्यकतानुसार एनीमा लें।

डेंगू (Dengue)

डेंगू एक वायरल रोग है। यह दो प्रकार का होता है–

(1) **डेंगू बुखार**–यह एक गंभीर फ्लू की तरह की बीमारी है।

(2) **डेंगू रक्तस्त्रावी बुखार**–यह अधिक गंभीर होता है और इससे मृत्यु भी हो सकती है।

डेंगू बुखार के लक्षण–

(1) अचानक तेज बुखार हो जाना।

(2) सिर के अग्रभाग में तेज सिरदर्द।

(3) आँखों के पीछे दर्द जो आँखें इधर-उधर घुमाने के साथ अधिक तेज हो जाता हो।

(4) माँसपेशियों और जोड़ों में दर्द।

(5) स्वाद बिगड़ जाना और भूख कम लगना।

(6) छाती और ऊपर के अंगों पर खसरे जैसे ददोरे।

(7) उबकाई और उल्टी।

डेंगू रक्तस्त्राव बुखार के लक्षण–

(1) डेंगू बुखार के सामन रोग लक्षण।

(2) लगातार गंभीर पेट दर्द।

(3) त्वचा पीली, ठंडी और चिपचिपी हो जाती है।

(4) नाक, मुँह और मसूड़ों से खून निकलना और त्वचा पर ददोरे।

(5) खून की या बिना खून की बार-बार उल्टी।

(6) अनिद्रा और बेचैनी।

(7) मरीज को प्यास लगती है और मुँह सूखा रहता है।

(8) शीघ्र नब्ज मंद पड़ जाना।

(9) साँस लेने में कठिनाई।

कारण–यह एडिस एजीप्टी (Aedes aegypti) नामक मच्छर के काटने से संचारित होता है। यह मच्छर दूसरे मच्छरों से कुछ बड़ा होता है।

संक्रामक मच्छर द्वारा काटे जाने के 5-6 दिन बाद रोग के लक्षण उभरते हैं।

डेंगू के चार तरह के वायरस होते हैं। अतः किसी भी व्यक्ति को पूरे जीवन में 4 बार डेंगू होने की सम्भावना रहती है।

उपचार–एसप्रीन, ब्रूफेन जैसी दवाईयों का प्रयोग न करें।

यदि खून बहने लगे या प्लेटलेट्स की संख्या 20 हजार से कम हो जाये तो प्लेटलेट्स चढ़ाने की आवश्यकता हो जाती है।

डेंगू के मरीज को पानी ज्यादा पीना चाहिए।

दो दिन तक रसाहार (नींबू पानी, सेब, अनार, अनानास इत्यादि) देना चाहिए।

गेहूँ के ज्वारे एवं गिलोय का रस बहुत ही उत्तम है। यह प्लेटलेट्स भी बढ़ाता है।

पपीते के पेड़ के पत्तों का रस दें।

अदरक का रस पानी में मिलाकर दें।

पाँच-पाँच तुलसी के पत्ते दो बार सेवन करें। नीम की पत्तियों का सेवन भी उपयोगी है।

रसाहार के बाद कुछ रोज अपक्वाहार (फल, सब्जियाँ, इत्यादि) दें।

पेट साफ करने के लिये मिट्टी पट्टी एनीमा दें।

डेंगू के मरीजों को आराम करना चाहिए।

दंत रोग (Dental Disease)

दाँतों के मुख्यत: निम्नलिखित रोग होते हैं।

दाँतों में सुराख या खोखलापन (Dental Caries)

लक्षण :- दाँतों में गर्म या ठंडा खाद्य चीस पैदा करता है। बाद में दर्द बढ़ता ही जाता है जो कि निरंतर बना रहता है। यदि समय पर उपचार नहीं किया जाए तो दाँत निकलवाना भी पड़ सकता है।

पायोरिया (Pyrrhoea)

लक्षण :- प्रथम स्थिति में मुँह में दुर्गंध आती है। मसूढ़ों को दबाने से दर्द एवं ब्रश इत्यादि करने से मसूढ़ों से खून आने लगता है। दूसरी स्थिति में मसूढ़े सूज जाते हैं तथा पीपयुक्त (Pus) रक्त स्राव भी होने लगता है। भोजन के साथ यह स्राव पेट में पहुँचकर अन्य विकार पैदा करता है। तीसरी स्थिति में पीप (Pus) एवं रक्त स्राव और मुँह की दुर्गन्ध चरम सीमा पर पहुँच जाती है तथा दाँत हिलने लगते हैं। यह स्राव पेट में पहुँचकर पेट में सूजन, अल्सर, अपच, गले की सूजन, ज्वर एवं नेत्र विकार पैदा करता है तथा जब रक्त में भी पहुँच जाता है तो दिल, दिमाग, यकृत, गुर्दे तथा फेफेड़ों को संक्रमित करता है।

दंत रोगों के कारण :- कोई भी खाद्य पदार्थ खाने या पीने के बाद दाँतों की भली-भांति सफाई न करना। दाँतों में कोई भी खाद्य पदार्थ लगा रह जाने से वहाँ पर जीवाणु (Bacteria) पनपने लगते हैं जो दाँतों को खोखला एवं मसूडों को कमजोर बनाते रहते हैं।

पान, सुपारी, तम्बाकू, धूम्रपान, गुटके इत्यादि भी दंत रोगों के मुख्य कारण हैं।

कब्ज एवं शरीर में पनपने वाले अन्य रोग भी दंत रोगों को प्रभावित करते हैं।

विटामिन सी, डी एवं कैल्शियम की कमी, अधिक गर्म एवं अधिक ठंडा भोजन, चबाकर न खाने एवं मुलायम (Soft) चीजों के खाने से दाँतों का व्यायाम न होना, मिठाइयाँ, टॉफी, चाकलेट का अधिक सेवन।

जब हम चीनी या इससे निर्मित खाद्य पदार्थ खाते हैं तो उसे पचाने के लिए कैल्शियम की आवश्यकता होती है जो दाँतों और हड्डियों में से खिंच जाता है जिससे हड्डियाँ एवं दाँत कमजोर हो जाते हैं। बच्चों के प्रारंभ से ही दाँतों का खराब होना इस बात का द्योतक है।

दंत रोगों का उपचार :- उपरोक्त कारणों को दूर करें। आवश्कतानुसार कुछ रोज रसाहार पर उपवास करें जिसमें गाजर, आँवला, नींबू, संतरा, मौसमी, पालक, नारियल पानी, सफेद पेठा इत्यादि का रस लें। पालक व गाजर का रस पायरिया में विशेष लाभ करता है। फिर कुछ दिन अपक्वाहार लें जिसमें फल, सलाद, अंकुरित इत्यादि की मात्रा अधिक हो। फिर सामान्य आहार पर आ जायें जो विटामिन सी, डी एवं कैल्शियम प्रधान हो जैसे गाजर, हरी सब्जियां, पालक, मेथी, चौलाई, सलाद, प्याज, हरी मटर, मूली, नींबू, खीरा, ककडी, टमाटर, पपीता, सेब, अमरूद, अनार, अंगूर, संतरा, केला, आंवला, किशमिश, अंजीर, नारियल, तिल इत्यादि लें। चीनी, मिठाई या डिब्बा बंद खाद्य पदार्थ बिलकुल बंद कर दें।

गर्म पानी में नमक डालकर कुल्ला करें। अँगुलियों द्वारा मसूडों को मलने व रगडने की आदत डालें। नीम के पत्ते उबालकर कुल्ला करें। प्रातः उठकर एवं रात्रि सोने से पहले नीम का दातुन करें। अँगुली पर नींबू या आँवला का रस लगाकर मसूड़ों पर रगड़ें, परन्तु दाँतों पर न रगड़ें।

सरसों के तेल में नमक एवं हल्दी मिलाकर अँगुली से नित्य मसूड़ों एवं दांतों को रगड़कर साफ करें।

पेशाब करते समय एवं शौच जाते समय मसूडे दबाकर रखने से कमजोर दाँतों की जडें मजबूत होती हैं तथा नियमित अभ्यास करने से दंतमूल दृढ़ रहता है।

पायरिया के रोगी प्रातः दोपहर व सायं दस-दस नीम की पत्ती चबायें।

बादाम के छिलकों की राख एवं उतनी ही मात्रा में भुनी हुई फिटकरी के साथ मिलाकर महीन पीस लें। इस मंजन को दाँतों पर मलने से दाँतों का दर्द, दाँतों का हिलना एवं दांतों से रक्तस्राव बंद हो जाता है। मुँह खोलकर भाप लें।

कुछ भी खाद्य पदार्थ खाने या पीने के बाद मुँह अवश्य साफ करें।

दूर्बा चबाने से जबड़े (Jaws) शक्तिशाली एवं मजबूत होते हैं एवं मसूड़ों से रक्तस्राव आना बंद हो जाता है। होठों के आसपास व ठुड्डी पर मिट्टी की पट्टी से पायरिया में लाभ मिलता है।

दाँतों की स्थानीय चिकित्सा के साथ-साथ सारे शरीर को प्राकृतिक साधनों (उपवास, एनिमा, मिट्टी पट्टी, कटिस्नान, गला लपेट, धूपस्नान, जलनेति इत्यादि) द्वारा दोष मुक्त करें।

शीतकारी एवं शीतली प्राणायाम करें। विपरीतकरणी मुद्रा, सर्वांगासन, मत्स्यासन एवं पश्चिमोत्तानासन उपयोगी है।

यदि दाँत ज्यादा ही खोखले हो गये हैं तो उन्हें भरवा देना चाहिए। यदि खोखलापन, दाँतों के अंदर पल्प (Pulp) तक पहुँच गया है तो फिर दाँत निकलवाना पड़ सकता है।

दाँत दर्द में तात्कालिक आराम के लिए :-

1. अमरूद के पत्तों को उबालकर कुल्ला करें।
2. मुँह में लौंग रखकर चूसें।
3. हल्दी के चूर्ण को दाँतों पर मसलें।
4. लौंग के तेल में रूई भिगोकर दाँत में दबा लें।
5. तुलसी रस तथा कपूर को रूई के फोहे से लगाएँ।
6. दाँत में अचानक दर्द हो तो रूई के फोहे को शहद में भिगोकर लगाएँ।
7. दर्द वाले दाँत में कपूर रख कर दबायें।
8. फिटकरी के पानी से कुल्ला करें।
9. दाँत खट्टे हो जायें तो तिल चबायें।
10. पाँच लौंग पानी में उबालकर कुल्ला करें।
11. स्वमूत्र के कुल्ले करें।

बहम या अवसाद् (Depression)

लक्षण :- यह ज्यादातर मनोवैज्ञानिक रोग है जो आधुनिक जीवन की उलझनों की देन है, इसमें व्यक्ति बिना किसी रोग के रोगी होने की शंका किये रहता है। चिकित्सक कह देता है कि आपको कोई बीमारी नहीं है तो रोगी उस चिकित्सक को छोड़ कर दूसरे चिकित्सक के पास चला जाता है। नकारात्मक भावनाओं से अपनी रोग प्रतिरोधक क्षमता को द्रुतगति से पतन की ओर ले जाता है। असुरक्षा, निराशा एवं हताश होने की भावना हो जाती है। किसी से भी घुलने मिलने या बात करने का मन नहीं करता, अनावश्यक रूप से पश्चाताप एवं अपराध भाव से ग्रसित होकर अपने आप में सीमित रहता है। भूख मिट जाती है।

कारण :- लगातार बासी आहार, तामसी भोजन, मलमूत्र आदि वेगों को रोकना, वायुविकार, एड्रीनल ग्रन्थि (Adrenal Gland) के कार्य में कमी, असमय भोजन करने की आदत, पोषक तत्वों की कमी, असंतुलित भोजन, अन्य रोग एवं औषधियाँ।

उपचार :- भोजन में रसाहार, फलाहार, ताजी सब्जियाँ एवं अंकुरित होना चाहिए। मिर्च-मसाले, तला-भुना भोजन, चीनी, मैदा एवं गरिष्ठ भोजन का त्याग करें। सोयाबीन एवं तिलों का दूध विशेष हितकारी है। भिगोये हुए बादाम का सेवन करें। साप्ताहिक उपवास करें।

एनिमा, मिट्टी पट्टी, कटिस्नान, मेहनस्नान, रीढ़स्नान, नहाने से पहले सूखा घर्षण, गर्मपाद स्नान, मालिश इत्यादि।

चक्रासन, भुजंगासन, शलभाशन, हलासन, पश्चिमोत्तानासन, सर्वांगासन इत्यादि करें। त्रिबंध एवं ज्ञानमुद्रा लगायें।

लोम विलोम, कपालभाति एवं भस्त्रिका प्राणायाम करें। ध्यान (Meditation) लगायें। प्रातः गहरी साँस लेते हुए खुली हवा में टहलें। नकारात्मक विचारों (Negative Thinking) को छोड़ें एवं सकारात्मक विचारों (Positive Thinking) को अपनाएँ। ठहाके मारकर हँसें।

इसमें मनोवैज्ञानिक चिकित्सा की बहुत आवश्यकता होती है। अतः न तो दुत्कारें तथा न ही उसकी आलोचना करें।

मधुमेह (Diabetes)

पेशाब के साथ जब चीनी जैसा मधुर पदार्थ निकले एवं रक्त में शर्करा की मात्रा बढ़ जाये तो उसे मधुमेह कहते हैं। यह रोग धीरे धीरे होता है। वर्षो तक रोगी को इसका पता भी नहीं लगता। मधुमेह को आधुनिक चिकित्सा विज्ञान द्वारा जीवन भर चलने वाला रोग माना जाता है। किन्तु प्राकृतिक चिकित्सा द्वारा इसे शीघ्र नियंत्रण में लाया जा सकता है।

लक्षण :- पेशाब एवं रक्त में सामान्य से अधिक शर्करा होना, मूत्र गाढ़ा एवं चिपचिपा हो जाना, बार बार पेशाब आना, पेशाब पर चींटी आना, अधिक भूख एवं प्यास लगना, त्वचा खुश्क, थकान एवं दुर्बलता का अनुभव, घाव भरने में विलम्ब होना, शरीर में खुजली होना, आलस्य, सिरदर्द, चिडचिड़ापन इत्यादि।

कारण :- शारीरिक श्रम का अभाव, मानसिक श्रम की अधिकता, अधिक भारी, चिकने तथा मीठे पदार्थो का निरंतर सेवन, अधिक मोटापा, अपच, चिन्ता, उत्तेजना, अधिक मद्यपान या नशीली वस्तुओं का सेवन, कब्ज, आनुवांशिक (Hereditary), अनियमित दिनचर्या, असंतुलित खान पान, मानसिक तनाव इत्यादि।

चेतावनी :- मधुमेह के रोगियों को उच्च रक्तचाप, हृदयरोग, गैंगरीन, आँखों की रोशनी का कम होना, कम सुनाई देना, गुर्दे के रोग, लकवा इत्यादि होने की आशंका रहती है। इसलिए उन्हें लापरवाही नहीं करनी चाहिए।

मधुमेह दो प्रकार का होता है–

(1) प्रकार-I–इन्सुलिन आश्रित मधुमेह।

(2) प्रकार-II–बिना इन्सुलिन आश्रिम मधुमेह।

उपचार :- आधुनिक चिकित्सा विज्ञान में इंसुलीन का प्रयोग मधुमेह की वास्तविक चिकित्सा नहीं है, बल्कि मधुमेह पर नियंत्रण रखने का एक साधन मात्र है।

रोग से बचने एवं रोग मुक्ति के लिए सर्वोत्तम प्राकृतिक आहार ही है। फल (मौसमी, संतरा, सेव, नाशपाती, पपीता, तरबूज, खरबूजा, अमरूद, अनानास इत्यादि), सलाद (गाजर, मूली, शलजम, खीरा, ककड़ी, पालक, पोदीना, मैथी, धनियां, पत्तागोभी, फलियाँ, शिमला मिर्च इत्यादि), अंकुरित (मूँग, मोठ, चना इत्यादि), फलों का रस, सब्जियों का रस इत्यादि लें। प्यास अधिक होने पर नींबू का पानी लें या नारियल पानी लें।

ताजे आँवले के रस या सूखे आँवले के चूर्ण में हल्दी का चूर्ण मिलाकर लेने से बहुत लाभ होता है।

जामुन के मौसम में जामुन अवश्य खायें अथवा आधा चम्मच जामुन की गुठली का चूर्ण शाम को पानी के साथ लें। 15 ग्राम करेले का रस 100 ग्राम पानी में मिलाकर नित्य तीन बार लगभग तीन महीने तक पीना चाहिए। गेहूँ का जवारा पीने से मधुमेह में बहुत लाभ होता है। एक चम्मच मेथी को भिगोकर उसे खायें तथा उसका पानी भी पीयें या मेथी का पाउडर बनाकर एक चम्मच प्रतिदिन लें। दूध का सेवन कम करके छाछ का सेवन अधिक करें।

250 ग्राम भिंडी दो फाँक करके रात भर पानी में डूबोकर रखें, प्रातः उस पानी को पी लें तथा भिंडी फेंक दें। यह प्रयोग एक सप्ताह तक करें।

नित्य प्रातः पाँच-दस बेलपत्ती या सदाबहार की पत्ती या जामुन की पत्ती या नीम की पत्ती खाना भी इसकी रामबाण औषधि है। तुलसी की पत्तियाँ नियमित सेवन की जायें तो रक्तशर्करा कम हो जाती है।

प्रातः कम-से-कम दो गिलास पानी पीयें एवं प्रतिदिन दो अंजीर खायें।

गेहूँ 25%, जौ 25%, मूंग 10%, बाजरा 10%, फाफर (कुट्टू) 10%, चना 10%, सोयाबीन 5% एवं मक्का 5% के मिश्रण के आटे की रोटी खायें।

खुले बदन धूप सेवन करें। नारंगी बोतल में सूर्य किरणों से तृप्त किया गया जल भोजन के थोड़ी देर बाद लें।

पेट पर मिट्टी पट्टी, एनिमा, कटिस्नान, मेहनस्नान, पेट पर गर्म-ठंडा सेक बहुत लाभदायक है।

प्रातः शुद्ध वायु में चार-पांच किलोमीटर तेजी से टहलना एवं हल्की दौड, 50-100 बार खुली हवा में गहरी साँस।

कुंजल, जलनेति, धौती इत्यादि षटकर्म उपयोगी है।

सूर्यभेदी, भस्त्रिका, कपालभाति एवं नाड़ी शोधन प्राणायाम, उड्डीयानबंध , महामुद्रा, श्वास प्रश्वास की क्रिया, अर्द्धमत्स्येन्द्रासन, मयूरासन, मत्स्यासन, नौकासन, हलासन, पश्चिमोत्तानासन, भुजंगासन, चक्रासन, धनुरासन, मण्डुकासन, कुर्मासन, जानुशीर्षासन, उर्ध्वहस्तोतानासन, पादहस्तासन, कटिचक्रासन, त्रिबन्धासन, गर्भासन, भूनमनासन, उत्तानपादासन एवं सूर्यनमस्कार लाभकारी है। अग्निसार क्रिया करें।

हानिकारक भोजन :- चीनी, आइसक्रीम, मिठाईयाँ इत्यादि, घी, मक्खन, कोल्ड ड्रिंक्स, तली चीजें, माँसाहार, शराब, शुगर फ्री गोलियाँ, मैदे से बनी चीजें।

नोट :- इन्सुलिन लेने की आदत को एकदम बन्द न करें।

दस्त या अतिसार (Diarrhoea)

लक्षण :- दस्त वह स्थिति है जिसमें बार-बार पतला मल आता है।

कारण :- अधिक भोजन या दूषित भोजन या दूषित पानी पीने से या पाचन प्रणाली के अन्य दोषों की वजह से पाचन ठीक से न होने से होता है।

पाचन प्रणाली तो विषैले पदार्थों के जमाव को दस्त के रूप में बाहर निकालती है। अतः यह शरीर की सफाई की एक स्वाभाविक क्रिया है। इसे दवाओं से नहीं दबाना चाहिए अन्यथा यह जीर्ण रोगों के रूप में उभरता है।

उपचार :- आवश्यकतानुसार एक या दो दिन तक पूर्ण उपवास रखें। केवल पानी या नींबू पानी लेते रहें। जब दस्त बंद हो जाए तो रसाहार पतला मठ्ठा, गाजर, सेब, अनार इत्यादि का रस, नारियल पानी, चावल का पानी, थोड़ी-सी पिसी हल्दी पानी के साथ या छाछ के साथ लें। फिर रसाहार से आरंभ करके फलाहार पर होते हुए सामान्य आहार पर आ जायें।

इसी के साथ-साथ नींबू पानी का एनिमा या छाछ का एनीमा, पेट पर मिट्टी पट्टी व कटिस्नान भी करें।

पेचिश (संग्रहणी) (Dysentery)

लक्षण :- यह बडी आँत का भीषण रोग है। दस्त का भयंकर रूप पेचिस है। इसमें मल के साथ रक्त, आँव इत्यादि भी आता है। मल त्याग के पश्चात् भी हाजत बनी रहना, पेट में जोरों का दर्द, सिर दर्द, भूख की कमी, तेज प्यास, कमजोरी, कभी-कभी बुखार जो 104°F तक भी पहुँच जाता है। पुरानी पेचिश होने पर आँव (Mucus) आना जारी रहता है। आलस्य, कोई भी काम करने को जी नहीं चाहता है। मन बुझा-बुझा रहता है।

कारण :- गलत आहार विहार जनित विजातीय द्रव्यों एवं पुरानी कब्ज के कारण बड़ी आँत में घाव बन जाते हैं। उसी घाव के भीतर इस रोग के कीटाणुओं का जन्म होता है। इन्हीं कीटाणुओं के आधार पर एक अमीबिक पेचिश (Amoebic Dysentery) तथा दूसरी बैसीलरी पेचिश (Bacillary Dysentery) कहलाती है। अमीबिक पेचिश का आक्रमण हल्का होता है लेकिन सावधानी न बरती जाए तो पीछा देरी से छोड़ता है। बैसीलरी पेचिश का आक्रमण तेज होता है। लेकिन उपचार से जल्दी ठीक हो जाता है।

उपचार :- सबसे पहले बड़ी आँत को गुनगुने पानी के एनिमा द्वारा साफ कर लेना चाहिए। एनीमा का पानी धीरे-धीरे जाना चाहिए। एनीमा लेने के बाद पेट पर गर्म-ठंडा सेंक देकर गीले कपड़े की पट्टी या मिट्टी की पट्टी रखनी चाहिए। रोगी की हालत के अनुसार पट्टी वाली क्रिया कई बार करनी चाहिए।

कटिस्नान देना भी उत्तम रहता है। दिन में एक बार गर्म पादस्नान देकर पूरे शरीर को तौलिए से पौछ लेना चाहिए।

जब तक रोग दूर न हो जाये, उपवास करें और पानी, नींबू पानी लेते रहें। फिर आवश्यकतानुसार एक सप्ताह तक रसाहार, फलाहार एवं सलाद लेते हुए सामान्य आहार पर आयें। छाछ का सेवन करें।

सूर्यतप्त आसमानी बोतल का पानी पियें।

पूर्ण विश्राम करें।

कान के रोग (Ear Diseases)

लक्षण :- कान में दर्द होना, कान में या कान के आसपास सूजन एवं लाली का होना, कान में फोड़ा अथवा पानी जैसे तरल पदार्थ का बहना, कान से गुंजन की ध्वनि आना, कान से दुर्गन्ध आना, कम सुनाई देना अथवा सुनाई ही न देना।

कारण :- कान में मैल एकत्रित होकर सूख जाना, कान में अनाज का दाना पड़कर फूल जाना, बार बार टांसिल बढ़ना, दंत रोग, ध्वनि प्रदूषण, कान में चोट लगना, कान कुरेदना, कान में पानी भर जाना, रक्त का विकृत हो जाना, खाना ठीक से न पचना इत्यादि।

उपचार :- कान में कीड़ा आदि पड़ जाये तो गुनगुना तेल कान में डालने से वह मर जाता है तथा तेल के साथ बहकर बाहर आ जाता है।

कान में भनभनाहट हो तो गर्म पानी का एनिमा लेकर पेट साफ करें क्योंकि यह कब्ज अथवा अफारा की वजह से होती है।

कान पकने या फुंसी होने पर सरसों के तेल में थोड़ा नमक डालकर सहने योग्य गर्म करके कान में डालें एवं कान के आसपास सेंक करें या लहसुन को सरसों के तेल में पकाकर उस तेल को सुबह, दोपहर और शाम को कान में दो-दो बूँद डालें।

कान दर्द हो तो प्याज पीसकर उसका रस छान लें तथा गर्म करके चार बूँद कान में डालें।

कान बहता हो अथवा दर्द हो तो नीम की मुलायम पत्ती का रस एवं शुद्ध शहद बराबर मात्रा में मिलाकर कान में डालने से बहता कान, कान दर्द तथा बहरापन दूर हो जाता है।

पीपल के पत्ते का रस अथवा तुलसी के पत्तों का रस कान में डालने से कान दर्द तथा बहरापन चला जाता है।

कान के अंदर रूई भरकर गीली मिट्टी पट्टी लगायें। कान दर्द में कान के अंदर रूई रखकर स्थानीय भाप दें।

दो-दो बूँद गोमूत्र या स्वमूत्र कान में डालें।

दो-चार दिन का उपवास करें। उसके बाद फलाहार करें। अंकुरित चना, फल एवं सब्जियाँ भरपूर मात्रा में लें।

एनिमा, कुंजल एवं जलनेति करें।

अनुलोम विलोम, भस्त्रिका, भ्रामरी, प्राणायाम करें। खुलकर हंसें।

सूर्य नमस्कार, सिंहासन, धनुरासन, शलभासन, भुजंगासन करें।

कान के रोगों से बचने के लिए हर महीने कानों में गुनगुने सरसों के तेल की बूँदें नियमित रूप से डालें।

एक्जिमा (Eczema)

त्वचा को प्रभावित करने वाला, अन्य रोगों की अपेक्षा यह अधिक दुखदायी है। यह केवल स्थानीय ही नहीं बल्कि संपूर्ण शरीर से संबंधित रोग है।

लक्षण :- इसमें जलन, लाली एवं खुजलाहट होती है और रात में प्रकोप अधिक हो जाता है। कुछ एक्जिमा में पानी अधिक बहता है एवं त्वचा सख्त होकर फट जाती है। कभी-कभी फुंसियाँ अथवा छोटे-छोटे अनेक दाने निकल आते हैं। कभी-कभी केवल खुश्क एक्जिमा होता है जिसमें त्वचा खुरदरी एवं मोटी हो जाती है और खुजलाहट रहती है। इस रोग में बाह्य अवस्था भिन्न हो सकती है पर सबकी आंतरिक अवस्था एवं कारण एक ही होता है।

कारण :- गलत आहार विहार की वजह से शरीर में विजातीय द्रव्यों का बढ़ जाना एवं कब्ज रहना, दमा इत्यादि रोगों का औषधियों द्वारा दमन करना, एलर्जी, निष्कासन अवयव विशेषकर त्वचा का निष्क्रिय होना इसका मुख्य कारण है।

उपचार :- औषधियों द्वारा इसकी स्थायी चिकित्सा कोई नहीं है। किंतु प्राकृतिक चिकित्सा के द्वारा एक्जिमा सदा के लिए ठीक हो जाता है।

क्रमशः सब्जी के सूप, गाजर एवं पालक के रस, अन्य रसाहार या पानी पर तीन से दस दिन का उपवास, फिर पन्द्रह दिन तक फलाहार एवं दो सप्ताह तक संयमित आहार पर रहें। यह क्रम उस समय तक दोहराते रहें जब तक रोग चला न जाये। फल, हरी सब्जी एवं सलाद पर्याप्त मात्रा में होना चाहिए ।

दो-तीन लीटर पानी प्रतिदिन अवश्य पीयें ।

नमक, चीनी, चाय, कॉफी, साफ्ट ड्रिंक, शराब इत्यादि को कभी भी भूलकर व्यवहार में नहीं लाना चाहिए।

नीम की पत्ती के उबाले हुए पानी से त्वचा को धोना चाहिए एवं इसी पानी का एनिमा दें।

प्रातः-सायं सात से पन्द्रह मिनट का कटिस्नान लें।

प्रातःकाल वायु एवं धूप सेवन अनिवार्य है।

नित्य दो-तीन बार स्थानीय मिट्टी की पट्टी।

स्थानीय तनाव एवं दर्द अधिक होने पर वाष्प अथवा गर्म ठंडा सेंक।

सप्ताह में एक-दो रोज वाष्प स्नान एवं गीली चादर लपेट।

स्नान के बाद कपूर मिलाकर नारियल के तेल की मालिश करें।

सूर्य किरणों द्वारा तैयार हरा तेल लगायें एवं सूर्यतप्त हरी बोतल का पानी पीना चाहिए।

खाली पेट नीम की पत्तियों का पानी पीना भी त्वचा रोगों में बहुत लाभदायक है।

कुंजल, सूत्रनेति, जलनेति करें।

पश्चिमोत्तानासन, हलासन, मत्स्यासन, भुजंगासन, धनुरासन, मण्डूकासन, जानुशीर्षासन करें।

नाडी शोधन एवं भस्त्रिका प्राणायाम लाभदायक है।

मृगी (Epilepsy)

लक्षण :- अचानक शरीर में खिंचाव होकर हाथ-पाँव अकड़ जाते हैं तथा रोगी बेहोश होकर जमीन पर गिर जाता है। हाथ-पैर मुड जाते हैं, गर्दन टेढ़ी हो जाती है। आँखे फटी-फटी दिखाई देती है। पलकें स्थिर हो जाती हैं। मुख से झाग निकलता है। जबड़े कस कर बन्द हो जाते हैं। जीभ बाहर निकल जाती है। ऐसे में दाँतों के नीचे जीभ कटने का भी डर रहता है। रोगी अनजाने में मूत्र तथा मल भी त्याग सकता है। शरीर थर-थर काँपता है। यह दौरा कुछ मिनट से लेकर दो-तीन घंटे या अधिक समय का भी हो सकता है। दौरे के बाद गहरी नींद आ जाती है।

यह रोग बाल्यावस्था से युवावस्था तक ज्यादा रहता है, फिर धीरे-धीरे शान्त होता चला जाता है। कभी-कभी यह रोग आजीवन भी चलता रहता है। ज्यों-ज्यों रोग बढ़ता जाता है, रोगी की मानसिक स्थिति भी वैसे ही बिगड़ती चली जाती है तथा स्मरण शक्ति कमजोर हो जाती है।

कारण :- गलत आहार विहार इत्यादि से शरीर में विषैले पदार्थों का जमा होकर मस्तिष्क के कोषों पर दबाब बनना, अत्यधिक तम्बाकू या शराब का सेवन, पेट या आँतों में कृमिविकार, जीर्ण कब्ज, महिलाओं में मासिक धर्म सम्बंधी विकार, स्नायु सबंधी रोग, दिमाग में ट्यूमर, सिर में चोट लगना, अत्यधिक शारीरिक या मानसिक श्रम, मानसिक तनाव, संक्रामक ज्वर इत्यादि। यदि माता पिता दोनों मृगी के रोगी या नशेबाज हों तो सन्तान को भी यह रोग होने की संभावना रहती है।

उपचार :- आरम्भ में कम-से-कम दो मास तक केवल फलों और तरकारियों एवं अंकुरित अन्न पर रहें तथा केवल फलों एवं सब्जियों के रस पर साप्ताहिक उपवास करें।

प्रातः सायं गुनगुने पानी से त्रिफला लें। सोयाबीन का दूध लें तथा कच्ची हरी पत्तेदार सब्जियाँ खायें।

पेट तथा माथे पर मिट्टी की पट्टी लें एवं एनीमा करें।

प्रतिदिन कटिस्नान, मेहन स्नान, ठंड़ा रीढ़ स्नान तथा जलनेति करें। सप्ताह में एक बार गीली चादर लपेट लें।

पानी खूब पीयें।

आसमानी रंग का सूर्यतप्त जल दिन में पाँच-छ: बार पीयें तथा उसी पानी से भीगी पट्टी माथे पर रखें तथा सूखने पर ही हटायें तथा सिर में आसमानी रंग का सूर्यतप्त तेल लगायें।

भरपूर नींद अवश्य लें।

इस रोग में ध्यान बहुत ही उपयोगी है।

दौरे के समय मुँह में रूमाल दे दें ताकि जीभ न कट सकें।

दौरे के समय अपने अँगूठे के नाखून को रोगी के अंगूठे के नाखून में डालकर दबाने से मूर्च्छा दूर हो जाती है। पानी के छींटे भी उसके मुँह पर मारने से मूर्च्छा दूर हो जाती है।

नकसीर फूटना (Epistaxix)

लक्षण :- नाक से खून आना

कारण :- बाहरी चोट, नाक कुरेदना, नाक में संक्रमण, उच्च रक्तचाप, नाक में फुंसियाँ, कब्ज का निरंतर बने रहना, नाक झटके से साफ करना इत्यादि।

उपचार :- सिर पर ठंडे पानी की धार, मिट्टी गीली करके सुंघाएँ। सिर और मस्तिष्क पर ठंडे जल में भिगोया कपड़ा रखें। दोनों हाथों में बर्फ के टुकड़े लें। नाक पर बर्फ का ठंडा लपेट, सिर के नीचे सिराहना रखें, रोगी के बटन खोल दें व मुँह से साँस लेना चाहिए। फलाहार करें।

अँगूठे और तर्जनी उँगली के बीच की नस को दबाने से भी रक्त बंद हो जाता है। रोज नाक में सरसों का तेल लगाएँ।

बुखार (Fever)

शरीर का सामान्य तापमान (98.6^0 F or 37^0C) से बढ़ जाना बुखार कहलाता है। यह इस बात का परिचायक है कि शरीर विजातीय द्रव्यों को जलाकर अपने कार्यतंत्र की सफाई कर रहा है और उसे पुनः सक्रियता प्रदान कर रहा है। अधिकांश लोग इस स्थिति से जल्दी ही डर जाते हैं और एंटीबायोटिक औषधियों से उपचार करने लगते हैं जिनकी वजह से शरीर की रोग प्रतिरोधक क्षमता कम हो जाती है जिससे दूसरी अन्य बीमारियों को पनपने का मौका मिल जाता है। लक्षण और संक्रमण के आधार पर विभिन्न प्रकार के बुखार पाए जाते हैं।

(1) इन्फ्लुएंजा (Influenza) :- इसे फ्लू (Flu) भी कहते हैं। यह एक संक्रामक रोग है। यह श्वास प्रणाली के ऊपरी हिस्से को ज्यादा प्रभावित करता है। बुखार में ठंड लगती है। सिर तथा अन्य माँसपेशियों में दर्द होता है। नाक और गले में सूजन आ जाती है। नाक और आँख से पानी आता है। 102^0F बुखार दो-तीन दिन तक रहता है जो कभी-कभी 104^0F तक भी चला जाता है और चार-पाँच दिन तक रहता है।

(2) न्यूमोनिया (Pneumonia) :- यह भी एक संक्रामक रोग है जिससे एक या दोनों फेफडों में तीव्र सूजन (Acute Inflammation) आ जाती है। यह रोग भारी ठंड लगने से शुरू होता है। छाती में तीखा दर्द होता है। साँस लेने में कठिनाई होती है और फिर कफ आना प्रारंभ हो जाता है। सिरदर्द होता है तथा कँपकँपी आती है। तापमान 105^0F तक एवं नाड़ी गति 150 प्रति मिनट तक पहुँच सकती है। यह विभिन्न कीटाणुओं (Germs), वायरस (Virus), और फंगस (Fungus) इत्यादि से हो सकता है।

इसकी वजह से प्लूरेसी (Pluricy) भी हो सकती है या फेफडे का कोई भी भाग विकृत हो सकता है।

(3) टाइफाईड (Typhoid) :- यह बैक्टीरिया से होता है जो भोजन या पानी द्वारा आँतों में चले जाते हैं। वहाँ से वे खून में चले जाते हैं। उसके कई दिन बाद इसके लक्षण उभरने लगते हैं। प्रातः बुखार कम, शाम को अधिक होता है तथा कई दिनों तक रहता है। पहले सारे शरीर में थकावट सी महसूस होती है, फिर भूख मर जाती है। उल्टी आने लगती है। माथे एवं सिर में दर्द होता है। कब्ज हो जाती है या दस्त लग जाते हैं। जीभ के मध्य पर मैल की गाढ़ी परत चढ़ जाती है तथा जीभ का अगला हिस्सा एवं दोनों किनारे

लाल-लाल दिखाई देते हैं। कभी-कभी जोर की ठंड लगती है। पीठ, कमर, टखने या सारे शरीर में दर्द होने लगता है। तिल्ली (Spleen) और यकृत (Liver) बढ़ जाते हैं। पेट के नीचे के भाग को दबाने पर दर्द होता है। किसी किसी रोगी को आँतों से भी खून गिरने लगता है।

(4) मलेरिया (Malaria) :- यह भी एक संक्रामक रोग है जो विभिन्न प्रकार की परजीवियों (Parasites) द्वारा होता है। ये परजीवी मादा एनोफलीज (Female Anopheles) मच्छर के काटने से खून में आता है। मलेरिया के रोगी को जब कोई मच्छर काटकर फिर दूसरे व्यक्ति को काटेगा तो ही यह रोग दूसरे व्यक्ति में जाएगा। अतः मलेरिया के रोगी को मच्छरदानी में रखना चाहिए। मलेरिया का बुखार ठंड एवं सिरदर्द एवं टाँगों के दर्द के साथ-साथ बहुत तेज होता है जो कुछ समय बाद पसीना आकर उतर जाता है। इस तरह यह रोजाना भी हो जाता है या एक दिन छोड़कर भी या चौथे दिन भी हो जाता है जो बैक्टिरिया के प्रकार पर निर्भर करता है। इसकी वजह से रक्तहीनता (Anaemia) भी हो जाती है।

सभी प्रकार के बुखारों का मुख्य कारण :- गलत आहार विहार की वजह से शरीर में विजातीय द्रव्यों (Toxins) का बढ़ जाना ही इसका मुख्य कारण है जिसकी वजह से रोग प्रतिरोधक शक्ति कमजोर पड़ जाती है।

यदि शरीर में गंदगी न हो तो कीटाणु, बैक्टिरिया या वायरस इत्यादि पनप नही पाएँगे तथा शरीर की रोग प्रतिरोधक शक्ति इनका सफाया कर देगी।

सभी प्रकार के बुखारों का उपचार :- प्रकृति शरीर की गंदगी को जलाकर सफाई कर रही होती है जिसकी वजह से शरीर का तापमान बढ़ जाता है। अतः विभिन्न साधनों द्वारा शरीर की सफाई करना ही सभी बुखारों का उपचार है।

बुखार के लक्षण दूर होने तक पूरी तरह उपवास कराएँ। नींबू का पानी, नारियल का पानी, फटे दूध का पानी, नींबू शहद का पानी, उबले जौ का पानी या संतरे का रस दें। पर्याप्त मात्रा में पानी पिलाना चाहिए। पानी पीना ही बुखार की सबसे बढ़िया दवा है। ठंड की अवस्था में गर्म पानी एवं गर्म की अवस्था में ठंडा पानी प्रयोग करें। सब्जियों का रस भी ले सकते हैं। हरी सब्जियों का सूप बिना नमक डाले लें।

मेथी के बीजों का काढ़ा, भीगी मुनक्का का पानी या तुलसी का काढ़ा दें। अदरक का रस, काली मिर्च डालकर शहद के साथ दिन में तीन बार लें।

दालचीनी का काढ़ा काली मिर्च और शहद मिलाकर लेना लाभदायक है। लहसुन का प्रयोग निमोनिया में बहुत लाभ पहुँचाता है।

उपवास समाप्त करने पर धीरे-धीरे फल खाने शुरू करें, उसके बाद सामान्य आहार में फल, सलाद एवं अंकुरित भरपूर मात्रा में लें।

प्रतिदिन गुनगुने (Warm) पानी का एनिमा दें। पेट व माथे पर मिट्टी की पट्टी, आवश्यकतानुसार गर्म या ठंडा कटिस्नान, जलनेति करें। बुखार अधिक हो तो पेट और माथे पर ठंडी गीली पट्टी रखें। शरीर का स्पंज, गीली चादर लपेट, गर्म पाद स्नान दें।

जिस समय बुखार तेज न हो तो कुंजल करायें।

यदि ठंड लगे तो पास में गर्म पानी की बोतल रखकर कम्बल ढक लें।

सारे शरीर का सूखा घर्षण करें।

रोगी को पूर्ण विश्राम करना चाहिए।

सूर्यतप्त नीली बोतल का पानी दो-दो घंटे पर पीने के लिए दें।

शीतली एवं शीतकारी प्राणायाम, शवासन एवं योगध्यान करें।

भगन्दर/नासूर (Fissure/Fistula)

गुदा के मुँह की त्वचा में दरार पड़ जाती है जो वहाँ की माँसपेशियों तक गहरी पहुँच जाती है।

लक्षण :- गुदा के आसपास दर्द, शौच जाते समय असहनीय पीड़ा, कभी कभी खून भी आ जाता है तथा गुदा के चारों तरफ खुजलाहट।

कारण :- इसका मुख्य कारण गलत आहार जनित पुरानी कब्ज जिसके कारण सख्त मल आता है जो गुदा के मुँह की रचना एवं झिल्ली को तोड़ देता है।

उपचार :- सबसे पहला काम है कब्ज को समाप्त करना एवं मल का नियमित रूप से नरम होना।

अतः चार-पाँच रोज तक केवल रसाहार (मौसमी, संतरा, अनानास, गाजर, सफेद पेठा, लौकी इत्यादि का रस एवं नींबू पानी) पर रहें। फिर पाँच दिन तक फलाहार मौसम के फल (सेब, पपीता, अमरूद, अंगूर इत्यादि) लें। फिर उसके बाद सामान्य संतुलित आहार पर आ जायें जिसमें चोकर समेत आटे की रोटी, छिलके समेत दालें, हरी पत्तेदार सब्जियाँ, अंजीर, खजूर आदि लें।

चीनी या उससे निर्मित खाद्य, मिर्च मसाले, तली भुनी चीजें बिलकुल न लें।

पानी पर्याप्त मात्रा में लें।

नीम के पानी से गुदा को धोना, प्रतिदिन गरम पानी का एनिमा, पेट एवं गुदा पर मिट्टी पट्टी एवं प्रतिदिन सूखा घर्षण करें।

सूर्यतप्त हरी बोतल का पानी पीयें।

नियमित व्यायाम, योगमुद्रासन, उत्तानपादासन, सुप्त पवनमुक्तासन, वज्रासन, भुजंगासन, शलभासन, शवासन एवं योगमुद्रा आदि करें।

वायु विकार (Gas Trouble)

लक्षण :- बदहजमी से पेट में गैस बनने लगती है जो बार-बार गुदा मार्ग से निकलती रहती है या रुक जाती है। यह शरीर में वात रोग पैदा करती है। जैसे – पेट फूल जाना (अफारा), बेचैनी, बदन दर्द, दिल घबराना, काम में मन न लगना, भूख का मर जाना, स्नायविक दुर्बलता, शारीरिक एवं मानसिक असंतुलन।

कारण :- कब्ज, अपच, बेमेल भोजन, ठीक से चबाकर न खाना, पर्याप्त श्रम एवं विश्राम का अभाव, मलमूत्र का देर तक रोकना, भय, शोक, चिंता, तनाव, असंतुलित आहार विहार इत्यादि।

उपचार :- एक-दो दिन का उपवास रसाहार पर करें। गर्म पानी में नींबू का रस, अदरक का रस एवं शहद मिलाकर दिन में तीन-चार बार लें। मठ्ठा का प्रयोग करें। फिर कुछ दिन फलाहार पर रहकर जिसमें भरपूर मात्रा में फल, सब्जियाँ, अंकुरित इत्यादि हो। उसके बाद सामान्य आहार पर आयें। चोकर समेत आटे की रोटी थोड़ा चने का आटा मिलाकर खायें। भोजन को ठीक से चबाकर खायें। अधिक गर्म या अधिक ठंडा भोजन न लें। साप्ताहिक उपवास अवश्य करें। केवल दो समय भोजन करने का नियम बनायें। चीनी, चाय, तली भुनी चीजें, मैदा इत्यादि का सेवन न करें। भोजन के उपरांत वज्रासन में बैठें। रोज रात को भिगोए हुए दस दाने मुनक्का एवं दो अंजीर खायें। रोज रात को त्रिफला चूर्ण पानी के साथ लें। हरा धनिया खायें।

अजवायन, मेथी, सौंफ का प्रयोग करें।

छोटी हरड को मुँह में रखकर चूसते रहें। भोजन के पश्चात् आठ साँस पीठ के बल लेटकर, सोलह साँस दाहिनी करवट लेटकर और बत्तीस साँस बांयी करवट लेटकर लें।

पेट पर गर्म-ठंडा सेंक देकर एनिमा लें। कटिस्नान, पेट की लपेट या मिट्टी पट्टी, शंख प्रक्षालन एवं दांया स्वर चलाना।

सुप्तपवन मुक्तासन, पश्चिमोत्तानासन, धनुरासन, शलभासन, उत्तानपादासन, भुजंगासन, हलासन, मयूरासन, नौकासन करें।

पीठ के बल लेटकर साईकलिंग एवं उड्डियान बंध व कपाल भाति प्राणायाम करें।

काला मोतियाबिन्द (सम्बलकाय)
(Glaucoma)

लक्षण :- आँख में अति आद्रता के कारण नेत्रगोलक (Eyeball) में तनाव (Pressure) होकर आँखें सख्त हो जाती हैं। भौंहें, माथा तथा आँख के अन्य भागों में भी तनाव रहता है। प्रकाश की तरफ देखने पर रंगीन घेरे से दिखाई देते हैं। इस रोग के प्रति जागरूक न रहने पर अन्धापन तक हो जाता है।

कारण :- आँखों में नेत्रोद तरल (Aqueous Humour) बनता भी रहता है तथा निकलता भी रहता है। जब विजातीय द्रव्यों की रुकावट की वजह से निकलना बन्द हो जाता है तो यह द्रव बढ़ जाता है जिसकी वजह से नेत्र गोलक में तनाव (Pressure) बढ़ जाता है जिसकी वजह से नेत्र तन्त्रिकाओं (Optic Nerves) को हानि होकर अन्धापन तक हो सकता है। आँखों में रुकावट का मुख्य कारण–असंतुलित आहार विहार, औषधियों का प्रयोग, धूम्रपान, आँखों पर पढ़ने इत्यादि का तनाव, मधुमेह, एलर्जी, स्नायु संस्थान का असंतुलन इत्यादि एवं अन्य रोग।

उपचार :- तीव्र लक्षण शांत होने तक पानी, विटामिन ए, बी व सी, प्रधान फल एवं सब्जी (नींबू, आँवला, संतरा, अनानास, गाजर, पालक इत्यादि) का रस लें।

एनीमा, पेट पर मिट्टी पट्टी, कटिस्नान, गीली चादर लपेट, जलनेति, आँख पर गर्म ठंडा सेंक एवं मिट्टी पट्टी करें।

रोज पाँच पत्ती नीम की चबायें।

आक्रमण शांत होने पर एक सप्ताह फल एवं फिर सामान्य आहार। गरिष्ठ भोजन का त्याग करें। नमक, मिर्च-मसाला, चाय, काफी बिल्कुल न लें।

गर्भपात की आशंका (Habitual Abortion)

लक्षण :- शिशुजन्म (Labour Pain) की तरह का दर्द एवं योनि से रक्तस्राव।

कारण :- जन्मजात (Congenital) कारण, हारमोन्स का असंतुलन, पुरानी कब्ज रहना, अधिक शारीरिक परिश्रम, मानसिक उत्तेजना, पति-पत्नी का बेमेल खून ग्रुप, उच्च रक्तचाप, गुर्दे की सूजन, मधुमेह या कोई अन्य रोग।

उपचार :- योनि मार्ग से तनिक भी रक्त आये या दर्द हो तो गर्भवती को तुरंत लेटकर विश्राम (Bed Rest) करना चाहिए। दो-तीन दिन तक लेटे ही रहना चाहिए। दिन में चार-पांच घंटे के लिए सिरहाने की अपेक्षा पैताने को ऊंचा करके लेटना चाहिए। गर्भवती को बोझा नहीं उठाना चाहिए। प्रातः-सायं पेडू पर खाली पेट ठंडे पानी से भिगोई पट्टी रखनी चाहिए।

संतुलित भोजन एवं भरपूर मात्रा में फल, दूध, सलाद, अंकुरित एवं रसाहार लें। सिंघाडा एवं मुनक्का बहुत उत्तम है।

सातवें महीने के बाद तो अधिकतर अपक्वाहार लें।

हल्के गर्म पानी का एनिमा, नियमित ठंडा कटिस्नान, कटि लपेट (Wet Girdle Pack) दिन में दो बार लें।

हारमोन्स का असंतुलन योगासनों से ठीक हो जाता है। अतः प्रथम दो महीनों में सर्वांगासन, वज्रासन, भुजंगासन, शलभासन, धनुरासन, पश्चिमोत्तानासन एवं त्रिकोनासन करें।

बालों का गिरना (Hair Falling)

कारण :- असंतुलित आहार, विटामिन बी एवं प्राकृतिक लवणों लौह एवं आयोडिन इत्यादि की कमी, चिंता, तनाव, मानसिक आघात, अन्य लंबे रोग (टाइफाइड, सीफलीश, जुकाम, नजला, साइनस, रक्तहीनता, कैंसर इत्यादि) खोपड़ी की ठीक से सफाई न रखना, वंशानुगत, सिर पर रक्त संचालन में कमी, हारमोन का असंतुलन, शैम्पू, साबुन इत्यादि के हानिकारक रसायनों की मौजूदगी, हेयर डायर्स का अधिक प्रयोग, दवाओं का कुप्रभाव, कब्ज रहना, अपर्याप्त निद्रा, अधिक दिमागी कार्य करना।

उपचार :- उपरोक्त सभी कारणों को शीघ्रता से दूर करें। सामान्य स्वास्थ्य सुधार के उपाय किए जाएँ। भोजन संतुलित एवं पौष्टिक दिया जाए। एक सप्ताह केवल फलों का भोजन दिया जाए। पत्ता गोभी, अनानास एवं आँवला का सेवन अवश्य करें। कच्ची हरी सब्जियों का सलाद व मौसम के फल, अंकुरित अन्न का भरपूर मात्रा में प्रयोग करें। सामान्य आहार में चोकर समेत आटे की रोटी, कन समेत चावल, फल व हरी सब्जियाँ लें। पालक व गाजर का रस लाभकारी है।

खोपड़ी पर पसीने को सूखने नहीं देना चाहिए।

दही से सिर धोयें। नारियल के दूध से खोपड़ी की मालिश करके सिर धोयें। बथुए के पानी से सिर धोयें।

अँगुलियों से रात को सोने से पहले नित्य पाँच मिनट सिर की मालिश करें। स्नान से पहले दस मिनट बदन का सूखा घर्षण करें।

रात में मेथी के बीजों को भीगोकर सुबह पीसकर लेप बना लें तथा बालों में लगायें।

बेरी के पत्ते पीसकर नींबू का रस मिलाकर लगाने से नये बाल उगेंगे और लंबे होंगे।

ताजे धनिए का रस या गाजर का रस बालों की जड़ों में लगाने से बाल गिरने बंद हो जाते हैं।

उड़े हुए बालों की जगह प्याज का रस लगाने से बाल आ जाते हैं।

गाजर पीसकर सिर पर लेप करके दो घंटे बाद धोयें।

गंजेपन के लिए रात को नारियल तेल में नींबू मिलाकर मालिश करें।

सूर्य तप्त नीली बोतल के तेल की सिर पर प्रतिदिन मालिश करें।

बालों को रीठा–शिकाकाई से धोना बालों की सेहत के लिये अच्छा विकल्प है।

भोजन करने के बाद बालों में खोपड़ी को खुजलाते हुये कंघी करें।

प्रतिदिन दो–तीन बार पाँच–पाँच मिनट के लिए दोनों हाथों की आठों अँगुलियों के नाखूनों को आपस में रगड़ना चाहिए।

खुली हवा में लंबी गहरी साँस लें एवं व्यायाम करें।

कुछ रोज पेट पर मिट्टी पट्टी, एनीमा, वाष्प स्नान एवं कटिस्नान लें।

शवासन, योगनिद्रा, सर्वांगासन, मत्स्यासन, विपरीतकरणी मुद्रा तथा अन्य उलटने पलटने वाले आसन करें।

बालों का सफेद होना
(Hair Greying)

बढ़ती उम्र के साथ बालों का सफेद होना स्वाभाविक है। परंतु जब असमय में ही बाल दिनों-दिन सफेद होने लगते हैं, तब निश्चय ही यह चिंता का विषय बन जाता है, विशेषकर महिलाओं के लिए।

कारण :- मानसिक चिंता, असंतुलित भोजन, भोजन में विटामिन बी एवं लौह, तांबा एवं आयोडीन की कमी, खोपड़ी की ठीक से सफाई न करना, अन्य रोग (साईनस, पुरानी कब्ज, हीन रक्तता इत्यादि), रसायनयुक्त शैम्पू, साबुन तेलों का प्रयोग, वंशानुगत, अपर्याप्त निद्रा इत्यादि।

उपचार :- संतुलित भोजन, फल, सलाद, अंकुरित, हरी सब्जियाँ भरपूर मात्रा में लें। गाजर, पालक, आँवले का जूस पियें। काला तिल खायें एवं सोयाबीन का दूध लें। बादाम अखरोट का सेवन करें। गाय का घी खाने में प्रयोग करें। रोज एक चम्मच त्रिफला खायें।

रात को आँवला एवं भृंगराज को भिगोकर प्रात: उसके पानी से सिर धोएँ या बथुए के पत्ते उबालकर उस पानी से सिर धोयें या सिर को खट्टे दही या नींबू पानी से धोयें। नीम की पत्तियों का काढ़ा बनाकर सिर धोने से भी लाभ होगा।

बादाम का तेल एवं आँवले का रस, बराबर मात्रा में मिलाकर रात को खोपड़ी की मालिश करें।

रात को पिसी हुई तुलसी तथा आँवला का चूर्ण पानी में भिगोकर रख दीजिए सुबह छानकर सिर धोने से सफेद बाल काले हो जाते हैं।

आँवले का चूर्ण नींबू रस में मिलाकर लगाने से बाल काले नरम और मजबूत हो जाते हैं।

सूर्यतप्त आसमानी तेल की मालिश करें।

मानसिक दबाव एवं चिंताओं से मुक्त रहें।

योगासान, सर्वांगासन, मत्स्यासन, शवासन, योगनिद्रा करें।

भोजन करने के बाद बालों में खोपड़ी को खुजलाते हुये कंघी करें।

प्रतिदिन दो-तीन बार पाँच-पाँच मिनट के लिए दोनों हाथों की आठों अँगुलियों के नाखूनों को आपस में रगड़ना चाहिए।

बालों के लिए चमत्कारी केश तेल :-

1. लोहे के बर्तन में एक किलोग्राम नारियल का तेल, दो सौ ग्राम

आँवला, सौ ग्राम रीठा और शिकाकाई पाउडर, एक बड़ा चम्मच मेंहदी एवं दो चम्मच रत्नजोत पाउडर एक साथ सब चीजें डालकर सूर्य की रोशनी में कम-से-कम एक सप्ताह तक रखें या धीमी आँच पर उबालें। फिर उसे छानकर, एक नींबू का रस एवं कपूर डालकर बोतल बंद कर दें तथा रोजाना इस्तेमाल करें।

लाभः- यह बालों को काला, घना, नरम व लंबा बनाता है।

2. आधा किलो सूखा आँवला को कूटकर साफ करें तथा 1/4 किलो मुलैठी को कूटकर इनको आपस में मिलाकर आठ गुना पानी मिलाकर रात को भिगो दें। फिर सुबह धीमी आँच पर रखकर जब तक गर्म करो कि पानी आधा रह जाये अब इसको अच्छी तरह मिलाकर छान लें। इस रस को तेल में मिलाकर इतना गर्म करो कि सारा पानी जल जाये। और ठंडा होने पर अपनी इच्छानुसार सुगन्ध और रंग मिलाकर बोतल में भर लें।

लाभ :- सिर चकराना, बालों का पकना, झड़ना दूर होते हैं तथा लगातार सेवन से बाल काले व लंबे होते जाते हैं तथा सिर की खुश्की दूर होती है।

3. लौकी का तेल :- 250 ग्राम लौकी (घीया) लेकर उसे पीस लें और महीन कपड़े में छानकर उसका पानी निकाल लें। फिर दो सौ पचास ग्राम नारियल का तेल धीमी आँच पर उबालें। जब तेल थोड़ा गर्म हो जाए, तब उसमें लौकी का निकाला हुआ पानी धीरे-धीरे डाल दें और उबलने दें जब सारा पानी जल जाए तब तेल ठंडा करके बोतल में भर दें।

लाभ :- यह बालों की जड़े मजबूत करता है। मस्तिष्क को ठंडक देता है तथा स्मरण शक्ति बढ़ाता है। पैर के तलवों में आग-सी निकलने पर इसकी मालिश से आराम मिलता है।

श्वास की दुर्गन्ध (Halitosis)

लक्षण–साँस में दुर्गन्ध आना। बहुत से लोगों को मालूम ही नहीं होता कि उनके साँस में दुर्गन्ध है लेकिन इससे दूसरों को कठिनाई होती है।

कारण–दाँत और मसूड़ों में खराबी, टांसिल का बढ़ना, पुरानी कब्ज, पेट में सूजन, साईनोसाइटिस, पेट की खराबी, रक्तहीनता, धूम्रपान, तम्बाकू इत्यादि का सेवन।

उपचार–इसके कारणों को दूर करें। पहले 1-2 दिन रसाहार लें। उसके बाद कुछ दिन अपक्वाहार (फल, सब्जियाँ, अंकुरित अन्न इत्यादि) लें।

पेट पर मिट्टी पट्टी एनीमा लें। कुंजल क्रिया करें। प्राणायाम करें।

तुलसी की पत्तियाँ चबायें या पुदीने के ताजा पत्ते चबायें।

नारियल की गिरी तुलसी के साथ चबायें।

किशमिश और काली मिर्च दोनों को मिलाकर चबायें।

दांतों के बीच लौंग दबाकर रखें।

भीगी हुई मेथी के बीज खायें।

नीम की दातून का प्रयोग करें।

प्रतिदिन गर्म पानी में नमक डालकर गरारे करें।

हृदय रोग (Heart Diseases)

हृदय सम्बंधी अनेक रोग हो सकते हैं जिनमें प्रमुख निम्नलिखित है :-

1. **अल्पकालिक हृदय-शूल (Angina Pectoris)**-यह हृदय की धमनी के अन्दर की परत (Internal linning Intima) के नीचे वसा के जमने के साथ 70% या उससे अधिक अवरोध होने पर होता है। जब हृदय को रक्त व आक्सीजन की सही आपूर्ति नहीं हो तो इसके लिए हृदय द्वारा किया गया अधिक प्रयास का ही यह नतीजा है। यह दर्द दो-चार मिनट तक ही रहता है। उस समय रोगी चलने या झुकने में असमर्थ रहता है। यह दर्द आराम करने पर अथवा सौरबीटेट (Sorbitate) की गोली खाने पर ठीक हो जाता है।

2. **दिल का दौरा पड़ना (Coronary Thrombosis or Ac. Myocardial Infaction)**-हृदय की धमनी के अन्दर की परत के नीचे वसा जमने से अवरोध के बढ़ने के साथ इस परत पर धीरे-धीरे खिंचाव पड़ता है और अन्ततः एक दिन यह परत फट जाती है। फटने के साथ ही कुछ रासायनिक क्रियाओं के कारण वहाँ रक्त का थक्का जम जाता है और यह अवरोध 100% में परिवर्तित हो जाता है। यह हृदय का खतरनाक दुश्मन है क्योंकि हृदय के एक हिस्से में रक्त आपूर्ति रुक जाने से हृदय की प्रभावित कुछ माँसपेशियाँ नष्ट हो जाती हैं।

3. **रक्त नलिकाओं का कड़ा पड़ जाना (Arterio-Sclerosis)**-यह धमनी की दीवारों का रोग है जो पहले मध्य और बाद में भीतरी सतह को दुष्प्रभावित करता है जिसमें लचीलापन में कमी आ जाती है। सामान्यतया यह एक प्राकृतिक प्रावधान है परंतु यदि कम उम्र में या द्रुतगति से बढ़ने लगे तो खतरनाक हो जाती है। यह कोरोनरी धमनियों (Coronary Arteris) को नुकसान पहुँचाता है तथा यह शरीर के किसी भी हिस्से को शिकार बना सकता है।

4. **हृत्कम्प (Palipitation of Heart)**-इसमें जोर-जोर से दिल के धडकने के दौरे आते हैं। यह रोग पुरुषों की अपेक्षा स्त्रियों में अधिक होता है। हृदय की माँसपेशियों और स्नायुओं की दुर्बलता इस का मूल कारण है। इसमें हाथ अक्सर बर्फ की तरह ठंडे पड़ जाते हैं।

5. **हृदय का आकार में बड़ा होना (Enlargement of Heart)**-जब शरीर में विजातीय द्रव्यों (Toxins) की मात्रा बढ़ जाती है तो हृदय पर

भी ज्यादा जोर पड़ता है, इसे सम्भालने के लिए आपातकालीन स्थिति में हृदय बढ़ जाता है। हृदय के फैलने के और भी कारण हैं जैसे - रक्त चाप का ज्यादा रहना, दिल के कपाट (Valves) कमजोर होना, दिल की धमनियों में रुकावट होना, मधुमेह इत्यादि।

6. **परिहार्दिक सूजन (Pericarditis)**-जब हृदय की ऊपर की झिल्ली में सूजन आ जाती है तो मीठा-मीठा दर्द होता है एवं नाड़ी तेज चलती है, कभी-कभी विषम ज्वर भी हो जाता है। कभी-कभी झिल्ली में पानी आ जाने से भी हृदय सूजा हुआ प्रतीत होता है जिसकी बढ़ी हुई अवस्था में श्वास लेने में कष्ट होता है।

7. **मध्यहार्दिक सूजन (Myocarditis)**-हृदय की माँसपेशियों में सूजन आ जाती है। मधुमेह, निमोनिया इत्यादि की वजह से भी हृदय में सूजन आ जाती है।

8. **अर्न्तहार्दिक सूजन (Endocarditis)**-यह सूजन हृदय के एकदम अन्तरंग में होती है।

9. **हृदयकपाट सबंधी रोग (Valvular Disease)**-आमतौर पर माईट्रल वाल्व (Mitral valve) सर्वाधिक प्रभावित होता है जिससे उसमें सिकुड़न (Mitral stenosis) या छिद्र (Incompetence) अथवा दोनों ही एक साथ विद्यमान हो जाते हैं। एओरटिक कपाट (Aortic Valve) भी इसी तरह प्रभावित होता है।

10. **हृदय की मांसपेशियों का फैल जाना (Hypertrophy of the Heart Muscles)**-हृदय की माँसपेशियों को जब अधिक काम करना पड़ता है तो वह फैल जाती हैं। उच्च रक्तचाप इसका मुख्य कारण है।

11. **धमनियों का फटना (Aneurysm)**-धमनियों की दीवारों के कमजोर पड़ने से भी यह गुब्बारे की तरह फट जाती हैं। धमनी के फट जाने से केवल 20% बचने की उम्मीद रहती है।

12. **हृदयपेशी की चर्बी अपविकास (Fatty Degeneration)**-स्थूलकाय रोगियों में अन्य अंगों की भाँति हृदय की पेशियों में भी चर्बी वृद्धि होती है। उस समय हृदयपेशी कोशिका क्रमशः नष्ट होने लगती है और उनके स्थान पर चर्बी जमने लगती है। अधिक चर्बी युक्त पेशियाँ कड़ी हो जाती हैं और वह पूर्णतः सिकुड़ नहीं पाती। फलतः कोष्ठों का रक्त पूरे तौर से रिक्त नहीं हो पाता। इसके अतिरिक्त चर्बी वृद्धि के

साथ-साथ हृदय कपाटिकाएँ भी कड़ी एवं मोटी हो जाती हैं जिसकी वजह से हृदय आकार में बड़ा हो जाता है।

13. **हृद्ताल विकार (Irregular Heart Beat)**-हृद्ताल विकार में हृदय का स्पन्दन (Heart Beat) तालयुक्त नहीं हो पाता। हृदयरोग के अनेक कारणों से उस ताल में असम्बद्धता उत्पन्न होती है।

14. **हृदय स्पंद वेगवर्धन (Tachy Cardic)**-कभी-कभी नाड़ी गति वृद्धि का दौरा आता है जो कुछ दिन से लेकर आठ दिन तक रहता है। आवेग (Attack) काल में नाड़ी की गति 150 से 200 तक हो जाती है।

15. **मन्द हृदय स्पन्द (Slow Heart Beat)**-साधारण नाड़ी की गति 60-100 मानी जाती है कभी-कभी नाड़ी मंद भी हो जाती है। स्वस्थ मंद नाड़ी अच्छे स्वास्थ्य का लक्षण है। अगर दिल की गति 50 से कम हो तो यह खतरनाक हो सकता है।

16. **रक्तगांठ बनना (Thrombosis)**-रक्त धमनियों में कैल्शियम, वसा तथा कोलेस्ट्रोल की तहें जमने लगती हैं। यदि यह मस्तिष्क की रक्त धमनियों में जम जाये तो पैरालिसिस (Paralysis) हो जाता है। यदि हृदय की रक्तधमनियों में जम जाये तो उसे हृदयरोग (Heart Attack/ Angina) हो जाता है।

17. **आमवातिक हृदय रोग (Rheumatic Heart Disease)**-यह जोड़ों के बुखार (Rhematic Fever) की देन है जो जोड़ों को और हृदय के वाल्वों को एक साथ प्रभावित करता है जिससे हृदय के वाल्व में खराबी आ जाती है। वैसे तो यह किसी भी अवस्था में हो सकता है लेकिन अधिकतर पाँच-पंद्रह वर्ष की अवस्था में होता है। पचास वर्ष की अवस्था के बाद यह नहीं के बराबर ही है।

हृदय रोगों के लक्षण :-

अचानक अधिक पसीना आना, धड़कन का अहसास (Palpitation), छाती में भारीपन, ज्यादा कार्य करने से साँस फूलने लगना या साँस लेने में कठिनाई होना, घुटन (Suffocation), जी मिचलाना या उल्टी होना, सिर का चकराना या मूर्छित होना, पेट में जलन (Burning Sensation) एवं हाथ पैरों का ठंडा रहना। सीढ़ियों पर चढ़ने से साँस फूलने लगना। यदि किसी को उठते-बैठते समय अक्सर चक्कर आया करें लेकिन थोड़ी ही देर में सब कुछ ठीक हो जाये तो इसे हृदय रोग की पहली चेतावनी समझनी चाहिए।

कभी-कभी ऐसा भी होता है कि व्यक्ति का हृदय तो रोगग्रस्त हो जाता है परन्तु उसके लक्ष्णों का आभास नहीं हो पाता।

दिल की बीमारी शुरू होने के वर्षों पूर्व से रोगी श्वास लेने में कष्ट का अनुभव करता है। इस दृष्टि से यह कहना गलत न होगा कि दमा के रोगी मूलतः हृदय के रोगी भी हो सकते हैं।

हृदयघात (Heart Attack) में छाती का दर्द बहुत तीव्र होता है तथा दर्द प्रायः छाती के मध्य से उठता है तथा बांयी बाँह में फैलते हुए ग्रीवा मंडल तक चला जाता है। कई बार दांये हाथ के कंधे तथा नीचे के जबड़े की ओर भी जाता है। यह चलने या ज्यादा काम करने पर बढ़ जाता है। यह दर्द प्रायः पाँच-दस मिनट से ज्यादा रहता है और कभी-कभी घन्टों तक भी रहता है।

हृदय रोग जाँचने के परीक्षण-

1. **शारीरिक जाँच**-इसमें रक्तचाप और हृदयगति की जाँच की जाती है।
2. **रक्त जाँच**- इसमें सीरम लिपिड़ प्रोफाइल और रक्त में शुगर की दर की जाँच होती है।
3. **ई. सी. जी. (इलेक्ट्रो कार्डियोग्राम)**-ई. सी. जी. में कोई भी बदलाव हृदयरोग का संकेत देता है।
4. **टी. एम. टी. (ट्रेड मिल टेस्ट)**-यह टेस्ट मुख्यतयाः तभी किया जाता है जब ई. सी. जी. से कोई ठोस प्रमाण नहीं मिलता।
5. **ईको कार्डियोग्राम**-यह आमतौर पर हृदय के धड़कने की क्षमता (पम्पिंग पावर) और दिल के वाल्वज की क्षमता को जाँचने के लिए किया जाता है।
6. **एंजियोग्राफी** - इसमें एक लंबे तार के द्वारा रेड़ियो अपारदर्शी द्रव्य (डाई) को अवरोधित धमनी में डाला जाता है। इससे अवरोध प्रतिशत का अंदाजा होता है।

हार्ट अटैक होने के निश्चय की जाँच-

1. **इलेक्ट्रो कार्डियोग्राम (ECG)**-हार्ट अटैक के शिकार रोगी के ECG में बहुत स्पष्ट परिवर्तन दिखाई देते हैं। S T सेग्मेंट उठी हुई होती है जो कि हार्ट अटैक को निश्चित करती है।
2. **रक्त एन्जाईम जाँच (Blood Enzyme Test)**-हार्ट अटैक के बाद कुछ माँसपेशियाँ नष्ट हो जाती हैं। जहाँ से रक्त में कुछ एन्जाइम आ जाते हैं। यदि रक्त में ये एन्जाइम बढ़ जाएँ तो यह हार्ट अटैक दर्शाता

है। इसमें से कुछ एन्जाइमों को SGPT, CPK, CPKMB, LDH, SCOT आदि कहा जाता है।

हृदय रोगों के कारण –

रक्त में सामान्य से अधिक कोलेस्ट्रोल, ट्राईग्लिसराईड इत्यादि होना, धूम्रपान अथवा तम्बाकू इत्यादि का सेवन, गलत आहार विहार, मांस, अंड़ा, मैदा, चीनी, नमक, चिकनाईयुक्त, तली भुनी चीजों का अधिक प्रयोग, रेशेदार भोजन की कमी, फास्ट फूड की अधिकता, दवाओं का अधिक सेवन, तनाव, शक्ति से अधिक काम, अधिक थकान, क्रोध, अपूर्ण निद्रा, अति संभोग, हडबड़ी, चिन्ता, उच्च रक्तचाप, मधुमेह, मोटापा, गठिया, ज्वर, सूजाक आदि के कारण भी हृदय विकार उत्पन्न हो जाते हैं। कैलशियम की अधिक गोलियों का सेवन एवं विटामिन-डी की कमी भी हृदय रोग को बढ़ाते हैं।

वक्षस्थल से ज्यादा पेट बढ़ जाये तो हृदयविकार की सम्भावना हो जाती है।

वंश परम्परा (Hereditary) के दोष के कारण भी अक्सर हृदयरोग पाये जाते हैं। क्योंकि ऐसे परिवार के सदस्य पीढ़ी-दर-पीढ़ी गलत आहार-विहार तथा स्वास्थ्य सम्बंधी गल्तियों को दोहराते चले जाते हैं।

हृदय रोगों का उपचार–

हृदय रोग के कारणों से बचना चाहिए। हृदय रोगियों के लिए उपवास एवं कम भोजन वरदान है। भोजन में हरी पत्तेदार तथा रेशेदार सब्जियों का नियमित प्रयोग एवं अंकुरित अन्न। हृदय रोगी को पशुजनित दूध की बजाय सोयाबीन का दूध लेना चाहिए। नारियल के पानी पर उपवास, रसाहार (घीया, खीरा, पालक, गाजर, चुकंदर, सफेद पेठा इत्यादि का रस) फल, सलाद का अधिक प्रयोग, अनार, आंवला, प्याज, लहसुन, अंकुरित अल्फा, नींबू शहद का पानी बहुत ही उपयोगी है। अंगूर तथा आम हृदयरोग के लिए टॉनिक का काम करते हैं।

विटामिन बी कोलेस्ट्रोल को संयमित रखता है, इसलिये चोकर समेत आटे की रोटी एवं अंकुरित अन्न लें। विटामिन सी कोलेस्ट्रोल को बाईल साल्ट में परिवर्तित करने में विशेष भूमिका निभाता है इसलिए नींबू व आँवले का प्रयोग लाभदायक है। कैल्शियम की पूर्ति के लिए तिलों का दूध विशेष उपयोगी है।

मैथी और काले चने रात को भिगोकर प्रातः उनका पानी पी लें तथा उन्हें खा लें। लौकी के रस में उतना ही पानी तथा सात-सात पत्तियाँ तुलसी और

पुदीने की डालकर तथा थोड़ी कालीमिर्च डालकर दिन में तीन बार सेवन करें। पान, अदरक, लहसुन का एक चम्मच रस में एक चम्मच शहद मिलाकर इक्कीस दिन तक प्रातः सायं सेवन करें।

लेशीथीन (Lecithin) जो हरी पत्तेदार सब्जियों में भरपूर होता है, धमनियों में चिकनाई के जमाव को रोकता है।

पेट पर मिट्टी पट्टी, नींबू के पानी का एनिमा, दो बार छाती की लपेट, कटिस्नान, घर्षण स्नान के बाद ठंडे पानी से स्नान, जब धडकन तेज हो उस समय तीन-चार तह करके मोटे कपड़े की पट्टी ठंडे पानी में भिगोकर दिल पर रखें।

रोगी को यदि खाँसी, कफ की भी शिकायत हो तो गर्म पाद स्नान (Hot Foot Bath) दें। प्रातः धूपस्नान लें। रोग की तीव्रावस्था में विश्राम ही सबसे बढ़कर उपचार है।

अर्जुन की छाल रात में पानी में भिगो दें। प्रातः छानकर पी लें। हृदयरोग जड़ से चला जायेगा। अर्जुन के वृक्ष की पत्तियाँ जामुन की पत्तियों की तरह होती हैं।

विजयसार की लकड़ी को पानी में भिगो दें, प्रातः पी लें। यह लकड़ी दो बार इस्तेमाल कर सकते हैं।

पीपल के पत्तों को आगे पीछे से काटकर उसका सूप बनाकर प्रतिदिन तीन बार लें।

खुली हवा में प्रातः एक घंटा टहलना। कटिचक्रासन, वज्रासन, पदमासन, सिद्धासन, गोमुखासन, ताड़ासन, कोणासन, भुजंगासन, नौकासन, श्वास प्रश्वास की क्रिया।

हृदयमुद्रा का अभ्यास करें। योगनिद्रा करें।

हडबड़ी (Hurry), चिन्ता (Worry), गरिष्ठ भोजन (Curry) से बचें।

मिर्च-मसाले, अचार, तली-भूनी चीजे छोड़ दें।

अंत्रवृद्धि (हर्निया) (Hernia)

असामान्य रूप से शरीर के किसी भी भाग का झिल्ली से बाहर निकल आना हर्निया कहलाता है। हर्निया कई प्रकार के होते हैं जिनके नाम प्रभावित स्थान के हिसाब से रखे गये हैं।

(1) **हाईटस हर्निया (Hiatus Hernia)**-छाती व पेट के बीच की झिल्ली (Diaphragm) से आमाशय (Stomach) के एक हिस्से का बाहर निकल आना हाईटस हर्निया है। इसमें छाती में दर्द होता है जो बांयी छाती की तरफ भी हो जाता है। कई बार इसका दर्द हृदयशूल (Angina) का दर्द समझ लिया जाता है। गले के नीचे भी दर्द का आभास होता है। भोजन के बाद पेट ज्यादा भरा भरा महसूस होता है तथा निगलने में कठिनाई का आभास होता है। यह सबसे ज्यादा प्रभावित करने वाला रोग है। 60 वर्ष की उम्र से ज्यादा वाले लगभग आधे लोग इससे प्रभावित होते हैं। उनमें से बहुत से लोगों को इसके लक्षण दिखाई नहीं भी देते हों।

(2) **अम्बलाईकल हर्निया (Umbilical Hernia)**-नाभि के पास आंतों की झिल्ली से बाहर की ओर फैलाव हो जाता है। वैसे तो नाभि हमारे शरीर में पेट के मध्य में एक दो सेंटीमीटर नीचे ही अपना रूप बनाये रखती है लेकिन जब आँत नाभि में उतरती है तो इसका रूप दो-तीन सेंटीमीटर ऊपर उठ जाता है जो दिखने में बहुत ही खराब लगता है।

(3) **फेमोरल हर्निया (Femoral Hernia)**- इसमें आँतों के हिस्से जाँघों के जोड़ के सामने वाले हिस्से में लटक आते हैं। यह पैरों के रक्त की पूर्ति करने वाली जाँघ जोड़ के पास की रक्तधमनी (Femoral Artery) को भी दुष्प्रभावित करता है। यह अधिकतर स्त्रियों में पाया जाता है। यह किसी एक तरफ का भी हो सकता है या दोनों तरफ का भी हो सकता है। इसमें खाँसते हुए दर्द होता है तथा जाँघ के पास सूजन महसूस होती है।

(4) **इन्गविनल हर्निया (Inguinal Hernia)**- यह पेट के आंतरिक इन्गविनल (उरु प्रदेश) नाल में झिल्ली के फैलाव से होता है।

(5) **वैजाइनल हर्निया (Vaginal Hernia)**- यह स्त्री योनि की तरफ आंतों के बढ़ जाने से होता है।

(6) **अंडकोष का हर्निया**- इसमें अंडकोषों में सूजन आ जाती है।

हर्निया की अवस्थायें-

(1) रिडयूसिबल हर्निया (Reducible Hernia)-जब बढ़ा हुआ हर्निया फिर से अंदर हो जाये उसे रिडयूसिबल हर्निया कहते हैं।

(2) इनरिडयुसिबल हर्निया (Inreducible Hernia)-जब बढ़ा हुआ हर्निया वापिस न जाये उसे इनरिडयुसिबल हर्निया कहते हैं।

(3) स्ट्रेन्गुलेटेड हर्निया (Strengulated Hernia)-जब बाहर निकले हुए हर्निया में सूजन भी आ जाये उसे स्ट्रेन्गुलेटेड हर्निया कहते हैं।

कारण-पुरानी कब्ज, दुर्बलता, गैस, मलमूत्र के वेग को रोकना, मद्यपान, पेट में ट्यूमर होना, मोटापे में पेट का लटक जाना, भार उठाना, अत्यधिक संभोग, चिरकाल तक शारीरिक परिश्रम या व्यायाम न करना, मलत्याग के समय जोर लगाना, गलत आहार विहार, अति आहार।

उपचार :- तीव्रावस्था में नींबू का रस मिला पानी पीकर उपवास करना चाहिए। रसाहार पर साप्ताहिक उपवास। अपक्वाहार, फल, सब्जियाँ, एवं अंकुरित भरपूर मात्रा में लें।

कब्ज उत्पन्न करने वाले सभी आहार बिल्कुल छोड़ देने चाहिएं। अतिआहार (Over Eating) बिल्कुल न करें। तले भुने एवं मैदा के पदार्थ बिल्कुल बंद कर दें।

पेट पर मिट्टी पट्टी एनिमा, लपेट, कटिस्नान एवं मेहनस्नान, घर्षण स्नान, गर्म पाद स्नान, सूर्यतप्त नीली बोतल का पानी लगभग 30 मि. ली. दिन में छः बार पियें। पेट पर तेल मालिश करें।

पश्चिमोत्तानासन, योगामुद्रासन, गरुडासन, शलभासन, सर्वांगासन, हलासन, मत्स्यासन, अर्धसर्वांगासन, मन्डूकासन, भूनमनासन, कुर्मासन, जानूशीर्षासन, गर्भासन, मूलबन्ध।

त्रिबंध, महामुद्रा का अभ्यास करना चाहिए।

हर्निया के कष्ट के समय व्यायाम आसन न करें।

अधिक रक्त कोलेस्ट्रोल
(High Blood Cholestrol)

अधिक कोलेस्ट्रोल भी हृदय रोगों के मुख्य कारणों में से एक है। यह रक्त में छोटे-छोटे अणुओं के रूप में एक प्रकार की वसा (चिकनाई) है। कोलेस्ट्रोल शरीर की क्रियाओं में महत्वपूर्ण भूमिका अदा करता है। यह कोशिकाओं की दीवारों का निर्माण करने और विभिन्न हारमोन्स के संयोजन के लिए आवश्यक होता है तथा यह नाड़ियों का आवरण और मस्तिष्क की कोशिकायें बनाता है। यह पाचन क्रिया के लिये Bile juice का भी निर्माण करता है। यह वसा को शरीर के विभिन्न भाग में पहुँचाता है तथा लाल रक्तकण की रक्षा करता है। ज्यादातर कोलेस्ट्रोल तो यकृत (Liver) में ही बनता है, कुछ भाग हमें भोजन से आता है। अतः जिनके भोजन में कोलेस्ट्रोल अधिक होता है, उनके रक्त में कोलेस्ट्रोल का स्तर अधिक पाया जाता है जो हृदय के लिये घातक है। यह प्रोटीन के साथ मिलकर लिपो-प्रोटीन (Lipo-Protein) कहलाता है। यह दो प्रकार का होता है।

1. लो डेन्सिटी लिपो प्रोटीन (Low Density Lipo-Protein)
2. हाई डेन्सिटी लिपो-प्रोटीन (High Density Lipo-Protein)

लो डेन्सिटी लिपो-प्रोटीन (Low Density Lipo-Protein LDL)- यह ट्राइग्लिसराईड (तेलों का दूसरा नाम) और प्रोटीन के मिश्रण से बनाता है। यह बहुत बुरा (Bad) माना जाता है क्योंकि यह परिहृदय धमनियों (Coronary Arteries) में मेदार्बुद (Athroma) के बनने में सहायक होता है जिससे रक्त संचारण में अवरोध (Blockage) उत्पन्न होता है और हृदयघात (Heart Attack) होने की स्थिति निर्मित होती है।

हाई डेन्सिटी लीपो प्रोटीन (High Density Lipo Potein HDL)- इसे अच्छा कोलेस्ट्रोल माना जाता है क्योंकि यह मेदार्बुद को बनने से रोकता है। पूर्ण कोलेस्ट्रोल सामान्य स्तर पर होते हुए भी यदि HDL की मात्रा सामान्य से कम हो या LDL का अनुपात अधिक हो तो भी धमनियों में अवरोधक के बनने की संभावना रहती है।

कारण :- तला भुना, पशुजनित दूध व दूध से बने पदार्थ, गरिष्ठ भोजन का अधिक सेवन, माँस, अंडा, जंक और फास्ट फूड इत्यादि। शराब एवं धूम्रपान भी कोलेस्ट्रोल को बढ़ाते हैं। मानसिक तनाव भी कोलेस्ट्रोल को बढ़ाता

है क्योंकि तनाव से Adrenal Gland अधिक स्राव करके Fat Matabolism को प्रभावित करता है।

उपचार :- यह आवश्यक है कि LDL को घटाया जाये, अत: कोलेस्ट्रोल बढ़ाने वाले उपरोक्त दिये गये सभी खाद्य पदार्थ भोजन से हटा देने चाहिए। कोलेस्ट्रोल बढ़ाने वाले सभी पशुजनित खाद्य पदार्थ छोड़ देने चाहिए। खाने में नारियल एवं पाम (Palm) के तेल का प्रयोग भी कम कर देना चाहिए।

रेशेदार (Fibres) खाद्य (चोकर समेत आटे की रोटी, छिलके समेत दालें, टमाटर, गाजर, अमरूद, हरी पत्तेदार सब्जियाँ, पत्तागोभी इत्यादि) लें। विटामिन बी प्रधान भोजन LDL को कम करता है। प्रतिदिन कम-से-कम 50 ग्राम जई का चोकर (Oat Bran) किसी भी ढंग से खाना। अजवायन रक्त में हानिकारक कोलेस्ट्रोल की मात्रा कम करती है। लेशीथीन (Lecithin) जो चिकनाई युक्त भोजन है, कोलेस्ट्रोल को रक्त नलिकाओं में जमने नहीं देता तथा कोलेस्ट्रोल से बाइल (Bile) के निर्माण को बढ़ाता है जिससे रक्त में कोलेस्ट्रोल कम हो जाता है। जिनका कोलेस्ट्रोल स्तर ज्यादा है, उन्हें अधिक पानी पीना चाहिए। हरे नारियल का पानी बहुत ही उत्तम है। धनिया (Coriander) का पानी (पानी में धनियाँ उबालकर ठंडा करके) पीने से भी ज्यादा (Excess) कोलेस्ट्रोल मूत्र द्वारा शरीर से बाहर हो जाता है।

गेहूँ के जवारे का रस, करेले का रस और इसबगोल कोलेस्ट्रोल को कम करता है।

अंकुरित मेथी के बीज प्रतिदिन खायें।

काला चना रात को भिगो दें। प्रात: उसका पानी पीने तथा चने खाने से बहुत लाभ होता है।

पेट पर मिट्टी पट्टी एवं कटिस्नान बहुत ही उपयोगी है। भाप स्नान भी लाभदायक है लेकिन उच्च रक्तचाप वालों के लिए वर्जित है।

नियमित व्यायाम एवं योगासन LDL को घटाते हैं और HDL को बढ़ाते हैं।

उच्च रक्तचाप
(High Blood Pressure)

उच्च रक्तचाप रोग नहीं है बल्कि शरीर की रक्षात्मक प्रणाली एवं संस्थान ठीक करने के लिए संकेत है। उच्च रक्तचाप आधुनिक युग की देन है जिसके फलस्वरूप पक्षाघात (लकवा), गुर्दे बेकार, दृष्टिदोष, अति दुर्बलता एवं हृदयरोग इत्यादि हो जाते हैं।

लक्षण :- प्रातः चलते समय सिर व गर्दन के पीछे दर्द, बेचैनी, चिड़चिड़ापन, मानसिक असंतुलन, सिरदर्द, छाती में दर्द, घबराहट, क्रोध, जल्दी उत्तेजित हो जाना, चेहरे पर तनाव, पाचन संस्थान की खराबी, आँखों का लाल होना, हृदय की धड़कन बढ़ जाना, अनिद्रा, नाक से खून आना इत्यादि एवं रक्तचाप सामान्य से अधिक हो जाना।

कारण :- कब्ज, अपच, रक्त कोलेस्ट्रोल बढ़ जाना, धूम्रपान, अन्तःस्रावी ग्रन्थियों (Endocrine Glands) का ठीक काम न करना, तनाव, गुर्दे की खराबी, मोटापा, गलत आहार विहार, अम्लकारक खाद्य पदार्थों, नमक, चाय, कॉफी, सॉस, तला भुना मसालेदार गरिष्ठ भोजन इत्यादि का अधिक सेवन तथा क्षमता से अधिक मानसिक कार्य करना, उचित व्यायाम एवं विश्राम का अभाव इत्यादि। गर्भावस्था में (Toxemia) हो जाने के कारण भी उच्च रक्तचाप बढ़ जाता है।

उपचार :- उपरोक्त कारणों को दूर करें। यथाशक्ति कुछ दिन रसाहार (खीरा रस, गाजर रस, केले के तने का रस, चुकन्दर का रस, बथुआ-हरा धनिया-पालक इत्यादि का रस, नारियल पानी, नींबू शहद का पानी, घीया का रस, गेहूँ के जवारे का रस फिर कुछ दिन अपक्वाहार, फल, सलाद, अंकुरित, बाद में एक बार फल, एक बार सलाद, चोकर समेत आटे की रोटी एवं सब्जी।

तुलसी के पत्ते काली मिर्च के साथ सेवन करें। प्रातः खाली पेट तुलसी के पत्ते शहद लगाकर चबायें।

प्रातः एक नींबू का रस एवं एक चम्मच शहद पानी में मिलाकर पीना बहुत ही लाभकारी है।

रात भर तांबे के बर्तन में रखा पानी पियें। त्रिफला का सेवन विशेष लाभकारी है। ताजे आँवले का रस दो चम्मच हर रोज सुबह और शाम को पीजिए। तीन भाग गाजर का रस एवं एक भाग पालक का रस मिलाकर नित्य

पीने से हर प्रकार का रक्तचाप दूर होता है। छाछ, धनिये का पानी, मीठी नीम का प्रात: 25 मिली. रस लेना लाभकारी है।

उच्च रक्तचाप में छ: बूँद लहसुन का रस पानी में मिलाकर दिन में चार बार पियें। शहद या मुनक्का के साथ कच्चा लहसुन खाने से उच्च रक्तचाप ठीक हो जाता है।

रक्तचाप शांत होने पर लहसुन का सेवन कम करते जायें। नमक, घी, अचार, मिर्च मसाला एवं मिठाई का परहेज करें। केवल रसाहार पर साप्ताहिक उपवास करें। विटामिन सी एवं पोटाशियम प्रधान भोजन विशेष हितकारी है।

खुली हवा में टहलना एवं 50-100 बार गहरी साँस लेना, प्रतिदिन ठंडे पानी का एनिमा, पेट पर मिट्टी पट्टी एवं गर्म ठंडा सेंक, गर्म पाद स्नान, रीढ़ स्नान, कटि स्नान, मेहन स्नान, छाती लपेट सप्ताह में एक दिन गीली चादर लपेट, स्नान से पहले और बाद में शरीर को रगड़ना। जलनेति, कुंजल, शवासन विशेष उपयोगी। योगनिद्रा, ज्ञानमुद्रा करना चाहिए। उच्च रक्तचाप के समय सूर्य स्वर बंद करके चन्द्र स्वर चलायें।

स्नान से पहले पानी पीयें।

शवासन, गोमुखासन, अर्धमत्स्येन्द्रासन, वज्रासन, पदमासन, सिद्धासन, ताडासन, नाडीशोधन, शीतकारी एवं शीतली प्राणायाम बिना कुम्भक के करें।

अधिक उच्च रक्तचाप के समय रीढ़ की हड्डी एवं सिर पर पाँच मिनट बर्फ की मालिश करें।

नित्य आधा लीटर सूर्य तप्त हरे बोतल का पानी बार-बार पीना चाहिए। सूर्य तप्त नीले तेल की मालिश करें। साधारणतया मालिश हृदय की ओर करते हैं। लेकिन उच्च रक्तचाप के रोगी की मालिश उल्टी होती है।

मानसिक तनाव, चिन्ता इत्यादि को दूर करें।

उच्च रक्तचाप वालों को मधुमेह होने की सम्भावना अधिक होती है।

अण्डकोषों में पानी पड़ना
(Hydrocele)

अन्डकोषों में पानी भर जाने से वह सूज जाते हैं। अधिकतर एक ही तरफ का अंडकोष रोग ग्रस्त होता है।

लक्षण :- बिना दर्द के अंडकोषों का बढ़ जाना, कभी कभार ये इतने बढ़ जाते हैं कि चलने फिरने में भी कठिनाई होती है। यदि सूजन में दर्द भी होने लगे तो समझें, इसमें संक्रमण (Infection) हो गया है।

कारण :- यौन अंगों में विजातीय द्रव्यों (Toxins) का इकट्ठा होना, खान-पान की गलत आदतें, अन्य रोग जो दवा से दबा दिये गये हों, सम्भोग सबंधी उच्छृंखलता।

उपचार :- दो सप्ताह तक अपक्वाहार पर रहें। प्रातः प्रतिदिन संतरे का रस या अनार का रस लें। कच्चा सलाद नींबू डालकर लें।

रसाहार पर साप्ताहिक उपवास करें।

कटिस्नान, मेहनस्नान, सूखा घर्षण, गर्म एवं एप्सम नमक स्नान (नमक मिले पानी में टब स्नान) भी बहुत लाभदायक है।

ताजा हवा एवं हल्का व्यायाम बहुत ही आवश्यक है।

सूर्य स्नान भी अच्छा रहता है।

हिस्टीरिया (Hysteria)

लक्षण :- हिस्टीरिया का जब दौरा पड़ता है तो हाथ-पैर अकड़ जाते हैं, चेहरे की आकृति बिगड़ जाती है, बिना किसी कारण के चिल्लाना, बडबड़ाना, मारना-पीटना, साँस लेने में कठिनाई, पेट और छाती में दर्द, गले में कुछ फँस जाने का आभास, शरीर को छूने मात्र से ही दर्द का अनुभव होना, प्रकाश की ओर देखने में असमर्थता।

इसके दौरे में पेट से गले तक वायु का गोला-सा उठता है और मूर्छा आ जाती है।

कारण :- यह रोग प्राय: उन जवान महिलाओं को होता है जिनकी मनोकामना पूर्ण नहीं होती और जो अपने को सदा अतृप्त मानकर मन में कुंठा या हीन भावना का अनुभव करती रहती हैं। शारीरिक या मानसिक आघात, तनाव, चिन्ता, शोक, डर, कब्ज या कोई अन्य बीमारी, मासिक धर्म की विकृति, पति के प्रति विद्वेष।

उपचार :- दौरे के समय कपड़े ढीले कर दें एवं ताजा हवा लगने दें। पाँव के तलवे एवं हथेलियाँ मसलें। बेहोशी के समय उसके अंगूठे के नाखून में अपने अँगूठे का नाखून चुभोकर बेहोशी दूर करें। मुँह पर ठंडे पानी के छीटों से भी मूर्छा दूर होती है। हींग या प्याज काटकर सुंघाने से भी होश आ जाता है।

पहले कुछ दिन रसाहार फिर फलाहार एवं अपक्वाहार बाद में संतुलित आहार पर आ जायें। जामुन बहुत उपयोगी है। शहद का उपयोग लाभदायक है।

सकारात्मक विचारधारा (Positive Thinking) बनायें।

सहवास संबंधी समुचित ज्ञान प्राप्त करें।

ध्यान एवं योग निद्रा का अभ्यास करें।

प्रतिदिन ठंडा स्नान, वायुस्नान, धूपस्नान करें।

पदमासन, सिंहासन, वज्रासन, ताड़ासन, गर्भासन, उत्तानपादासन गोरक्षासन, कोनासन, उर्ध्वहस्तोनासन, भुजंगासन, शवासन, लाभकारी है।

नपुंसकता (Impotency)

लक्षण :- पुरुष इन्द्रिय में शिथिलता। मैथुन की भावना लाते ही उत्तेजित होकर शुरुआत से पहले ही स्खलित हो जाना अर्थात् शीघ्रपतन जो नपुंसकता की प्रारम्भिक अवस्था है।

कारण :- अति आहार, अत्यधिक मैथुन में प्रवृति, अप्राकृतिक मैथुन, हस्त मैथुन, पाचन संस्थान संबंधी रोग (अपच, कब्ज एवं एसिडिटी), मधुमेह, मानसिक तनाव, असफलता का डर, असुरक्षा का भाव, अन्तःस्रावी ग्रन्थियों का असंतुलन, विटामिन ई की कमी, मनोवैज्ञानिक कारण, बहुत अधिक लज्जा या काम संभोग में अनाड़ीपन अन्य जनेन्द्रिय रोग (Sexual Diseases)।

उपचार :- शक्तिवान बनने के चक्कर में शराब, तम्बाकू, सिगरेट, दवाईयाँ व उत्तेजनात्मक पदार्थों का सेवन नहीं करना चाहिए क्योंकि वे जीवनी शक्ति को नष्ट करके भविष्य में और ज्यादा पतन की ओर ढ़केल देते हैं, भले ही उत्तेजना से थोड़ा जोश मिल जाये परंतु इसका अंतिम परिणाम बिल्कुल भी अच्छा नहीं होता।

उपवास से आरम्भ करके रसाहार एवं अपक्वाहार पर रहते हुए संतुलित सही पौष्टिक आहार पर आ जायें। गाजर का रस शहद मिलाकर लें। मुनक्का, खजूर, अंजीर, गिरी एवं सूखे मेवे भिगोकर खायें। नित्य प्रातः दो बादाम घिसकर शहद के साथ चाटें। एक सप्ताह तक प्रातः दूध के साथ थोड़ा-सा केसर मिलाकर पियें। गेहूँ का जवारा लें। प्याज के रस में शहद मिलाकर लें।

रोज रात को दो चम्मच मेथी एवं धनिये का चूर्ण दूध के साथ एक महीना लें। आँवला का चूर्ण शहद के साथ लें तथा दूध घी लें। तीन ग्राम त्रिफला चूर्ण, एक ग्राम तिल का तेल, छः ग्राम शहद रोज खाली पेट लें। नित्य प्रति दो-तीन छुआरे दूध में अच्छी तरह उबाल कर खायें और दूध पी लें।

तुलसी के बीज पान के पत्ते में रखकर खायें तथा तुलसी की जड़ के टुकड़े चबायें। रोज रात को भिगोये हुए चने खायें एवं उनका पानी शहद मिलाकर पियें।

तिल का दूध पुरुष शक्ति एवं वीर्य वृद्धि के लिए बहुत ही उत्तम है।

पीपल वृक्ष के फलों को छाया में सुखाकर बारीक पीसकर दस ग्राम नित्य प्रातः गर्म दूध के साथ लें। रोजाना तीस मिलीग्राम शिलाजीत (Black Resins) दूध के साथ लें। रोजाना दो चम्मच सिंघाडे के आटे की फाँकी गर्म दूध के साथ लेना वीर्यवर्धक है। सर्दी में बथुआ खाने से वीर्यवृद्धि और शक्ति

प्राप्त होती है। सिंघाड़ा और सौंफ लाभदायक है। कच्ची हल्दी का रस तीन चम्मच उतना ही शहद मिलाकर लें। दस–पन्द्रह बूंद लहसुन का रस एक कटोरी पानी में डालकर एक महीने तक लें।

नित्य लिंग एवं फोतों पर पानी के छीटें मारें। जनेन्द्रिय का गर्म ठंडा सेक करें। लिंग पर अरन्डी के तेल की मालिश करें।

कब्ज दूर करें। पेट पर मिट्टी पट्टी, एनिमा, गर्म ठंडा कटिस्नान, पेड़ू पर गर्म ठंडा सेंक एवं मिट्टी पट्टी, पेट लपेट, रीढ़ स्नान, मेहन स्नान, चादर लपेट आदि बदल बदल कर करें।

योगमुद्रासन, सर्वांगासन, मत्स्यासन, पश्चिमोत्तानासन, गरुडासन, शवासन, अर्द्धमत्स्येन्द्रासन, हलासन, चक्रासन, धनुरासन, सुप्तवज्रासन, तथा विपरीतकरणी, योगमुद्रा, अश्विनी मुद्रा, प्राणायाम, ध्यानयोग एवं उड्डियान बन्ध करें।

अग्निसार क्रिया, अश्विनी क्रिया एवं मूल बन्ध बहुत ही उपयोगी और सार्थक है।

छः बादाम गिरी भिगोई हुई, छः काली मिर्च, दो ग्राम सोंठ पिसी मिलाकर चबा चबाकर खायें ऊपर से दूध पीयें। यह प्रयोग चालीस दिन तक करने से शीघ्रपतन की शिकायत दूर होती है। इस दौरान सहवास से दूर रहें।

दोनों हाथों की कलाई पर दबाब डालें।

रीढ़ के निचले भाग और लिंगेन्द्रीय पर सूर्यतप्त लाल रंग की बोतल के तेल की मालिश करें।

मूलाधार चक्र एवं स्वाधिष्ठान चक्र शक्ति विकासक क्रिया का नियमित अभ्यास करें।

अपच/अजीर्ण
(Indigestion/Dyspepsia)

लक्षण :- भूख न लगना, बिना पचा भोजन मल के रूप में निकल जाना, खट्टी मीठी डकार आना, जी मिचलाना, खाने में अरुचि, गले एवं हृदय प्रदेश में जलन (Heart Burn), वायु का बनना-रुकना या बार-बार निकलना, दुर्गन्ध युक्त श्वास-प्रश्वास, थोड़ा-सा खाते ही पेट भरा-भरा-सा लगना, पेट दर्द, उल्टी, जीभ पर मैल जम जाना।

कारण :- भूख से अधिक भोजन करना, जल्दी जल्दी भोजन करना या ठीक से न चबाना, गरिष्ठ व तैलीय भोजन लेना, बासी एवं सड़े गले खाद्य, नींद पूरी न लेना, भोजन करने के तुरंत बाद काम में लग जाना, भय, चिंता, ईर्ष्या, क्रोध, तनाव, भोजन के साथ-साथ पानी पीना, चाय, कॉफी, साफ्ट ड्रिंक्स, शराब इत्यादि का अधिक सेवन, धूम्रपान, वक्त बेवक्त भोजन करना एवं बेमेल भोजन करना, श्रम का अभाव।

उपचार :- उपरोक्त कारणों को दूर करें। एक से तीन दिन तक रसाहार (पानी, नींबू पानी, नारियल पानी, संतरा, अनानास, अनार आदि फलों का रस एवं सब्जियों का रस) पर उपवास करें । उसके बाद कुछ दिन फलाहार लेकर सामान्य आहार पर आ जायें जिसमें फल, सब्जी, अंकुरित इत्यादि की भरपूर मात्रा रहे। टमाटर का रस लें। मेथी का सूप लें। पत्ता गोभी का सलाद लें। खाना खाने से आधा घंटा पहले पानी पीयें।

तली भुनी, मिर्च मसाले, मिठाइयाँ, चीनी, मैदा इत्यादि का सेवन न करें।

जब भी लगे कि भूख नहीं है तो एक या दो समय का भोजन छोड़ दें। केवल दो समय भोजन करें।

बार-बार खाने की आदत का त्याग करें। सदैव भूख से थोड़ा कम खायें। भोजन के बाद सौंफ खायें। भोजन के तुरंत बाद पेशाब करें एवं वज्रासन में बैठे।

पाचन शक्ति की वृद्धि के लिए तुलसी के पत्ते या पुदीने के पत्ते पीसकर पानी में घोलकर पियें।

पेट पर मिट्टी पट्टी, एनीमा, कटिस्नान, कुंजल एवं जलनेति करें।

योगमुद्रासन, अर्धमत्स्येन्द्रासन, सर्वांगासान, उत्तानपादासन, सुप्त पवनमुक्तासन, वज्रासन, चक्रासन, भुजंगासन, शवासन करें।

योग मुद्रा, कपालभाति, लोम अनुलोम, उज्जायी, प्राणायाम करें।

स्नायु की सूजन
(Inflammation of Nerves/Neuritis)

एक या एक से अधिक स्नायु में सूजन हो जाने से उस नस की कार्यप्रणाली में कमजोरी आ जाती है।

लक्षण :- प्रभावित स्नायु पर दर्द, चुभन, जलन, टनटनाहट-सी होती है। बहुत से रोगियों में प्रभावित स्नायु के आस-पास की माँसपेशियों में पक्षाघात हो जाता है।

कारण :- गलत आहार विहार से शरीर और रक्त में अधिक अम्लता (Acidity) का होना, असंतुलित भोजन की वजह से विटामिन और लवणों (Minerals) की कमी हो जाना, चोट एवं अन्य संक्रामक रोग।

उपचार :- रोग की अवस्थानुसार कुछ दिनों का उपवास जिसमें गाजर, चुकन्दर, सेब, अनानास, संतरा इत्यादि का रस लें। फिर फल, सब्जी, अंकुरित लेते हुये सामान्य संतुलित आहार पर आ जायें।

चाय, कॉफी, मैदा, रिफाइण्ड, चीनी, डिब्बाबंद खाद्य इत्यादि न लें।

सोयाबीन का दूध शहद डालकर अवश्य लें।

नमक मिले पानी का स्नान लें विशेषकर प्रभावित स्थान पर।

एनिमा, रीढ़स्नान, कटिस्नान, मेहनस्नान, योगासन, प्राणायाम, ध्यान करें।

अनिद्रा (Insomnia)

अनिद्रा तो सभ्य समाज का रोग है। औसतन हमें लगभग छः घंटे की नींद की जरूरत होती है। क्योंकि निद्रा के क्षणों में ही तनावयुक्त पेशियों व स्नायुओं को भी आराम मिलता है। कोषों की क्षतिपूर्ति होती है। नवजीवन का संचार होता है।

नींद जितनी निर्विघ्न और गहरी होगी, उतनी ही इसकी आवश्यकता भी कम पड़ेगी एवं लाभ भी अधिक होंगे।

लक्षण :- रात को नींद न आना, करवट बदलते रहना, नींद जल्दी खुल जाना एवं दुबारा नींद न आना, दिन भर शरीर थका हुआ लगना, काम में मन न लगना इत्यादि।

अनिद्रा की वजह से आँखें भारी, चिड़चिड़ापन, याददास्त कमजोर, अस्त-व्यस्तता, हृदय रोग, मानसिक शारीरिक एवं भावनात्मक तनाव एवं अन्य रोग हो जाते हैं।

कारण :- मानसिक तनाव, चिन्ता, सीमा से अधिक मानसिक श्रम या शारीरिक श्रम का अभाव, क्रोध, कब्ज, रात को अधिक खाना या देर से खाना, चाय कॉफी का अधिक सेवन, भूखे सोना, धूम्रपान, खून की कमी, वायु-विकार, शरीर में किसी अन्य रोग का होना, औषधियों का सेवन आदि।

उपचार :- सबसे पहले अनिद्रा के कारणों को दूर करें। कुछ दिन रसाहार (संतरा, मौसमी, खीरा इत्यादि का रस) फिर फलाहार (मौसम के अनुसार सभी फल) फिर अपक्वाहार (फल, सब्जी, अंकुरित इत्यादि) उसके बाद सामान्य संतुलित आहार पर आ जायें।

लौकी (घीया) का रायता खायें। दूध, दही एवं मट्ठा का सेवन करें।

दही में शहद, सौंफ, काली-मिर्च मिलाकर खायें। नींबू शहद का पानी लें। छोटी हरड़ को चूसें।

मिर्च मसाले एवं तले भुने भोजन का त्याग करें।

लंबी गहरी साँस लेते हुए नंगे पैर घास पर टहलना, नियमित व्यायाम, दौड़ इत्यादि।

एनीमा, मिट्टी पट्टी, जलनेति, कटिस्नान, मेहनस्नान, रीढ़स्नान, साप्ताहिक गीली चादर लपेट।

सोने से पहले गर्म पाद स्नान करें। सोते समय पैर के तलवों में सरसों के तेल की मालिश करें।

सूर्य तप्त नीला तेल सिर में लगायें।

सूर्य नमस्कार, वज्रासन, मकरासन, सर्वांगासन, मत्स्यासन, उत्तानपादासन, पश्चिमोत्तानासन, हलासन, भुजंगासन, पवनमुक्तासन करें।

शीतली, शीतकारी, नाड़ीशोधन प्राणायाम, ध्यान (Meditation) का अभ्यास।

नींद न आने पर मन तथा शरीर को किसी रचनात्मक कार्य में प्रवृत करना या कोई हल्की-फुल्की पुस्तक/पत्रिका पढ़ना।

सोने से पहले शवासन, योग निद्रा, उल्टी गिनती आदि का सहारा लें।

उत्तर की ओर सिर करके न सोयें। बायीं करवट सोयें।

आंतों में कीडे (कृमिरोग)
(Intestinal Worms)

कृमिरोग प्रायः बच्चों को ही होते हैं लेकिन कभी-कभी यह बड़े लोगों में भी पाये जाते हैं। कृमि भी कई प्रकार के होते हैं। उनमें प्रमुख निम्न प्रकार हैं-

1. थ्रैड वार्म (Thread Worms)-ये धागे के आकार के सफेद रंग के चौथाई इंच से आधा इंच लम्बे होते हैं। इनकी वजह से कभी दस्त, कभी कब्ज रहती है।

2. राउन्ड वार्म (Round Worms)-ये बरसाती केंचुओं की तरह मटमैले तथा कई इंच लंबे होते हैं। इनकी वजह से मिचली (Nausea), उल्टी, वजन घटना, ज्वर, चिड़चिड़ापन इत्यादि हो जाता है।

3. हुक वार्म (Hook Worms)-यह शरीर में त्वचा के रास्ते से प्रवेश करते हैं जो गंदे पानी में होते हैं तथा बहुत ही छोटे होते हैं तथा रक्तहीनता (Anaemia) करते हैं।

4. टेप वार्म (Tape Worms)-यह पाँच-दस मीटर लंबे होते हैं। इनकी प्रजाति दिमाग तक भी असर करती है। ये अधपके माँस द्वारा शरीर में प्रवेश करते हैं या कुत्ते द्वारा भ्रष्ट किये गये भोजन द्वारा।

5. गायरडिया (Giardia)-ये एक तरह के बैक्टीरिया होते हैं। ये आँखों से दिखाई नहीं देते। इनकी वजह से टांगों में कमजोरी आ जाती है।

लक्षण :- बदहजमी, पेट में दर्द, चेहरे का रंग फीका पड़ना, भोजन में अरुचि, दस्त लगना, नाक खुजलाना, रात में सोते समय दाँत कटकटाना, मलद्वार पर खूब खाज होना, चिड़चिड़ापन, अनिद्रा, साँस में बदबू, आँखों के नीचे कालापन, बार-बार खाने की इच्छा, बुरे-बुरे सपने आना, मिचली (Nausea), उल्टी, वजन कम होना, ज्वर, पैरों में कमजोरी।

कारण :- मिट्टी खाना, हाथों को साफ किये बिना भोजन करना, नाक में उँगली डालकर मुँह में डालना, जमीन पर गिरी चीज उठाकर खाना, अँगूठा अँगुली चूसते रहना, लगातार कब्ज रहना, संक्रामक (Infected) पानी का प्रयोग।

उपचार :- उपरोक्त कारणों को दूर करें।

आवश्यकतानुसार प्रथम तीन दिन तक केवल नींबू का रस मिलाकर पानी पीकर उपवास करना चाहिए। आवश्यकतानुसार रसाहार (गाजर, सफेद पेठा, नारियल पानी, अनार का रस इत्यादि) पर भी उपवास कर सकते हैं।

उसके बाद आवश्यकतानुसार कुछ दिन फल, सलाद इत्यादि लें, फिर सामान्य आहार पर आ जायें। बच्चे को दूध का भोजन न देकर केवल फलों का रस पानी मिलाकर देना चाहिए।

कच्ची सब्जियाँ और पके फल जिन्हें बच्चा चबाकर खाए, देने चाहिए।

दही का मट्ठा लाभ करता है।

टेपवार्म (Tapeworm) के लिये लंबी अवधि का उपवास चिकित्सक की देख-रेख में करें।

पेट पर गर्म ठंडा सेंक। पानी में शहद या नींबू मिलाकर एनिमा या नीम की पत्ती के पानी का एनिमा या हींग के पानी का एनीमा।

मिट्टी पट्टी, कटिस्नान एवं शंख प्रक्षालन करवायें।

नौलि, उड्डियान बंध, मयूरासन एवं नौकासन लाभदायक हैं।

अन्य घरेलू उपचार :-

1. पोदीने का रस एक एक चम्मच प्रातः सायं पिलाने से कृमि नष्ट हो जाते हैं।

2. दो भाग दही एक भाग शहद मिलाकर चटायें।

3. बच्चों को सुबह तीन चम्मच अनार का रस पिलाने से कृमि नष्ट हो जाते हैं।

4. पालक के पत्तों को अजवाइन के साथ पीसकर पानी में घोलकर पीने से कृमि बाहर निकल जाते हैं।

5. छोटे बच्चों को प्रातः सायं एक-एक चम्मच प्याज का रस गर्म करके पिलाने से कृमि मर जाते हैं।

6. नीम के पत्तों को पीसकर पानी डालकर पियें।

7. जो बच्चा नीम का पानी नहीं पी सके, उसके लिये नीम की पत्ती पीसकर खाली कैपसूल में भरकर खिलायें।

8. बेलपत्रों का रस प्रातः सायं एक-एक चम्मच पीने से भी कृमि नष्ट हो जाते हैं।

9. ताजे आँवले का रस प्रातः सायं एक-एक चम्मच भी लाभ करता है।

10. घिया (Green gourd) के बीजों को भिगोकर छीलकर पीसकर पीने से कृमि नष्ट हो जाते हैं तथा Tape worm भी निकल जाते हैं।

11. एक चम्मच कच्चे पपीते का रस, एक चम्मच शहद तथा तीन-चार चम्मच गर्म पानी मिलाकर पीने से (Round worm) नष्ट हो जाते हैं।

पीलिया / कामला (Jaundice)

लक्षण :- आँख, त्वचा, पेशाब, नाखून सभी पीले हो जाते हैं। पेट की खराबी, कब्ज, भूख न लगना, उल्टी की प्रवृति, आलस्य, सिरदर्द, नींद कम आना, मुँह कड़वा होना, यकृत (Liver) में दर्द, जिगर का बढ़ना, गहरे रंग का पेशाब, मिट्‌टी के रंग का मल।

कारण :- पित्त नली में रुकावट होने से पित्त छोटी आँत में न जाकर रक्त में मिल जाता है। दवाओं का अधिक सेवन, अन्य कारणों की वजह से खून में लाल रक्त कणों की कमी हो जाना, यकृत (Liver) का रोग, अधिक संभोग, पित्ताशय की पथरी या गाँठ (Tumour), मलेरिया, टायफाइड, निमोनिया, हृदय रोग आदि, अयुक्ताहार विहार, ठूँस-ठूँस कर खाना, नमक का अधिक प्रयोग, शराब अधिक पीना।

जिगर का पूरी तरह विकसित न होना, जो अक्सर बड़ी संख्या में नवजात शिशुओं में होता है (अक्सर ऐसा होना सामान्य है, यह अपने आप ठीक हो जाता है और इससे कोई समस्या उत्पन्न नहीं होती)।

उपचार :- यथाशक्ति कुछ दिन नींबू पानी एवं रसाहार पर उपवास, संतरा, मौसमी, अंगूर, सेब इत्यादि का रस लें। ताजा अंगूर न मिले तो किशमिश का पानी लें तथा गन्ने चूसें। उसके बाद फल एवं सलाद।

लौह प्रधान खाद्य लें। करेले का रस पानी मिलाकर लें। पालक का रस एवं अंजीर का सेवन बहुत ही लाभदायक है।

मूली के रस में नींबू डालकर पियें।

मूली के पत्तों का रस दिन में दो बार लें।

मेथी चार घंटे भिगोकर उबालकर चौथाई रह जाने पर दस ग्राम शहद में मिलाकर लें।

सूर्यतप्त हरे रंग की बोतल का पानी पियें।

एनिमा, मिट्‌टी पट्‌टी, ठंडा कटिस्नान, मेहनस्नान, यकृत पर गर्म ठंडा सेक, गीली चादर लपेट।

नाड़ी शोधन, प्राणायाम, अनुलोम विलोम प्राणायाम, विपरीत करणी, योगमुद्रासन, उत्तानपादासन, भुजंगासन, शवासन।

गुर्दे के रोग (Kidney Disease)

शरीर में स्थित दो गुर्दे अत्यंत महत्वपूर्ण अवयव हैं जो रक्त को छान (Filter) करके बेकार पदार्थों को पेशाब के जरिए शरीर से बाहर निकालते हैं। गुर्दों के रोग कई प्रकार के हैं जैसे :-

(1) नेफ्राईटिस (Nephritis) :- गुर्दों में सूजन हो जाती है जिससे ब्लड यूरिया, सिरम क्रीटि नाइन व रक्तचाप बढ़ जाते हैं।

(2) नेफ्रोसीस (Nephroisis) :- गुर्दे की नलियों (Renal Tubules) की कार्यक्षमता में कमी अथवा क्षति आ जाती है। इससे शरीर में सूजन और पेशाब में एलब्यूमिन (Albumin) की मात्रा बढ़ जाती है।

(3) पायेनोफ्राइटिस (Pynophritis) :- इसमें गुर्दों में पस की उपस्थिति तथा सूजन आ जाती है।

(4) गुर्दे खराब होना (Chronic Renal Failure) :- इसमें गुर्दों की कार्य क्षमता नष्ट हो जाती है। इसमें उच्च रक्तचाप के साथ, ब्लड यूरिया, सिरम क्रिटीनाईन, सोडियम व पोटाशियम का स्तर खतरनाक ढंग से बढ़ जाता है। मेडिकल सांइस में रक्त के अस्थाई फिल्टर के लिए डायलिसिस का प्रयोग करते हैं।

गुर्दे के रोगों के लक्षण :- पैरों व चेहरे पर आँखों के आसपास सूजन, ठंड के साथ बुखार, कमर के निचले भाग में दर्द, पेशाब करने में दर्द या कठिनाई, चक्कर आना, बेचैनी, थकावट, पेशाब में एल्ब्यूमिन, ब्लड यूरिया का बढ़ जाना, पेशाब का रंग गहरा हो जाना।

कारण :- शरीर में विजातीय द्रव्यों (Toximia) का बढ़ जाना, अति आहार (Over Eating), खान-पान की गलत आदतें, नमक, चीनी, मसाले, शराब व अन्य उत्तेजनात्मक पदार्थ का सेवन, कब्ज, त्वचा के असामान्य कार्य, अन्य दबाया गया रोग, औषधियों का सेवन, भोजन में विटामिन और लवणों (Minerals) की कमी।

उपचार :- विजातीय द्रव्यों को बाहर निकालने के लिए उपवास बहुत उपयोगी है। अतः आवश्यकतानुसार कई दिनों तक रसों पर उपवास करें। गाजर, खीरा, लौकी, पत्तागोभी इत्यादि का रस। कच्चे आलू और तरबूज का रस उत्तम है।

उसके बाद आवश्यकतानुसार कुछ सप्ताह अपक्वाहार लें विशेषतया नींबू, संतरा, पपीता, केला इत्यादि। विटामिन सी प्रधान आँवला एवं नींबू का प्रयोग करें। प्रोटीन प्रधान खाद्य कम लें। भीगे हुए मुनक्का का पानी लें।

जब तक रोगी पूरी तरह स्वस्थ न हो जाए, तब तक नमक का प्रयोग न करें।

कमर एवं पीठ पर मिट्टी पट्टी, घर्षण स्नान, गर्म पानी का एनिमा, गर्म कटिस्नान, गर्म पाद स्नान, सूर्यस्नान, गीली चादर लपेट, कमर के निचले भाग पर गर्म ठंडा सेंक एवं गीली पट्टी, पूर्ण विश्राम करें।

सूर्यतप्त हरी बोतल का पानी पियें।

ध्यान तथा नाड़ी शोधन प्राणायाम करें।

एक्यूप्रेशर में टखने के नीचे अँगूठे द्वारा मालिश करें। नीचे की ओर रीढ़ की हड्डी, गुर्दे, ब्लेडर एड्रीनल के प्वाइन्ट्स पर दबाव।

सफेद दाग (Leucoderma)

यह कोई रोग नहीं है बल्कि त्वचा की अस्वस्थता है। त्वचा में मेलानीन द्रव्य (Melanin Pigment) की कमी हो जाने से त्वचा का रंग सफेद हो जाता है। सफेद दाग सम्पर्क से नहीं फैलता है और यह खानदानी (Hereditary) भी नहीं है। इसमें कोई शारीरिक तकलीफ जलन, खुजली इत्यादि नहीं होती है। सिर्फ दाग ही रहते हैं जिनकी कुरूपता की वजह से रोगी को मानसिक तनाव बना रहता है एवं हीनता की भावना से ग्रसित रहने लगता है।

सफेद दाग असाध्य नहीं है। अतः किसी भी प्रकार की हीन भावना से ग्रस्त या निराश नहीं होना चाहिए। दाग कम होने पर बड़ी आसानी से कम समय में इलाज किया जा सकता है और उसको बढ़ने से रोका जा सकता है अन्यथा कुछ महीनों से लेकर कुछ साल तक लग जाते हैं।

लक्षण :- शरीर के किसी भी भाग में त्वचा पर छोटा-सा दाग पीले रंग से शुरू होकर सफेद रंग का दाग बन जाता है जो जगह-जगह फैलते हुए बड़े-बड़े चकतों (Patches) का रूप ले लेते हैं।

कारण :- बेमेल भोजन का सेवन, आँतों में कीडे, पेचिश, कब्ज, पाचन संस्थान के रोग, चर्मरोगों की प्रतिक्रिया एवं चर्मरोग दबाने के लिए दवाओं का दुष्प्रभाव, टायफाइड इत्यादि में शक्तिशाली एन्टीबायोटिक एवं तेज औषधियों की प्रक्रिया। घटिया किस्म की बिन्दी, ब्लीचिंग जैसे सौन्दर्य प्रसाधनों का दुष्प्रभाव, कृत्रिम वस्त्रों (Synthetic Clothes) का अधिक प्रयोग, नशा, मिलावटी खाद्य सामग्री, अधिक नमक-मिर्च मसालों का प्रयोग, हार्मोन की गड़बड़ी, गहरा दुख या मानसिक आघात, प्राकृतिक वेग (वमन, मलमूत्र इत्यादि) को रोकना, तपेदिक, दमा, एक्जिमा, मधुमेह, लीवर संबधी शिकायत का रहना, फोड़े, चोट या जलना इत्यादि।

उपचार :- सर्वप्रथम कुछ दिन तक फलों एवं सब्जियों के रस पर रहें। तत्पश्चात् एक-दो वर्ष तक अपक्वाहार (Uncooked Food) फल, सब्जियाँ, अंकुरित अन्न इत्यादि लें। पन्द्रह दिन में एक बार रसों पर उपवास को दोहराते रहें।

गाजर, चुकन्दर, भिगोया या अंकुरित काला चना, अंजीर, खजूर, तुलसी के पत्ते, त्रिफला थोड़ी हल्दी मिलाकर, नीम की पत्तियाँ विशेष उपयोगी हैं। रात को तांबे के बर्तन में रखा पानी अवश्य पियें।

चाय, कॉफी, चीनी, नमक, मिर्च मसाले, डिब्बा बंद, बोतल बंद खाद्य, नशीली वस्तुयें, माँस, अंड़ा इत्यादि का प्रयोग न करें।

इसमें सबसे महत्वपूर्ण पाचन संस्थान की सफाई है। उसके लिए पेट पर मिट्टी की पट्टी, एनीमा, कटिस्नान, कुंजल, वाष्प स्नान प्रतिदिन कुछ दिनों तक लगातार करें। उसके बाद धीरे-धीरे कम करते चले जायें। नींबू का रस मिला पानी या नीम का पानी का एनीमा विशेष लाभकारी है।

गेहूँ के जवारे का रस प्रतिदिन प्रातः एवं सायं सेवन करें।

एक छोटा चम्मच बावची का चूर्ण प्रातः एवं सायं पानी के साथ सेवन करना विशेष हितकर है।

सूर्यतप्त हरे तेल की मालिश एवं सूर्यतप्त हरा पानी का सेवन भी लाभप्रद है। धूप स्नान अवश्य लेना चाहिए।

दागों पर तुलसी का रस मलते रहने से कुछ समय में दाग मिट जाते हैं।

एक सप्ताह पुराने स्वमूत्र की धूप में बैठकर 5-10 मिनट तक लगातार मालिश करने से भी कुछ माह में दाग जड़ से समाप्त हो जाते हैं।

श्वेत प्रदर (Leucorrhoea)

लक्षण :- योनि से सफेद या पीला अथवा अन्य मिश्रित रंग का पानी आना, इसके कारण योनि में या योनि के आस-पास खुजली हो सकती है। ऐसा किसी भी अवस्था में हो सकता है और लगभग सभी महिलायें कभी-न-कभी इससे प्रभावित होती हैं। कभी-कभी स्राव इतना कम आता है कि स्त्री इसके प्रति लापरवाह बनी रहती है तथा कभी-कभी स्राव बहुत अधिक होता है। कुछ का स्राव गंधहीन होता है एवं कुछ के स्राव में भयंकर बदबू आती है। हाथ, पैर, कमर, सिर इत्यादि में दर्द, पेशाब में जलन, पेट के निचले हिस्से में भारीपन, कब्ज, कमजोरी, घबराहट, काम में मन न लगना, अधिक पेशाब, भूख की कमी, चलते समय जांघों में भारीपन इत्यादि। इस रोग के लक्षण मासिक धर्म के समय और अधिक हो जाते हैं। यह समस्या सौन्दर्य एवं स्वास्थ्य को नष्ट करती है। यह समस्या ज्यादा पुरानी हो जाये तो आँखों के चारों तरफ कालापन-सा हो जाता है।

कारण :- शरीर में विजातीय द्रव्यों का अधिक हो जाना, अयुक्ताहार विहार, कब्ज, चिन्ता, श्रम का अभाव, भोजन में विटामिन एवं लवणों (Minerals) की कमी, चाय, कॉफी, चीनी, नमक, रिफाइण्ड तले भुने मसालेदार पदार्थों का सेवन, रीढ़ समस्या, बहुत अधिक या बहुत कम वजन, अन्तःस्रावी ग्रंथियों की समस्या, योनि की सफाई में कमी। माहवारी के समय मैथुन, अधिक सम्भोग या अतृप्त यौन-वासना, हस्तमैथुन, अन्य रोग एवं अधिक औषधि सेवन, अनियमित मासिक धर्म।

उपचार :- गर्म नींबू पानी पर उपवास फिर रसाहार (सफेद पेठा, नारियल पानी, पत्तागोभी इत्यादि)। एक सप्ताह अपक्वाहार (फल, सब्जियाँ एवं अंकुरित गेहूँ) लें। कैल्शियम एवं लौह प्रधान खाद्य लें। ताजे आँवले का रस एवं काले चने का सूप लें। दिन में कई बार नींबू पानी पियें। खटाई से परहेज करें।

पचास ग्राम भिंडी लंबी काटकर दो सो पचास मि. ली. पानी में बीस मिनट तक उबाल कर छानकर पियें। कुछ दिन तक नियमित पियें।

तुलसी रस में शहद मिलाकर प्रातः सायं लें। तुलसी की पत्तियों का रस चावल के मांड के साथ सेवन करें। प्रतिदिन दूब का रस या गेहूँ के जवारे का रस लें।

प्रातःकाल खाली पेट तीन दिन तक चावल का धोवन पीने से श्वेतप्रदर में आराम होता है और शाम को खाना खाने से एक-दो घंटे पहले लगातार तीन-सात दिन तक चावल का ताजा मांड पीना लाभकारी है।

पीपल वृक्ष के फलों को दूध के साथ लेने से पुराना प्रदर जड़ से मिट जाता है।

नीम के गुनगुने पानी का या फिटकरी के पानी का योनि डूश लें या अर्जुन छाल को उबाल कर उसके पानी का एनीमा एवं डूश लें। एक मुलायम वस्त्र की पाँच-छः तह करके पट्‌टी बनाकर पानी में भिगोकर निचोड़कर योनि मार्ग पर रखें।

मिट्‌टी पट्‌टी, एनिमा, प्रातः गर्म ठंडा कटिस्नान, सायं मेहन स्नान, धूपस्नान, सूखा घर्षण। मासिक धर्म के समय मिट्‌टी पट्‌टी पानी इत्यादि के उपचार बंद करके विश्राम करें। चिन्ता, भय एवं मानसिक तनाव दूर करें। रात एक घंटे तक गीली कमर लपेट।

सूर्यतप्त हरे रंग की बोतल के पानी को पीयें एवं योनि डूश दें।

नाड़ीशोधन, उज्जायी, भस्त्रिका प्राणायाम, मूलबन्ध व उड्डियान बंध करें।

पश्चिमोत्तानासन, सर्वांगासन, हलासन, पदमासन, भुजंगासन, शलभासन करें।

एक्यूप्रेशर में हाथ की कलाईयों के दोनों तरफ दबाब एवं टखनों के नीचे दोनो पैरों पर दबाब बहुत उपयोगी है।

जिगर रोग (Liver Disease)

प्रमुख जिगर रोग जिगर की सूजन (Hepatitis), पीलिया (Jaundice), जिगर सिरोसिस (Cirrhosis of the Liver) इत्यादि होते हैं।

जिगर की सूजन :- यह संक्रमण (Infection) अथवा विषैले तत्वों (Toxins) के इकठ्ठा हो जाने से होता है। यह एक तीव्र (Acute) रोग है जो जिगर की कार्य क्षमता को नष्ट करते हुए खतरनाक रूप ले लेता है जिससे पीलिया या लीवर सिरोसिस भी हो सकता है।

लक्षण :- कमजोरी, वमन की इच्छा, बुखार, सिरदर्द, भूख खत्म हो जाना, जिगर के पास दर्द तथा सूजन इत्यादि। किसी-किसी को पीलिया भी प्रकट हो सकता है। पीलिया (Jaundice) का वर्णन अलग से किया गया है।

लीवर सिरोसिस (Cirrhosis of the Liver)

जीवाणुओं (Virus), विषैले तत्वों, (Toxins) या पोषक तत्वों की कमी की वजह से जिगर की कोशिकाएँ नष्ट (Degenerate) होनी शुरू हो जाती हैं।

लक्षण :- प्रारंभ में बार-बार गैस व अपच की समस्या होती है। साथ में कभी-कभी उल्टी या उल्टी की इच्छा (Nausea) होती है। कभी कभी पेट में दर्द एवं वजन घट जाता है।

रोग की पूर्णावस्था (Advance Stage) में साँस में दुर्गंध, पीली त्वचा, पेट पर रक्त नलिकाओं का उभरना तथा पेट फूल जाता है एवं सूजन आ जाती है।

जिगर रोगों का कारण :- अधिकतर यह शराब, चाय, कॉफी, अन्य उत्तेजनात्मक पदार्थों, अप्राकृतिक एवं रेशा विहीन आहार, अधिक वसा युक्त एवं रसायन युक्त आहार एवं कुपोषण की वजह से होता है। यह तिल्ली (Spleen) के बढ़ जाने या अन्य रोगों एवं कुनीन (Quinine) इत्यादि औषधियों के अधिक सेवन की वजह से भी हो सकता है।

जिगर रोगों का उपचार :- यदि जिगर को सिर्फ आराम दिया जाये तो वह अपने आपको स्वस्थ कर सकने की क्षमता रखता है। उपवास से जिगर के आराम में अत्यंत सहायता मिलती है।

आवश्यकतानुसार कुछ रोज तक नारियल पानी, नींबू पानी एवं सूर्य तप्त हरे रंग की बोतल के पानी पर उपवास करें। उपवास के दौरान प्रतिदिन एनिमा लेते रहें।

उपवास का समापन रसाहार द्वारा करें जिसमें आँवला, संतरा, मौसमी, गाजर, हरी सब्जियाँ इत्यादि में से बदलते हुए किसी एक प्रकार के रस का प्रयोग एक समय में करें। इसके पश्चात् रसदार फल, फिर गुद्दादार फल, सलाद, अंकुरित अन्न का प्रयोग करते हुए संतुलित आहार पर आ जायें। पके भोजन का प्रयोग जितने अधिक समय तक छोड़ा जा सके, उतना ही अच्छा है।

सुबह उठते ही रोजाना दो-चार गिलास पानी पीकर टहलने से जिगर रोगों में लाभ मिलता है।

पेट पर मिट्टी पट्टी, एनिमा, लपेट, गीली पट्टी, कटि स्नान इत्यादि करें।

निम्न रक्तचाप (Low Blood Pressure) (Hypotension)

इसमें धमनियों द्वारा रक्त फेंकने की क्रिया न्यून हो जाती है। अत्यधिक निम्न रक्तचाप का अर्थ है कि रक्तसंचार काफी धीमी गति से हो रहा है जिसमें मस्तिष्क एवं शरीर के अन्य अंगों को उचित मात्रा में पोषण नहीं मिल रहा है तथा शरीर में रक्त की मात्रा भी कम हो गई है।

लक्षण :- सुस्ती, किसी काम में मन न लगना, थकान, सिर दर्द, स्मरण शक्ति का लोप, चक्कर आना एवं आत्महत्या की बात सोचना।

कारण :- असंतुलित आहार, प्रोटीन व विटामिन बी एवं सी की कमी, रक्तस्राव के कारण भी रक्तचाप गिर जाता है। रक्तहीनता, हैजा, तीव्रवमन, टाईफाईड, आग से जलने के बाद शरीर में तरल की कमी, मानसिक कार्य की अधिकता, रजोधर्म सम्बंधी विकार एवं अंत:स्रावी ग्रंथियों की विकृति, मानसिक भावुकता, कब्ज इत्यादि की स्थिति में रक्तचाप प्राय: कम रहने लगता है। निम्न रक्तचाप पुरुषों की अपेक्षा महिलाओं में ज्यादा होता है।

उपचार :- इसमें औषधि का व्यवहार केवल निरर्थक ही नहीं, वरन् हानिकारक भी है। पर्याप्त पानी पीना, रसाहार, फल, सब्जियाँ, अंकुरित इत्यादि का सेवन, उबली हुई तरकारी, सब्जियों का सूप, दूध, दही, शहद, भिगोई हुई किशमिश या मुनक्का, चोकर समेत आटे की रोटी लेना उचित है। पुदीने का पानी तथा चुकन्दर का रस बहुत ही उपयोगी है। खाली पेट तुलसी के ताजे पत्तों पर शहद लगाकर चबाइये।

गुनगुने पानी का एनिमा, पेट पर मिट्‌टी पट्‌टी, रीढ़ की मालिश, गीली चादर लपेट, साप्ताहिक वाष्पस्नान, गर्म पादस्नान, नहाने से पूर्व 10–15 मिनट का सूखा घर्षण स्नान करें।

हीन रक्तशर्करा
(Low Blood Sugar/Hypoglycaemia)

यदि रक्त में शर्करा कम हो जाए तो दिमाग पर खतरनाक प्रभाव पड़ सकता है।

लक्षण :- दो भोजनों के बीच मीठा खाने की असहनीय इच्छा होना, इसका पहला लक्षण है।

यदि रक्त में शर्करा ज्यादा कम हो जाए तो घबराहट, चिड़चिड़ाहट, थकावट, अवसाद (Depression), दृष्टिदोष, सिरदर्द इत्यादि हो जाते हैं। अन्य लक्षणों में पसीना, कंपकंपी (Trembling), खोया-खोया रहना, चक्कर आना, धड़कन बढना एवं कुछ यौन बाधाएँ।

कारण :- मैदा तथा मिठाईयों का सेवन, तनाव, निम्न रक्तचाप, अंत:स्रावी ग्रन्थियों (Endocrine Glands) की गड़बडी़, मधुमेह के रोगियों में इन्सुलिन के अनुपात में गड़बड़ी।

उपचार :- पुदीना का पानी, अंगूर व मौसमी का रस, मीठे फलों का रस, सब्जियों का रस विशेष रूप से उपयोगी है। मौसम के मीठे फल, विटामिन बी, सी एवं ई प्रधान खाद्य लेने चाहिएं। रोगी को थोड़े-थोड़े समय के बाद कुछ खाते रहना चाहिए। रिफाईन्ड खाद्य, कॉफी, शराब और सॉफ्ट ड्रिंक्स का परहेज करें।

खसरा (Measles)

यह बच्चों को होने वाला छूत का रोग है जो एक बच्चे से दूसरे बच्चे तक तेजी से फैलता है। इसलिए रोग-ग्रस्त बच्चे के संपर्क में अन्य बच्चों को नहीं आने देना चाहिए।

लक्षण :- छीकें, नाक बहना, आँखें लाल होना, सूखी तेज खाँसी, बुखार 104°F तक पहुँच जाता है। बुखार आरंभ होने के तीसरे दिन से चेहरे और छाती पर लाल दाने दिखाई देने लगते हैं जो चार पाँच दिन तक रहते हैं। जैसे-जैसे दाने समाप्त होने लगते हैं, ज्वर व खाँसी भी कम होने लगता है। खसरे में कभी कभी निमोनिया भी हो जाता है।

कारण :- बच्चे को गलत आहार देना तथा अस्वस्थ वातावरण में रखना, मैले कपड़े, गंदा बिस्तर, बंद कमरा इत्यादि जिनकी वजह से रोग प्रतिरोधक शक्ति कम हो जाती है और संक्रमण होकर रोग हो जाता है।

उपचार :- केवल रसाहार दें। मुख्यतः संतरे का रस, नींबू पानी, फिर फलाहार और फिर सामान्य आहार दें।

गरिष्ठ भोजन, तली भुनी, नमक, मिर्च मसाले, मिठाईयाँ इत्यादि बिल्कुल न दें।

पेट पर मिट्टी पट्टी, गर्म पानी का एनिमा, छाती पर गीली मिट्टी, नीम के गर्म पानी से स्पंज या स्नान।

मुलेठी का पाउडर शहद के साथ लें।

लौंग को पीसकर शहद के साथ दें।

एक चुटकी पिसी हल्दी शहद के साथ दें।

आधा से एक ग्राम बैंगन के बीज खाएँ।

कमरे के दरवाजे व खिड़कियाँ खुले रखें एवं हल्की रोशनी रखें।

रोगी का शरीर गर्म बनाये रखना चाहिए। गरम पानी की बोतल तलवों के नीचे रखने से गर्मी बनी रहती है।

रोगी को पूर्ण विश्राम करना चाहिए।

बुखार उतरने व अन्य लक्षण दूर होने के बाद भी चौबीस घंटे तक अवश्य आराम करना चाहिए।

याददास्त कमजोर होना
(Memory Weakness)

लक्षण :- भुलक्कड़, हल्का सिरदर्द, शोर बर्दाशत न होना, एकाग्रता का न होना।

कारण :- मन्दबुद्धि, दिमाग में रक्तसंचार की कमी के कारण दिमाग का कमजोर होना, अपनी ही समस्याओं में उलझे रहना, अत्यधिक मानसिक दबाब में रहना, कोई चोट या अन्य रोग।

उपचार :- चाय, कॉफी, चीनी, मैदा, शराब, कोला इत्यादि बंद कर दें। तला भुना भोजन एवं मिर्च मसालों का त्याग करें।

संतुलित आहार जिसमें ताजे फल, सब्जियाँ, अंकुरित अन्न इत्यादि का भरपूर समावेश हो। गाय का दूध या तिलों का दूध लें। अंगूर व सेब बहुत लाभदायक है। चार-पाँच अखरोट एवं दो अंजीर रोज चबायें। बादाम भिगोकर अच्छी तरह चबाकर खायें। मुनक्का भिगोकर खायें।

तुलसी, बादाम एवं काली मिर्च तीनों को पीसकर शहद के साथ खायें। तुलसी का रस शहद के साथ लें। प्रातः पाँच तुलसी के पत्ते पानी के साथ सेवन करें।

बादाम का तेल नाक में डालें।

जलनेति, टबस्नान, कटिस्नान, मेहनस्नान करें।

शवासन, योगनिद्रा, ध्यान का अभ्यास करें।

वज्रासन, पश्चिमोत्तानासन तथा नाड़ीशोधन एवं भस्त्रिका प्राणायाम करें।

ज्ञानमुद्रा लगायें।

मस्तिष्कावरण की सूजन
(Meningitis)

लक्षण :- तेज बुखार, गर्दन और कमर पर अकडन, रोगी ठुड्डी की तरफ घुटने मोडकर लेटता है और आँखें रोशनी से दूर हटती हैं। त्वचा पर दाफड, कब्ज एवं उल्टी इत्यादि। रोगी अस्त-व्यस्त, सुस्त हो जाता है एवं बेहोश हो जाता है।

कारण :- यह बैक्टिरिया या वायरस द्वारा होने वाला संक्रामक रोग है। यह संक्रामक गले, फेफड़े, कान, नाक इत्यादि के रोगों द्वारा पहुँच जाता है। क्षयरोग भी दिमाग तक पहुँचकर यह रोग कर देता है। सिर या खोपड़ी पर किसी चोट या जख्म से भी यह रोग हो जाता है।

उपचार :- पहले कुछ दिन रोगी को पूर्ण विश्राम पर रखते हुए केवल संतरे का रस दें। इससे शरीर को ऊर्जा मिलेगी, पेशाब अधिक आकर विजातीय द्रव्य बाहर निकलेगा तथा रोग प्रतिरोधक शक्ति बढ़ेगी। लहसुन का सेवन बहुत उपयोगी है। नींबू शहद का पानी दें। नीम के पत्तों का रस पानी मिलाकर लें।

जब बुखार सामान्य हो जाये तथा जीभ साफ हो जाये तो रसीले फल इत्यादि अगले पाँच दिन तक लें।

गर्म पानी का एनिमा दें।

यदि बुखार 102°F से अधिक हो तो माथे पर गीली पट्टी रखें। यदि इससे बुखार न उतरे तो गीली चादर लपेट का प्रयोग करें।

रीढ़ का गर्म ठंडा सेक।

नमक के पानी के टब में बीस-पच्चीस मिनट लेटें।

रजोनिवृत्ति (Menopause)

45 से 50 वर्ष की आयु में नारी शरीर की माहवारी स्वाभाविक रूप से बंद हो जाती है, उसे रजोनिवृत्ति कहते हैं। रजोनिवृत्ति तीन तरीके से होती है।

पहला यदि शरीर स्वस्थ हो तो बिना किसी परेशानी के माहवारी अचानक बंद हो जाती है व महिला को इस बात का पता भी नहीं चलता। दूसरा मासिक स्राव धीरे-धीरे कम होकर बंद हो जाता है। तीसरा माहवारी का चक्र (Menstrual cycle) अनियमित हो जाता है और दो चक्रों के बीच का अंतर बढ़ता जाता है। यदि छह महीने तक माहवारी न हो तो यह मान लिया जाता है कि रजोनिवृत्ति हो गई है। यदि छह माह बीत जाने पर फिर से माहवारी हो जाये तो इसे रजोनिवृत्योन्तर रक्तस्राव होना (Post Menopasual Bleeding) कहते हैं। ऐसी स्थिति में सही निदान (Diagnosis) और उचित इलाज होना जरूरी हो जाता है। अतः लेडी डाक्टर से परामर्श लेने में देर नहीं करनी चाहिए। रजोनिवृत्ति के समय शरीर में कुछ परिवर्तन होते हैं जिनके लक्षणों से महिलाएँ परेशान और भयभीत हो जाती हैं। वे सब माहवारी बंद होने के स्वाभाविक लक्षण हैं। मेडिकल भाषा में इन लक्षणों को मेनोपाजल सिन्ड्रोम (Menopasual Syndrome) कहते हैं।

लक्षण :- अचानक गर्मी लगना और पसीना आना, नींद पूरी न होने से मानसिक अवसाद (Mental Depression), हृदय की धड़कन बढ़ जाना, हाथ पैरों पर चीटियाँ-सी रेंगना एवं सुई-सी चुभना महसूस होता है। सिर दर्द, कान में आवाजें आना, चिड़चिड़ापन, जोड़ों में दर्द, कमर दर्द होना, अंतःस्रावी ग्रंथियाँ प्रभावित होने से आवाज का भारी होना, दाढ़ी-मूँछ की जगह बाल उगना, मोटापा, रूखी त्वचा, बालों का झड़ना, थकावट, दिमाग कमजोर होना एवं मानसिक एकाग्रता की कमी होना।

कुछ महिलाओं को ऐसी शंकाएं होती हैं कि रजोनिवृत्ति होना बुढ़ापे का आरंभ और सौन्दर्य का अंत होना है या यौन जीवन में कमी होना है लेकिन ये सभी शंकाएँ गलत हैं।

उपचार :- यदि महिला उचित आहार विहार और अच्छी दिनचर्या का पालन कर स्वस्थ रही है तो रजोनिवृत्ति हो जाने के बाद भी उसका स्वास्थ्य और सौन्दर्य यथावत् बना रहता है। बल्कि कभी-कभी तो पहले से भी ज्यादा अच्छा और आकर्षक हो जाता है।

रजोनिवृत्ति के वक्त महिला की शारीरिक, मानसिक और भावनात्मक स्थिति बड़ी नाजुक होती है। अतः परिवार के सभी सदस्यों को खासतौर से पति को सहानुभूति पूर्ण और सहयोगात्मक व्यवहार रहना चाहिए। इस दौरान की गई लापरवाही से महिला को गर्भाशय से संबंधित रोग हो सकते हैं या महिला मनोरोगी हो सकती है। रजोनिवृत्ति लक्षणों का अधिक होना इस बात को दर्शाता है कि शरीर में विजातीय द्रव्य (Toxins) बहुत ज्यादा है। अतः उसे प्राकृतिक सम्पूर्ण स्वास्थ्य की ओर अग्रसर होना चाहिए। अतः उसे विटामिन सी, डी, ई एवं कैल्शियम प्रधान भोजन करना चाहिए जिसमें फल, सब्जियाँ, अंकुरित अन्न, गिरी एवं मेवा भरपूर मात्रा में हो एवं फलों का रस भी भरपूर मात्रा में लेना चाहिए। चुकन्दर का रस बहुत उपयोगी है जो कि थोड़ी मात्रा में लेना चाहिए।

तिलों का दूध बहुत ही उपयोगी है।

गरिष्ठ भोजन, मैदा, चीनी, मिर्च-मसाले इत्यादि नहीं लेना चाहिए। एक चम्मच गाजर के बीज, एक गिलास गाय के दूध में दस मिनट उबालकर प्रतिदिन दवा समझकर लेना चाहिए।

कब्ज बिल्कुल न रहने दें। आवश्यक हो तो पेट पर मिट्टी पट्टी, एनीमा लें।

प्रातः सैर, दौड़ना, तैरना, घुड़सवारी, साईकिल चलाना इत्यादि से रजोनिवृत्ति आगे बढ़ (Postpone) जाती है। इसी दौरान योगमुद्रासन, प्राणायाम, ध्यान, योगनिद्रा आदि से बड़ा लाभ होता है।

मासिक धर्म संबंधी विकार
(Menstrual Disorders)

11 से 14 वर्ष की आयु में योनि में रक्तस्राव शुरु होकर लगभग 45-50 वर्ष की आयु में बंद हो जाता है। यह रक्तस्राव प्राय: तीन से पाँच दिन तक चलता है। सामान्यत: हर 28 दिन के बाद यह क्रिया होती है। यदि यह अंतर 21 से 30 दिनों का है और नियमित है तो उसे भी सामान्य ही मानना चाहिये। कभी जल्दी एवं कभी देर से हो तो अनियमितता होगी। आरम्भ के एक-दो वर्ष तक अनियमित हो तो घबरायें नहीं। गर्भावस्था एवं दूध पिलाने की अवस्था के दौरान मासिक धर्म बंद हो जाता है। सामान्य तौर पर पाए जाने वाले मासिक धर्म संबंधी विकार इस प्रकार हैं-

1. एमेनोरिया (Amenorrhoea)-यदि सोलह वर्ष की आयु तक भी मासिक धर्म नहीं हो तो उसे एमेनोरिया कहते हैं। एक बार नियमित मासिक धर्म शुरु होने के पश्चात् बीच में बन्द हो जाये तो उसे सेकेन्डरी एमेनोरिया (Secondary Amenorrhoea) कहते हैं।

2. डिस्मेनोरिया (Dysmenorrhoea)-मासिक धर्म आने से एक-दो दिन पहले या कुछ समय पहले पेट के नीचे तीव्र पीड़ा होती है।

3. मेट्रोरेजिया (Metrorrhagia)-मासिक धर्म का अनियमित होना।

4. पोलिमेनोरिया (Poly Menorrhoea)-इक्कीस दिन से कम के अंतराल पर नियमित मासिक धर्म होना।

5. मैनोरेजिया (Menorrhagia)-नियमित मासिक धर्म में अधिक दिनों तक रक्तस्राव रहना।

6. हाईपरमैनोरिया (Hyper Menorrhoea)-नियमित मासिक धर्म के सामान्य दिनों तक अधिक रक्तस्राव होना।

7. हाइपोमैनोरिया (Hypomenorrhoea)-नियमित मासिक धर्म में सामान्य दिनों तक कम रक्तस्राव होना।

8. मिनोमेट्रोरेजिया (Meno Metrorrhagia)-अनियमित मासिक धर्म के साथ-साथ अधिक रक्तस्राव एवं सामान्य से अधिक दिनों तक रहना।

9. पोस्ट मेनोपाजुअल ब्लीडिंग (Post Menopasual Bleeding)- रजोनिवृति के बाद रक्तस्राव होना।

10. ब्रेकथ्रो ब्लीडिंग (Break Through Bleeding)-दो मासिक धर्मों के बीच रक्तस्राव होना। यह गर्भनिरोधक गोलियाँ खाने की वजह से भी पाया गया है।

11. प्री मेन्स्ट्रूअल सिन्ड्रोम (Pre-menstrual Syndrome)-यह मासिक धर्म होने वाली लगभग 40% महिलाओं में पाया जाता है। इसके लक्षण हैं-माहवारी से पहले सिर दर्द, जी मिचलाना, गुस्सा, थकान, पेट में अफारा, हाथ पैरों में सूजन, तनाव, कमर दर्द होना।

मासिक धर्म संबंधी विकारों के कारण :- आहार विहार की गलतियाँ, ऋतुकाल में संयम न बरतना, कब्ज, शारीरिक श्रम की कमी, अतृप्त एवं अशांत चित्त, दूषित जलवायु, स्नायु दुर्बलता, हार्मोनल विकार, जननेन्द्रियों के विकार, मानसिक तनाव व अन्य रोगों का कारण।

मासिक धर्म संबंधी विकारों का उपचार :- आवश्यकतानुसार रसाहार पर उपवास करें। कच्चे नारियल का पानी, जौ का पानी, धनिये का पानी या छाछ का अधिक मात्रा में सेवन करें। अनार, पत्तागोभी का रस तथा अंगूर बहुत ही लाभकारी है। चुकन्दर का रस 70-80 मि. ली. दिन में दो-तीन बार लें। कच्चे करेले का रस लें। पाँच दिन अपक्वाहार पर रहें। फल, सब्जियाँ, अंकुरित, गिरी इत्यादि भरपूर मात्रा में लेते हुए फिर सामान्य आहार पर आ जायें।

उबली हुई सब्जियाँ केवल हल्का-सा नमक एवं काली मिर्च डालकर खाएँ। बाकी मिर्च-मसाले छोड़ दें। तला-भुना, गरिष्ठ भोजन, चाय, कॉफी, मैदे के खाद्य, चीनी, केक, डिब्बा बंद खाद्य इत्यादि छोड़ दें।

नमक का प्रयोग कम-से-कम करें। खाली पेट आँवले का रस शहद मिलाकर लें। रात को दस दाने मुनक्का और पाँच बादाम की गिरियाँ भिगोकर प्रातः दूध के साथ खायें।

मेथी को चार घंटे भिगोयें, फिर उसी पानी में उबालें, जब पानी चौथाई रह जाये तो छानकर शहद मिलाकर पानी पी लें। एक चम्मच तुलसी का रस, उतना ही शहद, काली मिर्च की एक चुटकी मिलाकर दिन में दो बार दो महीने तक लें।

पीपल वृक्ष के फलों को सुखाकर कूट लो। कपड़ छान कर नियमित रूप से लें। धनिये के बीज उबाल कर पियें। इसी तरह अदरक का काढ़ा भी विशेष फायदा करता है। बथुआ उबाल कर पियें। तुलसी की जड़ का चूर्ण

पान के पत्ते में रखकर खायें। एक चम्मच तिल अच्छी तरह कूटकर गर्म पानी के साथ लें। त्रिफला चूर्ण थोड़ी-सी हल्दी मिलाकर लें।

पर्याप्त मात्रा में आराम करना जरूरी है। गहरी साँस लेते हुए प्रातः भ्रमण करें। नकारात्मक विचार निकालें एवं सकारात्मक विचार अपनायें। भुजंगासन, शलभासन, वज्रासन, पश्चिमोत्तानासन, त्रिकोनासन, अर्धमत्स्येन्द्रासन, शवासन और योगनिद्रा का अभ्यास करें।

मिट्टी पट्टी, एनिमा, कटिस्नान एवं सूखा घर्षण करें। यदि कटिस्नान न करें तो कटि लपेट (Wet Girdle Pack) दिन में दो बार खाली पेट करें।

रक्तस्राव के समय कटिस्नान, मिट्टी पट्टी, कटि लपेट (Wet Girdle Pack) योगासन आदि नहीं करना चाहिए।

कमर पर लाल तेल की मालिश लाभकारी है।

आधे सिर का दर्द
(Migraine/Hemicrania)

लक्षण :- सिर के एक तरफ अत्यंत सिरदर्द होता है। इसके साथ ही वमन की इच्छा, उल्टी, चिड़चिड़ाहट एवं दृष्टि उपद्रव होता है। इसका आक्रमण ज्यादातर नियमित अवधि पर होता है।

कारण :- पुराना कब्ज, नजला, जुकाम, शरीर का विकार ग्रस्त होना, असंतुलित आहार विहार, उचित श्रम-विश्राम का अभाव, शारीरिक एवं मानसिक तनाव, औषधियों का सेवन तथा मासिक धर्म में गड़बड़ी, दृष्टिदोष, यकृत (Liver) में खराबी या दुर्बलता इत्यादि अन्य रोग।

उपचार :- रसाहार (गाजर, चुकंदर, ककडी, पत्तागोभी का रस एवं नारियल पानी) पर उपवास, उसके बाद अपक्वाहार (फल, सलाद, अंकुरित) फिर सामान्य आहार लें। धनिया, चौलाई, मेथी, बथुआ, अंजीर, आँवला, नींबू, अनार, अमरूद, सेब, संतरा इत्यादि का सेवन अवश्य करें। खान-पान संबंधी गलत आदतों एवं रात को देर से भोजन करने की आदत पर रोक लगानी चाहिए। डिब्बाबंद, बासी, मसालेदार, मिठाइयों को नहीं खाना चाहिए।

रोजाना कुछ दिन तुलसी के पत्तों का रस शहद के साथ प्रातः सायं चाटें, दूब का रस लें। पीपल के कोमल पत्तों का रस चूसिए। पत्ता गोभी का पत्ता माथे पर बांधें।

नाक से भाप लें। जिस नासिका से साँस चल रही हो, वो बंद कर दें। प्रतिदिन एक महीने तक जलनेति करें। कुंजल, रीढ़स्नान (Spinal Bath) मेहन स्नान, गर्मपाद स्नान करें।

ध्यान, शवासन, योगनिद्रा, योगासन एवं प्राणायाम का नियमित अभ्यास करें।

आँव आना (Mucus)

लक्षण :- मल के साथ आँव आना, भोजन में अरुचि होना, भूख कम होना, साहस की कमी, आलस्य, काम में मन न लगना, मन बुझा-बुझा रहना।

कारण :- पाचक अग्नि (जठराग्नि) के दुर्बल होने से भोजन के रस का सार पककर लेस के रूप में मल के साथ निकलता है।

उपचार :- कुछ दिन रसाहार (नारियल पानी, सफेद पेठे का रस, खीरे का रस, लौकी का रस, नींबू पानी, संतरा व अनानास का रस, मठ्ठा इत्यादि) पर उपवास करें। उसके बाद कुछ रोज फलाहार लें। फिर कुछ रोज फल, सलाद एवं अंकुरित पर रहें, फिर सामान्य आहार पर आयें । अपक्वाहार का भी समावेश रहे।

इस दौरान एनीमा तथा पेट पर मिट्टी पट्टी करते समय साप्ताहिक उपवास अवश्य रखें। यह रोग काफी समय बाद दूर होता है। अत: घबराना नहीं चाहिए।

गर्म पानी में दही एवं थोड़ा नमक डालकर अच्छी तरह फेंट कर तैयार हुये मट्ठे का एनिमा दें। यह आँतों में चिपका आँव निकलता है।

मलटीपल स्कलेरोसीस
(Multiple Sclerosis)

यह एक दीर्घकालिक (Chronic) एवं बढ़ने वाला स्नायुतंत्र (Nervous System) का रोग है। यह नसों को ढ़कने वाले मायालीन (Myelin) पदार्थ को नष्ट करता है जिसकी वजह से स्नायु की संचार (Communication) प्रणाली विकृत हो जाती है। अतः उस स्नायु से प्रभावित अंग का कार्य धीमा पड़ जाता है या रुक जाता है। यह महिलाओं में अधिक पाया जाता है।

लक्षण :- इसके लक्षण विभिन्न रोगियों में विभिन्न होते हैं। पहले तेज लक्षण दिखाई देंगे जो सप्ताह, महीनों या वर्षों के लिये लुप्त हो जाते हैं। इसका दोबारा आक्रमण कभी भी हो सकता है या जीवन भर नहीं हो।

आरम्भ में बहुत अधिक थकावट, संतुलन (Balance) एवं ताल-मेल (Co-ordination) कम हो जाना, हाथ पैरों की कमजोरी या सुन्न होना, यौन इच्छा का कम होना, आँखों की समस्यायें, वाणी समस्यायें एवं मूत्रालय का नियंत्रण खोना इत्यादि में से एक या अधिक लक्षण प्रभावित स्नायु के अनुरूप होते हैं।

कारण :- शरीर में असंतुलित आहार विहार जनित विजातीय द्रव्यों (Toxins) का इकट्ठा होना, तीव्र रोग (Acute disease), मानसिक तनाव इत्यादि। इसके रोगियों में पिछले दो वर्षों के दौरान हुए कुछ अनचाहे मानसिक आघात अवश्य मिलते हैं।

उपचार :- आरम्भ में चार-पाँच रोज तक रसाहार (फल, सब्जियों के रस) पर उपवास करें। इस दौरान गर्म पानी का एनिमा लेते रहें। उसके बाद अपक्वाहार (फल, सब्जियाँ, अंकुरित इत्यादि) लें।

मौसम के सभी फल एवं सब्जियाँ लाभदायक हैं। गाजर, पत्तागोभी, खीरा, मूली, चुकन्दर, टमाटर विशेष उपयोगी है।

विटामिन बी एवं ई बहुत महत्वपूर्ण है जो अंकुरित अन्न में भरपूर मात्रा में पाया जाता है।

पेट पर मिट्टी की पट्टी, एनीमा, वाष्प स्नान, रीढ़ स्नान करें।

थकावट न होने दें। मानसिक चिन्ताओं से दूर रहें। योगमुद्रासन करें एवं शवासन, योगनिन्द्रा का अभ्यास करें।

कनफेड़ (Mumps)

यह एक संक्रामक रोग है जो अधिकतर लार ग्रन्थियों (Salivary Glands) एवं जनन ग्रन्थियों (Gonads) में होता है। यह अधिकतर पन्द्रह वर्ष तक की उम्र तक ही होता है। यह रोग जीवन में एक बार होकर दोबारा बहुत ही कम होता है।

लक्षण :- पहले एक कान के सामने तथा नीचे गर्दन और जबड़े तक सूजन और दर्द होता है तथा बुखार भी हो जाता है। फिर यह दूसरी तरफ भी हो जाता है। चबाना या निगलना मुश्किल हो जाता है। यदि यह रोग बड़ों को हो जाये तो ज्यादा परेशान करता है। महिलाओं में अंडाशय (Ovary) व पुरुषों में अंडकोष (Testicles) पर भी सूजन बढ़ जाती है। यह कई मरीजों की प्रजनन क्षमता को भी प्रभावित कर सकता है।

कारण :- यह एक संक्रामक रोग है जो भोजन की गलतियों के कारण इकट्ठे हुए विजातीय द्रव्यों की वजह से प्रभावित करता है।

उपचार :- जब तक बुखार न उतर जाये, पूर्ण विश्राम करें। कुछ दिन फल एवं सब्जियों का रस लें। उसके बाद फल एवं सलाद इत्यादि लें। नमक के पानी के गरारे, गर्म पानी का एनिमा, गर्म ठंडा सेंक।

घरेलू उपचार :- हरड़ को घिसकर सूजन पर लगा दें।

पीपल के पत्तों पर घी चुपड़कर गर्म करके सूजन पर बांध दें, आराम मिलेगा।

अदरक को पीसकर सूजन पर लगायें।

नीम के पत्ते पीसकर हल्दी मिलाकर सूजन पर लगाएँ।

मिट्टी का लेप प्रभावित अंगों पर करें।

माँसपेशियों की ऐंठन
(Muscle Cramps)

लक्षण :- माँसपेशियों की ऐंठन वैसे तो शरीर के किसी भी भाग में हो सकती है लेकिन यह अधिकतर पैरों में होती है।

कारण :- यह सामान्यतः विटामिन बी, डी एवं प्राकृतिक लवण, कैल्शियम, पोटाशियम, मैगनीशियम के अभाव या आत्मसात (Absorb) करने की क्षमता के अभाव में होता है। मानसिक तनाव चिड़चिड़ापन एवं अन्य मनोवैज्ञानिक एवं हारमोनिक कारण।

उपचार :- संतुलित भोजन जिसमें फल, सलाद, अंकुरित, इत्यादि भरपूर मात्रा में हो।

मेथी, कलौंजी, सफेद मिर्च का प्रयोग लाभदायक है।

नींबू, शहद का पानी पीयें।

प्रभावित अंगों पर सरसों का तेल या नारियल के तेल में कपूर मिलाकर मालिश करें।

कैल्शियम एवं मैगनीशियम प्रधान भोजन, हरी पत्तेदार सब्जी खायें। दूध, मट्ठा, खुमानी, तिल इत्यादि लेना चाहिए।

खट्टे फल इत्यादि न लें।

रोजाना आँवले का रस लें।

तिलों का दूध बहुत ही उपयोगी है।

मालिश करें तथा गर्म ठंडी पट्टी करें।

नाड़ी दुर्बलता (Nervous Weakness) (Neurasathenia)

यह आधुनिक सभ्यता का रोग है।

लक्षण :- अनिद्रा, पाचनक्रिया सबंधी विकार, यौन संबंधी अनियमितताएँ, भय, क्रोध, चिन्ता, ईर्ष्या, चिड़चिड़ापन, दुविधा में रहना, किसी भी काम में मन न लगना, शक, शरीर गिरा-गिरा रहना, साहस का समाप्त हो जाना, आत्महत्या की प्रवृत्ति, एकांत प्रियता, एक स्थान पर शान्ति न मिलना इत्यादि।

कारण :- मानसिक एवं शारीरिक कार्य की अधिकता, मानिसक तनाव, हताश होना (Depression), नशीले पदार्थों का सेवन, असंतुलित आहार विहार, अधिक मैथुन, शरीर में धातु की कमी।

उपचार :- इस रोग के रोगी को सहानुभूति की अधिक आवश्यकता होती है। उसके साथ मधुरवाणी से बोलिये। रोगी जितनी देर सोये, सोने देना चाहिये, जगाना नहीं चाहिए।

रोगी ने अतीत में जो सफलातायें प्राप्त की हों, अच्छे काम किए हों, अच्छे स्थान की यात्रा की हो, उसकी स्मृति करानी चाहिए। रोगी की इच्छाओं को महत्व देना चाहिए। उसके साथ बहस नहीं करनी चाहिए।

रोगी को खेल, हास्य परिहास इत्यादि द्वारा मनोरंजन में लगाना चाहिए। उसकी आवश्यकतानुसार उसे आराम करने दें।

खाने-पीने के बारे में भी रोगी की इच्छा पूरी करनी चाहिए तथा अपनी तरफ से दबाब नहीं देना चाहिए।

गाजर और खीरे का रस, नारियल पानी, दूब का रस, रात को मुनक्का भिगोकर सुबह खायें और पानी भी पियें। प्रातः उठते ही पानी पियें।

चोकर सहित आटे की रोटी। अंकुरित चने, मूँग, मूँगफली एवं मौसम के अनुसार ताजे फल, कच्चा सलाद लें। दही बहुत श्रेष्ठ है।

मिठाई और गरिष्ठ भोजन का त्याग करें।

सूर्यतप्त नीली बोतल का पानी पियें। एनिमा, मिट्टी पट्टी, कटिस्नान, मेहनस्नान, साप्ताहिक चादर लपेट, रीढ़ का गर्म ठंडा स्नान, सिर पर गीला तौलिया। प्रातः भ्रमण लाभदायक है।

उत्तानपादासन, सर्वागासन, पवनमुक्तासन, चक्रासन, अर्धमत्स्येन्द्रासन करें।

शवासन, योगनिद्रा, ध्यान का अभ्यास करें।

मोटापा (Obesity)

शरीर में अधिक चर्बी के संचय होने का नाम मोटापा है। यह अपने आप में कोई बीमारी नहीं है किन्तु यह बहुत-सी बीमारियों का द्वार खोल देता है, जैसे-मधुमेह, रक्तचाप, हृदयरोग, अल्सर, लकवा, चर्मरोग, अनिद्रा, गठिया, दमा, बांझपन, नपुंसकता इत्यादि।

कारण :- अधिक भोजन करना, आलस्य एवं अधिक निद्रा, शारीरिक व्यायाम का अभाव एवं बैठे रहने की आदत, अधिक चिकनाई युक्त भोजन, मैदा, मिठाई, नमकीन, तली-भुनी हुई चीजों का अधिक प्रयोग, मदिरा, धूम्रपान, चाय, कॉफी, पान, तम्बाकू आदि का सेवन, तनाव, वंशज (Hereditary), अंतःस्रावी ग्रंथियों (Endocrine Glands) का विकार तथा औषधियों का प्रयोग।

उपचार :- भोजन धीरे-धीरे घटाते हुए कुछ दिन यथाशक्ति रसाहार पर रहें, फिर आवश्यकतानुसार कुछ दिन अपक्वाहार पर रहें।

बाद में सामान्य आहार पर आने पर चोकर समेत आटे की रोटी, उबली सब्जी लें। मक्खन निकली छाछ लें। भरपूर फल, सलाद, अंकुरित लेना जारी रखें। भरपूर पानी पियें। प्रातः खाली पेट गुनगुने पानी में नींबू का रस डालकर पीना। भोजन को इतना चबायें कि मुँह में ही पानी हो जाएँ। घी, मिठाईयाँ, तली भुनी चीजों का परहेज रखें। भोजन के उपरांत मूत्रत्याग अवश्य करें। रात को त्रिफला लें। दिन भर में 10-12 गिलास पानी पीयें।

प्रतिदिन एक गिलास पानी तुलसी रस मिलाकर लें। पेट पर मिट्टी पट्टी, पेट का गर्म ठंडा सेंक, एनिमा, कटिस्नान, कुंजल, भाप स्नान, पेट की लपेट, साप्ताहिक गीली चादर लपेट, शंख प्रक्षालन, सूर्यस्नान, गर्म पादस्नान, सूखा घर्षण करें। गर्म पानी के टब में नमक डालकर बैठें।

सूर्यतप्त नारंगी बोतल का पानी पियें। प्रातः गहरी साँस लेते हुए भ्रमण करें और दो मिनट खूब ठहाके लगायें।

प्रातः और सायं साईकल की तरह हाथ-पैरों को चलायें। सूर्य मुद्रा करें।

पश्चिमोत्तानासन, पवनमुक्तासन, भुजंगासन, शलभासन, कटि चक्रासन, वज्रासन करें। उड्डियान बंध, मूलबंध लगायें।

श्वास प्रश्वास क्रिया बहुत महत्वपूर्ण है।

अग्निसार क्रिया और कपालभाति प्रणायाम करें।

सूजन या जलोदर (Oedema or Dropsy)

लक्षण :- शरीर के किसी एक अंग हाथ, पैर, चेहरे, छाती, पेट इत्यादि पर या कई अंगों पर एक साथ सूजन हो जाती है।

कारण :- शरीर में विजातीय द्रव्यों (Toxins) का इकठ्टा हो जाना। यह अधिकतर हृदय एवं गुर्दे के रोगों के कारण से होती है। रक्त संचार एवं निष्कासन में कमी या बाधा, हृदय रोगों की वजह से सूजन चेहरे एवं आंखों के नीचे पहले दिखाई देती है जो प्रातःकाल ज्यादा होती है।

यकृत (Liver) रोग की वजह से भी सूजन हो जाती है जो टाँगों और पैरों पर ज्यादा होती है।

यह हारमोन की वजह से भी होती है जो कि माहवारी शुरू होने से पहले (Pre-Menstrual Phase) एवं गर्भावस्था (Pregnancy) में पायी जाती है। थायराइड के असंतुलन से भी रोग हो जाता है। यदि एलर्जी की वजह से है तो सूजन में खुजली भी होती है।

उपचार :- चार-पाँच दिन तक आवश्यकतानुसार रसाहार (संतरा, अनार, मौसमी, गाजर, लौकी, सफेद पेठा, नारियल पानी इत्यादि का रस)। फिर हरी सब्जियों का सूप एवं फलाहार लें। उसके बाद ताजा कच्ची सब्जियाँ (सलाद) भी लेना शुरू कर दें। इसमें अनानास का सेवन बहुत लाभकारी है। दूध फाडकर उसका पानी दें। प्रातः लहसुन को चबाना और करेले का रस लेना लाभदायक है।

नमक, मिर्च मसाले, तले भूने पदार्थ, गरिष्ठ भोजन न लें।

नीम के पत्ते बहुत उत्तम हैं। उन्हें चबायें या उनको पीसकर पानी पियें या पत्तों का सूप बनाकर पियें।

सूर्य किरणों से तैयार हरी बोतल का पानी पियें।

एनिमा, पेट की मिट्टी पट्टी करें।

हल्का धूपस्नान लें।

हड्डियों का खोखलापन
(Osteoporosis)

हड्डियों का खोखलापन किसी भी उम्र में हो सकता है लेकिन अधिकतर 50 वर्ष की उम्र के बाद ज्यादा पाया जाता है। अधिकतर यह महिलाओं में पाया जाता है जो लगभग रजोनिवृत्ति की अवस्था से शुरू होता है।

लक्षण :- पैरों में दर्द, कमर का झुक जाना, कमर का दर्द, कूल्हे की हड्डी का पतला पड़ जाना, मुड़ने या घूमने की शक्ति कम होना, कमर की माँसपेशियों की ऐंठन, हड्डियों का जरा-से झटके से टूट जाना।

कारण :- असंतुलित आहार, कैल्शियम एवं विटामिन डी की कमी, धूम्रपान, शराब, रजोनिवृत्ति के बाद हारमोन का असंतुलन, कैल्शियम के आत्मसात (Absorption) का न होना, शारीरिक व्यायाम की कमी। एल्कोहल का सेवन, धूम्रपान, चाय, कॉफी, साफ्ट ड्रिंक्स, चीनी इत्यादि का अधिक सेवन। पेशाब बढ़ाने वाली, रक्तचाप, दर्दनाशक इत्यादि दवाओं एवं स्टेरायड्स का सेवन।

उपचार :- 4-5 दिन तक फल एवं सब्जियाँ (संतरा, नींबू, अनानास, पपीता, हरी सब्जियाँ, पत्तागोभी, मूली के पत्ते, चुकन्दर, गाजर इत्यादि) के रस पर रहें।

उसके बाद फल, सब्जियाँ, गिरी एवं अंकुरित के साथ संतुलित आहार लें।

सफेद तिलों का दूध लें।

काष्ठज फल (Nuts) लें।

ठूँस-ठूँस कर न खायें लेकिन चबा-चबाकर खायें।

गरिष्ठ भोजन, तलाभुना, मिठाई, चीनी, मैदा आदि का परहेज करें।

पेट पर मिट्‌टी पट्‌टी, एनिमा।

नियमित व्यायाम करें।

सूर्य स्नान करना एवं सूर्य तप्त सफेद बोतल का पानी पीना।

लकवा या पक्षाघात (Paralysis)

जब कभी मस्तिष्क की किसी धमनी (Blood Vessel) में किसी रुकावट के कारण मस्तिष्क के जिस भाग को रक्त नहीं मिल पाता तो मस्तिष्क का वह भाग निष्क्रिय हो जाता है। अतः मस्तिष्क का वह भाग जिन शरीर के अंगों को अपना आदेश नहीं भेज पाता, वे हिल-डुल नहीं सकते। बांया मस्तिष्क शरीर के दांये अंगों पर तथा दांया मस्तिष्क शरीर के बांये अंगों पर (केवल आँख छोड़कर) नियंत्रण रखता है। यह स्नायुविक रोग है तथा इसका संबंध रीढ़ (Spinal Cord) से भी है।

लकवा के प्रकार :-

(1) **अर्द्धांग का लकवा (Hemiplegia)-** यह लकवा शरीर के आधे हिस्से यानी शरीर के दायें या बायें तरफ लगता है।

(2) **निम्नांग का लकवा (Paraplegia)-**यह शरीर के निचले आधे भाग यानी कटिप्रदेश से पैरों की अँगुलियों तक का लकवा है।

(3) **एकांग का लकवा (Monoplegia)-** इस लकवे में केवल एक हाथ, एक पैर बेकार हो जाता है।

(4) **पूर्णांग का लकवा (Quadriplegia or Diplegia)-** इसमें दोनों हाथ और दोनों पैर बेकार हो जाते हैं।

(5) **मेरुमज्जा-प्रदाहजन्य लकवा (Myelitis)-** इस प्रकार का लकवा उपदंश-ग्रस्त रोगियों को या अधिक भोग-विलास करने वालों को अधिक वीर्य क्षय हो जाने के कारण होता है।

(6) **जिह्वा का लकवा (Bulbar Paralysis or Aphasia)-**जब वाणी की वाहक शिराओं में लकवा मार देता है तो जीभ जकड़ जाती है, तब बोलने में तकलीफ होती है और मनुष्य बोलते वक्त तुतलाने लगता है।

(7) **मुखमंडल का लकवा (Facial Paralysis)-** इसमें मुखमंडल के एक तरफ का भाग जड़ होकर घूम जाता है। मुखद्वार का एक ओर का कोना नीचे दिखने लगता है और एक तरफ का गाल ढ़ीला हो जाता है। होठों से थूक बिना इच्छा गिरता रहता है तथा रोगी थूक सीधा नहीं फेंक सकता।

(8) **स्वरयंत्र का लकवा (Vocal Cords Paralysis)-**गले के भीतर स्वर नली होती है। जब स्वरनली में लकवा लगता है तो मनुष्य का बोलना पूर्णतः या अंशतः बन्द हो जाता है।

(9) सीसा जन्य लकवा (Lead paralysis)- मसूढ़ों में किनारे पर एक नीली लकीर पड़ जाती है जो इस रोग को पहचानने का एक विशेष लक्षण है। बहुधा दाहिना हाथ एवं तीव्र रोग में दोनों हाथ ग्रसित होकर लटक जाते हैं, कलाई की माँसपेशियाँ दुर्बल होकर बहुधा टेढ़ी हो जाती हैं और अंदर की ओर मुड़ जाती हैं। बाँह और पीठ की माँसपेशियाँ भी रुग्ण हो जाती हैं।

लकवा के लक्षण :- शरीर के एक या अनेक अंग अपना-अपना कार्य करना छोड देते हैं। इसका आक्रमण तो अचानक होता है परंतु इसकी शुरूआत बहुत पहले से रहती है। बायें अंग में होने वाला लकवा प्राय: ज्यादा खतरनाक होता है क्योंकि इसमें शीघ्र ही हृदयगति बंद हो जाने से मृत्यु का डर रहता है।

यदि चुटकी काटने से ही लकवा के रोगी को आभास हो जाये जो उसे मामूली चिकित्सा से ही लाभ हो जायेगा।

लकवा लगने से पहले के लक्षण :-

(1) शरीर का कोई भी भाग झनझनाने लगता है तथा उसमें खुजलाहट होने लगती है।

(2) जिस तरफ का लकवा होना हो तो उस तरफ की नाक विशेष रूप से खुजलाती है।

(3) जिस अंग पर लकवा होना होता है, उस अंग के स्नायु शिथिल पड़ जाते हैं तथा अंग में शून्यता आ जाती है।

(4) मन में उत्साह नहीं रहता, काम करने में रुचि नहीं होती।

(5) भूख, नींद और काम शक्ति क्षीण हो जाती है।

साध्य (Curable) लकवा के लक्षण :-

(1) रोग नया हो और उसका हमला साधारण हो।

(2) रोगी कम उम्र का हो और उसकी जीवनी शक्ति काफी हो।

(3) लकवा के साथ अन्य कोई बीमारी नहीं हो।

(4) पाचन शक्ति अच्छी हो।

(5) रोग होने पर भी आक्रांत भाग (Effective part) का रंग ठीक हो तथा पहले की अपेक्षा दुबला या मोटा न जान पड़े।

असाध्य (Uncurable) लकवा के लक्षण :-

(1) गर्भिणी, प्रसूता, बालक, बूढ़े यदि अत्यंत क्षीण हो।

(2) अंगों का रंग बिल्कुल बदल गया हो या वे बहुत दुबले और छोटे हो गये हों।

(3) माँसपेशियों के सर्वथा टूट जाने के कारण रोग हुआ हो।

(4) सुई चुभोने या नोचने आदि से रोगी को कुछ महसूस न हो।

(5) रोगी में ज्ञान-शक्ति और क्रिया शक्ति दोनों का अभाव हो।

(6) मुँह, नाक तथा आँख से निरंतर स्राव हो रहा हो।

(7) गले से पानी न उतरता हो तथा आँखें जड़ हो गई हों।

(8) देखने, सुनने तथा स्पर्श करने की शक्ति नष्ट हो गई हो।

(9) रोगी को अन्य रोग भी हो।

कारण :- गलत आहार विहार, कोई आकस्मिक घटना, अत्यंत हर्ष या विषाद, अत्यधिक विषय सेवन, अत्यधिक मानसिक श्रम, धातु क्षीणता, मस्तिष्क में या रीढ़ पर घातक चोट लगना, सिर में बेहद दर्द रहना, विषैले तत्वों का शरीर में जमा होना, मस्तिष्क और रीढ़ की विविध बीमारियाँ, उच्च रक्तचाप, पुराना हृदयरोग, गठिया, मिरगी इत्यादि, अन्य रोग, रात में अधिक जागना, अधिक दवाओं का सेवन, अधिक मदिरापान, अत्याधिक पठन-लेखन, चिन्तन एवं मानसिक तनाव इत्यादि।

उपचार :- प्रतिदिन नींबू पानी का एनिमा, रोगी को प्रतिदिन पसीना लाने का उपचार देना चाहिए। भापस्नान, गर्म गीली चादर लपेट, धूपस्नान इत्यादि। यदि रोगी बहुत कमजोर हो अथवा रक्तचाप ऊचा हो तो अधिक गर्म प्रयोग न किया जाए। रीढ़ पर गर्म ठंडा सेंक, कपड़ा भिगोकर पेट व रीढ़ पर लगाना, पेट पर मिट्टी पट्टी, कटिस्नान, ज्ञान मुद्रा का प्रयोग। सूर्यतप्त पीले रंग की बोतल का ठंडा पानी दिन में आधा-आधा कप दिन में चार बार पिलायें। प्रभावित अंग पर लाल प्रकाश डालें तथा गर्म ठंडी सेंक करें।

तीन से दस दिन तक केवल रसाहार (नींबू पानी, नारियल पानी, फल एवं सब्जियों का रस, आंवले का रस इत्यादि) शहद मिलाकर लें।

लकवे की बीमारी से छुटकारा पाने के लिए सेब, अंगूर और नाशपाती के रसों को बराबर मात्रा में मिलाकर पीना विशेष हितकारी है। गेहूँ के जवारे का रस बहुत लाभकारी है।

उसके बाद कुछ सप्ताह तक अपक्वाहार (फल, साग, सब्जी व अंकुरित) लें।

प्रतिदिन अंजीर भिगोकर खायें।

पानी पर्याप्त मात्रा में पीते रहना चाहिए। लकवे का रोगी जब तक पूर्णतः स्वस्थ नहीं हो जाये, तब तक ठंडा पानी न पियें तथा ठंडे पानी से स्नान भी न करें तथा रोगी का निवास स्थान भी गर्म रखना चाहिए। सूखा घर्षण, स्नान या सूखी मालिश लकवा के रोगी के लिए लाभकारी है परंतु मालिश धीरे-धीरे करनी चाहिए।

सम्पूर्ण मानसिक तथा शारीरिक विश्राम आवश्यक है। इसी कारण ध्यान एवं योगनिद्रा का भी अपना विशेष स्थान है।

इस रोग में व्यायाम का भी महत्वपूर्ण योगदान है। कई बार दबी हुई नस-नाड़ियाँ व्यायाम करने से उभर आती हैं तथा फिर से क्रियाशील हो जाती हैं।

पार्किन्सन रोग (Parkinson's Disease)

लक्षण :- पार्किन्सन रोग अचानक नहीं होता है। यह दिमाग का चिरकालिक जीर्ण रोग है जो अपना प्रभाव धीरे धीरे डालता है। इस लिये इस रोग के सम्बन्ध में विलम्ब से पता चल पाता है। इस रोग का मुख्य लक्ष्ण हाथ पैरों में कम्पन होना है। कभी-कभी ये लक्षण कम होकर खत्म भी हो जाते हैं। बहुत से रोगियों में कम्पन के लक्षण दिखाई नहीं देते लेकिन वे लिखने में असमर्थ हो जाते है या लिखावट अस्पष्ट एवं अक्षर टेढ़े मेढ़े हो जाते हैं। हाथ से कोई चीज पकड़ने या उठाने में कठिनाई हो जाती है। इस रोग में कभी कभी जबड़े, जीभ तथा आँखों की माँसपेशियों में भी कंपन परिलक्षित होता है। रोग बढ़ने के साथ विभिन्न-विभिन्न माँसपेशियों में कठोरता एवं कड़ापन आने लगता है। रोगी की चाल अनियंत्रित एवं अनियमित हो जाती है। चलते-चलते कभी गिर भी सकता है। रोगी के मुख से लार टपकनी शुरू हो जाती है। शरीर का संतुलन गड़बड़ा जाता है। रोगी की आवाज धीमी, लडखडाती, कंपकपाती, हकलाती एवं अस्पष्ट हो जाती है। सोचने समझने की ताकत कम हो जाती है। रोगी चुपचाप बैठे रहना पसन्द करता है। पार्किन्सन के रोगी को प्रायः कब्ज रहती है एवं अधिक पसीना आता है। पेशाब करने में तथा गर्दन घुमाने में परेशानी होती है। रोगी का मानसिक चिंतन जटिल, विध्वंसक एवं नकारात्मक तथा चिड़चिड़ापन हो जाता है।

कारण :- नकारात्मक सोचना (Negative thinking) एवं मानसिक तनाव, दिमागी चोट, नींद लाने वाली तथा एन्टी डिप्रेसिव दवाओं का दुष्प्रभाव।

जो लोग तम्बाकू, धूम्रपान, फास्ट फूड, शराब, नशीली दवाईयाँ इत्यादि का सेवन करते हैं, उनमें यह रोग अत्यंत उग्र हो जाता है।

निरंतर विटामिन ई की कमी भी इसका कारण है।

उपचार :- चार-पाँच दिन तक नींबू पानी, नारियल पानी, फल एवं सब्जियों के रस पर रहें। उसके बाद आठ-दस दिन तक अपक्वाहार (फल, सब्जियाँ एवं अंकुरित आहार) लें। सोयाबीन का दूध या तिलों का दूध या बकरी का दूध प्रयोग करें। हरी पत्तेदार सब्जियाँ सलाद के रूप में प्रयोग करें। विटामिन ई प्रधान खाद्य बहुत ही उपयोगी है। चाय, कॉफी, अन्य नशीली चीजें, नमक, चीनी, डिब्बाबंद खाद्य इत्यादि न लें। ध्यान एवं कुछ हल्के योगासन अवश्य करें।

प्रातः गहरी साँस लेते हुए खुली हवा में टहलना बहुत ही लाभकारी है। सकारात्मक विचार रखते हुए खुश रहने की कोशिश करें।

बवासीर (Piles)

लक्षण :- गुदाद्वार के निकट अन्दर या बाहर सूजन आ जाती है जिनमें रक्तस्राव भी हो सकता है। शौच के बाद गुदाद्वार में जलन महसूस होती है। गुदाद्वार में खुजली एवं दर्द होने की वजह से ठीक से बैठा भी नहीं जाता। यह दो प्रकार की होती है। खूनी जिसमें खून आये और बादी जिसमें खून न आये।

कारण :- इसका मुख्य कारण कब्ज है, शौच के वेग को रोकना, शौच के बाद गर्म जल से गुदा को धोना, शौच के समय जोर लगाना, मसालेदार भोजन, अति गरिष्ठ एवं उत्तेजक भोजन, तनाव, दवाओं का सेवन, रात्रि जागरण एवं फल, सलाद का अभाव।

उपचार :- दो दिन रसाहार पर उपवास, क्रमशः दो सप्ताह तक अपक्वाहार, साप्ताहिक उपवास, प्रातः और सायं दो भिगोये हुये अंजीर खायें और उसका पानी पियें। त्रिफला चूर्ण लें।

दो चम्मच काला तिल चबाकर ठंडे पानी के साथ नियमित सेवन करने से पुराना बवासीर भी ठीक हो जाता है। गुड में बेलगिरी मिलाकर खायें। चाय, कॉफी, मिर्च-मसाले वर्जित हैं।

सूर्य तप्त हरी बोतल का पानी पीयें।

लम्बे समय तक बैठने अथवा खड़े रहने से बचें।

प्रतिदिन 8-10 गिलास पानी अवश्य पीयें।

रोज रात को गुदा में सरसों का तेल लगायें (गणेश क्रिया), पेडू पर मिट्टी पट्टी, एनिमा, मस्सों पर मिट्टी का गोला रखें। यदि सूजन बढ़ गई हो या खून आता हो तो मिट्टी की पट्टी को बर्फ से ठंड़ा करके रखें। मस्सों पर दस मिनट तक गर्म सेंक देने के बाद मिट्टी की पट्टी रखने से कुछ दिनों में मुरझाकर नष्ट हो जाते हैं। प्रातः कटि स्नान तथा सायं मेहन स्नान करें एवं मूलबंध अवश्य लगायें।

नाड़ी शोधन, कपालभाति प्राणायाम, अश्विनी मुद्रा, पवनमुक्तासन, भुजंगासन, शलभासन, सुप्तवज्रासन, धनुरासन, शवासन कुछ समय बाद सर्वांगासन, मत्स्यासन, हलासन, चक्रासन आदि लाभकारी हैं।

तत्काल आराम के लिये वैसलीन में बराबर मात्रा में कपूर मिलाकर लगायें।

मूलाधार चक्र एवं स्वाधिष्ठान चक्र शक्ति विकासक क्रिया का अभ्यास करें।

मुंहासे (Pimples/Acne)

लक्षण :- युवावस्था में मुँह पर छोटे-छोटे दाने निकल आते हैं। हटने पर काला निशान छोड़ जाते हैं। कई बार कष्ट पीड़ित व्यक्ति इन्हें फोडकर कील बाहर निकाल देते हैं जिससे वहाँ गड्ढा-सा पड़ जाता है। मुंहासे अधिक बढ़ जायें तो सुन्दर चेहरा भी कुरूप दिखने लगता है।

कारण :- जब शरीर के विजातीय द्रव्य मलमूत्र, पसीने, सांस इत्यादि के रास्ते से बाहर नहीं निकल पाते तो वे नया रास्ता खोजकर चेहरे पर मुंहासों के रूप में निकल आते है। इसका मुख्य कारण कब्ज, त्वचा की सफाई में कमी, गरिष्ठ एवं अम्लकारी भोजन (मिठाई, नमक, मैदा, चाय, तला भुना एवं मिर्च मसाला, चाय, कॉफी इत्यादि)।

हस्तमैथुन, कठोर पढ़ाई एवं आलस्य भी इसके कारण हैं जिसकी वजह से पाचन क्रिया खराब हो जाती है।

उपचार

- पेट की सफाई ही मुंहासों का सबसे बड़ा इलाज है इसके लिए प्रतिदिन एक सप्ताह तक पेट व चेहरे पर मिट्टी या गीली पट्टी रखें। नीम के पानी का या सादे पानी का एनीमा लें एवं कटि स्नान करें।
- एक-दो दिन केवल रसाहार (फल एवं सब्जियों का रस, नारियल पानी इत्यादि) पर उपवास करें।
- एक सप्ताह तक अपक्वाहार (फल, कच्ची सब्जियां एवं अंकुरित अन्न) लें।
- दस दिन तक नित्य खाली पेट गेहूँ के जवारे का रस पीना बहुत उपयोगी है।
- दिन में हरी पत्तियों (पुदीना, धनिया, पालक इत्यादि) का रस पीना या उन्हें चबाना भी हितकर है। यदि उपलब्ध हो तो पालक एवं गाजर का रस मिलाकर अवश्य पियें या टमाटर का रस पियें।
- नींबू रस का पानी पियें।
- हल्दी को शहद में मिलाकर चाटें।
- सूर्य रोशनी में रखी हुई हरी बोतल का पानी पियें।
- रात को सोने से पहले चेहरे पर गीली पट्टी रखें।
- शरीर पर सूर्यस्नान एवं वायुस्नान लें।
- चेहरे का कपोल शक्ति विकासक व्यायाम करें।
- गहरी लंबी साँस लेते हुए सैर करें।

स्थानीय उपचार

1. एक सप्ताह तक चेहरे पर जहाँ फुंसियाँ निकली हों, गर्म ठंडा सेंक नित्य दो बार।
2. एक सप्ताह तक नीम, पुदीना, तुलसी की पत्तियों को पीसकर तथा मुलतानी में मिलाकर लेप बनायें तथा पन्द्रह-बीस मिनट तक चेहरे पर लगाकर मुँह धो लें।
3. एक सप्ताह तक प्रतिदिन नीम के पत्ते उबालकर उसकी भाप चेहरे पर पांच-सात मिनट तक लें।
4. कुछ दिन तक तुलसी के पत्तों का रस और नींबू का रस समान मात्रा में मिलाकर लगाने से झाईयां और काले धब्बे इत्यादि भी ठीक हो जाते हैं।
5. साबुन का प्रयोग न करें।
6. एक सप्ताह तक एक चम्मच दही में दो बूँद शहद मिलाकर लगायें। ठीक हो जाने के बाद मुंहासों के कारणों को दूर रखते हुए सामान्य संतुलित आहार लेना शुरू कर दें।

प्लूरिसी (Pleurisy)

फुफ्फुसावरण (Pleura) अर्थात् उस झिल्ली में सूजन जो दोनों फेफड़ों को ढ़के रखती है और उन्हें सुरक्षित रखती है।

लक्षण :- छाती में तेज और चुभने वाला दर्द होता है। अधिकतर लोगों को ठंड लगती है। छाती भारी हो जाती है तथा बुखार भी हो जाता है। बाद में कुछ रोगियों में झिल्ली से पानी निकलकर छाती में भर जाता है।

कारण :- सर्दी लगकर फुफ्फुसावरण में सूजन एवं जकड़न (Congestion) होना। इस रोग से निमोनिया हो सकता है या निमोनिया से यह रोग हो सकता है।

उपचार :- इसका एकमात्र इलाज उपवास है। केवल पानी और संतरे का रस दें। उपवास एक सप्ताह तक जारी रह सकता है।

इस दौरान प्रतिदिन गर्म पानी का एनिमा, गीली चादर लपेट, गुनगुने पानी से शरीर पर स्पंज, गर्म गीली पट्टी की छाती लपेट दिन में दो-तीन बार करें।

सूर्यस्नान और सूखा घर्षण बहुत महत्वपूर्ण है।

जब सामान्य तापमान हो जाये एवं जोर की भूख लगे तो समझो कष्ट दूर हो गया।

पुरुष ग्रंथि का बढ़ना
(Prostate Disorders)

इसे पुरुष ग्रंथि की संज्ञा इसलिए दी जाती है क्योंकि यह स्त्रियों में नहीं होती। यह मूत्राशय (Urinary Bladder) की ग्रीवा और मूत्रमार्ग के ऊपरी हिस्से को चारों तरफ से घेरकर रखती है। इस ग्रंथि में एक लिसलिसा, सफेद, गाढ़ा स्राव उत्पन्न होता है। पुरुष के उत्तेजित होने पर शुक्राणु जब प्रोस्टेट में पहुँचते हैं तो यह लिसलिसा पदार्थ उन्हें जीवित रखने और बाहर निकालने में महत्वपूर्ण भूमिका निभाता है। इस ग्रंथि का बढ़ जाना मूत्राशय एवं मूत्रमार्ग की क्रियाओं में बाधा उत्पन्न करता है।

लक्षण :- पेशाब की धार पतली हो जाती है। पेशाब कम और रुक-रुक कर आना, रात में कई बार मूत्र त्याग के लिये उठना पड़ता है। पेशाब बार-बार आने लगता है। एक बार में पूरा पेशाब नहीं निकलता। पेशाब की धार लगातार न निकलकर रुक-रुककर या बूँद-बूँद करके निकलती है। मूत्र और शौच को रोकने में व्यक्ति असमर्थ हो जाता है। गुदा में अंगुली डालकर भी बढ़ी हुई ग्रंथि की जाँच की जा सकती है। पुरुष ग्रंथि की अतिवृद्धि के कारण सिरदर्द, चिड़चिड़ापन, घबराहट, थकान, शिथिलता एवं कमजोरी हो जाती है।

कारण :- गलत आहार विहार, मानसिक तनाव, चिन्ता, क्रोध, नशीली वस्तुओं का सेवन, कब्ज, मूत्र या शौच के वेग को रोकना इत्यादि।

लगातार लंबे समय तक बैठे-बैठे काम करते रहने से बस्ति प्रदेश (Pelvic Region) पर बोझ पड़ता रहता है जिससे इस ग्रंथि में सूजन आ जाती है।

उपचार :- उपरोक्त कारणों को दूर करें। एक-दो दिन का उपवास करके आठ-दस रोज तक फलों एवं सब्जियों का हल्का आहार लें। पर्याप्त मात्रा में पानी पीना, नींबू पानी, धनिये का पानी, कच्चे नारियल का पानी विशेष उपयोगी है। खीरा, तरबूज, बंदगोभी, सफेद पेठा, गाजर, अनानास इत्यादि का रस बहुत ही लाभदायक है।

गरिष्ठ एवं उत्तेजक खाद्य, घी, मिठाई, तली हुई चीजें बिल्कुल न खायें। कब्ज न रहने दें।

कुल्थी और पालक को बराबर मात्रा में डालकर सूप लें।

दो अंजीर भिगोकर खायें और पानी पी लें।

पेड़ू पर मिट्टी पट्टी, एनिमा एवं गणेश क्रिया करें।

गर्म ठण्डा कटि स्नान अथवा गुदा एवं अण्डकोश के बीच के स्थान पर गर्म ठण्डा सेक करें

भोजन के बाद मूत्रत्याग अवश्य करें।

साने से पूर्व गर्म पाँव स्नान लें।

पेड़ू के चारों तरफ लपेट दें तथा इसे जननेन्द्रिय के ऊपर से पीछे की ओर ले जायें। इसका प्रयोग सोने के समय करें।

पेशाब के आने में कष्ट हो तो सूर्यतप्त आसमानी रंग की बोतल का पानी पियें।

प्रतिदिन एक पीली हरड़ को पानी में भिगोयें। जब वह फूल जाये तो बीज (गुठली) निकालकर चबाकर खायें और वह पानी पी लें। छोटी हरड के टुकड़ों को मुँह में रखकर चूसें।

सिद्धासन, सर्वांगासन, वज्रासन करें।

नाड़ीशोधन, कपालभाति भस्त्रिका प्राणायाम करें।

अश्वनी क्रिया, मूलबंध और महाबंध उपयोगी हैं।

सोरायसिस (Psoriasis)

यह रोग जल्दी से जाने का नाम नहीं लेता। यह छूत का रोग नहीं है। शरीर के किसी भाग पर इसका घातक प्रभाव भी नहीं है। यह तो मात्र सौन्दर्य विनाश है। यदि इसका विकराल रूप न हो और खुजली भी न हो तो सोरायसिस के साथ आराम से जिया जा सकता है।

लक्षण :- गहरे लाल (Red) या भूरे (Brown) रंग के दाने जैसे उभार पारदर्शी श्वेत परिधान में लिपटे हुए शरीर पर प्रकट होते हैं। कभी कभी तो उभार मात्र पिन के सिरे जितना होता है। कोहनी, घुटने, पिंडली, कटि, कान के पिछले भाग एवं खोपड़ी पर प्राय: आरम्भ होता है। कभी कभी रोग नाम मात्र का रहता है और कभी सम्पूर्ण शरीर पर फैल जाता है। कई बार तो रोगी को रोग का अनुमान नहीं होता। अनेक रोगियों को सोरायसिस सिर से प्रारंभ होता है जिसे रूसी (Dandruff) समझ कर नजर अंदाज कर दिया जाता है। परंतु जब वह बालों की सीमा को लांघकर मस्तक की ओर बढ़ने लगता है तो चिंता का कारण बन जाता है। कई बार सोरायसिस एकाएक आता है और स्वयं अर्न्तधान भी हो जाता है। खुजली सोरायसिस का लक्षण कदापि नहीं है। परंतु इसमें खुजली होती है तो बहुत ही कष्टप्रद रहती है। खुजली के कारण सोरायसिस में वृद्धि भी बहुत हो जाती है। डिप्रेशन, चिंता, परेशानी आदि मानसिक कारणों से भी खुजली का उपद्रव बढ़ जाता है।

सोरायसिस के कारण भी कुछ अन्य रोग हो सकते हैं। जैसे- नजला, जुकाम, टान्सिल, पाचन संस्थान की विकृति आदि। यदि सोरायसिस पाँच से सात वर्ष पुराना हो जाए तो संधिवात (Arthritis) भी साथ-साथ हो जाता है।

कारण :- अत्यंत संवेदनशीलता (Very Sensativeness), स्नायु दुर्बलता, अत:स्रावी ग्रन्थियों (Endocrine Glands) की विकृति, पाचन संस्थान की खराबी, खान-पान की अव्यवस्था, बेमेल भोजन, असंयमित एवं संशयशील जीवन, जीवन की विफलताएँ, परेशानी, चिंता तथा एलर्जी इत्यादि। वंश परम्परा से रोग की संभावना आती है।

त्वचा के कोशों (Cells) की सामान्य आयु लगभग तीस दिन है। पुराने कोश मरकर झड़ जाते हैं तथा नए कोश उनका स्थान ग्रहण कर लेते हैं। यह प्रक्रिया निरंतर चलती रहती है जिसका हमें पता ही नहीं चलता। जब यह प्रक्रिया बिगड़ जाती है तो आधे अधूरे पुराने कोश भी रह जाते हैं तथा आधे अधूरे नए कोश भी बनते रहते हैं और एक-दूसरे के नीचे एकत्रित होने

लग जाते हैं। त्वचा में एक उभार-सा बन जाता है। जिन कोशों में रक्त संचार बंद हो जाता है अर्थात् जो कोश मर जाते हैं, उनकी ही श्वेत परिधान जैसी पारदर्शी परत ऊपर चढ़ जाती है। यही परत झड़ती रहती है।

उपचार :- सात दिन तक रसाहार (गाजर, चुकन्दर, खीरा, सफेद पेठा, पत्तागोभी, लौकी, अंगूर इत्यादि का रस, नारियल पानी इत्यादि)। उसके बाद कुछ सप्ताह तक अपक्वाहार (फल, सलाद, अंकुरित इत्यादि) लें। तत्पश्चात् सामान्य संतुलित आहार पर आ जायें जिसमें फल, सलाद अधिक मात्रा में हो।

पशुजनित दूध या उससे निर्मित खाद्य, माँस, अंडा, चाय, कॉफी, शराब, कोला, चीनी, मैदा, तली-भुनी चीजें, डिब्बा बंद खाद्य, खट्टे पदार्थ, मूली, प्याज इत्यादि न लें।

तिल, नारियल या सोयाबीन का दूध ले सकते हैं। आँवले का प्रयोग लाभदायक है। विटामिन ई प्रधान खाद्य अंकुरित गेहूँ इत्यादि का सेवन करें। जौ, बाजरा एवं ज्वार की रोटी बहुत लाभ पहुंचाती है।

सूर्यतप्त हरी बोतल का पानी दिन में चार बार पीना एवं सूर्यतप्त हरी बोतल का नारियल का तेल लगाना।

प्रातः खुली हवा में गहरी साँस लेना, प्रातः धूप स्नान, नीम के पानी का स्नान, साप्ताहिक नमक पानी के टब का स्नान। प्रतिदिन एनीमा विशेषकर उपवास काल में करें। नंगें पाँव घास पर चलना।

पायरिया (Pyorrhoea)

लक्षण—मसूड़ों को दबाने से पीब निकलती है। ब्रुश करने से भी खून आने लगता है। बिना उपचार के मुँह से दुर्गन्ध आनी शुरू हो जाती है। मसूड़े सूज जाते हैं, पीब युक्त रक्तस्राव ज्यादा होने लगता है। यह स्राव पेट में पहुँच कर पाचन क्रिया को कमजोर करता है तथा दिल, दिमाग, गुर्दे, यकृत (Liver), फेफड़े इत्यादि के विकार हो जाते हैं। इससे दाँत हिलने एवं गिरने लग जाते हैं।

कारण—भोजन के बाद मुँह साफ नहीं करना, मैदा, चीनी, इत्यादि का अधिक प्रयोग, दवाओं का सेवन, विटामिन बी और सी का अभाव तथा अन्य रोग।

उपचार—2-3 दिन तक रसाहार पर उपवास, एक सप्ताह तक अपक्वाहार (फल, सब्जियाँ इत्यादि), विटामिन बी एवं सी प्रधान फल—संतरा, टमाटर, आँवला, नींबू, अंकुरित अन्न प्रचुरता से प्रयोग करें। पत्ता गोभी चबा-चबाकर खायें।

सारे शरीर को विषमुक्त करने के लिये पेट पर मिट्टी पट्टी, एनीमा, कटि स्नान, वाष्प स्नान, धूप स्नान प्रतिदिन दें।

हल्दी और नमक की बराबर मात्रा में कुछ बूँदें सरसों के तेल की डालकर अँगुली से मसूड़ों पर रगड़ें।

नींबू के रस की अँगुली से मसूड़ों पर मालिश करें।

नीम की दातून बहुत उपयोगी है।

प्रतिदिन 10 नीम की पत्तियाँ चबायें।

पेशाब करते समय एवं शौच के समय मसूड़े दबाकर रखें।

गुनगुने पानी में नमक डालकर कुल्ले करें।

ब्रुश करने के बाद अँगुली से मसूड़ों की मालिश करें।

सूखा रोग (Rickets)

यह शिशुओं और छोटे बच्चों का एक कुपोषण जन्य रोग (Deficiency Disease) है जो ज्यादातर गरीबों में पाया जाता है।

लक्षण :- बेचैनी, चिड़चिड़ापन, फीकापन, शिथिल मांसपेशियां, अप्राकृतिक हावभाव, सिर पर अधिक पसीना आना, दस्त, पेचिश, हड्डियां बहुत नरम हो जाती हैं जो आसानी से मुड़ जाती हैं। रीढ़ की हड्डी नरम होने की वजह से छाती भी विकृत हो जाती है। बच्चे को बैठने, उठने व चलने लायक होने में समय लगता है।

कारण :- यह विटामिन डी की कमी से होता है जो कि कैल्शियम व फासफोरस को आत्मसात करने में आवश्यक है जिसकी कमी की वजह से हड्डियों को पोषण नहीं मिलता।

उपचार :- शिशु को एक वर्ष तक माँ का दूध मिलना चाहिए, उसके बाद गाय या बकरी का दूध पानी मिलाकर दे सकते हैं। स्तनपान कराने वाली माँ को कैल्शियम एवं विटामिन डी प्रधान भोजन लेना चाहिए। तिलों का दूध बहुत ही लाभदायक है। वायुस्नान एवं धूपस्नान अवश्य करायें। रीढ़ की हड्डी की मालिश करें। पेडू पर गीली मिट्टी पट्टी रखें।

सियटिका (Sciatica)

लक्षण :- कमर के निचले हिस्से से लेकर किसी एक पाँव तक सियटिका नाड़ी का असहनीय दर्द। रोगी टाँग सीधी नहीं रख पाता। खड़ा नहीं हो पाता है। चक्कर आते हैं। यह दर्द कभी धीरे-धीरे और कभी जोर से होता है। बुखार भी हो जाता है।

कारण :- रीढ़ की हड्डी (Spine) में चोट, सियटिका नाड़ी के पास विजातीय द्रव्यों का इकट्ठा हो जाना जिससे नाड़ी का दब जाना, डिस्क समस्या (Disc Problem) या रीढ़ की हड्डी के निचले भाग का आर्थराइटिस, लंबे समय तक एक तरफ झुककर खड़े रहना या बैठना, असंतुलित भोजन, रात्री जागरण, क्षमता से अधिक परिश्रम, अनियमित आहार-विहार एवं सहवास तथा किसी कारण से रीढ़ के निचले भाग पर चोट।

उपचार :- गर्म जल व नींबू के रस पर उपवास। फिर रसाहार (सफेद पेठे का रस बहुत ही उपयोगी है), अपक्वाहार (फल, सलाद, खजूर, अंकुरित अन्न), जायफल का सेवन करें एवं लहसुन की कली छोटी करके पानी से निगल लें। फलों का रस दिन में तीन बार एवं आँवला का रस शहद मिलाकर लें।

मिट्टी पट्टी, एनिमा, कटिस्नान, मेहनस्नान, पैर व टाँग पर लपेट आवश्यकतानुसार गर्म ठंडा कटिस्नान, गर्म पाद स्नान, सूर्यस्नान, तेल मालिश, रीढ़ स्नान, साप्ताहिक गीली चादर लपेट करें।

लकड़ी के तख्त या जमीन पर सोयें। पूर्ण विश्राम करें।

सूर्यतप्त लाल रंग की बोतल के तेल की मालिश एवं नारंगी रंग की बोतल का पानी पियें।

तुलसी के पत्तों को पीसकर पानी मिलाकर पियें। हरसिंगार के पत्तों का काढ़ा प्रातः खाली पेट लें।

योगमुद्रासन, गरुड़ासन, वज्रासन, गोमुखासन, पवनमुक्तासन, भुजंगासन, शलभासन, शवासन, उत्तानपादासन, योगनिद्रा, नाड़ीशोधन प्राणायाम करें।

प्रातः एवं सायं दो-दो मिनट पैरों के तलवों से ताली बजायें।

स्कर्वी (Scurvy)

लक्षण :- मसूडों से खून आना, शरीर पर काले, नीले चकते विशेषकर पैरों पर। चलने में दर्द, बाहरी अंगों पर सूजन एवं रक्तहीनता भी हो सकती है।

कारण :- यह विटामिन सी की कमी के कारण होता है, तनाव से भी होता है क्योंकि तनाव विटामिन सी की काफी मात्रा काम में ले लेता है।

उपचार :- इसके उपचार में भोजन की ही महत्वपूर्ण भूमिका है। संतुलित आहार जिसमें फल, हरी तथा पत्तेदार सब्जियाँ, गिरी, दूध, छाछ इत्यादि भरपूर मात्रा में हो।

विटामिन सी प्रधान खाद्य नींबू, आँवला, संतरा, अनानास, अमरूद, टमाटर, आम, हरी सब्जी तथा अंकुरित अन्न इत्यादि लें।

नींबू शहद का पानी दिन में दो बार लें।

आँवला का रस या आँवला का पाउडर शहद के साथ दिन में तीन बार लें।

साइनोसाइटिस (Sinusitis)

लक्षण :- नाक की जड़ के पास की हड्डियों के ढ़ांचे में जो छिद्र (Sinus) होते हैं, उनमें सूजन हो जाना जिसके कारण आवाज भारी होना, स्वास व गंध ग्रहण करने में अंतर आना, सिरदर्द, जल्दी जल्दी, जुकाम, कभी कभी बुखार, नाक के भीतर माँस बढ़ जाना, नाक से पानी आना, साँस लेने में रुकावट, साइनस भाग में दर्द इत्यादि।

कारण :- अनुचित आहार विहार, कब्ज, ठूँस-ठूँस कर भोजन करना, ठंडे खाद्य पदार्थों का सेवन, शारीरिक मानसिक एवं भावनात्मक तनाव, कुछ विशेष आहार व धूल मिट्टी से एलर्जी, अन्तःस्रावी ग्रन्थियों का असंतुलन, लीवर के रोग, पशुजनित दूध व दूध से बने खाद्यों का अधिक प्रयोग।

नाक, मुँह, मसूड़े, गले में किसी प्रकार का रोग लग जाए तो उसे भी साइनोसाइटिस हो सकता है।

साइनोसाइटिस के कारण आँख कान के रोग, मस्तिष्कावरण सूजन, मस्तिष्क और फेफड़ों में फोड़ा, श्वा सनली प्रदाह, स्वरयंत्र सूजन भी हो सकते हैं।

उपचार :- नींबू पानी और रस पर कुछ दिन उपवास करें। खीरे का रस, गाजर व चुकन्दर का रस बहुत लाभदायक है। कुछ दिन केला छोड़कर अपक्वाहार करें। फिर सामान्य आहार पर आ जायें। गरिष्ठ भोजन चिकनाई युक्त, तली भुनी, मिर्च मसालों से परहेज रखें। विटामिन ए एवं सी प्रधान भोजन लें। प्याज और लहसुन खायें। सलाद लें। पशुजनित दूध की बजाय सोयाबीन, तिल या नारियल का दूध लें। सफेद चीनी और नमक सबसे बड़े दुश्मन हैं।

पेट पर मिट्टी पट्टी, एनिमा, जलनेति, सूत्रनेति, गर्मपाद स्नान, नाक का गर्म ठंडा सेंक, चेहरे पर प्रतिदिन दो बार भाप देना, सूखा घर्षण करें। पूरी नींद, विश्राम एवं ताजी हवा बहुत आवश्यक है।

नाक में बादाम का तेल या सरसों का तेल डालें।

अनुलोम विलोम, सूर्यभेदी प्राणायाम, विपरीतकरणी, भुजंगासन, योगमुद्रा, शवासन लाभकारी है।

अँगुली व अँगूठे के सिरों पर दबाब डालें।

चर्म रोग (Skin Disease)

त्वचा पर सूजन (Dermatitis), फोड़े फुंसी (Boils) दाद (Ringworm), खुजली (Scabies) इत्यादि होने को चर्मरोग कहते हैं। इसके कारण और उपचार लगभग एक जैसे ही हैं।

कारण :- यकृत (Liver) तथा पाचन क्रिया की खराबी एवं पुरानी कब्ज, आहार विहार की गड़बड़ी से शरीर में विजातीय द्रव्यों का एकत्रित होना, कृत्रिम या गीले वस्त्र पहनना, मानसिक तनाव एवं चिंता, सफाई न रखना, संक्रमण इत्यादि।

उपचार :- रोग की अवस्थानुसार एक से सात दिन तक रसाहार (पालक, ककड़ी, गाजर, पत्तागोभी, सफेद पेठा का रस, नारियल पानी) लें। फिर आवश्यकतानुसार कुछ रोज अपक्वाहार (फल, सलाद, अंकुरित) लेते हुए सामान्य आहार पर आ जायें। चीनी, रिफाइन्ड खाद्य, चाय, कॉफी न लें। करेले का रस नींबू डालकर पियें। मेथीदाना पानी में बारह घंटे भिगोकर उसका पानी प्रातः एवं सायं पियें। प्रतिदिन तुलसी की पत्तियाँ खायें, अंजीर खायें।

खाली पेट नीम के पत्तों का पानी पीयें।

नीम की पत्तियाँ पानी में उबालकर उस पानी से स्नान करें तथा नीम के पानी का ही एनिमा करें।

कुंजल तथा शंख प्रक्षालन करें। पश्चिमोत्तानासन, सर्वांगासन, मत्स्यासन, सूर्यनमस्कार, योगनिद्रा करें। जालंधर, उड्डियान बंध, नाडीशोधन, भस्त्रिका, शीतली एवं कपालभाति प्राणायाम करें।

सूर्य तप्त हरी बोतल का पानी पियें एवं सूर्य तप्त हरी बोतल का तेल लगायें। खाज पर तुलसी का रस, नींबू का रस मिलाकर लगाएं। नींबू का रस नारियल तेल में मिलाकर लगाइए।

नारियल तेल में कपूर डालकर दाद खाज पर मालिश करें। दाद खाज के स्थान पर पुदीना रस लगाइए। दाद पर गर्म ठंडा सेंक करके मिट्टी पट्टी करें।

मस्सों पर कच्चा आलू काटकर या कच्चा प्याज काटकर दो सप्ताह तक दिन में कई बार रगड़े। नमक बिल्कुल न खाय़ें।

फोड़ों पर पान का पत्ता गर्म करके अरन्डी का तेल (Castor Oil) लगाकर रात भर बाँध दें। फोड़ा पककर फूट जायेगा एवं मवाद बाहर आ जायेगा। फोड़े पर हल्दी का लेप लगायें। नमक मिले पानी से फोड़े को धोने से दर्द कम होता है। फोड़े के ऊपर बर्फ बाँधने से भी दर्द व सूजन कम होती है। फोड़े की सिकाई करके मिट्टी लेप करने से दर्द में आराम मिलता है।

हकलाना-तुतलाना (Stammering-Lisping)

बोलते समय कुछ अक्षरों को ठीक तरह से उच्चारण न कर पाना तुतलाना है। कई बार तो हकलाहट जरा-सी होती है जो धीरे-धीरे स्वयं दूर हो जाती है परंतु कुछ मामलों में जब यह पुरानी हो जाती है तो हकलाहट की अवधि भी बढ़ जाती है।

कारण :- बोलने में काम आने वाली पेशियों एवं स्नायुओं का नियंत्रण दोषपूर्ण होने से शब्दोच्चारण में अवरोध हो जाता है जो बार-बार होता रहता है। जीभ और होठों की आवश्यक गतिशीलता जो बोलने में होती है कठिनाई से पूरी होती है एवं साथ ही स्वरयंत्र में आवाज पैदा हो जाती है जिससे तुतलाना पड़ता है। यह कठिनाई व्यक्तिगत रूप से कुछ ही शब्दों में होती है।

उपचार :- बच्चों का हकलाना व तुतलाना आँवला चबाने से ठीक हो जाता है। जीभ पतली होकर बोली साफ आने लगती है।

नित्य दस बादाम भिगोकर, छीलकर, पीसकर, मक्खन मिश्री के साथ मिलाकर खिलाने से तुतलाना, हकलाना ठीक हो जाता है।

प्रतिदिन दस बादाम की गिरी, दस कालीमिर्च दोनों को बारीक पीसकर मिश्री मिलाकर चाटने से भी तुतलाना व हकलाना ठीक हो जाता है।

प्रतिदिन आँवले का चूर्ण गाय के घी के साथ मिलाकर चाटने से भी तुतलाना, हकलाना दूर हो जाता है। प्रतिदिन छुआरा दूध में उबालकर खायें तथा वह दूध पी लें। उसके दो घंटे बाद तक कुछ न लें। इससे आवाज बिलकुल साफ हो जायेगी। शहद में काली मिर्च मिलाकर चाटें।

भूनी हुई फिटकरी मुँह में रखकर सो जाया करें। एक मास बाद तुतलाना हकलाना दूर हो जायेगा।

भोजन के बाद मुँह में लौंग तथा छोटी इलायची रखें। जीभ को प्रतिदिन साफ करें। कब्ज न होने दें।

मन में भय की भावना बिल्कुल निकाल देनी चाहिए तथा मन को सबल बनाना चाहिए। रातभर शंख में रखा पानी पिलायें। आशातीत सफलता प्राप्त होती है। मौसम के अनुसार जो फल उपलब्ध हों, उनका अधिक-से-अधिक सेवन करें।

एनिमा, कुंजल, सूत्रनेति, जलनेति करें।

सिंहासन, धनुरासन, उष्ट्रासन, हलासन, मण्डूकासन, मत्स्यासन, सुप्तवज्रासन, जानुशीर्षासन तथा खेचरी मुद्रा करें।

बांझपन (Sterility)

गर्भधारण की असमर्थता ही बांझपन है। यदि नारी को संतान न हो तो परिवार एवं समाज से बहुत बड़ा मानसिक कष्ट मिलता है।

कारण :- जनेन्द्रियों अंगों में कोई पैदाईशी या दुर्घटनावश विकार, शरीर का अन्य रोगों से ग्रस्त रहना, अनियमित माहवारी, चिंता, तनाव, डर।

उपचार :- दो बातें बहुत ही महत्वपूर्ण हैं। एक तो योनि की स्नायु (Nerves) स्वस्थ हो, उसके लिए सही आहार, उचित विश्राम एवं तनाव रहित होना बहुत आवश्यक है। दूसरे योनि स्राव क्षारीय (Alkaline) होना चाहिए। अतः स्त्री का भोजन क्षारप्रधान होना चाहिए। इसलिए भरपूर मात्रा में अपक्वाहार एवं भिगोई हुई मेवा लें।

शरीर में विजातीय द्रव्यों को बाहर निकालने के लिए उपवास बहुत महत्वपूर्ण है। अतः एक-दो दिन के उपवास कुछ अंतराल पर करते रहना चाहिये। दूध की बजाय दही का इस्तेमाल करें। प्रातः गुनगुने पानी में एक चम्मच शहद एवं नींबू रस लें।

नमक, मिर्च, मसाले, तले भुने खाद्य, चीनी, चाय, कॉफी, मैदा इत्यादि न लें। कब्ज न रहने दें।

विटामिन सी एवं ई प्रधान खाद्य लें। अतः नींबू, संतरा, आंवला, अंकुरित गेहूँ इत्यादि अवश्य लें।

सर्दियों में प्रातः प्रतिदिन पाँच-छह कली लहसुन की चबाकर दूध पियें।

जामुन के पत्तों का काढ़ा शहद मिलाकर लें।

बड़ के पेड़ (Banyan Tree) की जड़ों को छाया में सुखाकर कूट-छानकर पाउडर बना लें। इसे माहवारी समाप्त होने के बाद तीन दिन लगातार रात को दूध के साथ लें। जब तक गर्भाधान न हो हर माहवारी के बाद इसी तरह दोहराते रहें।

माहवारी के दिनों में तुलसी के बीज चबाकर खायें।

छह ग्राम सौंफ का चूर्ण घी के साथ तीन मास तक लेते रहने से स्त्री गर्भधारण करने योग्य हो जाती है।

पेडू पर मिट्टी पट्टी, कटिस्नान, कटि लपेट (Wet Girdle Pack), गर्म पानी का एनिमा करें।

रूई के फोये में फिटकरी लपेटकर तथा पानी में भिगोकर रात को सोते समय योनि में रखें। प्रातः जब निकालेंगे तो रूई के चारों ओर दूध की खुरचन

की तरह पपड़ी सी जमा होगी। जब तक पपड़ी आनी बंद न हो, इसी तरह प्रतिदिन दोहराते रहें। जब यह बंद हो जाये तो समझो कि बांझपन समाप्त हो गया।

सहवास में कम-से-कम छह महीने का समय रखें। इससे प्रजनन अंगों को आराम मिलेगा।

सर्वांगासन, मत्स्यासन, अर्धमत्स्येन्द्रासन, पश्चिमोत्तानासन, शलभासन करने चाहिएं।

मूलाधार चक्र एवं स्वाधिष्ठान चक्र शक्ति विकासक क्रिया का अभ्यास करें।

प्रजनन शक्ति का परीक्षण :-

दो बर्तन लेकर उसमें थोड़ी मिट्टी डालकर उसमें गेंहू या चना इत्यादि बीज बोयें। एक में स्त्री पेशाब करे तथा दूसरे में पुरुष। तीन चार दिन बाद देखें कौन-से पात्र के दाने अंकुरित हुए हैं। जिसके पात्र में दाने अंकुरित हुए हों उसमें प्रजनन शक्ति है, दूसरे में नहीं।

पथरी (Stone)

पथरी तो वास्तव में विजातीय द्रव्य कणों का समूह है। यह शरीर के विभिन्न स्थानों पर हो सकती है। यह छोटी, बड़ी अनेक एवं विभिन्न आकृतियों की हो सकती है।

(1) पित्ताशय की पथरी (Stone of Gall Bladder)–यह पुरुषों की अपेक्षा महिलाओं में अधिक पाई जाती है।

लक्षण :- प्रारम्भिक अवस्था में प्रायः अरुचि और अपच के लक्षण होते हैं। भोजन करने के बाद पेट में भारीपन होने लगता है। पित्ताशय में तीव्र दर्द का होना ही इस रोग का प्रधान लक्षण है। इसके साथ-साथ प्रायः कम्पन, ज्वर, जी मिचलाना, उल्टी आदि लक्षण भी प्रकट हो सकते हैं।

कारण :- अधिक भोजन करना, भोजन में चिकनाई वाले पदार्थों की अधिकता, औषधियों का अधिक सेवन, मसालों का अधिक सेवन, अतिनिद्रा, अधिक मद्यपान, कब्ज, मेहनत की कमी, माँस, अण्डा इत्यादि का अधिक सेवन, स्त्रियों में प्रदर रोग इत्यादि।

(2) गुर्दे और मूत्रसंस्थान में पथरी (Stone of the Kidney and Urinary tract)

लक्षण :- उदर के अग्रभाग में अचानक अत्यंत असहनीय दर्द उठता है, कभी-कभी जी मिचलाता है और उल्टी भी हो जाती है। पेशाब कष्ट से होना, पथरी के दर्द के कारण कभी-कभी ज्वर भी आ जाता है। कंपकपी होती है और पसीना भी आने लगता है। कभी-कभी पेशाब में रक्त भी आ सकता है। मूत्र को ले जाने वाले मार्गों में रुकावट हो जाने से मूत्र की धार फट जाती है। कई बार मूत्रयंत्र में पथरी दीर्घकाल तक रहते हुये भी किसी प्रकार का लक्षण उत्पन्न नहीं करती।

कारण :- मलमूत्र के वेगों को रोकना, कम पानी पीना, भोजन में अधिक नमक, मिर्च मसाले, अचार, चीनी एवं मैदे से बने खाद्य पदार्थ, तले भुने खाद्य पदार्थ, औषधियों का अधिक सेवन, तम्बाकू, गुटका इत्यादि, विटामिन ए, बी और सी की कमी, गठिया रोग, अत्यधिक शारीरिक और मानसिक परिश्रम, चिन्ता इत्यादि।

पथरी रोगों का उपचार :-

जब तक तीव्रावस्था शान्त न हो, गर्म नींबू पानी पी कर उपवास करें। तत्पश्चात् तीन से सात दिन तक सफेद पेठे का रस, केले के डंडे के रस को

नारियल पानी में मिलाकर, पत्ता गोभी रस, तरबूज का रस, गाजर का रस, संतरा रस, लौकी का रस इत्यादि पर उपवास। छः सप्ताह तक फलाहार करें। अंगूर, सेब, नाशपाती, अनानास, आँवला का प्रयोग उत्तम है।

पका जामुन, मैथी, बथुआ, चौलाई, धनिया, पुदीना के पत्तों का साग अत्यंत लाभकारी है। पालक का रस शहद मिलाकर पियें। मूली का बीस ग्राम रस रोज पियें। गाजर एवं चुकन्दर का रस दिन में तीन-चार बार पियें। हरी सब्जियों का सूप पियें।

प्रोटीन युक्त खाद्य पदार्थ, वसायुक्त पदार्थ (दूध, मलाई, पनीर, घी आदि) एवं माँसाहार का सेवन न करें।

पाँच ग्राम पपीते की जड़ अच्छी तरह धोकर पानी के साथ पीसकर और कपड़े से छानकर प्रातः खाली पेट तीन सप्ताह तक पियें। पित्ताशय (Gall Bladder) की पथरी गलकर निकल जायेगी।

हर प्रकार की पथरी के लिये पचास ग्राम कुलथी की दाल पानी से धोकर एक कप पानी में भिगोकर शाम को रख दें और सुबह मथकर उसका पानी पी लें।

तुलसी पत्तों के साथ अंजीर खायें। खटूम्बा के 2-4 पत्ते रोज खायें।

छः महीने तुलसी के पत्तों का रस शहद के साथ लें तथा इसका नियमित प्रयोग भविष्य में पथरी बनने से रोकता है।

पालक एवं टमाटर को पथरी के लिए जिम्मेदार माना जाता है लेकिन इनका कच्चा उपयोग किया जाये तो कभी भी पथरी नहीं बनाते।

पेट पर मिट्टी पट्टी, एनिमा, पेट का गर्म ठंडा सेंक, कटिस्नान, भापस्नान, गीली चादर लपेट, गर्म पाद स्नान, मेहन स्नान, गर्म ठंडी सेंक, सूखा घर्षण, मेरूदण्ड की मालिश लाभकारी है।

सूर्यतप्त सफेद बोतल का पानी पियें जिससे शरीर को विटामिन डी प्राप्त होगा जो कैल्शियम को हजम करेगा।

योगमुद्रासन, हलासन, धनुरासन, भुजंगासन, शलभासन, पश्चिमोत्तानासन, सर्वांगासन तथा प्राणायाम अति उत्तम है।

तत्काल उपचार के लिए जब तक दर्द दूर नहीं हो जाये, गर्म पानी के टब में बैठे रहें। पानी के ठंडा होने पर उसमें थोड़ी-थोड़ी देर पर गर्म पानी डालते जायें।

यदि गर्म पानी के टब में बैठना सम्भव न हो तो गर्म पानी से भीगा तौलिया उदर पर रखें। थोड़ी-थोड़ी देर में बदलते रहें।

थैलासीमिया (Thalassemia)

शरीर में हीमोग्लोबिन पूरा नहीं बनता और खून की बहुत अधिक कमी हो जाती है। लगभग हर महीने जीवन भर खून चढ़ाना पड़ता है। अन्यथा मृत्यु हो जाती है।

लक्षण–पीलापन, आयु के अनुसार शरीर का न बढ़ना, जिगर, तिल्ली व हृदय का आकार बढ़ जाना। रक्त में हीमोग्लोबिन का प्रतिशत बहुत कम हो जाता है। तन और मन दोनों कमजोर हो जाते हैं। इन्हें थैलासीमिया मेजर (Major) रोगी कहते हैं।

दूसरे रोगी थैलासीमिया ट्रेट/माईनर या कैरियर कहलाते हैं जो अपने अन्दर एक विकृत थैलासीमिया जीन रखते हैं परन्तु उससे प्रभावित नहीं होते तथा दूसरे लोगों की तरह सामान्य जीवन जीते हैं। जब तक विशेष रक्त जाँच (Hb A2/Hb Electro phoresis) न करवा लें, उन्हें इसका पता ही नहीं होता।

कारण–यह एक वंशानुगत रोग है।

यदि पति-पत्नी दोनों ही थैलासीमिया माईनर या ट्रेट हैं तो प्रत्येक गर्भावस्था में 25 प्रतिशत संभावना है कि बच्चा थैलासीमिया मेजर (रोगी) होगा 50 प्रतिशत संभावना है कि बच्चा ट्रेट (अर्थात् माँ-बाप की तरह स्वस्थ परन्तु कैरीयर) होगा तथा 25 प्रतिशत संभावना है कि बच्चा सामान्य (पूर्ण रूप से थैलासीमिया रहित) होगा।

यदि दोनों में से एक थैलासीमिया ट्रेट है तो बच्चा थैलासीमिया मेजर नहीं होग। 50 प्रतिशत संभावना है बच्चा थैलासीमिया ट्रेट होगा तथा 50 प्रतिशत संभावना है कि बच्चा सामान्य होगा।

उपचार–थैलासीमिया के रोगियों के लाल रक्त कण का जीवन मात्र 20-25 दिन है। जबकि सामान्य लोगों का 120 दिन है। अतः प्रति दो से चार सप्ताह बाद सुरक्षित खून चढ़ाने से लगभग सामान्य जीवन जिया जा सकता है।

दूसरा उपचार है बोन मैरो ट्रांस्प्लांटेशन (Bone marrow transplantation)। परन्तु बहुत अधिक खर्चा, अत्यधिक खतरा व बोन मैरो का नहीं मिलना, इस उपचार की उपलब्धता को सीमित कर देते हैं।

इसके रोगियों में लोह तत्व (Iron) का समीकरण (Assimillation) कम होता है, अतः खून में बचा हुआ लोह-तत्व भी शरीर के बाहर निकालना होता है।

अतः इसमें भोजन शत-प्रतिशत अपक्वाहार (फल, सब्जियाँ, अंकुरित इत्यादि) होना चाहिए।

बरगद के पेड़ (Banyan tree) के पके हुए फल खाने से रक्त बनना आरम्भ हो जाता है।

विटामिन बी और सी प्रधान (नींबू, संतरा, अंगूर, अमरूद, अनानास, आँवला इत्यादि) फलों का सेवन लोह तत्व के समीकरण में सहायता करता है।

ताजा गोमूत्र या स्वमूत्र सेवन भी विशेष उपयोगी पाया गया है।

वैज्ञानिक मालिश एवं सूर्य स्नान बहुत ही उपयोगी है।

प्रतिदिन गेहूँ के ज्वारे का रस अवश्य ही सेवन करना चाहिए।

रोगी को अधिक-से-अधिक नंगे पाँव मिट्टी या घास पर टहलना चाहिए।

सूर्य तप्त नारंगी या पीला पानी का सेवन टॉनिक की तरह काम करेगा।

पेट पर मिट्टी पट्टी, एनीमा, मेहन स्नान, गीली चादर लपेट इत्यादि बहुत आवश्यक है।

प्रतिदिन तालियाँ बजाना लाभदायक है।

कपोल शक्ति विकासक क्रिया एवं धनुरासन, चक्रासन, ऊर्ध्वसर्वांगासन, सर्पासन, मत्स्यासन, हलासन, पद्मासन, योगमुद्रासन का अभ्यास करें।

हँसे और ध्यान लगायें।

माँस, अंडे, मिर्च मसाले, नमक, सफेद चीनी, दूध का परहेज करें।

दुबलापन (Thinness)

लक्षण :- तीस वर्ष की आयु से पहले यदि वजन सामान्य से कम है तो वह दुबलापन ही है। ऐसे व्यक्ति बहुत जल्दी थक जाते हैं तथा उनकी रोगप्रतिरोधक शक्ति भी कमजोर होती है। ऐसे व्यक्ति क्षयरोग, साँस के रोग, निमोनिया, हृदयरोग, गुर्दे के रोग, टायफाइड एवं कैंसर के जल्दी शिकार होते हैं। दुबली गर्भवती महिलाओं में कुपोषण की समस्यायें हो जाती हैं।

कारण :- पाचन एवं अवशोषण (Absorption) समस्या, कुपोषण, मानसिक एवं भावनात्मक तनाव, चिन्ता, हार्मोन का असंतुलन, चयापचय क्रिया (Metabolism) में गड़बड़ी, बहुत अधिक या बहुत कम व्यायाम, आँतों में टेपवोर्म (Tape worm) इत्यादि कृमियों का होना, पुराने दस्त या कब्ज, मधुमेह, क्षय, अनिद्रा, जिगर (Liver) की खराबी इत्यादि अन्य रोग।

उपचार :- ज्यादा खाकर वजन बढ़ाने की कोशिश करना बेकार है। इससे तो और दुबलापन बढ़ सकता है। सबसे पहले पाचन क्रिया को उन्नत करना आवश्यक है। इसके लिये आवश्यकतानुसार कुछ दिन उपवास करना आवश्यक है। उसके बाद कुछ दिन प्राकृतिक भोजन (फल, सलाद, अंकुरित इत्यादि) जिसमें दूध, केला, भिगोये हुए खजूर, पका हुआ आम, किशमिश इत्यादि भरपूर मात्रा में हों। उसके बाद संतुलित सामान्य आहार लें जिसमें फल, सलाद का भरपूर समावेश रहे लेकिन भूख से अधिक बिल्कुल न खायें।

प्रतिदिन 100 ग्राम हरे पत्ते (पालक, पत्तागोभी, बथुआ, धनिया, पुदीना, मूली के पत्ते इत्यादि) अवश्य खायें। दूब का रस व नारियल पानी लें। शहद का उपयोग करें।

नियमित 50 ग्राम पालक का रस, 100 ग्राम गाजर का रस, 50 ग्राम चुकन्दर का रस मिलाकर पीने से शारीरिक निबर्लता नष्ट होती है।

एनिमा, कटिस्नान, नित्य प्रति पर्याप्त व्यायाम, योगमुद्रासन, सर्वांगासन, हलासन, मत्स्यासन, प्राणायाम महाबन्ध लाभ करता है।

ध्यान लगायें, इससे तनाव दूर होकर आंतरिक शक्ति बढ़ेगी।

गले के रोग (Throat Diseases)

लक्षण :- गले में रुकावट, भारीपन, साँस लेने में कठिनाई, ज्वर, सिरदर्द, थकावट, आवाज का बैठ जाना।

कारण :- दूषित वायु एवं पानी, अधिक खट्टे बासी एवं ठंडे खाद्यों का सेवन, थाइराइड या पैराथाइराइड ग्रंथि में उत्पन्न दोष, अधिक बोलना, उत्तेजक पदार्थों तथा मिर्च-मसालों का अत्यधिक सेवन, तैलीय भोजन के बाद तुरंत ठंडे पानी का सेवन इत्यादि।

उपचार :- आवश्यकतानुसार एक दो-दिन का रसाहार पर उपवास, अनानास, पपीता, सेब, अंजीर, शहतूत, मेथी, लहसुन का सेवन करें।

अंगूर कंठस्वर को उत्तम करता है।

गले की खराश में तुलसी और अदरक का रस शहद में मिलाकर चाटें।

गला बैठ जाए या सूज जाए तो ताजा पानी में नींबू निचोड़कर गरारे करने से लाभ होता है।

मेथी दाने के काढ़े से गरारे करने से छाले ठीक हो जाते हैं।

गले के रोगों में मिट्टी की गर्म पट्टी गले के चारों तरफ बाँधें, साथ में उपवास एवं एनीमा भी करें।

यदि निगलने में दर्द होता हो तो सूर्यतप्त नीली बोतल के पानी से गरारे करें। गले का गर्म ठंडा सेंक करें।

ज्यादा बोलने से गला दुखने लगता है, उस समय तुलसी रस शहद मिलाकर चाटें।

जोर से चिल्लाकर भाषण देने की वजह से गला बैठ जाए तो सूखे अंजीर को पानी में उबाल कर उस पानी के गरारे करें।

त्रिफला चूर्ण लेकर ऊपर से दूध पी लें।

अँगूठे और तर्जनी उँगली के बीच मालिश करें।

सिंहासन, सूर्यनमस्कार लाभदायक है।

थायराईड रोग (Thyroid Disease)

थाइराईड वह अंतःस्रावी ग्रन्थि (Endrocrine Gland) है जो शरीर के दैनिक कार्य-कलाप को नियंत्रित करती है।

थायइराईड रोग महिलाओं में अधिक पाया जाता है। यौवन प्रवेश के समय (Puberty), गर्भावस्था के दौरान, रजोनिवृत्ति के समय या शारीरिक तनाव के समय यह ज्यादा प्रभावित करता है।

थाइराईड के रोग निम्न प्रकार है :-

1. घेघा (गलगंड) (Goitre) :- थायराईड की एक या एक से अधिक ग्रंथिका (Nodule) में सूजन आ जाती है। यह सूजन गले पर उभर जाती है। कभी-कभी यह सूजन गले पर नजर भी नहीं आती है लेकिन त्वचा से महसूस किया जा सकता है।

लक्षण :- एकाग्रता-शक्ति कमजोर हो जाती है। उदासी आ जाती है, रोना आ जाता है, चिड़चिड़ापन हो जाता है, मानसिक संतुलन खो जाता है एवं वजन कम हो जाता है।

धीरे-धीरे शरीर के भीतरी भागों में रुकावट आती रहती है जिससे कालांतर में शरीर विषयुक्त हो जाता है।

थायराईड का बढ़ना (Hyper Thyrodisim) :- इसमें थायराईड ग्रन्थि हारमोन ज्यादा बनाने लगती है।

लक्षण :- वजन कम होना (Under Weight), जल्दी घबराना, कमजोरी, गर्मी सहन नहीं होना, अधिक पसीना आना, अँगुलियों में कँपकँपी भी हो सकती है। हृदय की धड़कन बढ़ जाना, बार-बार पेशाब आना, थकावट, याददास्त कमजोर होना, उच्च रक्तचाप, अधिक भूख लगना, माहवारी में गडबडी, बालों का झड़ना इत्यादि।

थायइराईड का सिकुड़ना (Hypothyrodism) :- इसमें थायराईड ग्रन्थि हारमोन कम बनाने लगती है।

लक्षण :- वजन का बढ़ना, सर्दी सहन नहीं होना, कब्ज रहना, रूखे सूखे बाल, कमर दर्द, जोड़ों में अकडन, नब्ज की गति धीमी हो जाना, चेहरे पर सूजन।

थायराईड रोगों के लिए रक्त जाँच :- थाइराइड के दोनों हारमोन T_3 ट्राईआयोडोथाईरोनीन (Tri-Iodothyronine) एवं T_4-टेट्राआयोडोथाईरोनीन (Tetra-Iodothyronine) जो कि थायराईड हारमोन हैं, की रक्त में कितनी मात्रा ज्यादा है। दूसरे लक्षणों के साथ यदि हारमोन की मात्रा

ज्यादा है तो थायराईड बढ़ा हुआ (Hyperthyroidism) है, यदि दूसरे लक्षणों के साथ हारमोन की मात्रा कम है तो थायराइड सिकुड़ा हुआ (Hypothyrodism)है।

थायराईड रोगों के कारण :- भोजन में आयोडीन की कमी होना। यह उन लोगों में ज्यादा पायी जाती है जो केवल पका हुआ भोजन करते हैं एवं प्राकृतिक भोजन बिलकुल नहीं करते। प्राकृतिक भोजन से शरीर को आवश्यकतानुसार आयोडीन मिल जाता है लेकिन पकाने से यह नष्ट हो जाता है। मानसिक एवं भावनात्मक तनाव, वशांनुगत, गलत आहार विहार।

थायराइड रोगों के उपचार :- पहले पाँच दिन रसाहार (नारियल पानी, पत्तागोभी, गाजर, चुकन्दर, अनानास, संतरा, सेब, अंगूर इत्यादि का रस) उसके बाद तीन दिन तक फल एवं तिलों का दूध लें, फिर सामान्य आहार पर आ जायें जिसमें पत्तेदार हरी सब्जियाँ, फल, सलाद, अंकुरित इत्यादि का भरपूर समावेश हो।

कम-से-कम एक वर्ष तक भोजन का आधा भाग फल, सलाद एवं अंकुरित अवश्य होना चाहिए। कमलगट्टा, मखाना, सिंघाडा, अनानास लाभदायक है।

मैदा, चीनी, तली भुनी चीजें, चाय, कॉफी, शराब, डिब्बाबंद खाद्य इत्यादि बहुत ही हानिकारक हैं। उन्हें भूलकर भी न लें।

एक कप पालक के रस में एक बड़ा चम्मच शहद, एक चौथाई छोटा चम्मच जीरे का चूर्ण मिलाकर रोज रात को सोने से पहले लें।

एक गिलास पानी में दो चम्मच साबुत धनिया रात भर भिगोकर सुबह उसे मसलकर उबाल लें। चौथाई पानी रह जाने पर खाली पेट पी लें। प्रतिदिन नमक डालकर गर्म पानी के गर्रारे करें।

मिट्टी पट्टी, एनीमा, कटिस्नान इत्यादि से शरीर को विष रहित करना आवश्यक है। गले की गीली पट्टी, मिट्टी पट्टी करें।

थकावट न आने दें। भरपूर विश्राम करें, पूरी नींद लें। मानसिक शारीरिक एवं भावनात्मक तनाव से दूर रहें।

अंत:स्रावी ग्रन्थियों (Endocrine Glands) को ठीक करने के लिए योगमुद्रासन एवं प्राणायाम के समान कोई पद्धति नहीं है। शवासन, योगनिद्रा, पवनमुक्तासन, मत्स्यासन, सुप्तवज्रासन, ग्रीवा शक्ति विकासक करें।

उज्जायी एवं भ्रामरी प्राणायाम करें एवं जालंधर बंध लगायें।

टाँसिल (गल-ग्रंथि की सूजन)
(Tonsillitis)

टाँसिल की दो ग्रन्थियाँ गले के दोनों तरफ होती हैं। यह कीटाणुओं से गले की रक्षा करती हैं। इनकी लालिमा एवं सूजन शरीर के किसी भी भाग में संक्रमण होने का संकेत करती हैं।

लक्षण :- तालू की जड़ में गले के दोनों ओर जो दो गल ग्रन्थियाँ (Tonsils) होती हैं उनमें सूजन हो जाना। जीभ पर मैल की गाढ़ी परत जम जाती है। साँस में बदबू आती है। रोग का आरंभ होने पर बहुत ठंड लगती है फिर ज्वर हो जाता है। बदन में दर्द और गले में तकलीफ होती है।

कारण :- यह गले का रोग नहीं है बल्कि पेट की खराबी का लक्षण मात्र है। पाचन क्रिया ठीक न होना, आँतों में भयंकर मल का जमाव, आमाशय पर दुष्पाच्य आहार का बोझा, विकृत रक्त, ठंड लगना, बर्फ वाली चीज खाना।

उपचार :- आपरेशन से गलग्रंथियों को निकलवाने से स्मरणशक्ति का ह्रास होने लगता है, नपुंसक हो सकता है, मिर्गी जैसे रोगों का शिकार हो सकता है, मोटापा आ जाता है, नारी का नितम्ब विशेष रूप से बढ़ जाता है एवं मासिक गड़बड़ी हो जाती है। अतः इसका इलाज केवल प्राकृतिक चिकित्सा द्वारा ही करना चाहिए।

रोगी को फल एवं सब्जी पर रखें। यदि बच्चा माँ का दूध पी रहा हो तो माँ को फल एवं सब्जी पर रखें। एक दिन का रसाहार हो जाये तो बेहतर है। माता अँगुलियों से नींबू का रस टांसिल पर लगाएँ। यदि बच्चा बड़ा है तो गर्म पानी में नींबू डालकर उसके गरारे करें।

गाजर, चुकन्दर, खीरा, नींबू, संतरा, अनानास, गाजर, मूली, पालक इत्यादि का रस लाभ करता है। मुनक्का तथा अंजीर खायें। शहद और अदरक का रस मिलाकर लें।

दूध, दही, मिठाई, तली-भुनी, मिर्च मसाले न खाएँ।

पानी को आचमन करके पियें। हल्दी नमक के पानी से गरारे करें।

हरे धनिये के रस से कुल्ला या नीम के पत्ते उबालकर उस पानी से गरारे करें। अमलतास के गर्म काढ़े से गरारे करें। लौंग एवं तुलसी की पत्ती का सूप तथा गले पर भाप लें। त्रिफला चूर्ण रात को गर्म पानी से लें।

सूर्यतप्त नीली बोतल का पानी दिन में चार बार लें।

गले का पन्द्रह मिनट तक गर्म ठंडा सेंक, रात को गले पर गीली पट्टी बाँधनी चाहिए। पैर व हाथ के अँगूठा एवं उसके पास की अँगुली के बीच दो-दो मिनट की मालिश करनी चाहिए।

गर्म पाँव स्नान, गीली चादर लपेट, कटिस्नान, वाष्प स्नान उत्तम है।

पेट साफ के लिए मिट्टी पट्टी एवं एनिमा लें।

क्षय रोग (Tuberculosis)

यह फेफड़ों, हड्डियों, आँतों या ग्रन्थियों इत्यादि में कहीं भी हो सकता है। यह एक संक्रामक रोग है।

लक्षण :- खाँसी, बुखार, थकान, धीरे-धीरे वजन घटना, कम भूख लगना, कफ के साथ खून।

कारण :- शरीर में रोग प्रतिरोधक शक्ति का कम हो जाना एवं विजातीय द्रव्यों का अधिक हो जाना। इसका मुख्य कारण अपनी सामर्थ्य से अधिक परिश्रम, शौच, मूत्र आदि के वेग को रोकना, अति वीर्यपात, गीले स्थान पर निवास, ऐसे वातावरण में काम करना जहाँ धूल अथवा अन्य विकारी कण उड़ते रहें, प्रकाश व धूप का अभाव, भोजन संबंधी त्रुटियाँ।

इनकी वजह से माईकोबैक्टीरियम ट्यूबर कुलोसिस नामक जीवाणु से संक्रमण हो जाता है।

उपचार :- नारियल पानी एवं सफेद पेठे का रस, पालक की ताजी पत्ती एवं दो चम्मच मेथी दाना का काढ़ा बीस ग्राम शहद के साथ मिला कर दिन में तीन बार लें। इससे कफ ढ़ीला हो जाता है।

नमक रहित फल, सलाद, अंकुरित भोजन लें।

खजूर, अंगूर, अनार, अमरूद, हरी सब्जियों का सूप, बादाम, मुनक्का, खरबूजे की गिरियाँ, सफेद तिलों का दूध, नींबू पानी, लहसुन, प्याज बहुत लाभकारी है। शहद के साथ आँवले का रस लें।

तुलसी एवं नीम के पत्तों का सेवन करें। लौंग मुँह में रखें।

रोगी को खुली हवा में रखें। नीम या पीपल के पेड़ की छाया विशेष उपयोगी है। लंबे गहरे साँस लें व सैर करें।

नीम के पानी का एनिमा, कटिस्नान, कुंजल, छाती की पट्टी, जलनेति, सूर्य प्रकाश का प्रयोग करें। मानसिक चिंता दूर करें।

अनुलोम विलोम प्राणायाम, गोमुखासन, मत्स्यासन, उत्तान मण्डूकासन, कटिचक्रासन, ताड़ासन, नौकासन, मकरासन, धनुरासन आदि करें।

पाचन संस्थान के घाव (Ulcer)

लक्षण :- खट्टी डकारें तथा कभी कभी मुँह में कडवा पानी आना, छाती और गले में जलन महसूस होना, पेट में दर्द, कब्ज, कभी-कभी मल के साथ रक्त आना, चिड़चिड़ापन, अनिद्रा, मानसिक दुर्बलता, दर्द के समय उल्टी के लक्षण एवं कभी-कभी उल्टी में खून आना। भोजन करने के कुछ देर बाद जलन दूर हो जाना या कम हो जाना।

कारण :- नमक, मिर्च मसालों व अचार का अधिक सेवन, बासी एवं तला हुआ भोजन, चाय, कॉफी, चीनी का अधिक सेवन, मैदा से बने खाद्य व अधिक चिकनाई वाले खाद्य, धूम्रपान, शराब एवं अन्य नशीले पदार्थों का सेवन, मानसिक तनाव, क्रोध, भय, रात्रि जागरण, आलसी जीवन, दीर्घकालीन कब्ज, बहुत अधिक गर्म या बहुत अधिक ठंडा खाद्य पदार्थ खाना, ठूँस-ठूँस कर खाना।

उपचार :- ऊपर के कारणों को दूर करें। विटामिन यू से भरपूर पत्तागोभी का सलाद एवं रस अल्सर को पूर्णतः ठीक करता है। पहले रसाहार (सफेद पेठा का रस, चुकन्दर का रस, खीरा का रस, पालक का रस, आंवले का रस शहद में मिलाकर) लें। फिर अपक्वाहार (फलाहार-पपीता, चीकू, शरीफा, आम, खजूर, पका केला, खरबूजा इत्यादि तथा ताजी कच्ची सब्जियाँ)। अधिक खट्टे फल न खाएँ। खुबानी लें।

दो-दो घंटे के अंतराल पर थोड़ा-थोड़ा खाते रहें। फिर सामान्य आहार थोड़ा-थोड़ा बढ़ाते जायें। ठंडा नारियल का दूध लें। ठंडा पानी पियें। मेथी के पत्तों का सूप उत्तम है। पेट पर मिट्टी पट्टी, एनिमा, कटिस्नान, कुंजल, पेट तथा पेडू पर ठंडी लपेट, सप्ताह में एक दिन गीली चादर लपेट।

प्रतिदिन टहलना, शारीरिक तथा मानसिक विश्राम।

पश्चिमोत्तानासन, सर्वांगासन, हलासन, भूनमनासन, जानुशीर्षासन, वज्रासन, मण्डुकासन, पादहस्तासन, शवासन आदि करें।

जीभ या मुँह के छालों का तात्कालिक उपचार :- हरे धनिये के रस से कुल्ला करें या फिटकरी का चूर्ण पानी में डालकर गर्म ठंडा कुल्ला दो-एक मिनट के अन्तर से बदल-बदल कर या पानी में नींबू का रस मिलाकर कुल्ला करें या ताजा टमाटर के रस में पानी उबालकर थोड़ा ठंडा होने पर कुल्ला करें। जीरा और बड़ी इलायची बराबर मात्रा में लेकर पीसें और दिन में दो तीन बार एक एक चम्मच लें।

रोगी यदि धूम्रपान, शराब, तम्बाकू, पान मसाला का सेवन करता है तो इनको त्यागना चाहिए। मानसिक तनाव से बचें एवं आराम करें।

मूत्र-पथ संक्रमण
(Urinary Tract Infection)

लक्षण :- रात के समय बार-बार मूत्र त्याग की आवश्यकता, मूत्र त्याग करते समय दर्द या जलन होना, पेशाब में पस या रक्तकण, ज्वर, कमर दर्द, उल्टी इत्यादि। मूत्रीय पथ के रोग की वजह से योनि रोग भी हो जाते हैं।

कारण :- मूत्रवेग को रोकना, पौरुष ग्रंथि का बढ़ना, पथरी, गुर्दा रोग, चोट, जननांग में सफाई की कमी, मधुमेह। पानी कम पीना।

उपचार :- दो तीन दिन तक उपवास रखने और पर्याप्त मात्रा में रसाहार का सेवन करने से संक्रमण दूर हो जायेगा।

खीरे का रस बहुत उपयोगी है। मूली के पत्तों का रस, पालक का रस एवं नारियल पानी बराबर मात्रा में मिलाकर लें।

कच्चे नारियल का पानी, जौ का पानी, हरा धनिया का पानी, फटे दूध का पानी, छाछ का अधिकाधिक मात्रा में सेवन करें तथा पर्याप्त मात्रा में पानी पीयें।

कुछ दिन तक अपक्वाहार लें तथा नमक न लें।

काले तिल और शहद एक-एक चम्मच मिलाकर दिन में तीन बार खाएँ। तुलसी की पत्तियों का सेवन करें। नीम की पत्तियों का भी सेवन करें।

एनिमा, पेडू पर गीली पट्टी, सोने से पहले पन्द्रह बीस मिनट का कटिस्नान।

संक्रमित स्थान पर गीली पट्टी इस विधि से की जा सकती है-सोते समय जांघियाँ (Underwear) गीला करके पहन लें। उसके ऊपर सूखा जांघिया पहन लें। उसके ऊपर अपने सोने के कपड़े पहन लें।

खुली हवा में भ्रमण करें तथा गहरी सांस लें।

भोजन करने के पश्चात् मूत्र त्याग अवश्य करना चाहिए इससे मूत्र विकार नहीं होते।

गर्भाशय संबंधी रोग (Uterus Diseases)

गर्भाशय का टलना (Prolapse of the Uterus)

लक्षण :- पेट और कमर के निचले हिस्से में बैचेनी, ऐसा आभास होना कि कुछ नीचे आ रहा है, माहवारी में अधिक स्राव, कम मात्रा में योनि स्राव, बार-बार पेशाब आना, सम्भोग में कठिनाई।

कारण :- भोजन ठूँस-ठूँस कर खाना, गैस, पुरानी कब्ज, तंग कपड़े पहनना। पेट की कमजोर आंतरिक माँसपेशियाँ, व्यायाम की कमी, अन्य दूसरे रोग, प्रसव (Delivery) के समय बरती गई असावधानियाँ।

गर्भाशय की सूजन (Inflammation of the Uterus)

लक्षण :- हल्का बुखार, सिरदर्द, भूख न लगना, कमर और पेट के निचले भाग में दर्द, योनि में खुजलाहट।

कारण :- माहवारी के समय ठंड लग जाना, अधिक सहवास, गर्भाशय का टलना, औषधियों का सेवन, गलत आहार विहार।

गर्भाशय संबंधी रोगों का उपचार :-

चार-पाँच दिन केवल रसाहार, फिर अपक्वाहार और फिर संतुलित आहार पर आयें।

नमक, मिर्च मसाला, तली भुनी, मिठाईयाँ इत्यादि से परहेज रखें।

पेट पर मिट्टी पट्टी, एनिमा, गर्म ठंडा कटिस्नान करें, टब में नमक डालकर पन्द्रह-बीस मिनट तक बैठें।

प्रतिदिन दो-तीन बार एक-दो घंटा पाँव को एक फुट ऊँचा उठाकर लेटें।

पूर्ण विश्राम एवं शवासन करें।

अश्विनी मुद्रा का अभ्यास करें।

मूलाधार चक्र एवं स्वाधिष्ठान चक्र शक्ति विकासक क्रिया का नियमित अभ्यास करें।

अत्यंत उभरी शिराएँ (Varicose Veins)

लक्षण :- हृदय की तरफ रक्त ले जाने वाली शिरायें मोटी होकर शरीर के किसी भी भाग में दिखाई दे सकती हैं लेकिन आमतौर पर ये टाँगों (Legs) में दिखाई देती हैं। इसके कारण टाँगों में दर्द होने लगता है, थकान और भारीपन रहने लगता है, टखने सूज जाते हैं, रात के समय टाँगों में ऐंठन (Cramps) होने लगती है। त्वचा का रंग बदल जाता है तथा निचले अंगों में त्वचा के रोग भी हो जाते हैं।

कारण :- हृदय की तरफ रक्त ले जाने वाली शिराओं में वाल्व लगे होते हैं जिनसे रक्त का प्रवाह एक ही दिशा में होता है। कब्ज, खानपान संबंधी विकृतियाँ, व्यायाम की कमी एवं बहुत समय तक खड़े रहना, तंग वस्त्र, मोटापा, गर्भावस्था इत्यादि की वजह से इन शिराओं में रक्त संचार में बाधा आ जाती है जिसकी वजह से ये शिरायें फैल जाती हैं। इन शिराओं के फैल जाने पर ये वाल्व काम करना बंद कर देते हैं जिसके कारण रक्त इन शिराओं में रुककर जमा होने लगता है। जिसके कारण सूजन हो जाती है और अन्य समस्यायें हो जाती हैं।

यह महिलाओं में अधिक पाया जाता है क्योंकि आजकल रसोईघर में खड़े होकर ही भोजन बनाया जाता है।

उपचार :- नारियल का पानी, जौ का पानी, हरे धनिये का पानी, खीरा, गाजर, पत्तागोभी, पालक आदि के रस पर उपवास करें। हरी सब्जियों का सूप लें। फिर कुछ दिन भरपूर मात्रा में फल, सलाद, अंकुरित खायें। विटामिन सी व ई प्रधान भोजन लें। फिर हल्की उबली सब्जियाँ लें।

नमक, मिर्च मसाला, तला भुना, मिठाईयाँ, मैदा इत्यादि का परहेज करें।

गर्म पानी का एनिमा, कटिस्नान, पैरों पर मिट्टी का लेप करें।

यदि वजन ज्यादा है तो कम करें। पानी में चलें।

ऐंठन, दर्द आदि की अवस्था में गर्म ठंडा पाँव स्नान करें।

सप्ताह में दो दिन टब में नमक डालकर पंद्रह-बीस मिनट बैठें।

गहरे पानी में खड़े होने से भी लाभ होता है।

पैरो को ऊँचा उठाकर सोयें।

इलास्टिक कमरबंद लगातार ज्यादा देर तक न पहनें।

योगमुद्रासन, विपरीतकरणी, सर्वांगासन, शीर्षासन, सूर्य नमस्कार, पवनमुक्तासन, उत्तानपादासन करें।

गुप्तांगों के रोग (Venereal Diseases)

ये मुख्यत: दो बीमारियाँ आतशक (Syphilis) तथा सूजाक (Gonorrhoea) पाई जाती है।

1. आतशक (Syphilis)–पहली अवस्था में संक्रमण के एक सप्ताह बाद लिंग के ऊपर या योनि द्वार के पास एक छोटी सी फुंसी होकर पक जाती है तथा मवाद पड़ जाती है। दूसरी अवस्था में यौन अंग सूज जाते हैं। शरीर के दूसरे अंगों में भी लाल चकते, सूजन, घाव तथा फुंसियाँ हो जाती हैं। तीसरी अवस्था में यह त्वचा हड्डियों के जोड़, हृदय तथा स्नायु संस्थान को प्रभावित कर रोगी को अन्धा व बहरा बना देता है।

कारण :- यह एक संक्रामक रोग है जो किसी रोगी के साथ सम्भोग या चुम्बन करने से फैलता है। रोगी द्वारा प्रयोग की गई चीजों को छूने से भी यह रोग हो सकता है।

2. सूजाक (Gonorrhoea) :-

लक्षण :- मूत्रमार्ग में खुजली होना एवं पेशाब करते हुए बहुत दर्द या जलन होना, पेशाब के साथ पीला सफेद पदार्थ या मवाद बाहर आना, अंडकोष में सूजन।

स्त्रियों में इस रोग में पहले योनि से पीला स्राव आता है, पेशाब करते हुए बहुत दर्द होता है, योनि के मुँह की माँसपेशियाँ सूज जाती हैं। यह सूजन गर्भाशय तक भी पहुँच जाती है। ऐसे में स्त्री गर्भवती है तो गर्भ गिर सकता है या गर्भस्थ बच्चा भी इस रोग से पीड़ित हो सकता है।

पहले यह रोग लिंग और योनि तक सीमित होता है तथा बाद में शरीर के अन्य स्थानों पर भी हो जाता है।

नोट :- आतशक (Syphlis) में घाव बाहरी होते हैं तथा सूजाक (Gonorrhoea) में घाव आंतरिक होते हैं।

गुप्तांग रोगों (Venereal Disease) का उपचार - रोगी को सम्भोग से दूर रहना चाहिए एवं अपना कोई भी वस्त्र इत्यादि दूसरों से दूर रखें तथा अपना जूठा दूसरों को खिलायें-पिलायें नहीं।

सबसे पहले रोगी के रक्त को शुद्ध करने एवं दूषित विष को शरीर से दूर करने के लिये उपवास बहुत जरूरी है जो आवश्यतानुसार सात से चौदह दिन तक किया जा सकता है। जिसमें केवल रसाहार लेते रहें एवं भरपूर पानी पियें। तरबूज, खीरा, गाजर, चुकन्दर, पालक, सफेद पेठा, हरी सब्जियों का

रस, नारियल पानी बहुत ही उपयोगी है। उसके बाद कुछ रोज फलाहार फिर अपक्वाहार (फल, सलाद, अंकुरित) लें।

गेहूँ के जवारे का रस लें।

चौलाई के साग के पत्ते पच्चीस-पच्चीस ग्राम दिन में दो-तीन बार खायें।

आँवले के रस में थोड़ी-सी हल्दी एवं शहद मिलाकर लें।

पेट साफ करने के लिए एनीमा लेते रहें।

नीम की पत्तियों को उबालकर उस पानी से घाव धोना।

सूजन, व्रण और फुंसी वाले स्थान पर प्रतिदिन मिट्टी की पट्टी रखें।

गर्म कटिस्नान एवं चादर लपेट लें।

उल्टी (Vomiting)

लक्षण :- भोजन का पाकस्थली से आँतों में न जाकर मुँह के रास्ते बाहर आना उल्टी कहलाता है।

कारण :- आवश्यकता से अधिक या विषाक्त आहार ग्रहण करने से जब हमारा पेट विजातीय द्रव्यों से बोझिल हो जाता है, तब पाकस्थली कुछ भी ग्रहण न करते हुए, खाये हुए आहार को मुँह के रास्ते से वापस लौटा देती है।

उपचार :- उल्टी को कभी भी किसी तात्कालिक क्रिया द्वारा दबाना नहीं चाहिए बल्कि उसकी और भी सहायता करके उल्टी कर देनी चाहिए। पानी पीते रहना चाहिए। चाहे उल्टी से वापस बाहर आ जाये। कुंजल क्रिया भी कर सकते हैं। इससे पेट का तमाम विष पानी के साथ बाहर निकल जाता है।

जब तक उल्टी होती रहे, तब तक कुछ सादा पानी या नींबू के पानी के सिवाय और कुछ भी नहीं लेना चाहिए। उल्टी बंद हो जाने पर पेट की हालत में सुधार आ जाये तब भूख के साथ रसाहार से अपना आहार शुरू करके फलाहार लेते हुए धीरे-धीरे सामान्य आहार पर आना चाहिए। कठिनता से पचने वाले गरिष्ठ भोजन से परहेज करना चाहिए।

यदि पेट साफ होने पर भी उल्टी की इच्छा बनी रहे तो पेट पर दस बीस मिनट खूब ठंडे पानी से भिगोई गई पट्टी का प्रयोग करें।

पेट पर मिट्टी की पट्टी तथा एनीमा देकर शरीर शोधन भी कर लेना चाहिए।

बच्चों के रोग (Child Diseases)

नवजात शिशु का स्वास्थ्य माता के आहार विहार पर निर्भर करता है। केवल बच्चे की चिकित्सा करें और माँ रोगी रहे तो भी बच्चा बीमार होता रहेगा। माँ का दूध पीने वाले शिशु के कष्ट का तात्कालिक सामान्य उपाय करने के साथ साथ माता का उपचार अवश्य किया जाये। माता को उस समय केवल फल, सब्जियाँ और दूध पर ही रखें और एनिमा देकर पेट साफ करते रहें। माँ को त्रिफला, तुलसी, नीम इत्यादि रक्तशोधक चीजें दें।

दूध फेंकना :- प्रायः बच्चे दूध फेंका करते हैं। इसका मुख्य कारण आवश्यकता से अधिक दूध पी लेना है। दूध पिलाने से पूर्व बच्चे को पानी तथा सम्भव हो तो उसमें एक चम्मच संतरे का रस मिलाकर पिलाना चाहिए।

दाँत निकलने के समय के उपद्रव :- दो चम्मच सौंफ लेकर एक कप पानी में उबाल लें फिर पानी को छानकर एक-एक चम्मच शिशु को दिन में चार बार पिलायें। इससे बच्चे के दाँत निकलने में परेशानी नहीं होगी, ज्यादा रोएगा भी नहीं।

दाँत निकलने के समय ताजा आँवला का रस मसूड़ों पर मसलने से दाँत आसानी से निकल जायेंगे। 100 ग्राम अनानास का रस थोड़ा नींबू रस मिलाकर प्रतिदिन दें। तुलसी का रस शहद में मिलाकर मसूड़ों पर मलें तथा थोड़ा चटायें।

कब्ज रहती हो तो अंगूर का रस पिलायें। पतले दस्त हों तो अनार का रस पिलायें। बुखार हो तो गाय के फटे दूध का पानी पिलायें। उल्टी हो तो अनार का रस पिलायें।

पसली चलना :- शुद्ध दूध, फलों का रस, पेडू पर मिटटी की पट्टी एनीमा दें। यदि पसली चलती रहे तो पसली पर तीन-तीन घंटे बाद मिट्टी की पट्टी रखें। देशी घी में अजवायन को हल्का गर्म करके उसे बच्चे की छाती पर मालिश करें।

शिशु का जिगर बढ़ना :- माता यदि मैदा, घी और चीनी का प्रयोग अधिक करे तो दूध पीते बच्चे का जिगर बढ़ जाता है। माता को चाहिए कि दूध, फल, सब्जियों का अधिक प्रयोग कर नींबू का पानी पियें। सैर और हल्का-सा व्यायाम करें।

पेट दर्द एवं आँव :- धनिया और सौंठ का काढा बनाकर पिलायें। पानी में हींग पीसकर नाभि पर लगायें। पेट का गर्म ठंडा सेंक या गर्म मिट्टी की पट्टी। एक ग्राम अजवायन का चूर्ण गुनगुने पानी के साथ दो-तीन बार दें।

अँगूठा चूसना- माता को कैल्शियम प्रधान आहार लेना चाहिए।

मिट्टी खाना- छोटी उम्र में बच्चों में मिट्टी खाने की आदत पड़ जाती है। जिससे उनका पेट खराब हो जाता है। पेट में दर्द रहता है। उन्हें एक या दो लोंग पीसकर या उबालकर पिलायें।

उल्टी :- आँवला और मुनक्का को पानी में पीसकर छान लें तथा इसमें शहद मिलाकर आधा से एक चम्मच दिन में तीन-चार बार दें।

धनिया, सौंफ, इलायची, जीरा एवं पुदीना समभाग लेकर ठंडे पानी में भिगो दें। थोड़ी देर बाद मसलकर छान लें, यह पानी नींबू के रस के साथ बार-बार दें या इलायची के बीजों का भुना हुआ एक-दो ग्राम चूर्ण शहद के साथ दिन में दो-तीन बार दें या पाँच-दस मिली. नींबू रस में थोड़ा-सा पानी व नमक मिलाकर दिन में दो-तीन बार पिलायें।

नींबू का रस और अनार का रस मिलाकर अकेले या शहद के साथ दें।

चावल का माँड़ भी लाभदायक रहता है।

दूध पीने वाले बच्चों को भूख के अनुसार ही दूध पिलायें। अधिक मात्रा में दूध पिलाने से भी उल्टी हो जाती है।

कब्ज :- माँ के गलत खान-पान, बच्चे को अधिक गाढ़ा दूध पिलाने के कारण कब्ज हो जाती है।

दूध बंद कर फल एवं सब्जियों का रस दें, मुनक्का भिगोकर मसलकर दें। यदि फल खा सकता है तो गूदेदार फल दें। मिट्टी पट्टी और एनीमा दें। हरड़ चूर्ण काला नमक के साथ मिलाकर दिन में तीन बार दें या तीन-पाँच ग्राम ईसबगोल भूसी दूध के साथ रात में सोते समय दें।

दस्त :- सौंफ के चूर्ण को पानी में अच्छी तरह भिगोकर बेलगिरी मिलाकर देने से बच्चों के हरे, पीले तथा लाल दस्तों की शिकायत दूर हो जाती है।

पाँच-दस ग्राम अनार के छिलके का चूर्ण शहद के साथ मिलाकर दिन में दो-तीन बार चटायें या दो-तीन ग्राम बेल का गूदा दिन में दो-तीन बार दें या एक चौथाई जायफल चूर्ण गुनगुने पानी के साथ दिन में दो-तीन बार दें।

छाती में कफ :- एक चम्मच पान का रस, एक चम्मच अदरक का रस, दो चम्मच शहद मिलायें तथा इस मिश्रण का आधा चम्मत्त बच्चे को दें।

मुँह में छाले :- माँ मोहवश बच्चे को अधिक दूध पिला देती है वह सही रूप से पच नहीं पाता और सड़ने लगता है। जब विकार बढ़ जाता है तो छाले पड़ जाते हैं। अत: पेट साफ करना आवश्यक है। हरड़ को जल या

गुलाबजल में घिसकर पिलायें। पेडू पर मिट्टी पट्टी रखें तथा ताजा पानी बार-बार पिलायें। संतरा, मौसमी का रस दें। फटे हुए दूध का पानी शहद मिला कर दें।

सोते समय पेशाब :- मीठा न दें। मुनक्का के बीज निकालकर उसके स्थान पर उसी संख्या में काली मिर्च ड़ालकर दो-तीन मुनक्का प्रातः खिलायें। खजूर, छुआरे खिलायें। रात को एक चम्मच शहद दें। प्रतिदिन एक चम्मच शहद एक कप पानी में घोलकर चार-पाँच दिन तक पिलायें। काले तिल को पीसकर चूर्ण बना लें, उसे चबाने के बाद दूध पिला दें।

अखरोट एवं किशमिश खिलायें।

चावल, केला, दूध, मट्ठा बंद करें।

पेडू पर मिट्टी पट्टी, रीढ़ पर आठ-दस मिनट के लिए गर्म ठंडा सेंक तथा धूप में लिटाकर रीढ़ की मालिश करें। हरी बोतल का जल दिन में तीन-चार खुराक दें।

सर्दी एवं खाँसी :- एक-दो ग्राम भुनी हुई हल्दी का चूर्ण शहद के साथ दिन में तीन-चार बार दें।

काली मिर्च, सोंठ और पीपल की बराबर मात्रा (एक-दो ग्राम चूर्ण) शहद के साथ दिन में दो-तीन बार दें।

लहसुन की कली को पानी में उबालकर मसलकर पांच-दस ग्राम मिश्री के साथ दिन में दो-तीन बार दें।

आमाशय पर गरम ठन्डा सेंक दिन में प्रति दो-तीन घन्टे पर देना चाहिए एवं पेट पर गीली पट्टी दिन में तीन-चार बार रखें।

विविध रोग (Miscellaneous Diseases)

1. फटी एड़ियां (Cracking Heels)–हल्के गर्म पानी में दो चम्मच नमक डालकर दोनों पैर डालकर थोड़ी देर बैठें। फिर कपड़े से तलवों को रगड़कर पोंछें, पानी बदलकर फिर इस क्रिया को दोहरायें। इससे तलवों और एडियों का मैल निकल जाऐगा। फिर एड़ियों व तलवों पर सरसों का तेल मलकर सूती मोजे (जुराब) पहन लें।

एक चम्मच दही में 2 बूंद शहद डालकर एड़ियों पर लगायें। 10 मिनट बाद धो लें।

स्नान करने के बाद और सोते समय नाभि में सरसों का तेल लगाकर बीस-पच्चीस बार मलें।

2. गोखरू (Corns)–दिन में दो बार गर्म नमक के पानी में पाँव को डुबोयें।

गोखरु पर दो-तीन घंटे तक कच्चा आलू बाँधे।

तीन-चार दिन तक लगातार केले का छिलका बाँधें।

प्रतिदिन 3 बार कच्चे पपीते का रस लगायें।

कच्ची अंजीर का सफेद रस लगायें।

3. झुलसी त्वचा (Sunburn)–कच्चे आलू का रस प्रभावित त्वचा पर लगायें।

दूध में हल्दी पाउडर मिलाकर त्वचा पर रगड़ें।

नारियल पानी लगायें।

खीरे व तरबूज के रस का प्रयोग करें।

4. पेट दर्द (Stomach Ache)–नींबू पानी पीकर उपवास करें। पूर्ण विश्राम करें। फिर नारियल पानी, रसाहार, सब्जी का सूप लें। गर्म पानी का एनिमा, पेट पर गर्म ठंड़ा सेक, पेट पर मिट्टी पट्टी या कपड़े की गीली पट्टी रखें।

तत्काल उपचार के लिए अजवाइन में थोड़ा-सा नमक मिलाकर गर्म पानी के साथ लें।

यदि दर्द पुराना हो तो कुछ दिन कटिस्नान, वाष्प स्नान, गर्म पैर स्नान आदि देना चाहिए।

5. हिचकी (Hiccups)–एक गिलास गर्म पानी पियें या एक चम्मच शहद का सेवन करें। छोटी ईलायची तुलसी के पत्ते के साथ लें या दो-तीन लोंग चबाकर पानी पी लें।

6. कद बढ़ाने के लिए (For increasing height)–सोयाबीन का दूध, तिलों का दूध, हरी पत्तेदार सब्जियाँ, फल, सलाद का अधिक उपयोग करें। ताड़ासन, सुप्त-पवनमुक्तासन, उड्यानबन्ध, नाड़ीशोधन प्राणायाम करें।

7. शीघ्र बुढ़ापा (Early Ageing)–दस ग्राम गेहूँ का चोकर लेकर एक प्याला पानी में उबालें तथा छान लें। इसमें दो बादाम की गिरी घिसकर मिला लें तथा दूध और मिश्री डाल लें। इस पेय के निरंतर सेवन से शीघ्र बुढ़ापा नहीं आता।

एक कटोरी चना और तीन चम्मच मेथी दाना भिगोकर छान लें और उसके पानी में नींबू तथा शहद मिलाकर नियमित सेवन करें और छोटी हरड़ मुँह में रखकर चूसें। रात्रि को 1 चम्मच त्रिफला पानी के साथ लें।

बुढ़ापे की थकान और उदासी को दूर करने के लिए संगीत अच्छा माध्यम हो सकता है।

8. बालों में जुएं (Louses in hair)–आँवले के चूर्ण को छानकर, उसमें नींबू का रस मिलाकर जड़ों में लगायें।

लहसुन के रस में नींबू का रस मिलाकर लगायें।

शरीफे के बीजों को पीसकर पानी से लेप तैयार कर लें। यह लेप रात को सिर पर लगाकर सुबह धो लें। दो-तीन रात ऐसा करने से जुएँ खत्म हो जाती हैं। लेप करते समय आँखें जरूर बंद कर लें अर्थात् आँखों में नहीं लगना चाहिए।

9. चेहरे पर मस्से (Wart or mole on Face)–काली मिर्च और फिटकरी समान भाग में पीसकर उसका लेप मस्सों पर लगायें।

10. सफर के समय जी मिचलाना या उल्टी (Nausea or vomiting during journey)–मुँह में लोंग रखकर चूसें।

11. संक्रामक (छूत) के रोगों से बचने के लिए (To avoid epidemic infection)–तुलसी तथा नीम के पत्तों का रस प्रातः सायं पियें।

आकस्मिक दुर्घटनाओं में प्राकृतिक चिकित्सा

जल जाने पर

किसी भी अंग के जल जाने पर तुरंत उस अंग को ठंडे पानी में डुबो दें। यदि डुबोया न जा सके तो उस अंग पर लगातार ठंडे पानी की धार डालते रहें या ठंडी पट्टी रखें। जब-तक जलन शान्त न हो, पानी डालते रहें। इससे छाले नहीं पड़ते, यदि पड़ते भी हैं तो थोड़े और बहुत छोटे।

तेज धार से कटने पर

चाकू, छुरी, ब्लेड इत्यादि से यदि शरीर का कोई भी भाग कट जाये तो उस भाग पर ठंडे पानी की पट्टी बाँध दें या पानी की धार डालते रहे। ठंडा पानी बहते खून को तुरंत रोक देता है। साथ ही कटे जख्म को बहुत जल्दी भरता है।

जहरीले कीट के काटने पर

ततैया, मधुमक्खी, बिच्छू या अन्य किसी कीडे के काटने पर उस स्थान को पानी में डुबो दें। थोडी ही देर में पीडा और जलन शांत हो जाती है। पानी कीडे के जहर की गर्मी को खींचकर बाहर कर देता है।

मोच

पाँव के फिसल जाने अथवा किसी गड्ढ़े में गिर जाने पर टखने के जोड पर से पाँव भीतर या बाहर की ओर मुड जाता है तथा जोड के लिगामेंट फट जाते हैं जिससे सूजन आ जाती है और दर्द होता है। इस दशा को मोच आना कहते हैं। इसी तरह कलाई के जोड में भी कभी-कभी मोच आ जाती है।

मोच वाले स्थान पर बर्फ के ठंडे पानी की गद्दी रखकर पट्टी बाँध दें। सर्दी में गर्म पानी का प्रयोग करें। विटामिन सी प्रधान खाद्यों का सेवन करें।

मोच के स्थान पर हल्दी, गेहूँ का आटा, सरसों का तेल गर्म करके पोटली में बाँधकर प्रयोग करने से लाभ होगा।

आयुर्वेद में रोगों के कारण, लक्षण एवं प्राकृतिक चिकित्सा

आयुर्वेद के अनुसार रोगों के तीन दोष हैं। 1. वात 2. पित्त 3. कफ

नोट :- दोष एक भी हो सकता है। दो का मिश्रण भी हो सकता है जो अधिकतर पाया जाता है। तीनों दोष (त्रिदोष) भी हो सकते हैं।

	वात	**पित्त**	**कफ**
कारण	गलत आहार (मैदा, बारीक आटा, बेसन, अधिक दालों का सेवन, गरिष्ठ भोजन, माँसाहार, बर्फ का सेवन इत्यादि), आलसी जीवन, सूर्यस्नान एवं व्यायाम की कमी इत्यादि से पाचन क्रिया की दुर्बलता एवं कब्ज होने से गंदी वायु उत्पन्न होती है। यही वायु शरीर में जहाँ भी रुकती, फंसती या टकराती है, वहाँ दर्द होता है। यही दर्द वात दोष का कारण है।	पित्त दोष बढ़ने का भी मूल कारण गलत आहार (चीनी), नमक, मिर्च मसाले, नशीली वस्तुएँ, दवाईयाँ, गरिष्ठ भोजन और केवल पक्वाहार (Cooked Food) इत्यादि है। भोजन में 80% क्षारीय (Alkaline) पदार्थ (फल, सब्जियाँ इत्यादि अपक्वाहार) तथा 20% अम्लीय (Acidic) पक्वाहार इत्यादि पदार्थ होना चाहिए। परन्तु होता इसके विपरीत है जिससे शरीर में अम्लता (Acidity) बढ़ जाती है तथा पित्तदोष उत्पन्न हो जाता है।	घी, तेल, मक्खन इत्यादि चिकनाई वाली चीजों को हजम करने के लिये परिश्रम एवं व्यायाम की आवश्यकता होती है। इनके अभाव में चिकनाई की पाचन क्रिया कम हो जाती है। जब पाचन क्रिया की क्षमता से अधिक मात्रा में चिकनाई वाली वस्तुएँ सेवन करते हैं तो कफ दोष उत्पन्न होते हैं। रात को दूध या दही का सेवन भी कफदोष का बढ़ाता है।

	वात	पित्त	कफ
लक्षण/पहचान			
1. शारीरिक गठन	शरीर रूखा, कटा-फटा-सा व दुबला पतला होता है और सर्दी सहन नहीं होती है। अंग सख्त होते हैं।	शरीर नाजुक, शिथिल होता है और गर्मी सहन नहीं होती।	शरीर मोटा, चिकना, सुन्दर तथा सुडौल होता है। सर्दी में परेशानी बढ़ जाती है।
2. रंग	अधिकतर काला।	पीला।	गोरा।
3. त्वचा	त्वचा रूखी एवं ठंडी होती है। होंठ तथा पैर फटते हैं। नसें उभरी हुई।	त्वचा पीली, नरम, फुन्सियों और तिलों से भरी हुई तथा हथेली जीभ, होंठ, कान आदि लाल।	त्वचा चिकनी, नम।
4. पसीना	कम व बिना गन्ध वाला।	अधिक गरम व दुर्गन्धयुक्त।	सामान्य व ठंडा।
5. बाल (केश)	रूखे, कड़े, छोटे व कम।	कम उम्र में बाल सफेद होना व झड़ना।	घने काले, घुंघराले, चिकने।
6. आँखे	धूमिल एवं कालापन लिये तथा कोने में धंसी हुई।	लाल तथा पीली।	सफेद व चिकनी।
7. मुँह	मुँह सूखता है।	गला सूखता है।	मुँह से बलगम अधिक आता है।

	वात	पित्त	कफ
8. भूख	भूख कभी कम कभी ज्यादा। पाचन क्रिया कभी ठीक तो कभी कब्ज।	भूख अधिक लगती है। पाचन शक्ति अच्छी होती है।	भूख कम लगती है। थोड़े से भोजन करने के बाद तृप्ति हो जाती है।
9. प्यास	कभी कम, कभी अधिक।	अधिक।	कम।
10. जीभ	मैली, खुरदरी या सूखी एवं फटी हुई।	लाल एवं कुछ काली, जीभ पर छाले।	सफेद रंग के लेप वाली चिपचिपाहट युक्त, गीली एवं सफेद।
11. मुँह का स्वाद	फीका या खराब।	कड़वा रहना, कभी-कभी खट्टा होना।	मीठा-मीठा तथा कभी-कभी लार का बहना
12. आवाज	कर्कश व भारी। अधिक बोलना।	स्पष्ट / श्रेष्ठ वक्ता।	मधुर बोलने वाला।
13. नाखून	नाखूनों का रूखा और खुरदरा होना।	नाखून लाल।	नाखून चिकने।
14. मल	कम, सख्त व टूटा हुआ और झाग मिला।	अधिक पतला, पीला, जलनयुक्त दस्त की प्रवृति।	ठोस चिकनापन तथा आँव का आना।
15. मूत्र	कुछ पीला।	अत्यन्त पीला एवं नीला, कभी-कभी लाल होना।	सफेद एवं झाग वाला, गाढ़ा एवं चिकना।
16. चाल	तेज।	साधारण।	धीमी।

	वात	पित्त	कफ
17. नींद	कम आना। ज्यादा जम्हाइयाँ आना। सोते समय दाँत किटकिटाना।	कम निद्रा आना।	नींद अधिक आना, शरीर में आलस।
18. स्वप्न	आकाश में उड़ना।	अग्नि, सोना, बिजली, तारे, सूर्य, चन्द्रमा आदि चमकीले पदार्थ देखना।	नदी, तालाब, जलाशय, झील समुद्र आदि देखना।
19. नाड़ी	टेढ़ी-मेढ़ी चाल वाली, तेज और अनियमित।	कूदती हुई, उत्तेजित व भारी।	मन्द-मन्द, कमजोर व कोमल।
20. रुचि-अरुचि	सर्दी तथा शीतल वस्तुएँ अच्छी नहीं लगती। गर्म वस्तुओं की इच्छा होती है। मीठे, खट्टे तथा नमकीन पदार्थ अच्छे लगते हैं।	गर्मी तथा गर्म चीजें पसन्द नहीं होती। शीतल वस्तुएँ, बर्फ, चटपटे कसैले तथा मीठे पदार्थ अच्छे लगते हैं।	सर्दी बुरी लगती है तथा कष्ट देती है। धूप और हवा अच्छी लगती है। गर्म भोजन तथा गर्म, चिकने, कड़वे, चटपटे पदार्थों की इच्छा होती हैं।
21. स्वभाव	रूखा-रूखा, क्रोध जल्दी आना, अस्थिर बुद्धि, डरपोक, चिन्तातुर, जल्दबाज, अनिर्णय की अवस्था में रहना, किसी भी काम को गम्भीरता से नहीं लेना, उत्साही, गतिशील, विषय को जल्दी समझने वाला तथा जल्दी ही भूल जाने वाला।	चिड़चिड़ापना व गरम मिजाज, क्रोध अधिक आना, शीघ्र क्रोधित तथा शीघ्र प्रसन्न होने वाला, युक्ति संगत निर्णय लेने वाला, दोस्तों की मदद करने वाला लेकिन कम मित्रों वाला, बातचीत में निपुण, दृढ़ इच्छा शक्ति वाला, तेज स्मरण शक्ति वाला किसी के आगे न झुकने वाला, आविष्कारक तथा साहसी	शान्त, धैर्यवान, विनम्र स्वभाव, स्थिरचित, सोच समझकर निर्णय लेने वाला, कष्ट और थकान सहन करने वाला, आलसी, आरामतलब, रोमांटिक एवं भावुक, आसानी से झुकने वाला, सन्तोषी, अनुशासनप्रिय एवं उदार।

	वात	पित्त	कफ
22. रोगों की प्रवृति	पेट में वायु, अफारा, टाँगों में दर्द, जोड़ों में दर्द, साइटिका, लकवा, अंगों का सुन्न होना, शिथिल होना, काँपना, फड़कना, टेढ़ा हो जाना, दर्द, नाड़ियों में खिचाव, झटके, शरीर के किसी हिस्से में अचानक दर्द उठना, कम सुनना, वात ज्वर।	शरीर, छाती, पेट इत्यादि में जलन, खट्टी डकारें, पित्ती उछलना (Allergy), रक्ताल्पता, चर्म रोग (खुजली, फोड़े, फुन्सियाँ इत्यादि), कैंसर, कुष्ठरोग, यकृत (Liver) एवं तिल्ली (Spleen) की वृद्धि, हृदयरोग, मधुमेह, गुर्दों के रोग, कमजोरी इत्यादि।	श्वसन संस्थान संबंधी रोग (खांसी, दमा इत्यादि), बार-बार बलगम का निकलना, सर्दी, जुकाम फेफड़ों का क्षय, शरीर का फूलना या मोटापा बढ़ना।
प्राकृतिक चिकित्सा			
1. भोजन	रेशेदार भोजन, अपक्वाहार (फल सलाद, अंकुरित) का अधिक प्रयोग, मुनक्का, अंजीर, बेर अदरक, तुलसी, गाजर, सोयाबीन, सौंफ, छोटी इलायची इत्यादि का प्रयोग। लहसुन+मक्खन का उपयोग।	भूख न लगने पर केवल फल एवं सब्जियों का रस, कम भूख लगने पर केवल फल एवं सलाद तथा स्वस्थ होने तक अपक्वाहार (Uncooked Food) करें। गाजर का रस विशेष लाभकारी है। खट्टी, मसालेदार, नमकीन एवं मिठाईयों का परहेज करें। अनार, मुनक्का, अंजीर, जामुन, दूब का रस, सिंघाडा, सोंफ का प्रयोग। लहसुन + मुनक्का का उपयोग।	चिकनाई, गरिष्ठ भोजन, तले हुये पदार्थ एवं बर्फ की वस्तुओं का त्याग करें। दूध व दही न लें। सोयाबीन का दूध लें। ताजे आँवले का रस लें व न मिलने पर सूखे आँवले चूस-चूस कर खायें। मुनक्का, अंजीर, कच्ची पालक, अमरुद आदि लें। अदरक, तुलसी, अंजीर, सोयाबीन गाजर का प्रयोग लहसुन+शहद का उपयोग।

	वात	पित्त	कफ
2. उपवास	सब्जियों के रस पर उपवास।	सब्जियों एवं फलों के रस पर उपवास	हरी सब्जियों के सूप पर उपवास
3. सूर्यकिरण चिकित्सा	हरा रंग।	आसमानी, बैंगनी तथा नीला रंग।	पीला, नारंगी तथा लाल रंग।
4. षटकर्म	कुन्जल, वस्त्रधौती, शंखप्रक्षालन।	कुन्जल (अंतिम स्थिति में मना है) वस्त्रधौती (दूध में भिगोकर) शंख प्रक्षालन (अल्सर के रोगियों को मना है)।	कुन्जल, वस्त्र धौती, जलनेति, कपालभाति, शंख प्रक्षालन (क्षय रोग की अंतिम स्थिति में मना है)।
5. योगासन	पश्चिमोत्तानासन, हलासन, भुजंगासन, धनुरासन, वज्रासन, मयूरासन, मण्डुकासन, सुप्तपवनमुक्तासन, कुर्मासन, सुप्तवज्रासन, उत्तानमण्डुकासन, अत्तानकूर्मासन, जानुशीर्षासन, पादहस्तासन, चक्रासन।	पश्चिमोत्तानासन, हलासन, जानुशीर्षासन, अर्धमत्स्येन्द्रासन कूर्मासन, वज्रासन, मण्डुकासन, पादहस्तासन, गर्भासन, उत्तानपादासन व सर्वांगासन।	श्वास प्रश्वास, गोमुखासन, मत्स्यासन, उत्तानमण्डुकासन, उत्तानकूर्मासन, सुप्तवज्रासन, भुजंगासन, धनुरासन, नौकासन, कटिचक्रासन, ताड़ासन, चक्रासन, शलभासन, मकरासन, उष्ट्रासन व गोमुखासन।
6. प्राणायाम	भस्त्रिका।	शीतली, शीतकारी, उज्जायी (कुम्भक नहीं करना)।	सूर्यभेदी, भस्त्रिका (कुम्भक नहीं करना।
7. मुद्रा	महामुद्रा, विपरीतकरणी, उड्डियान बंध।	महामुद्रा (कुम्भक नहीं करना)।	उड्डियान बन्ध, महामुद्रा।

रामनाम और कुदरती इलाज

राम, अल्लाह, नानक, गॉड सब एकार्थक शब्द हैं। सर्वशक्तिमान और सर्वव्यापी ईश्वर तो एक ही है, उसके कई नाम हैं और उसका जो नाम हमें सब से ज्यादा प्यारा होता है, उस नाम से हम उसको याद करते हैं।

मनुष्य की बीमारियों का सिर्फ शारीरिक इलाज ही काफी नहीं है। शरीर के साथ बीमार मन और आत्मा का भी इलाज करने की जरूरत है। जब ये दोनों निरोग होंगे, तो शरीर अपने-आप निरोग हो जायेगा। इस ध्येय को पाने के लिए रामनाम या उस बड़े डाक्टर में हार्दिक श्रद्धा रखने और उसका सहारा लेने जैसी उपयोगी कोई चीज नहीं है। प्राकृतिक उपचार के इलाजों में सबसे समर्थ इलाज रामनाम है। ईश्वर की स्तुति और सदाचार का प्रचार हर तरह की बीमारी को रोकने का अच्छे-से-अच्छा और सस्ते-से-सस्ता इलाज है।

लाखों आदमियों द्वारा सच्चे दिल से एक ताल और एक लय के साथ गाई जाने वाली रामधुन की ताकत फौजी ताकत के दिखावे से बिल्कुल अलग और कई गुना बढ़ी-चढ़ी होती है।

रामनाम का अगर दिल से जप किया जाये तो वह हर-एक बुरे ख्याल को तुरन्त दूर कर सकता है और जब बुरा ख्याल मिट गया तो उसका बुरा असर होना संभव नहीं। अगर मन कमजोर है तो बाहर की सब सहायता बेकार है। गीता में ठीक ही कहा है कि आदमी का मन ही उसे बनाता है और वही उसे बिगाड़ता भी है "मनुष्य का मन ही सब कुछ है, वही स्वर्ग को नरक और नरक को स्वर्ग बना देता है।"

जब तक आदमी अपने अन्दर और बाहर सच्चाई, ईमानदारी और पवित्रता के गुणों को नहीं बढ़ाता, तब तक उसके दिल से रामनाम नहीं निकल सकता।

रामनाम अथवा किसी भी रूप में हृदय से ईश्वर का नाम लेना एक महान शक्ति का सहारा लेना है। यह शक्ति जैसा कर सकती है, वैसा दूसरी कोई शक्ति नहीं कर सकती, उससे सब दर्द दूर होते हैं।

सबसे बड़ी बात यह है कि आत्मविश्वास कभी मत खोना। जब तुम्हारे विकार तुम पर हावी होना चाहें, तब तुम घुटनों के बल झुककर भगवान से मदद की प्रार्थना करना। रामनाम अचूक रूप से मदद करता है।

जो मनुष्य अपने में ईश्वर का अस्तित्व अनुभव करता है, इस तरह विकार रहित स्थिति प्राप्त कर चुका है, वह लम्बे जीवन के रास्ते में आने वाली सारी कठिनाईयों को जीत सकता है। जब मनुष्य में उस अदृश्य शक्ति के प्रति

पूर्ण जीवित श्रद्धा पैदा हो जाती है, तब उसके शरीर में भीतरी परिवर्तन होता है। लेकिन यह सिर्फ इच्छा करने मात्र से नहीं हो जाता, इसके लिए हमेशा सावधान रहने और अभ्यास करने की जरूरत रहती है।

जिस चीज का मनुष्य पुतला बना है, उसी से वह इलाज ढूँढे। पुतला पृथ्वी, पानी, आकाश, तेज और वायु का बना है। इन पाँच तत्वों से जो मिल सके, सो ले। उसके साथ रामनाम तो अनिवार्य रूप से चलता ही रहे। नतीजा यह आता है कि इतना होते हुए भी शरीर का नाश हो तो होने दें और हर्षपूर्वक शरीर छोड़ दें। दुनिया में ऐसा कोई इलाज नहीं निकला है जिससे शरीर अमर बन सके। अमर तो आत्मा ही है। उसे कोई मार नहीं सकता। उसके लिए शुद्ध शरीर पैदा करने का प्रयत्न तो सब करें। उसी प्रयत्न से कुदरती इलाज अपने आप मर्यादित हो जाता है और इससे आदमी बड़े-बड़े अस्पतालों और योग्य डाक्टरों वगैरह की व्यवस्था करने से बच जाता है।

–महात्मा गांधी